肺癌临证知要

隋博文　刘松江　宋爱英　主编

黑龙江科学技术出版社

图书在版编目（ＣＩＰ）数据

肺癌临证知要 / 隋博文，刘松江，宋爱英主编. --
哈尔滨：黑龙江科学技术出版社，2021.11
（国医传薪录丛书 / 侯擘主编）
ISBN 978-7-5719-1188-1

Ⅰ. ①肺… Ⅱ. ①隋… ②刘… ③宋… Ⅲ. ①肺病(
中医) – 中医临床 – 经验 – 中国 – 现代 Ⅳ. ①R256.1

中国版本图书馆 CIP 数据核字(2021)第 212844 号

肺癌临证知要

FEIAI LINZHENG ZHIYAO

隋博文　刘松江　宋爱英　主　编

责任编辑	回　博　沈福威	
封面设计	孔　璐	
出　　版	黑龙江科学技术出版社	
	地址：哈尔滨市南岗区公安街 70-2 号　邮编：150007	
	电话：（0451）53642106　传真：（0451）53642143	
	网址：www.lkcbs.cn	
发　　行	全国新华书店	
印　　刷	哈尔滨市石桥印务有限公司	
开　　本	710 mm×1000 mm　1/16	
印　　张	23.5	
字　　数	500 千字	
版　　次	2021 年 11 月第 1 版	
印　　次	2021 年 11 月第 1 次印刷	
书　　号	ISBN 978-7-5719-1188-1	
定　　价	98.00 元	

《肺癌临证知要》编委会

主　编　隋博文　刘松江　宋爱英

副主编　李　雨　高　飞　闫　珺

编　者（以姓氏笔画为序）

王兆胤　王耐晨　叶卓荦　付恒财　朱泽锴

乔　虎　刘松江　闫　珺　许子健　李　雨

李　璐　李丰池　吴凌峰　宋爱英　张园园

陈召龙　胡雨萌　逢兴超　高　飞　梁　浩

隋博文　廖俊伍

隋博文教授简介

隋博文，男，1979年2月出生，主任医师、医学博士、博士后、硕士生导师，黑龙江中医药大学附属第一医院呼吸科副主任。黑龙江省首批青年名中医，现为首批全国中医临床特色技术传承骨干人才、全国第五批名老中医学术经验继承工作继承人、国家级刘建秋名老中医药专家传承工作室继承人、国家中医药文化科普巡讲专家、国家健康科普专家、省委保健委员会第五届干部保健组专家。

兼任中国民族医药学会科普分会常务理事、世界中医药学会联合会经方专业委员会理事、世界中医药学会联合会肺康复专业委员会理事、中华中医药学会民间传统验方与诊疗技术委员会委员、中国民族医药学会肺病分会理事、黑龙江省中西医结合学会呼吸分会副会长、龙江医派研究会肺病专业委员会副主任委员、黑龙江省科普委员会委员。

近5年主持省部级课题3项，厅局级课题5项，发表核心期刊论文20篇，出版学术著作5部、科普著作1部，参编全国规划教材4部。获得国家专利3项。近五年参与的课题获得省政府科技进步一等奖1项、二等奖1项，省中医药科技进步一等奖2项，市政府科技进步三等奖1项。2011年获得中华中医药学会全国中医师"诵经典学名著"活动标兵；2014年获得全省优秀志愿者荣誉称号。获得2014年黑龙江中医药大学青年教师教学大奖赛二等奖、2015年黑龙江省高校第三届青年教师教学竞赛自然科学应用学科组三等奖，2016年获第四届"中医药社杯"全国高等中医药院校青年教师教学基本功竞赛三等奖，2018年获黑龙江省中医药健康文化知识大赛三等奖。2020年全省师德先进个人荣誉称号获得者，先后两次带队参加新冠肺炎救治工作。

刘松江教授简介

刘松江，主任医师、教授、医学博士、硕士研究生导师，黑龙江中医药大学附属第一医院副院长，黑龙江省中医药数据中心副主任，黑龙江省中医肿瘤诊疗中心负责人，黑龙江省中医肿瘤继续教育基地负责人，享受省政府津贴，省名中医，首届"龙江名医"，国家中医药管理局中医药科技成果推广项目推广专家，黑龙江省卫生健康系统突出贡献中青年专家，黑龙江省卫生计生专业技术高层次优秀人才，黑龙江省第一批省级名中医师承工作指导教师，黑龙江省第一批省级名中医传承工作室专家，黑龙江中医药大学校级中医重点肿瘤科学术带头人，黑龙江省中医重点专科肿瘤科学术带头人，黑龙江中医药大学附属第一医院中西医结合肿瘤实验室负责人。

社会兼职包括：黑龙江省民族医药学会常务副会长、黑龙江省中西医结合学会肿瘤分会会长、世界中联肿瘤经方治疗研究专业委员会第一届理事会副会长、全国卫生产业企业管理协会治未病分会第一届理事会副会长、中国民族医药学会肝病分会副会长、世界中联满医委员会第一届理事会副会长等。

发表国家级及核心期刊 40 余篇，SCI 3 篇，参编著作 11 部，获中国发明专利 2 项，主持课题 10 项，科研获奖 5 项。

宋爱英教授简介

宋爱英，主任医师、教授、硕士研究生导师，黑龙江中医药大学附属第一医院肿瘤科主任，黑龙江省名中医，中医药大学首批名中医。中国临床肿瘤学会（CSCO）中西医结合专家委员会委员，黑龙江省中西医结合学会肿瘤分会副会长，黑龙江省医学会化疗专业委员会委员，黑龙江省中医药学会肿瘤专业副主任委员，龙江医派常务理事，黑龙江省医学司法鉴定专家，黑龙江省委保健委员会干部保健专家。

在临床第一线工作已 38 年，从一名住院医师成长为主任医师、教授，这期间付出了无数辛勤的努力，是她对中医事业的热爱和执着才取得今天的成绩。她在急、危、重症的抢救治疗中技术熟练，擅长治疗恶性肿瘤和慢性阻塞性肺病。特别在治疗肿瘤方面，经过多年的临床探索和实践，总结出中西医结合有效的治疗方案有：中药+介入治疗+射频的方案；中药+放疗、化疗的治疗方案；还有针对晚期病人辨证治疗的系列中药，在临床治疗中均取得良好疗效。 2000 年晋升为主任医师，2002 年被聘为中医药大学硕士研究生导师，指导研究生 30 余名。经过 30 余年的临床实践和实验研究，总结出一套中医治疗肿瘤的方法和学术思想，提出肿瘤的发生与阴阳失去平衡密切相关，以调和阴阳为灵魂，以健脾化痰、软坚散结为主要治则。针对各种中晚期恶性肿瘤能明显延长病人的生存期，提高生活质量；对预防肿瘤术后复发转移和放、化疗的增效减毒、生血补虚均取得明显疗效，得到患者好评，收到锦旗多面和表扬信多封。

多年来撰写国家级论文 30 余篇；主编、主审著作 3 部；全国规划教材《中西医结合肿瘤病学》第一版编委。全国教材精编《中医内科学》第三版编委；主持科研课题 10 余项，曾获黑龙江省科技进步二等奖 1 项、三等奖 1 项；黑龙江省中医管理局科技进步一等奖 1 项、二等奖 2 项、三等奖 2 项；黑龙江省教育厅科技进步二等奖 1 项。

前　言

　　古人云："不为良相，即为良医。"诚以济人为急。相之良则可安定天下，医之良则可庇护一方，罔不获济。然医虽小道，却仍有艺精，重任之大也。故道虽小，则有志之士有所不屑也。艺虽精，则无识之徒有所不能窥也。重任，则无仁之人有所不能任也。古者大人之学，将以治天下国家，使无一夫不被其泽，甚者天地位而育万物，斯学者之极功也。虽古之圣贤治病，皆通于天地之间，究乎性命之源，经络脏腑，气血骨脉，洞然之间，后察其受病之因，用药以驱除而疗患也。人之所系，莫大乎生死。一有疾病，不得不听之医者，其任不亦重乎？

　　余虽不敏，亦无大才，仅一小小医者，但怵焉伤怀，恐生人之术不复。于是博览方书，寝食废忘，如是数年。虽无生死人肉白骨之方，实有寻本溯源之学。然又恐载籍广博，见闻有限，不敢揣庸妄之言，亦不肯敷衍其说，故欲求巧于规矩，择材以削录，爰作是书，以启后世，故名之曰《国医传薪录》。然传薪者，上承先贤，下传机要，以传后世也。肺癌发病日益增长，肺癌研究方兴未艾，手术、放化疗、生物靶向等治疗方法层出不穷，然虽有实效，仍未能遏制其势。此著虽慎之又慎，然未免亦有不妥之处，望请中医界同仁不吝指正。

隋博文

目　录

第一章　总　论

原发性支气管肺癌，简称肺癌，是最常见的恶性肿瘤之一。现全球肺癌的发病率和死亡率均呈上升态势。在我国，随着工业化速度加快、环境污染加重、人口老龄化加剧，肺癌的发病率及死亡率均居所有恶性肿瘤之首，因此肺癌的疾病负担也日益加重。目前，对肺癌的控制已成为全世界广泛关注的问题，研究肺癌的流行病学特征及其相关的危险因素对提高肺癌的三级预防水平具有积极意义。

第一节　肺癌的流行病学

（一）发病率及死亡率概况

世界卫生组织国际癌症研究署（International Agency for Research on Cancer，IARC）发布的全球肿瘤流行病统计数据（GLOBOCAN 2012）指出，2012 年全球约有 1410 万新发癌症病例，其中新发肺癌 180 万例，占癌症发病率的 13%。肺癌已成为全世界发病率最高的癌症，同时肺癌是全球男性癌症和发达国家女性癌症死亡率最高的病种。

我国国家癌症中心、全国肿瘤防治研究办公室、全国肿瘤登记中心联合发表的《2012 年中国恶性肿瘤发病和死亡分析》指出，2012 年我国新发恶性肿瘤病例约 358.6 万例（城市地区 197.3 万例，农村地区 161.3 万例），死亡病例 218.7 万例（城市地区 113.2 万例，农村地区 105.5 万例）。其中男性肺癌发病率和死亡率居第一位；女性肺癌发病率居第二位（低于乳腺癌），死亡率居第一位。

（二）年龄

既往研究显示，肺癌的发病率随年龄的增加而上升，40 岁开始升高，70 岁左右达高峰，中老年人群是肺癌的高发人群。但近年文献报道肺癌发病年龄有年轻化的趋势，肺癌发病率曲线有向前移的倾向，肺癌的发病年龄相较于 40 年前提前了大约 8 岁。肺癌发病年龄段的下降，考虑与吸烟人群的低龄化有关。有研究对我国 2002 年及 1996 年吸烟率进行调查，结果显示我国总吸烟率有所下降，但 15 ~ 24 岁人群吸烟率上升。随着人口老龄化进程的加速，肺癌的发病率在 80 岁以上的人群中也表现出了上升势态。肺癌发病年龄段的扩大，一老一少肺癌发病的增加，使肺癌的威胁范围进一步扩大。

（三）性别

男性与女性肺癌病人在发生率、病理组织学类型、治疗及预后方面均存在差异。20世纪中叶，几乎所有国家中男性肺癌的发病率都要高于女性，这与烟草流行密切相关。近年来，由于各国对于烟草的控制，男性肺癌的发病率有所降低，但女性肺癌的发病率正逐年升高。尤其是在北美、欧洲等发达国家中，女性肺癌的发病率甚至要高于男性。女性肺癌的发病率呈现攀升趋势，除了女性吸烟人数上升（近二十年出现女性的吸烟高峰）这一因素外，女性肺癌发生率的增加还与被动吸烟及暴露于室内烹调油烟中等因素相关。有研究发现，高温条件下烹饪肉类会产生杂环胺，其摄入过多会增加肺癌危险度，而女性正是厨房小环境污染的主要受害者。目前中国女性中肺癌发病率已超过部分女性吸烟率较高的欧洲国家，这与室内环境污染关系密切。病理组织学类型方面，女性肺癌以腺癌居多，男性肺癌以鳞癌多见。女性肺癌组织中 EGFR 突变率更高，XRCCI、XRCC3、NBS1等基因多态性对肺癌发病风险的影响表现出与男性不同的特性。

（四）地理

肺癌的发病率和死亡率存在明显的地理差异。既往研究显示肺癌往往高发于发达国家，其中欧洲地区的发病率最高，其次为美洲，在发展中国家发病率则相对较低。肺癌发病率最高的是美国非洲裔人，最低的是印度马德拉斯。目前肺癌的发病率和死亡率在某些发达国家（如美国）正呈现下降趋势，而在发展中国家却不断上升，肺癌发生率趋势的变化，主要与烟草在各国的流行状况有关。有调查研究显示，发达国家在20世纪中叶开始对吸烟进行控制，近20年肺癌的发病率在发达国家开始呈现出下降态势；但是在部分发展中国家，由于吸烟没有得到有效控制，随着吸烟人数的增加，肺癌的发病率不断上升。在同一国家内，肺癌的发病率和死亡率也存在明显的地域差异。我国肺癌发病率和死亡率最高的是上海，从地理位置分析，我国东部、东北部地区肺癌的发病率均显著高于南部和西部地区。肺癌的城乡差异明显，城市肺癌发病率显著高于农村，但农村发病率及死亡率有明显上升趋势，原因可能与我国农村城市化和城镇工业化进程的加剧、生活环境的污染破坏和我国农村吸烟人数逐年增加相关。

（五）组织学类型

肺癌组织学类型的确立对制订临床治疗方案、判断其生物学行为及预后以及对流行病学的探讨均有重要意义。肺癌按照细胞类型分为非小细胞肺癌和小细胞肺癌。非小细胞肺癌有三个主要的亚型为肺鳞癌、肺腺癌和大细胞肺癌。肺鳞癌、肺腺癌、大细胞肺癌和小细胞肺癌 4 种类型肺癌占肺癌总数的 90%。肺鳞癌以中央型肺癌多见，多见于老年男性，与吸烟有密切关系。肺腺癌以周围型肺癌常见，多发生于女性及不抽烟者，易于广泛转移。大细胞肺癌多为周围型肺癌，体积较大，边界清楚，少见空洞，其生长速度和转移扩散的情况与具体的组织学类型、分化程度等生物学特性有一定关系。小细胞肺癌是肺癌中分化最低，恶性程度最高的一型，多发生于肺中央部，生长迅速，转移较早。有资料显示，20 世纪上叶，由于吸烟的流行，吸烟所致的鳞癌最多，小细胞肺癌其次。然而从 20 世纪 70 年代开始，肺腺癌发病率迅速增加，目前已取代肺鳞癌，成为最常见的肺癌病理类型。目前腺癌、鳞癌、大细胞癌及小细胞肺癌的发病率依次为 40%、30%、15%、15%。

（吴凌峰）

第二节　肺癌的危险因素

肺癌的发病率以及死亡率呈现增长趋势，严重威胁着人类的健康和生命。既往研究表明，肺癌与长期大量吸烟、环境污染、职业暴露以及遗传等关系密切。对肺癌流行病学进行调查和研究，分析肺癌主要的危险因素，可为临床研究提供可靠依据。

（一）吸烟

吸烟是肺癌的主要危险因素之一，大量的流行病学研究证实吸烟与肺癌关系密切。有文章对全球 130 个吸烟与肺癌研究结果进行归纳，得出了吸烟致肺癌的相对危险性范围是 15～30。吸烟与肺癌危险度的关系与烟草种类、开始吸烟年龄、吸烟年限和吸烟量有关。吸烟与肺癌的发生呈现剂量-效应关系，开始吸烟年龄越早，吸烟年限越长，吸烟量越多，发生肺癌的风险越高。在欧美国家，烟草于 20 世纪中叶达到顶峰，随着控烟政策的出现，烟草使用量逐渐下降，肺癌在欧美国家发病率随之增长放缓。中国是世界上最大的烟草生产国，同时也是世界上最大的烟草消费国，中国男性吸烟者约 3 亿，为全球吸烟者的 1/3，随着未成年人和年轻女性烟民的不断增加，我国肺癌发病问题越来越突出。除了主动吸烟外，被动吸烟者的肺癌发病率也一直居高不下，多项 Meta 分析研究显示，被动吸烟者罹患肺癌的相对危险系数为 1.25～5.18；而在未成年时期就处于被动吸烟的状态，其成年后罹患肺癌的概率将增加约 3.8 倍。实施强有力的控烟措施，倡导全民戒烟，依然是降低肺癌发病率的最有效途径。2009 年 1 月 9 日我国实施了有效的烟草包装和标签措施，2011年1月9日全面禁止所有的烟草广告、促销和赞助，并在工作场所及公共场所严控二手烟。此外，加大戒烟宣教，加强烟草依赖机制研究，探索更加有效的戒烟方法等，对于降低吸烟相关性肺癌的发生率和病死率都具有非常重要的作用。

（二）环境污染

环境污染是导致肺癌的另一个危险因素。近年来，随着全球人口增长和工业化程度的提高，环境污染日益严重。大气污染与肺癌显著相关，是近年来肺癌发病率和病死率增加的主要外因。2013年10月17日，世界卫生组织下属国际癌症研究机构发布报告，首次指认大气污染对人类致癌，并视其为普遍和主要的环境致癌物。世界卫生组织的资料显示，2004年空气污染导致全球16.5万肺癌病人死亡。大气中与肺癌相关的污染物包括颗粒物、二氧化硫、氮氧化物、多环芳烃及综合性大气污染等。世界卫生组织于2005年颁布的《关于颗粒物、臭氧、二氧化氮和二氧化硫的空气质量准则》中指出，将可吸入颗粒物（PM10）从70μg/m³减少至20μg/m³后，与空气质量有关疾病（包括肺癌）的病死率可降低约15%。目前对细颗粒物（PM2.5）的关注度与日俱增，PM2.5指环境空气中空气动力学当量直径小于等于2.5μm的颗粒物。它能较长时间悬浮于空气中，其在空气中含量浓度越高，就代表空气污染越严重。与较粗的大气颗粒物相比，PM2.5颗粒直径小，面积大，活性强，易附带有毒、有害物质（如重金属、微生物等），且在大气中停留的时间长，输送距离远，因而对人体健康和大气环境质量的影响更大。PM2.5可以由硫和氮的氧化物转化而成，而这些气体污染物往往是人类对化石燃料（煤、石油等）和垃圾的燃烧造成的。各种工业过程、供热、烹调过程中燃煤与燃气或燃油排放的烟尘，以及各类交通工具在运行过程中使用燃料时向大气中排放的尾气均可导致PM2.5升高。有研究指出，当空气中PM2.5的体积浓度长期高于10μg/m³，就会带来死亡风险的上升。其体积浓度每增加10μg/m³，总死亡风险上升4%，肺癌带来的死亡风险上升8%。

此外，PM2.5极易吸附多环芳烃等有机污染物和重金属，使致癌致畸致突变的概率明显升高。有研究结果表明，大气环境中的致癌物NO_x，尤其是一氧化氮（NO）浓度与肺腺癌发病率之间呈剂量-反应关系。另有研究报道，空气污染作为一个整体致癌因素被提出，它对人体的伤害可能是由其所含的几大污染物同时作用的结果，长时间暴露于污染的的大气（主要为空气中的PM2.5、SO_2及NO_2）中与肺癌及呼吸道疾病的发生密切相关。我国作为发展中大国，发展经济、消除贫困与保护环境之间的矛盾较为突出，大气污染的防控形势严峻，大气污染与肺癌的关系已逐渐得到重视。此外，室内空气污染与肺癌，特别是与女性肺癌的发病有重要的关系。一项女性肺癌相关研究发现，厨房小环境污染是女性肺癌发病的主要危险因素之一，主要与做饭时厨房内有较多烟雾、经常炒菜和经常使用菜油等相关。无论室内还是室外空气污染都是影响每一个人的主要环境卫生因素。加强环境保护、改善空气质量对降低肺癌的发生率和病死率意义重大。深入开展研究，探讨我国大气中颗粒物的种类、体积、浓度与肺癌的相关性，进一步明确大气污染及肺癌之间的关系迫在眉睫。

（三）职业暴露

职业暴露也是肺癌的重要致病因素之一。世界卫生组织统计资料表明，2004年职业暴露致癌物造成 111 000 人死于肺癌。目前已知的致肺癌的职业包括从事焦油/煤烟、砷、铬、镍、石棉等工作。与肺癌可能相关的职业性肺部疾患包括硅肺病、煤工尘肺、石棉肺及金属矿山尘肺等。肺癌与接触石棉的关系首先由 Lynch 和 Smith 于 1935 年提出，Knox 和 Doll 等进一步证实。我国石棉职业肿瘤调查组的研究结果显示，石棉厂职工肺癌的病死率比 1975 年全国普查结果明显增高。近年来对金属矿山尘肺（包括镍、铬、砷、铁、锰、铅等元素及其化合物等）与肺癌的关系进行了广泛的调查，有研究发现，云南个旧锡矿、湖南香花岭锡矿、山东淄博陶瓷厂等矿工肺癌死亡率明显高于当地一般居民。煤工尘肺与肺癌的关系存在争议，有文献报道煤工尘肺合并肺癌的危险性显著高于健康人群，但也有研究指出，煤工尘肺与肺癌无关。职业暴露与吸烟具有协同作用，吸烟可能提高病人对职业致肺癌因素的敏感性。我国的职业防护措施并不完善，尤其在一些经济欠发达地区，劳动保护力度相当薄弱，煤矿、加工产业、建筑业等低产业链的职业伤害比比皆是。目前职业相关肺癌正引起有关人员的关注，绝大部分职业性肺癌暴露风险都可以预防，完善我国的相关规划和防控措施，加强劳动防护，减少职业暴露，将有助于降低职业暴露所致肺癌的发生率和病死率。

（四）遗传

肺癌是个体对环境危险因素的易感性与环境致癌因素相互作用的结果。遗传是肺癌危险因素中一个重要成分。有研究发现，肺癌患病具有家族性，肺癌病人一级亲属中肺癌的患病风险是对照家系一级亲属的 1.88 倍。中青年人罹患肺癌的主要危险因素是遗传。对不同组织类型的发病情况进行遗传流行病学研究，发现 35.8% 的肺鳞癌病人有肺癌家族史，58.3% 的细支气管肺泡细胞癌的女性病人有肺癌家族史，并且她们中 3/4 的人双亲患有肺癌。随着肿瘤分子机制研究的深入，人们已经逐渐认识到肺癌的发生和发展是一个多基因参与的复杂过程。众多癌基因（如 ras、myc、Bcl-2），抑癌基因（如 *p*53、*Clu*3p、*pl*6、*Rb*、*FHI*T），转移相关基因（如 *mtal*、*Tiam-1*）参与调控肺癌发生、发展、侵袭及转移。寻找肺癌发病过程中起关键作用的基因并对其功能进行系统研究，对于揭示肺癌发生、发展的分子机制和进行有效的基因诊断、治疗与预防意义重大。

（五）饮食

饮食因素对肺癌具有一定的影响。酒精是否作为肺癌独立的危险因素，目前仍有争议。多项 Meta 分析资料表明，饮酒并不会增加非吸烟者患肺癌的风险，但吸烟和饮酒具有协同效应，饮酒可增加吸烟者罹患肺癌的风险。有研究显示，膳食中的植物雌激素对肺癌具有预防作用。一项对 1526 例肺癌和 1483 例对照者膳食中摄入 12 种植物雌激素（phytoestrogen，PE）研究，发现在肺癌病人中有 10 种 PE 的摄入都低于健康对照组，该研究证实膳食中的 PE 具有雌激素样作用，对肺癌具有化学预防作用，膳食摄入高含量 PE 可降低肺癌发病风险。水果和蔬菜的高摄入与肺癌危险度降低相关，考虑与水果和蔬菜中存在特定抗氧化剂、微量营养素如β-胡萝卜素及维生素 C、维生素 E 等有关。越来越多的研究显示绿茶中的茶多酚可能对肺癌具有预防作用。

（六）肺部既往疾病史

加拿大一项研究显示，曾患某些肺部疾病者，其肺癌的发病风险增加。研究者对 MEDLINE 数据库中既往有肺部疾病者罹患肺癌的相对危险度（relative risk，RR）进行统计，结果显示，既往患慢性阻塞性肺病（chronic obstruetive pulmonary disease，COPD）、慢性支气管炎和肺气肿者患肺癌的 RR 分别为 2.22（16 项研究）、1.52（23 项研究）和 2.04（20 项研究），三种疾病共患肺癌者 RR 为 1.80（39 项研究）。既往患肺炎和肺结核者，患肺癌 RR 分别为 1.43（22 项研究）和 1.76（30 项研究）。国内研究显示有肺部疾病史（如肺结核、慢性支气管炎等）病人易发生肺癌，尤其是结核瘢痕者，患肺癌的危险是正常人群的 5～10 倍，考虑原因在于肺支气管慢性炎症以及肺纤维瘢痕病变在愈合过程中，可能引起鳞状上皮化生或增生，在此基础上部分病例可发展成为肺癌。还有研究表明结节病、硬皮病、间质性肺纤维化的病人也易发生肺癌。职业病硅肺、尘肺病人的肺癌发病率高于正常人，不排除与职业暴露相关。

（七）社会心理因素

随着"生物—心理—社会"这一医学模式的发展，心理精神因素对肺癌发生的影响越来越受到人们重视。一项探讨生活事件、情绪状态等心理社会应激因素与非小细胞肺癌发病相关性的研究结果显示，经济困境（OR=3.143）、子女前途问题（OR=7.721）、忧郁（OR=6.122）、绝望（OR=18.215）是非小细胞肺癌的危险因素，而愉快的情绪状态（OR=0.043）是非小细胞肺癌发病的保护性因素。北京市肿瘤防治研究所对北京市 350 例肺癌进行 1∶1 配对病例对照研究，发现精神创伤是导致肺癌的原因之一。不良生活事件引起肺癌的机制尚未阐明，一般认为不良生活事件使机体产生应激，出现抑郁、忧虑悲伤、紧张愤怒或焦虑等负性情绪。过度或持续的应激可影响下丘脑神经内分泌系统的调节以及自主神经系统的功能，从而降低机体的细胞免疫水平，增加肺癌发生的概率。

（陈召龙）

第三节　肺癌分子流行病学

（一）含义

肺癌是发生率和死亡率最高的恶性肿瘤之一。每年全球有超过 100 万人因肺癌死亡。在我国，肺癌的发病率及死亡率已居恶性肿瘤之首，其中男性发病率和死亡率居第一位，女姓发病率居第二位（低于乳腺癌），死亡率居第一位。预计到 2025 年，我国肺癌病人将达到 100 万，成为世界第一肺癌大国。近 10 年来尽管肺癌治疗尤其是驱动基因指导下的分子靶向治疗、免疫治疗已取得了诸多进展，但目前全球肺癌的 5 年生存率仍仅约 16%。其主要原因在于肺癌早期缺乏典型的临床症状，大多数肺癌病人确诊时已为晚期，失去了手术治疗的机会，因此降低肺癌发病率和死亡率的关键应侧重于肺癌的预防和早期发现。

肺癌的分子流行病学主要研究个体对环境致癌因素的敏感性差异和遗传易感性，与肺癌发生相关的环境暴露因素包括烟草烟雾放射性化合物、石棉、重金属和多环芳香族化合物等，且越来越多的证据表明遗传因素在肺癌的发生中起至关重要的作用。研究环境和遗传因素相互作用的肺癌分子流行病可能未来在预防肺癌、监测群体中肺癌高危人群等方面带来重大突破。

（二）吸烟和职业/环境暴露与肺癌发生的风险

我国是世界上最大的烟草生产和消费国，目前全球有 11 亿烟民（1/3 成年人），并且 80%为中至低等收入国家人群，我国占了 3.5 亿；到 2025 年，总的吸烟人数可能达到 16 亿。从 20 世纪 50 年代开始，国际上开展了多个关于吸烟与肺癌因果关系的大规模流行病学研究，结果充分表明吸烟与肺癌发生关系密切，吸烟量愈大，患肺癌的风险愈大，而戒烟可以降低肺癌的发病风险。大量证据显示，多环芳烃类（plyeyelie aromatic hydrocarbons，PAHs）、N-亚硝胺类醛类及易挥发有机物等物质在吸烟诱发肺癌的过程中发挥了重要作用。烟草中的致癌物直接或间接激活与 DNA 结合，形成 DNA 加合物，导致细胞中关键 DNA 发生永久性突变并逐渐累积，使得细胞正常生长通路失调导致恶性肿瘤的发生。我国王文雷等对国内 1995—2007 年发表的关于肺癌危险因素的研究所进行的 Meta 分析结果显示，中国人群中吸烟患肺癌的风险是不吸烟者的 2.78 倍。

许多已知的职业/环境相关致癌物质，包括石棉、砷、煤气、铬酸盐、镍和二氧化硅，其中一些已证明与吸烟存在相互作用，能成倍增加肺癌的发生风险，这种协同作用最明确的例子是石棉。氡气的辐射也被认为与吸烟有协同作用，但研究数据不完全一致。现有证据表明，氡气和吸烟行为的共同作用超过累加，但不成倍增长。在美国新泽西州、爱达荷州和密苏里州进行的大规模关于住宅区氡气暴露的病例对照研究表明：吸烟后，长期住宅区氡气暴露是人群中肺癌发生的第二大病因。除了上述致癌物，膳食因素包括类胡萝卜素、维生素，水果、蔬菜和肉类也被认为可能是肺癌发生的潜在风险影响因素，但研究结论不一致。

（三）代谢基因多态性与肺癌易感性的分子流行病学

大量证据显示，多环芳烃类（PAHs）、N-亚硝胺类、醛类及易挥发有机物等物质在吸烟诱发肺癌的过程中发挥了重要作用。这些致癌物大部分不具备生物活性，需经体内代谢酶活化后，才能与 DNA 发生加合，造成基因损伤启动致癌过程。大量流行病学研究致力于参与致癌物代谢的基因与肺癌易感性的流行病学研究，结果发现，细胞色素氧化酶 P450s（CYP450s）对于 PAHs 的代谢活化具有非常重要的作用；而谷胱甘肽-S-转移酶（glutathioneS-transferase，GSTs）、尿苷二磷酸葡糖醛酸转移（uridine diphosphate glucuronate transferase，UGTs）、环氧化物水解酶及硫酸酯酶等可将香烟中的致癌物以无毒的形式排出体外，从而参与这些致癌物的代谢解毒过程。研究发现具有较高代谢活化能力的酶和较低解毒能力的酶的个体发生肺癌的风险会更高。随着编码这些代谢酶的基因被克隆，大量研究致力于上述基因功能多态性与肺癌发生的关系，最终有助于评估个体暴露于烟草等致癌物质发生肺癌的风险。其中有代表性的候选基因阐述如下：

1.参与致癌物的代谢酶基因

PAHs 和亚硝胺（重要的烟草致癌物）需要通过 CYP450s 的代谢激活来发挥它们的基因毒性作用。CYPIA1 和 CYP2E1 对于 PAHs 的激活是重要的，GSTmu 在 PAHs 活化的中间产物的解毒中起主要作用。一些其他酶，如微粒体环氧化物水解酶（microsomalepoidehydrolase，MEH）和 N-乙酰化 2（NAT2），在不同底物的激活和解毒中起双重作用。这些酶对于不同的作用底物其活性表现出较大的个体差异。现有研究认为这些酶的基因多态性是导致不同个体活性差别较大的根本原因，与肺癌易感性密切相关。

致癌物如 PAHS 和芳基胶通过 CYP450s（即 CYPIAI）活化导致反应性化学产物的形成，共价结合到 DNA 以形成致癌物——DNA 加合物。这一反应过程如下：PAHs 如苯并芘在体内首先被 CYPIAI 氧化，形成芳烃氧化物；该代谢物可通过环氧化物水合酶的作用进一步活化形成二氢二醇；二氢二醇可以利用细胞色素 P450（CYP3A4）和其他氧化系统，代谢通过烯烃双键，从而形成二油醚。醇-环氧化物具有不稳定性，并重排碳酸化，具有较高的反应活性。例如苯并芘-7，8-二醇-9，10-环氧化物主要与鸟苷的环外氨基形成共价键，该反应已被多项研究证实与 HRAS-I 原癌基因的激活有关。

致癌物在体内可通过形成促排泄的共合物（谷胱甘肽、葡糖苷酸和硫酸酯）、酚和四氢呋喃，但是替代（和竞争）的代谢途径可能导致致癌物（如 PAH）失活。代谢活化和解毒之间的平衡以及 DNA 修复途径的效能可评估 PAHs 暴露个体的肿瘤发生风险。在多个日本人群中，已报道肺癌的发展与 CYP1A1 Msp I 的纯合子基因型突变或 CYP1A1 Ile-Val 多态性之间具有阳性关联，但是在高加索人或非洲裔美国人中并未发现这种联系。在解毒方面，具有 GSTM1 的纯合子特性（缺失-无 GSTrmu 产物）的个体在不同群体中的肺癌风险增加 1.2 ~ 1.6 倍。mEH、NAD（P）H：醌氧化还原酶-1（NQ01）、髓过氧化物酶、NAT2、p53 和 GSTPI 的活性与肺癌的发生风险有关；但结果不完全一致，一些研究还显示这些基因之间、基因与吸烟交互作用在肺癌发病风险中起一定作用。

2.DNA 损伤修复相关基因

烟草中的致癌物直接或间接激活与 DNA 结合，形成 DNA 加合物，导致基因的损伤。而细胞内存在一整套强大的修复系统，当细胞在有丝分裂的时候遇到这些 DNA 损伤，可以清除这些 DNA 加合物，并通过 DNA 修复相关酶类保持 DNA 的正常结构。最近已发现多个 DNA 修复基因的多态性包括 8-氧代鸟嘌呤糖基化 1（OGG1）、X 射线修复交叉互补基因 1（XRCCI）、着色性干皮病 C（XPC）、XPD、XPF 和 XRCC3 等，这些基因相互关联，与较低的 DNA 修复能力和吸烟相关肺癌的高风险相关。如果 DNA 加合物逃脱 DNA 修复机制，它们可能导致错误编码，最终形成突变。这些突变的积累可以触发癌基因的激活或肿瘤抑制基因的失活，并且可允许细胞无限分裂，导致癌症的发生。

（四）家族遗传因素与肺癌易感性的分子流行病学

一系列病例对照研究比较了肺癌病人家族与对照家族中一级亲属肺癌的发生风险。Takahata 和 Lilienfeld 研究纳入 270 例肺癌病人和 270 例对照（匹配年龄、民族、性别和地区），并评估父母和兄弟姐妹的吸烟状态，结果发现在肺癌病人的亲属中，肺癌死亡率增加。在男性中，肺癌发生风险与吸烟的关联比家族遗传因素强；而在女性中，家族遗传因素似乎占主导地位；病例组的吸烟亲属与对照组相比，肺癌死亡率的相对风险为 2 ~ 2.5 倍，提示吸烟和家族因素对肺癌发生风险具有协同作用。虽然一些归因于家族性的肺癌发生风险可能与吸烟量的相关性超过吸烟状态，但肺癌病人的非吸烟亲属仍比对照组非吸烟亲属具有更高的风险。Ooi 等在路易斯安那州这个肺癌高发病率的地区，研究 336 例已故肺癌病人的一级亲属，以及 307 例一级亲属的配偶，除了获取吸烟行为的定量数据，还评估了环境和职业暴露风险。在校正这些因素后，病例组亲属与对照组相比，肺癌的相对风险为 2.4 倍。女性亲属比男性亲属表现出更强的家族聚集性。在路易斯安那州的不同地区进行的一项小样本的研究中，Sellers 等发现与对照组配偶的兄弟姐妹相比，肺癌病人的兄弟姐妹患肺癌相对危险度为 2.5。Shaw 等研究了来自南得克萨斯州的家庭，并发现有肺癌亲属者肺癌的发病年龄更小。在底特律地区最近的一个基于人口的家系研究中，包括 257 例非吸烟肺癌病人和他们 2252 位亲属，对照组为 277 例非吸烟者和他们]的 2408 位亲属；在 40 ~ 59 岁年龄组，一级亲属中肺癌的发生风险为 7.2 倍（95%可信区间：1.3 ~ 39.7）；而肺癌家族史 60 ~ 84 岁的非吸烟者或其亲属的肺癌风险阳性并不增加，提示受家族遗传因素影响的肺癌病人发病的年龄要早于散发病人。

（五）小结

肺癌分子流行病学研究侧重于肺癌预防筛查肺癌高危人群肺癌早期发现的探索，但目前应用于大样本人群的筛查还存在很多问题，如还需寻找高敏感性和特异性的生物标志物，利用基因多态性评估肺癌风险的数据还有待于积累和验证，环境暴露和遗传因素的交互作用还需进一步验证，检测费用昂贵等。随着大样本数据库的积累和更多循证医学证据的出现，及现代分子生物学和分子遗传学技术的快速发展，相信未来肺癌分子流行病学将在肺癌预防和早期诊断等方面带来重大突破。

（六）肺癌的社会和经济负担

肺癌的疾病负担主要是指肺癌所引起的伤残，过早死亡对个人、家庭和社会所造成的经济损失以及社会为了防治疾病而消耗的经济资源，主要包括流行病学负担和经济负担。对肺癌的流行病学负担的衡量可以利用很多指标，如发病率、患病率、死亡率、潜在减寿年数（potential years of life lost，PYLL，潜在工作损失年（WPYLL，伤残调整生命年（disability adjusted life year，DALY）、质量调整寿命年（quality adjusted life years，QALY）等效用指标。

肺癌的经济负担包括以下几个方面：

（1）直接经济负担包括治疗疾病期间的直接医疗费用（挂号、检查、药物、治疗等）和间接医疗费用（交通、住宿、看护、额外营养等）。

（2）间接经济负担包括社会生产损失（病人及陪护家属在法定劳动日因误工造成的社会损失）、社会财富损失（病人及陪护家属误工后仍继续获得工资以及病人得到的抚慰物品和各项救济或补助等）、为预防所支付的费用（筛查随访等费用支出）。

（3）无形经济负担（指病人及其亲属因疾病遭受的无法用货币衡量的悲伤情绪导致的生命质量的降低），其所造成的经济负担更是无法用金钱衡量的。

根据世界卫生组织发布的《全球癌症报告2014》，肺癌的发病率和死亡率均位居全球范围内癌症发病率和死亡率的首位。据统计，2012年肺癌新发病例约180万例，占癌症新发病例总数的13.0%；死亡约160万例，占癌症导致死亡的19.4%。在男性癌症人群中，肺癌的发病率最高为34.2/10万人，死亡率为30.0/10万人；在女性中，肺癌的发病率为13.6/10万人，仅次于乳腺癌和结直肠癌；死亡率为11.1/10万人，并且仅次于乳腺癌。到2015年，据全球疾病负担研究（2015）数据显示，肺癌新发病例约201.9万例；死亡约172.2万例。男性肺癌发病率为46.1/10万人，死亡率为41.0/10万人；在女性中，肺癌的发病率为18.2/10万人；死亡率为14.7/10万人。

在中国，肺癌也是发病率和死亡率最高的恶性肿瘤。中国癌症新发病人数约占世界的2.5%，癌症死亡人数占26.9%。肺癌位于我国男性癌症发病率首位，在女性癌症中的发病率仅次于乳腺癌，位居第二。有研究预测，2015年我国肺癌新发病例约73.3万，占新发癌症人数的17.1%；肺癌死亡人数约为61万，占癌症死亡例数的21.7%。其中男性肺癌发病人数为51万，女性为22万；男性死亡人数为43万，女性为18万。中国1990—2013年的疾病负担统计分析显示，男性肺癌的年龄标准化死亡率最低为西藏地区的7.4/10万人（5.8～9.0），最高为辽宁的79.1/10万人（64.8～92.2）；女性最低为西藏的4.6/10万人（3.6～5.9），最高为辽宁的 38.9/10 万人（29.1~50.4）。

根据全球 2015 年疾病负担研究的数据，肺癌造成的伤残调整生命年（disability-adjusted life years，DALY）为 3640 万人年，比 2013 年全球疾病负担研究报告的 3470 万人年有所升高，而且又以男性病人为主导。其中以过早死亡损失寿命年为主，占约 99%，而伤残损失寿命年仅占 1%，主要原因为肺癌的死亡率高而五年生存率及预后较差，导致病人较早死亡。由于肺癌的预后仍然较差，加之患病率的提高，不论是中国还是世界的肺癌 DALY 均呈明显的增长趋势。

据中国国家癌症中心对目前中国癌症病人疾病经济负担的相关研究统计，癌症病人人均支出约为 9739 美元，城市地区肺癌人均花费达到 9970 美元（9664~10276 美元）。以上海为例，人均年直接负担为 58 053.31 元，其中包括直接医疗费用为 57295.59 元，直接非医疗费用为 757.72 元。根据欧盟 2009 年癌症经济负担统计数据显示，欧盟 2009 年在癌症方面总经济成本超过 1260 亿欧元，肺癌是其中经济成本最高的（188 亿欧元，占癌症总成本的 15%）。癌症治疗相关的医疗保健成本为 510 亿欧元，其中肺癌医疗保健成本为 42.3 亿欧元，约占 8%。肺癌的住院治疗费用是其主要组成部分（约 28.7 亿欧元，占肺癌医疗保健成本的68%）。美国学者报道的研究数据中，肺癌病人治疗总的经济成本约 45953 美元，其中也以住院治疗费用为主。当有肺癌并发症发生时，肺癌治疗的经济负担将有所增加。当肺癌初治无效或复发转移时，其治疗成本更高于初次治疗，约 120650美元。肺癌由于其高死亡率被认为是生产力损失最高的恶性肿瘤，在欧洲，由于癌症导致的生产力损失为 426 亿欧元，而其中肺癌生产力损失为 99.2 亿欧元，占约 23%。另外，病人的家属陪护病人而造成误工，也是生产力损失的另一重要方面，造成的生产力损失为 232 亿欧元，而肺癌也是其中造成损失最多的，为 38.2亿欧元，占癌症造成的此类损失的 16%。中国这方面的统计资料和评估分析还有待完善。

（付恒财）

第四节　中医肺癌的病因病机

肺癌一词，为现代中西医共用，中国古代医籍中未有"肺癌"这一词语记载，但并未说明祖国医学就对肺癌没有任何研究。本病以咳嗽咯血、气急胸痛为主要症状，根据这些主要症状，就能从古代医籍中找到肺癌的归属。

《素问·奇病论》：帝曰："病胁下满气逆，二三岁不已，是为何病？"岐伯曰："病名曰息积。此不妨于食，不可灸刺。积为导引服药，药不能独治也。"

《灵枢邪气脏腑病形》："微急，为肺寒热，怠惰，咳唾血，引腰背胸，若鼻息肉不通。缓甚，为多汗；微缓，为萎瘘、偏风，头以下汗出不可止。大甚，为胫肿；微大，为肺痹，引胸背，起恶（见）日光。"

《素问·玉机真藏论》："大骨枯槁，大肉陷下，胸中气满，喘息不便，其气动形，期六月死，真脏脉见，乃予之期日。大骨枯槁，大肉陷下，胸中气满，喘息不便，内痛引肩项，期一月死，真脏见，乃予之期日。大骨枯槁，大肉陷下，胸中气满，喘息不便，内痛引肩项，身热脱肉破䐃，真脏见，十日之内死。大骨枯槁，大肉陷下，肩髓内消，动作益衰，真脏来见，期一岁死，见其真脏，乃予之期日。大骨枯槁，大肉陷下，胸中气满，腹内痛，心中不便，肩项身热，破䐃脱肉，目眶陷，真脏见，目不见人，立死；其见人者，至其所不胜之时则死。"

《难经·五十四难》："肺之积，名曰息贲。在右胁下，覆大如杯。久不已，令人洒淅寒热，喘咳，发肺壅。"

古籍中不止这些记载，上述只是节选了一部分，由此可把肺癌归属于"肺积""痞癖""咳嗽""咯血""胸痛"等范畴，这些疾病都有各自或同或异的病因病机，然肺癌并不是这些疾病的简单相加，因此肺癌的病因病机只是可以从这些疾病范畴中有所借鉴，而非照搬。自近代西医传入，"肺癌"一词也随之进入了祖国医学先辈的视野，同时西医较中医更为明确与精准的诊疗方式也为我们所借鉴，从而许许多多的医学前辈也针对"肺癌"这一既是新兴疾病，又类于一些中医原有疾病的疾病展开了漫长且艰辛的研究，包括临床表现、病因病机、治疗等，而本书此章节就站在前人的肩膀上，针对"肺癌"的中医病因病机展开论述。

一、病因

（一）外邪致病概述

中医对病因的认识，是在整体观思想指导下，用"审证求因"的方法加以认识和分类的。凡是可以导致人体相对平衡状态紊乱或破坏人体生命固体物质之皮、肉、筋、骨、血管、淋巴管、神经、五脏、六腑、五官九窍，生命液态物质之脑、髓、精、血、淋巴液、脂肪、津液、卵子、月经等，使人体固体物质和液态物质变性坏死、异常增生、恶变，以致产生有形之癌瘤或癌性病理产物，都称为致癌病因。主要包括以下几类：六淫，即风、寒、暑、湿、燥、火，这六种外感病邪的总称。在正常的情况下，是自然界正常的气候变化，是生长化收藏的必要条件，称为"六气"。人们在长期的生产和生活中，适应了其正常变化，产生了一定的适应力，所以正常交替的六气不会致病。但是，当气候异常、急骤变化或人体抵抗力下降时，六气就有可能成为外来的致病因素，入侵人体，产生包括肺癌在内的各种疾病。这时，六气已成为四时的不正之气，被称为"六淫"。自然界气候变化的异常是相对来说的。一是该地区气候变化，与往年同期相比，太过或者不及，或非时之气，例如《素问·阴阳应象大论》所说："天有四时五行，以生长收藏，以生寒暑燥湿风……寒暑过度，生乃不固。"中医学用"六淫"学说概括外来致病因素的理论，在肺癌的发病学上有一定的指导意义和实用价值。六淫作为外界的致病因素，也代表肺癌的外感病因，其发病与季节、气候、居处环境有关，可从口鼻或肌肤多途径入侵机体。六淫邪气可单独致病，如《灵枢》明确指出"四时八风之客于经络之中，为瘤病者也"（《九针论》）、"积之始生，得寒乃生，厥乃成积也"（《百病始生》）、"寒温不时……邪气胜之，积聚以留"（《上膈》）等，肺癌可部分归属于"积""聚"范畴。这些典籍均强调六淫之邪可以单独留滞经络，导致气血不运而发为肺癌；当然几种淫邪也可同时或合并其他因素共同致本病。或者说，中医的疾病，特别是肺癌这类复杂的疾病，病因大多错综复杂，由六淫之邪共同致病大致为正解。《灵枢·五变》则指出外感致病与脏腑的密切关系是因为"邪气留止，积聚乃伤。脾胃之间，寒温不次，邪气稍至。蓄积留止，大聚乃起"。《灵枢·百病始生》曰："虚邪之中人也，始于皮肤……入则抵深……留而不去，传舍于肠胃之外、募原之间，留著于脉，稽留而不去，息而成积。"指外感六淫之邪入侵，由表入里，停留于经络之中，使气血凝滞，痰毒结聚，经络及脏腑功能失调，以致肿瘤发生。上述强调了六淫在以某种淫邪为主要矛盾的前提下可合并其他外邪共同致病。总之，六淫邪气在肺癌的发病中是外界主要的致病因素。

（二）燥毒

燥毒能致癌，是指外感燥毒或内伤患生燥毒产生病变，经久治疗不愈，其燥热邪毒就容易损耗机体的精、髓、血、津液、淋巴液、脂肪等阴液。当人体这些生命物质受到燥毒的严重破坏，肺部组织细胞变异，则可产生病变而发展成肺癌，或燥毒可直接使人体肺部物质变性、坏死、异常增生恶变，而演变产生肺癌。肺脏不论是在古代还是现代研究中，都是偏向于水属性的脏腑，喜润恶燥。"肺主行水"是古代对于肺的功能描述的一部分，现代肺的功能主要是通气与换气两部分，同时全身血液都要流经过肺部，肺本身通过气道直接与外界环境相通，外部燥邪很容易直接侵入肺部从而耗伤流经肺部的血液和其他精微物质，或是直接伤害肺脏本身，发为肺癌。

燥毒致癌的症状特点，表现为人体消瘦、肌体干枯、皮肤干燥、五心烦热、低热或日晡潮热、大便干结。

（三）火毒

火毒能致癌，即火为阳邪，火为热之极，火性灼焚，易致人体固体物质腐烂，易破坏人体生命物质，使人体固体物质和液态物质产生变性、坏死、异常增生恶变而产生癌瘤。或火毒可致人体固体物质和液态物质产生癌毒，或易使癌毒无限增多和扩展，则易患癌瘤或加重癌瘤。肺五行属金，火克金，因此火邪对于肺部的威胁可谓较大。火邪与燥邪性状上有部分相似，致病也相似，但比起前者，火毒一般更加暴烈，表现为发病更加迅速，传变更快，病情更重，同时可伴发一些急性的症状，常见高热或中度发热，或黄疸，大便秘结，或便血，或血尿。但也可有慢性火毒致病，常见人体消瘦、面色黯黑、低热或午后潮热、大便干结、不欲食等肺癌伴随症状。

（四）湿毒

湿毒能致肺癌。人体发生湿毒疾病，日久治疗不愈，则见湿毒在机体内日益积聚；湿性黏滞，积聚的湿毒易阻遏人体气机，使人体固体物质和液态物质的活性减弱；其湿毒亦可导致人体血液、津液黏滞凝聚，以致产生瘀血、痰浊。因此湿毒可使人体固体物质和液态物质产生变性、坏死、异常增生恶变，或致其液态物质产生癌毒素、癌细胞，发展产生肺癌。同时，湿毒还易兼夹其他邪毒而为肺癌：湿毒包火毒：即人体患有火毒，同时又患有湿毒，这样湿毒将火毒黏滞阻遏包裹，火毒难得出路，用清火解毒药难于进入火毒病所。因此火毒就被滞留于机体内，合并湿毒、癌毒，而使人体患生肺癌；湿毒包寒毒：即是人体湿毒包围寒毒入体病变，日久失治，湿寒之毒危害人体，易发展产生肺癌。

湿毒致肺癌的症状特点：全身困重或机体局部沉重。湿热（火）型：症见低热或午后潮热，大便溏黏或溏泄恶臭，肺部肿瘤易向周围蔓延，易溃烂而流黄水或血脓，呼吸恶臭难闻。寒湿型：症见畏寒怕冷，大便溏黏或溏泄，癌瘤结硬，不易溃烂等。

（五）寒毒

寒毒能致癌，是指寒毒在人体内聚积恶变，则可危害人体产生肺癌。寒毒在人体内长期经常性积聚内停，便可致人体精、髓、血液、津液、淋巴液凝聚异变，转化为癌毒，而发展产生癌瘤。肺脏本身属于血液迅速流动的部位，同时由于其遍布血管的解剖结构，若受寒邪，血液运行受阻，易生瘀血，长久以往，可发为肺癌。

寒毒也可兼夹其他毒邪而为病：寒毒与火毒交结，可致人体发生癌症，即人体患有寒毒，又患有火毒，或郁久化火，这样寒毒与火毒交结，互为因果，病理性产物聚结，终致发生癌瘤；寒毒与湿毒互结，可致人体发生癌症，寒邪和湿邪均为阴邪，相比于火邪，更易相兼为患，两者易伤阳气，阻遏气机。体内阴寒痰湿聚集，久积痰瘀成毒致瘤致癌。寒毒致肺癌的症状特点表现为畏寒怕冷，四肢不温，大便溏稀或泄泻，寒毒与火毒交结致癌，常以寒热往来为主要特征。寒毒与湿毒致肺癌，常以肢体困重或局部沉重，分泌物和排泄物黏滞和混浊等为主要伴随症状。

（六）癌毒

"癌毒"这一概念来源于中医"毒邪致病"的学说。此之毒邪，乃特指病因之毒。《素问·生气通天伦》云"虽有大风苛毒，弗之能害"，指出毒为害病的一种原因。明清时期的吴又可在《瘟疫伦》中说"疫者，感天地之疠气""凡元气胜者毒亦传化"，指出毒不仅为六淫之盛，还包含六淫之外的一些致病物质。而清代的徐延祚在《医医琐言》中云"万病唯一毒"，认为毒乃所有病的源头，提出"毒之所在病必生焉"。由于古代医家对于事物认知的局限，不能将癌毒的概念作进一步描述，所以癌毒这一理论这是由现代多位医家提出的，他们基本认同癌毒是独立于痰、瘀、热毒之外的一种毒邪，具有致癌的特异性这一观点，且认为癌毒是在内外多种因素作用下，人体脏腑功能失调的基础上产生的一种对人体有明显伤害性的病邪，是导致发生肿瘤的一种特异性致病因子。但是癌毒产生之后却多与风、寒、热、痰、湿、瘀、虚等常见病理因素合而致病。癌毒与毒邪之间既有共通性，又兼具各自特有的特点。毒邪致病范围广泛，可以为多种疾病的病因，而癌毒仅为恶性肿瘤的特异性病因。其作为毒邪的一种，癌毒具有猛烈和顽固之性，而作为导致恶性肿瘤发生的特异性毒邪，癌毒又有其独特的致病特点。大多数医家认为癌毒致病有以下几种特点：潜伏性、隐匿性、顽固性、猛烈性、伤正性、流注、一毒致一病、易与他因相并而为病等。王冰在注《素问·五常政大论》有言："夫毒者，皆五行标盛暴烈之气所为也。"可见邪气过盛，蕴结日久，即可化而为毒。杨士瀛在《仁斋直指附遗方论》中指出："癌者上高下深，岩穴之状……毒根深藏，穿孔透里。"强调了癌具毒邪深藏、隐匿难现之性，且流传走注，移居不定，随血而动，因虚而止，在不同位置形成各具特征的癌积。《灵枢·刺节真邪》在这一特性方面也有相关记述："虚邪之入于人身，寒与热相搏，久留而内著……邪气居其间而不反，发为筋瘤……肠瘤……肉疽。"总而言之，癌毒的产生是一个相对漫长的过程，在其产生之前就可能已有五脏失藏、六腑失泻导致的阳不外固、阴不内守、气血痰湿蓄积的状态，日久积深，再由其他因素所诱发，就可能产生癌毒。

癌毒在现代的医学科学技术发展下，可以找到现代具体的病因，对于肺癌，比如吸烟进入人体的有毒物质、汽车尾气、如紫外线之类的辐射、细菌、真菌、病毒甚至是激素、免疫制剂等医源性药毒。上述癌毒不属于六淫之邪范围，但在某些方面还具有六淫的一些特点。如细菌病毒，具有一定的季节性、地区性和一定的致病途径，有比较固定的病变部位；辐射、香烟烟雾、厨房油烟、汽车燃放的尾气、燃煤污染物等都有火热和燥邪的特性，真菌、病毒致癌因素则多与暑、湿有关。尽管如此，它们与六淫还是有着本质的区别。六淫致病大多始于皮毛肌肤，渐至脏腑经络，而这些毒邪致病则没有一定的传变次第，且侵入机体后需经过长时间不断作用于机体，才能导致肺癌的发生。

（七）七情内伤

在中医看来，喜、怒、忧、思、悲、恐、惊七种情志是人们对于天之八纪、地之五里、人之物事的不同反映，此为正常之举，并不会有碍于人生身之养。《素问·阴阳应象大论》有言："人有五藏化五气，以生喜怒悲忧恐……喜怒不节，寒暑过度，生乃不固。"指出五藏为七情的根源，如若长期情志不调或骤然的情志变化就会脏腑气机逆乱，气血阴阳失其位导致"受如持虚"的状况，恶性肿瘤等各种疾病也就可能随之而来。

中医典籍中与恶性肿瘤极为相似的积证也与情志之变密切相关。《灵枢·百病始生》第一次提出了"积"的概念，并认为"内伤于忧怒……而积皆成矣"。张子和在《儒门事亲·五积六聚治同郁断》中认为"积之成也，或因暴怒、喜、悲、思、恐之气"。而在《素问·经脉别论》也有相关描述："勇者气行则已，怯者则着而为病。"以上论述，都强调了情志变化对于肿瘤发病的重要影响。五藏化五气而生七情，情志不节则伤其气：暴怒伤肝，暴喜伤心，忧思伤脾，过悲伤肺，惊恐伤肾。七情伤于内，则害于气，"肺主气，司呼吸"，肺脏作为机体与外界进行气体交换的场所，气机贵乎流通，肺功宣发肃降，气被害则易成气郁、气滞。气为血之帅，气伤则生血虚、血瘀等。在七情所伤或其他因素引起脏腑亏虚、气血失调等内虚的情况下，致癌因素作为变化的条件，通过"内虚"，内外合邪，引起人体气虚血瘀、气滞血瘀、痰凝毒结，形成肺癌。情志的负面变化不仅在一定程度上促进肺癌的发生，还会导致肺癌的恶性进展。

（八）饮食劳伤

饮食是人类生存和保持健康的必要条件，中医认为"五味入口，藏于肠胃，味有所藏，以养五气，气和而生，津液相成，神乃自生""阴之所生，本在五味，阴之五官，伤在五味"。既强调了正常饮食于人之重要，也指出了饮食不节、过嗜的害处。《素问·生气通天论》就言及五味过食所伤："是故味过于酸，肝气以津，脾气乃绝……精神乃央"。如果不注意饮食卫生，就会使人体的生理功能受到影响，导致正气受损、气机紊乱，产生疾病。《素问·生气通天论》说："膏粱之变，足生大丁。"《景岳全书·痢疾·论积垢》认为积之生成是"饮食之滞，留蓄于中，或结聚成块，或胀满硬痛，不化不行，有所阻隔者，乃为之积"。这些均说明过食膏粱厚味、生冷瓜果、热饮嗜酒，易影响脾胃功能，最终导致津伤气结痰滞，变生肿块，发为肺癌。

肺癌的发生尚与劳伤密切相关。无论劳力不行、劳神太过，还是房劳过度，皆能耗伤正气，导致正虚。如《素问·举痛论》所说"劳则气耗"。《金匮要略·血痹虚劳病脉证并治》记载："五劳虚极羸瘦，腹满不能饮食，食伤、忧伤、饮伤、房室伤、饥伤、劳伤、经络荣卫气伤，内有干血，肌肤甲错，两目黯黑。"劳伤致病多因机体气血失调，阴阳失衡，最终气滞血瘀，津枯痰结，形成肺癌。

（九）体质先天因素

前文提过，"积"与肿瘤异名而性质相似，现代多把肿瘤归属于"积聚"辨证论治。"邪之所凑，其气必虚""壮人无积，虚人有之"。《医宗必读》所言："积之成者，正气不足，而后邪气踞之。"明代申斗垣《外科启玄·论癌发》曰："癌发四十岁以上，血亏气衰，厚味过多所生。"清代《外证医案汇编》云："正气虚则成岩。"赵养葵在论噎膈时言："惟男子高年者有之。"由此可见古代先贤早已认识到"积"的发生与正气不足有明确的关系。《诸病源候论》曰："积聚由阴阳不和，脏腑虚弱，受于内邪，搏于脏腑之气所为也。"《景岳全书·杂证谟·积聚》曰："脾肾不足及虚弱失调之人多有积聚之病。"《治法机要》曰："壮人无积，虚人则有之，脾胃虚弱，气血两衰，四时有感，皆能成积。"体质状况的好坏决定疾病的发生发展与变化。体质壮实，则脏腑功能活动旺盛，精气血津液充足，正气强盛，邪不易侵，或易于抗邪外出，就不发病或少发病；脏腑阴阳失调，体质虚弱，精气血津液不足，正气衰惫，是患病的主要内在原因，且无力驱邪，则更易发病。后天供养不足，身体虚弱，年老体老是机体的自然进程，机体功能随之减退，即出现中医的"正虚"。流行病学资料表明，40岁以后进入肺癌发病高峰，而此时机体重要的中枢免疫器官胸腺已萎缩达三分之二，调节效应免疫细胞分化成熟的能力大大下降。中医学认为机体在这个年龄段的特点为气阴两虚、脾肾不足。《素问·阴阳应象大论》载："年四十而阴气自半，起居衰也。"提示随着年龄的增加而出现气（阳）虚、阴（血）虚，研究也证明肺癌患者以气阴两虚证居多。《素问·上古天真论》认为40岁左右，先天肾气和后天脾胃之气开始衰败，出现脾肾两虚的病理特征。这种认识与肺癌高发年龄段具有惊人的一致性，印证了随着机体的衰老（正虚），肿瘤的发病率逐渐升高，而衰老基础上导致的"正虚"是肺癌发生的关键。他病迁延、过度劳累等原因也可导致气血不足、五脏虚弱、阴阳失调，会引起肿瘤疾病的发生。体质与先天禀赋、平日饮食偏嗜、身体运动习惯皆有关系。现代的研究显示，肺癌的遗传背景与遗传倾向性是明显存在的。平素体虚、肺脾肾等脏虚弱均可导致肺气不足；邪毒入内、嗜烟日久、热伤阴液、房事不节而导致的肾亏，均可导致肺阴不足。肺的气阴两虚使得外邪乘虚而入，邪气留滞不去，导致气机不畅，血行瘀滞，久而形成肺部积块，日久形成肺癌。

二、病机

本书主要从正气虚损论、邪毒侵肺论、痰凝血瘀论、络病学说4个方面展开论述。正气虚损论正气，指人体内能维持机体正常生理功能，并能抵御外邪的一类细微物质。早在《黄帝内经》《素问·刺法论》即指出："正气存内，邪不可干。"《难经·八难》曰："气者，人之根本也。"明代申斗垣《外科启玄·论癌发》曰："癌发四十岁以上，血亏气衰，厚味过多所生。"《景岳全书》认为："脾肾不足及虚弱失调之人，多有积聚之病。"《外证医案》云："正气虚则成岩。"这些都说明古人非常重视正气在肺癌发病中的作用。

（一）正气虚损

"正气存内，邪不可干"这句话是中医学对绝大部分疾病发病的高度概括，其中也包括了肺癌。在此处，本书也可稍微论述此句话的含义，从而让大家对于肺癌的病因病机有更深度的理解。"正气"可理解为如精、气、血、津液及人体对外环境适应的能力。"邪"，考《黄帝内经》"邪"字凡见 441 处，其中 425 处均为"不正"之义，后泛指各种致病因素，即"邪气"，如六淫、疫气、痰饮、瘀血等。"正气存内"并不是简单的体内气血津液充足，所谓"当其位则正，非其位则邪"。就人体物质而言，以津液为例，三焦是其运行通道，如其溢出三焦或停阻于水道或人体某个部位致运行不畅，则成为痰饮，变成了邪气，所以"存内"也包含"当其位"之意。而要"当其位"前提便是"足"与"通"。"足"即是足够、满足之意。《灵枢·百病始生》曰："风雨寒热，不得虚，邪不能独伤人。""不得虚"，即不遇到正气虚的机体。《素问·评热论》曰："邪之所凑，其气必虚。""其气"，精气也。《灵枢·口问》亦曰："故邪之所在，皆为不足。"邪之所在，皆为正气不足。"通"为贯通，通畅之意，正气要能"当其位"，在满足"足"的基础上，还得满足"通"的条件。《素问·生气通天论》曰："阳气者，大怒则形气绝，而血菀于上，使人薄厥。"因大怒而气血上冲，脏腑经脉之气阻绝不通而导致昏厥病证。《素问·汤液醪醴论》曰："其有不从毫毛而生，五藏阳以竭也。津液充郭……是气拒于内而形施于外"。水肿病的发生，不是从体表感受邪气，而是五藏阳气郁遏所致。"和"正气除了要满足"足"和"通"的状态，还要能达到一种"和"的状态，方可百病不生。喻昌在《医门法律》中说："气有外气，天地之六气也；有内气，人身之元气也。气失其和则为邪气，气得其和则为正气。"人体是个有机的整体，与自然界具有统一性，因此，"存内"为"和"的要义，有内气和及内气与外气通和两个方面。综上所述，正气存内之"存内"的内涵为"足""通""和"，也就是说正气同时满足"足""通""和"3个条件（或状态），则"邪不可干"。接下来是"邪不可干"，"干"，犯也。正气在疾病发生过程中起着主导作用，并非在疾病过程中邪气均不起作用。《灵枢·百病始生》曰："两虚相得，乃客其形。""两虚"指虚邪遇到正气虚弱之人，正气虚，同时外邪犯之，则发病，说明邪气是发病的外在条件。一般情况下，正气足时，则有邪气犯之不发病。那么是不是正气足时邪气犯之都不病？比如一个人正气是足的，突然间被毒蛇咬了，发不发病？发病。因此，"邪不可干"阐发的是邪气在发病中作为外在条件的作用，是外因。在邪气的毒力和致病力特别强，超越人体正气抗御能力和调节范围时，邪气对疾病的发生起着决定性的作用。

正气虚损，本书认为应当包括脏腑功能的衰弱和气血阴阳虚损两方面，其中脏腑功能衰弱主要与肺、脾、胃、肾相关，而与肺癌发生关系密切的气血阴阳失调主要是气、阴、阳的虚损。

肺位于胸腔，左右各一，覆盖于心之上。肺有分叶，左二右三，共五叶。肺经肺系（指气管、支气管等）与喉、鼻相连，故称喉为肺之门户，鼻为肺之外窍。肺在中医中有"华盖"之称。华盖，原指古代帝王的车盖，《内经》喻为肺脏。《素问·病能论》说："肺为藏之盖也。"肺位于胸腔，覆盖五脏六腑之上，位置最高。肺居高位，又能行水，故称之为"水之上源"。肺覆盖于五脏六腑之上，又能宣发卫气于体表，具有保护诸脏免受外邪侵袭的作用，故《素问·痿论》说："肺者，脏之长也。"《灵枢·九针论》说："肺者，五脏六腑之盖也。"由于肺位最高，通过鼻窍与外界相通，故温邪外侵，首先被犯；而肺叶娇嫩，不耐寒热燥湿诸邪之侵；肺又外合皮毛，风寒燥湿外袭，皮毛受邪，亦内合于肺。故肺为诸邪易侵之脏。有"娇脏"之称，或为"娇藏"。

1.肺气虚

《素问·五藏生成》说："诸气者，皆属于肺。"点明了肺的主要生理功能之一——"肺主气"。肺主气包括主呼吸之气和主一身之气两个方面。肺主呼吸之气，是指肺是气体交换的场所。如《素问·阴阳应象大论》说："天气通于肺。"通过肺的呼吸作用，不断吸进清气，排出浊气，吐故纳新，实现机体与外界环境之间的气体交换，以维持人体的生命活动。肺主呼吸的功能，实际上是肺气的宣发与肃降作用在气体交换过程中的具体表现：肺气宣发，浊气得以呼出；肺气肃降，清气得以吸入。肺气的宣发与肃降作用协调有序，则呼吸均匀通畅。肺主一身之气，是指肺有主司一身之气的生成和运行的作用。故《素问·六节藏象论》说："肺者，气之本。"肺主一身之气的生成，体现于宗气的生成。一身之气主要由先天之气和后天之气构成。宗气属后天之气，由肺吸入的自然界清气，与脾胃运化的水谷之精所化生的谷气相结合而生成。宗气在肺中生成，积存于胸中"气海"，上走息道出喉咙以促进肺的呼吸，如《灵枢·五味》所说"其大气抟而不行者，积于胸中，命曰气海，出于肺，循喉咽，故呼则出，吸则入"，并能贯注心脉以助心推动血液运行，还可沿三焦下行脐下丹田以资先天元气，故在机体生命活动中占有非常重要的地位。

上述已充分表明肺与"气"的关系，故肺气虚是肺系疾病的基础病机。肺癌作为肺系疾病之一，自然与肺气虚关系密切，肺主气，调节气的运动，与宗气生成密切相关，故易出现本脏气滞与血瘀，气滞和血瘀日久是肺本脏癌瘤发生及进展的重要因素之一。（气质与血瘀会在后文详细论述）

王雄文等从肺脏藏象及经络特征角度探讨了肺癌发病的机制：络病学说源于《内经》，发展于汉，成于清初。广义的络脉系由经脉与络脉之别出者。《素问·气穴论》称之"溢奇邪""通荣卫"，表明络脉具有溢满输注、溢奇邪、通荣卫、渗灌气血于脏腑周身之功能。叶天士提出内伤病"久病入络""久痛入络"之辨治纲要，阐明了内伤病由浅入深、由气及血、由经入络病机演变的普遍规律。王雄文认为肺叶娇嫩，不耐寒热，易被邪侵，而五脏皆以其经络上达于肺，肺与大肠相表里，肝足厥阴之脉其支者上注肺，足阳明胃经贯膈络肺，足少阴肾经贯肾络肺，手阳明之脉下入缺盆而络肺，手少阴之脉从心系入肺，足太阴脉入腹络胸结于心肺。肺通过肺之经络与诸脏相系，实现肺与他脏之间信息联络与功能的高度协调与统一。同时亦为内生诸邪，通过经络气血传于肺脏的重要途径。若肺气不足，则肺络空虚，他脏既病，邪客络中，而传于肺。五脏中肺脏与经络关系最为密切，故易代他脏受过，导致肺本脏正气虚损。

肺的另一功能为"肺主行水"，汪昂《医方集解》曰："肺为水之上源。"《素问·经脉别论》称作"通调水道"。肺主行水、通调水道的生理功能，是指肺气的宣发肃降作用推动和调节全身水液的输布和排泄，这一作用同样建立在肺主气的功能基础上。肺气的宣发肃降能够维持水液的正常运行。如外邪袭肺或内伤及肺，均能导致肺失宣肃；气能行水，气机停滞则水液不运，聚而生痰，所以称肺为"为贮痰之器"，痰湿留驻日久，变生痰毒，是导致肺癌发生及转移的重要因素。

2.肺气阴两虚

肺为娇脏，位居华盖，感受外邪，首先犯肺。肺主气，司呼吸，主宣发和肃降，喜润恶燥，不耐寒热，易受内外邪气侵袭，因为久咳久咯耗伤肺之阴液；或因痨虫袭肺，燥热之邪犯肺灼伤肺阴；或是汗多不固，阴津耗泄等，均可导致肺阴亏虚。然临床单肺气虚者可见，但单因肺阴虚而致癌者少见，更多的还是气阴两虚而致病者，肺之气阴耗伤，而成气阴两虚。

在长期临床实践中，我们观察到中、晚期肺癌患者均有不同程度的气阴两虚的表现，症见神疲乏力、气短、自汗盗汗、咳嗽、痰中带血等。分析其病机，盖因正虚于内，复多外感六淫邪气、四时不正之气、烟毒秽气，此毒邪侵袭肺脏，羁留不去，致肺失宣肃，气机不利，瘀毒积聚于肺而成。日久耗气伤阴，络脉失养，加之放疗、化疗进一步耗伤气阴，使虚者益虚。何任教授认为气阴两虚为肺癌主要病机，并针对此病机提出了"肺癌三问"，以辨患者气阴之盛衰。一问口干与否，二问夜梦与否，三问盗汗与否。肺癌多是邪实壅盛，邪气深入脏腑，因实致虚，虚者多为气阴两虚，而气阴两虚又有轻重之分，且有偏重。口干、盗汗、夜梦三者均是气阴两虚阴虚为甚之表现。口干、盗汗为肺之本症，乃肺癌气阴两虚之轻症；夜梦乃肺病累及心神，为肺癌气阴两虚之重症。口干或盗汗独现者较两症并现者气阴两虚症状轻；若有夜梦者，皆是至虚之候。

如果患者阴虚加重，脏腑失于濡养，虚热内生，可成阴虚火旺之证，除有气阴两虚的表现外，还常咳嗽、咯血、气急、胸痛、低热、口干、盗汗、心烦失眠、大便干结。肺气亏虚甚，呼吸功能减弱，气逆于上，故咳嗽、气急；阴虚火旺，虚火灼伤肺络，迫血妄行，故有胸痛、咯血；阴虚则热，虚火扰心，阴不制阳，故有低热、口干、盗汗、心烦失眠；肺与大肠相表里，肺气虚则腑气不畅，肺阴虚则肠失濡润，致使大便干结。上述症状可并见，也可只见部分。

3.肺阳虚

《内经》云："阳气者，若天与日，失其所则折寿而不彰。"历代中医文献中，有关脏腑阴阳虚实之论颇详，但论肺阳虚者少见。受其影响，现行教科书中，亦极少涉及肺阳，在肺病的辨证中，亦只论肺阴虚，而不言肺阳虚。或将"肺气"与"肺阳"等同，但两者终归有别。气属于阳而不等同于阳，阳气包含气而不仅限于气。就病理而言，气虚乃阳虚之始，阳虚乃气虚之渐。两者范围大小、病程长短、病势轻重有别，证因脉治亦有所不同，故肺气与肺阳不能混淆。本书对于肺癌的病机论述，也将肺气虚与肺阳虚分开描述。

中医理论认为肿瘤的形成与阳气不足、寒凝瘀滞有关。如《灵枢·百病始生》

云："积之始生，得寒乃生，厥乃成积矣。"《疮疡经验全书》认为岩的形成，是阴极而阳衰，阴虚积聚，血无阳不敛所致，岩之坚硬如石，阴也。古代医家的这些论述大多支持肺癌属阴证、寒证，其中以阳虚所致为主的观点。肺为娇脏，赖阴津的滋养，才能发挥正常的生理功能，但肺中阴津又依靠肺阳的温化，津液经肺阳温化蒸腾，才不致于凝聚，若"雾露"般发挥其正常滋润濡养作用。正如魏之秀《续名医类案》所谓："肺易感受寒邪，既病于主气之肺阳，阳气益不得施化，而水中之阳气更微，致湿淫滋患。"若寒邪侵袭或者寒饮伏肺、损伤肺阳：寒邪外犯，循经内传于肺，轻则肺阳被遏，肺气壅塞不得宣通；重则阳气受损，津液不得布散，聚液生痰。

如刘嘉湘等认为晚期肺癌患者肺、脾、肾三脏阳气不足、寒凝毒结者多见，把肺癌定位为肺疽（阴疽之类）。治疗上采用温阳散结之法，温补一身阳气，解散阴凝寒痰。其用温阳散结为主治疗原发性肺癌40例（Ⅲ期、Ⅳ期占90%），1年生存率为40%。喻全谕经对照研究，认为阳虚是肺癌正虚之关键，又直接与邪实的产生和发展有关，温阳药的应用，有效率达62%，非温化组仅35%有效，且应用温化药无副作用。

气与血是人体内的两大类基本物质，对维持人体的生命活动起着重要作用，《素问·调经论》曰："人之所有者，血与气耳。"这即说明了气与血的重要性。

中医学认为气是客观存在于人体中的运动不息的细微物质，既是构成人体的基本物质，又对生命活动起着推动和调控作用。《难经·八难》曰："气者，人之根本也。"即是此意，《类经·摄生类》亦云："人之有生，全赖此气。"这些均说明了气对人的重要性。

血是循行于脉中而富有营养的红色液态物质，其性属阴而主静，行于脉道，遍布周身。血的主要作用是濡养周身以及化神。《难经·二十二难》曰"血主濡之"，《素问·五脏生成》亦曰"肝受血而能视，足受血而能步，掌受血而能握，指受血而能摄"，此皆为血之濡养的体现。而《素问·八正神明论》曰："血气者，人之神，不可不谨养。"以及《灵枢·平人绝骨》所云："血脉和利，精神乃居。"此类则体现了血之化神的作用。由此可见血对人体起着至关重要的作用。

中医学对肺癌病因病机认识多因气血阴阳虚损。李惠芬等选择了110例肺癌患者，对他们术前进行辨证有无气虚证，结果发现，肺癌中气虚的发生比率约为52%，认为气血亏虚是肿瘤发生的内因，并可进一步促使肿瘤发展。张卫华等认为，正虚与老年肺癌发病重要相关，人入老年，阳气和精血逐渐虚衰，正虚是形成肿瘤的重要内在因素。何任将肺癌的中医因机主咎于气阴两虚。周维顺教授认为，正气虚损、脏腑气血阴阳失调是肺癌的主要基础，肺癌正虚多气虚、阴虚。孟晓等前瞻性探讨了180例晚期肺癌患者中医证候分布与组合规律，总结出初治及非初治病例均以气虚证为主的兼挟证最多。章永红教授认为，肺癌发病机制以正虚为本，其中气虚、血虚、阴虚、阳虚为主，首先是正气不足，无力抵御毒邪才导致毒瘤内生，虽然肺癌多以气虚、阴虚多见，但《灵枢·百病始生》有云："积之始生，得寒乃生，厥乃成积矣。"本书上文便论述了肺阳虚的发生及其致病机理，可见肿瘤形成还与阳气不足、寒凝瘀滞有关。刘嘉湘等认为，晚期肺癌患者肺、脾、肾三脏阳气不足、寒凝毒结者多见，把肺癌定位为"肺疽"，属阴疽之类。

当然，脏腑功能衰弱与气血阴阳虚损之间密切相关，不可分割，相辅相成。肺、脾、胃、肾脏功能衰弱与气血阴阳虚损共同形成正气虚损，引起肺癌发病。现代医学研究也已证实，人体正气相当于现代医学的免疫功能，正气充足则免疫功能增强，不易发病。

《脾胃论》曰："百病皆由脾胃衰而生也。"《素问·经脉别论篇》云："饮入于胃，游溢精气，上输于脾，脾气散精，上归于肺，通调水道，下输膀胱，水精四布，五经并行。"肺癌虽为肺脏疾病，但与脾胃的关系不可谓不密切，"积"与肿瘤异名而性质相似，现代多把肿瘤归属于"积聚"辨证论治。《景岳全书·杂证谟·积聚》曰"脾肾不足及虚弱失调之人多有积聚之病"。《治法机要》曰："壮人无积，虚人则有之，脾胃虚弱，气血两衰，四时有感，皆能成积。"最终皆因脾胃功能虚衰、胃气败、谷气绝而不治。首先，肺属金，脾属土，脾为肺之母。肺有赖于脾脏运化水谷精微供养，脾气健运，气血健运，土旺金自生。脾气虚损，酿化水谷精微不足，母病及子，肺金失于濡养，则肺气不足。其次，脾失健运，水湿失运，聚湿生痰，循行手太阴之脉，上输于肺，致胸闷、气促、咳嗽等症。在上文提到"肺为贮痰之器"，而"脾为生痰之源"。痰饮内停、阻滞气机，致使肺失宣肃，又或肺气亏虚、推动无力，则影响肺朝百脉功能，致使营血凝滞、肺脉瘀阻，最终形成气虚、痰饮、瘀血共存的虚实夹杂之复杂病理局面，滋生癌毒，发为肺癌。最后，脾为后天之本，脾气健运，水谷精微化生有源，五脏六腑、四肢百骸得以充养，脾失健运，无力化生水谷，五脏六腑、四肢百骸失荣，则见纳差、消瘦、乏力等恶病质之像。现代的医者对此也有论述。杨海江等认为，肺癌病机可概括为正虚邪实，正虚多由脾胃气血生化之源不足，邪实多由脾胃虚弱，脾失健运，致痰浊内生，痰瘀互结。刘嘉湘教授认为，肺癌病位虽在肺，但与脾胃关系甚密，肺癌患者正气之虚常由脾胃气血生化之源不足导致或加重，其实亦常因脾病助湿生痰而加重。故刘嘉湘临证中也强调肺癌治疗"不离乎肺，然不止于肺"，善从脾胃论治，在于促进气血生化，培育正气，祛除邪毒，以利于肺癌病机向有利于健康方向转化。尤建良教授认为，对肺癌中晚期患者可以采用"培土生金法"，以引发患者食欲，激发自身的免疫潜能，将患者均衡调控的潜能发挥出来，让机体自身的吞噬细胞在饥饿中去吞噬肿瘤细胞的腐败物，以更好地提高疗效。

肾为先天之本，藏先天之精，为一身元阴元阳之根本，肾阳可促进机体的温煦、运动和气化功能，肾阴对五脏起滋润和濡养作用，既能促进人体的生长发育，又可促进人体生殖机能，抵御外邪，预防疾病。如清代喻嘉言在《医门法·阴病论》所云："一点真阳，先身而生，藏于两肾之中。而一身之元气，由之以生，故谓生气之原。"是以肾脏为元气之根、先天之本、生气之源，在人体生长发育过程中发挥着至关重要的作用。肾藏精，主生长发育，肾精是构成人体和维持人体生命活动的基本物质。《景岳全书·杂证谟·积聚》中有云："凡脾肾不足及虚弱失调之人，多有积聚之病。"肺金肾水，母子相生，二者生理相互联系，病理相互影响。王中奇等认为，肺癌发病与肾密切，因为肺癌发生是建立在内因基础上的，其中，体质"内虚"是内因的重要一环，而体质主要由肾中精气决定，肾中精气决定了人体对某种致病因子的易感性及病变类型的倾向性，参与并影响病机形成。若肾精不足，失其滋养温煦功能，子病及母，常会减弱肺的功能，生痰聚湿成毒，导致肺癌发生。可见，肺癌发病与肾关系也很密切。

结合以上"肺脾相关，土旺金健"，可以发现，脾肾两脏对人体都有着十分重要的作用。"肾为先天之本，脾为后天之本"，可以说，这两个脏腑几乎决定了体质的盛衰，若脾肾不固，先后天失调，导致正气虚弱，邪毒、痰湿乘虚侵淫犯肺，瘀浊、淤血、毒邪内生，终致气血瘀滞，痰凝毒聚，形成积块，积块既成，又进一步损伤肺气，灼耗肺阴，病情逐渐加重。

肺金肾水，母子相生，二者生理相互联系，病理相互影响。王中奇等认为，肺癌发病与肾密切，因为肺癌发生是建立在内因基础上的，其中，体质"内虚"是内因的重要一环，而体质主要由肾中精气决定，肾中精气决定了人体对某种致病因子的易感性及病变类型的倾向性，参与并影响病机形成。若肾精不足，失其滋养温煦功能，常会减弱肺的功能，生痰聚湿成毒，导致肺癌发生。可见，肺癌发病与肾关系也很密切。

肺虚日久，子病及母而见肺脾俱病；金水相生，肺阴耗竭日久，母病及子，乃见肺肾同病。脾肾不固，先后天失调，是导致癌瘤形成的重要原因。由于正气虚弱，邪毒、痰湿乘虚侵淫犯肺，或肺脾肾功能失调，瘀浊、淤血、毒邪内生，终致气血瘀滞，痰凝毒聚，形成积块，积块既成，又进一步损伤肺气，灼耗肺阴，病情逐渐加重。

（二）痰瘀凝聚

痰湿均属水湿为患，其中痰饮是人体水液代谢障碍所形成的病理产物，稠浊者称为痰，清稀者则为饮。痰饮的形成，多为外感六淫、七情内伤及饮食不节等，导致脏腑功能失调、气化失司、水液内聚而形成。在本病之中，痰既是病理产物，又是致病因素。痰饮之邪可随气而行，进而流窜全身，或聚积在局部，外可至皮肉筋骨，内可着五脏六腑，周身各处，无所不到，进而出现各种病症，故有"百病多由痰作祟"一说。《丹溪心法·痰》有云："痰之为物，随气升降，无处不到。"《杂病源流犀烛·痰饮》曰："痰之为物，流动不测，故其为害，上至巅顶，下至涌泉，随气升降，周身内外皆到，五脏六腑俱有。"皆是此意。痰饮为有形实邪，随气而行，或停于经脉，或聚于脏腑，使气机阻滞，血行受阻，进而成瘀。脾为生痰之源，肺为贮痰之器，肾为生痰之根，故痰饮易聚于肺、脾、肾三脏，尤以肺脏为著，而肺、脾、肾三脏功能进一步失调，进而形成恶性循环，加重了体内的水液代谢障碍。另痰饮易随气上逆，上蒙清窍，扰乱心神。由此可见痰饮之邪具有易流窜、易聚积、难辨治等特点。

中医学认为湿邪有内生湿邪与外感湿邪之分。外感湿邪为感受六淫邪气中之湿邪，内生湿邪主要为脾气虚弱，脾失健运所生。外湿病症多由气候潮湿、涉水淋雨、居处潮湿、水中作业等环境中感受湿邪所致。内生湿邪则多因过食肥甘厚腻之品，或嗜烟酒，恣食生冷，导致脾失健运；亦或是平素喜静少动，素体肥胖，情志抑郁，导致脾气不升，水液运化不利，聚而成湿。湿为阴邪，阴邪入体，机体阳气与之抗争，易伤阳气。湿邪致病，常出现以沉重感及附着难移为特征的临床表现，如《素问·生气通天论》云"因于湿，首如裹"，即是此意。湿邪其性黏滞，易阻气机，故湿邪为病，病程缠绵难愈，且易阻遏气机，经络闭阻。湿邪属阴邪，由于其是由水液运化失调所致，故其性似水，易伤及人体下部。《素问·太阴阳明论》中"伤于湿者，下先受之"便是此意。

中医学认为肺主气司呼吸，主行水，朝百脉，主治节。而肺癌总因正气虚弱，正气虚则肺气亦虚，肺气虚则水液不行，痰饮及湿邪便顺势而生。又因肺为贮痰之器，故痰邪易结聚于肺；肺气受损，其宣发肃降之力不效，浊液不能输布，存聚于肺，与痰邪相互胶结，痰湿凝聚，使肺生积块，此类肺癌。多以消痰散结、化痰通络、祛湿解毒法来治疗，常能取效。

气滞血瘀，是指气滞和血瘀同时存在的病理状态。其病变机理是：一般多先由气的运行不畅，然后引起血液的运行瘀滞，是先有气滞，由气滞而导致血瘀，也可由离经之血等瘀血阻滞，影响气的运行，这就先有瘀血，由瘀血导致气滞，也可因闪挫等损伤而气滞与血瘀同时形成。

早在《黄帝内经》就指出："温气不行，凝血蕴里而不散，津液涩渗，著而不去，而积皆成矣。"由此可以看出气血运行不畅对于本病的发生有着确实不虚的作用。上一个病机为气血的虚损，本病机论述的是气血的瘀滞在肺癌的发病机制。

《难经·二十二难》有云："气主呴之，血主濡之。"即气主动，血主静。而《血证论·吐血》云："气为血之帅，血随之而运行；血为气之守，气得之而静谧。气结则血凝，气虚则血脱，气迫则血走。"即气可以统帅血液，主一身之血的化生与运行，具体表现为气能生血、气能行血、气能摄血；而血则为气生成的根本，有血方可有气，具体表现则为血能养气，血能载气。综合上述，可以看出气血的密切关系，气血之间相互依存，相互制约，又存在着"气为血之帅""血为气之母"的密切关系，也就是说存在着气能生血、行血、摄血和血为气母的关系。《素问·调经论》曰："血气不和，百病乃变化而生。"因此当肺气或者说正气虚弱时，抑或气机郁滞时，气无法推动血液的正常运行，血液缺乏气的推动则流动速度减缓，久生瘀血，肺由于其特有的生理与结构，朝百脉，根据现代解剖而言，肺部血管不但多，而且细小如网状，同时作为气血流汇之地，故肺部易生气滞血瘀之变。若血瘀阻于人体的肺部，就会影响肺部正常的生理功能，对于肺的生理功能，上文已有详细论述，此处不再赘述。同时瘀血的形成导致血的载气功能失常，故气的运行愈加不畅，气的升降出入运动形式是人体生命活动的根本，人体正常生理功能也会受到影响，日久而成癌肿。

痰瘀互结常是肺癌病机变化中的突出方面，特别是当肺癌晚期久治不效、缠绵难愈时，化痰祛瘀并用多可取得较好的疗效。而且某些似仅有痰或瘀的患者，痰瘀并治也往往比单纯的化痰或化瘀疗效要好。所以，探讨痰瘀之间的关系，掌握痰瘀并治的临床运用，在肺癌证治中有重要的理论及实践意义。

痰瘀同源，痰瘀皆可因气的改变而生成，痰瘀乃津血之变。津血的生成和运行必须依靠气的生化布达，气行则津布，气运则血行。肺癌患者常常津血不足，气亦亏虚。津液停聚，则会阻碍气的运行。而气机贵乎流通畅达。现病位在肺，气滞不行，则津液停聚，聚则为痰。气有郁滞，则血亦随之停积，变为瘀血，致成痰瘀互结。患病之后，多情怀不畅，肝气郁结，血脉瘀滞，加之饮食不当，脾胃受损，聚湿生痰，久则气滞痰浊瘀血郁结，阻塞胃口，常恶心反胃。可以用丹参、贝母、郁金等以行气化痰祛瘀。

痰瘀互为因果，由痰生瘀，由瘀生痰，此为痰瘀互结的又一途径。因痰致瘀，气滞生痰，是为常理。但痰浊为患，亦最易阻滞气机。《医碥》云："痰能滞气，勿谓不能作胀。"所以痰阻气滞与气结生痰同样重要，不可偏废。肺癌患者气既被痰阻，则势必影响其帅血之能，血行为之瘀滞，致成痰瘀相杂。再者痰浊为有形实邪，本身就能阻络成瘀。痰阻气血不畅日久，大多夹有瘀血。瘀血阻滞，脉络为之不畅，致使津液不布，聚为痰涎，与瘀血相并。津血同源，能互相转化，这就为化瘀为痰提供了物质基础。唐容川云："瘀血积久，亦能化为痰水。"如肺癌患者出现脑转移时，出现失语、癫痫，是为瘤毒所致瘀，进而瘀血停积，气机逆乱，津液不运生痰，或瘀积发生，转化为痰水，瘀血与痰浊互结，阻闭窍络而致邪毒侵肺。

《灵枢》有云："虚邪之入，于身也深，寒与热相搏，久留而内著，邪气居其间而不反，发为瘤。"《儒门事亲》曰："积之成也，或因暴怒喜悲思恐之气，或伤酸甘辛咸之食，或停温凉热寒之饮，或受风 暑燥寒火湿之邪。"现代学者理源古籍，有从邪毒方面论述肺癌发病机制毒邪内结。

《黄帝内经》云："天有四时五行，以生长收藏，以生寒暑燥湿风。"天气生六气司万物生，此为常理，但当六气过极，或至而未至，或未至而至，或至而太过，六气即为邪气；当人逆于四时阴阳，其九州、九窍、五藏、十二节之气不应于天气，则天气为邪气。肺主气司呼吸，主治节通调水道，合于皮毛。外邪侵犯，肺先受之，于人而言，感而即发是为外感，感而未发是为伏邪。邪伏于肺卫日久而化毒，使肺气受损，从而致气滞、气虚、血虚、血瘀。《素问·阴阳应象大论》提出"阳化气，阴成形"，"阳化气"是指将体内气血津液等有形之物通过气化转化为无形之气，从而维持人体器官官窍的功能；"阴成形"是指将无形之气凝聚成有形阴精，二者通过化气与成形的过程维持生命活动。肺气受损，则阳气对脏腑温煦不足，阴精凝结而成块。五行彪盛之气入于人体日久蓄积化火、生毒。火毒属阳，耗气伤阴，气伤则痛，形伤则肿。血水津液遇火则炼液成痰，气滞血瘀痰浊阻塞于经络脏腑之间，结成肿瘤。《外科正宗·瘰疬论》中有言："热毒者，天时亢热，暑中三阳，或食肉膏粱厚味，酿结成患。"指出瘰疬食由外感热毒或内伤饮食，毒热内结，痰阻气滞而生。而瘰疬与肿瘤在外形与特征上有相当大部分的相似之处。在《医宗金鉴·外科心法要诀·舌部》有："失荣证，生于耳之前后及肩项。其证初起，状如痰核，推之不动，坚硬如石，皮色如常，日渐长大。由忧思、患怒、气郁、血逆与火凝结而成。"所论及的舌疮失荣证的表现也与肿瘤的临床表现特点十分相似。《外科正宗·脏毒论第二十九》有言："夫脏毒者，醇酒厚味，勤劳辛苦，蕴毒流注肛门，结成肿块。"这说明恶性肿瘤与毒邪的关系非常密切，肺癌自然也不例外。

毒邪乃六淫积于体内，起病之初，因深伏于脏腑，平日如同常人，因此其具有隐匿的特点。"练兵千日，用兵一时。"长久的累积，由诱因感发，病势凶猛，如水落于九天，一发不可收拾，症情乖张，也就具备了凶猛的特点。毒邪积于一处，久则影响机体正常生理活动，损伤正气，耗伤气血，所以其具有伤正的特点。毒为经年所致，根深蒂固，胶着难解且损伤脏腑，因此治疗起来缠绵难愈，所以它也有难消的特点。

肿瘤在临床上多表现为体虚久郁火热之象，且不易发现，而一旦发现则病情已十分严峻且发展迅猛，病势缠绵难愈，这都与毒邪的特征存在一些不谋而合之处。

（三）伏气学说

伏气学说由伏寒化温的观点演变而形成。"伏气"一词，首见于《伤寒论 》"伏气之病，以意候之"条。冬感寒邪而不即病，邪伏体内至春而发为温病，是伏气学说的理论雏形，进而扩至除燥邪之外，外感诸邪皆可能内伏，感邪及发病不限于冬、春两季。伏气学说的中心内容体现在其对疾病发生过程的认识方面，强调邪伏、化热、外发三个环节。周禹载指出："邪伏于经，内郁既久，已自成热，至行春令，开发腠理，阳气外泄……故为温病。"其认识代表了持伏气学说医家的观点。综合来讲，伏气是前人在认识内发温病时，综合发病季节、时令主气的致病规律及发病特点等因素，对该类型疾病作出的理论总结和概括。伏气学说的提出与对温病内涵的认识密切相关，是温病学说成长时期的历史产物。伏气学说的产生一方面源于《内经》理论的指导，同时也是对临床经验的总结，是理论与实践相结合的典范。应从临床出发，着眼不同征候的病机所在，不必拘泥于概念上的感而即发和伏而后发。故本书也也将伏气学说作为肺癌的一个发病机制来论述。现代有学者认为伏气学说中的伏气内蕴是肺癌发病关键的致病条件之一，是癌瘤产生的特异病因，是诱发正常细胞在特定的条件下癌变的决定因素之一。

经研究发现肺癌的发病特点与伏气致病有许多相同点：

（1）遗伏病邪，反复发作。肺癌之遗邪为外感六淫之邪，包括温热毒邪、时疫温毒，或受电离辐射、化学物品、药物等毒邪侵袭，外邪不解，伏于肺中，日久而成。患者平素唇红、苔黄、便秘、小便偏黄、颈淋巴结大等，都可视为体内遗邪在外之征象。肺癌患者在未发病时一切正常，各种检查难以发现器质性病变，即使是处于手术、放疗、化疗间隙期，但一旦条件具备又重新复发。这些都可视为体内遗邪作祟所致。

（2）起病隐秘，发病途然。肺癌患者往往长期以来无症状，或仅有轻微咳嗽、胸闷、口干或轻度疲乏感，临床处于无证可辨的状态。潜伏的邪毒，在机体抵抗力下降的情况下才发病，可以认为是病从里发的伏气致病。还有一部分患者初起无卫分证，开始就是里热证，亦符合伏气温病发于里、起病急、病情重等特点。

（3）病邪内陷，难以治愈。肺癌患者临床多见以肺炎或肺结核初诊者， 若治疗不力，邪气内陷，深入肺腑，引发本病。肺癌初期即出现类似温病卫营同病、气血同病以及温热病的某些证候 （膜原证、卫气同病证等），常常难以治愈，甚至病情迅速恶化。

伏气学说由来已久，随着中医学的发展，在《内经》的基础上又有了新的含义，除温病之外，也广泛用来认识临床各科有关疾病的发生、发展、转变、转归、预后，并指导治疗。从伏气学说探讨肺癌的病因病机，改变了"有是证便用是方"

的局限。本节从伏气学说的角度探讨肺癌的病因病机，并有医者验之临床，取得了较好的疗效。

（四）络病学说

络病，指邪入十五别络、孙络、浮络、血络等而发生的病变，是以络脉阻滞为主要特征的一类疾病。中医认为，邪入络脉标志着疾病的发展和深化。络病有如下特点：①易滞易瘀：络脉结构细小，末端直接与脏腑组织相连，是营养代谢进行的场所。当邪客络脉，影响络中气血的输布环流，易致络脉瘀滞状态。正如《灵枢·痈疽》所言："营卫稽留于经脉之中，则血泣而不行，不行则卫气从之而不通。"②易入难出：病邪由经入络，偏聚于某一脏腑之络。络气瘀滞，脏腑功能失调，久则气滞血凝痰结，络脉瘀阻甚则瘀塞不同。由于病位深，病程长，正虚邪恋，病邪盘踞脏腑之络，疾病缠绵难愈。③易积成形：络脉为气血津液渗灌的场所，久病络气瘀滞，气化失常，影响气血津液正常的输布灌溉，津凝为痰，血滞为瘀，痰瘀混处络中，导致络脉瘀阻，或结聚成形而为积，形成临床客观检查可以发现或临床诊查显而易见的有形病变，正如《素问·举痛论》所言："寒气客于小肠膜原之间，络血之中，血泣不得注于大经，血气稽留不得行，故宿昔而成积矣。"

肺癌为典型的络脉病变，这与肺本身的生理结构息息相关，同时与虚、毒、痰、瘀阻络有关，此4种病理因素之间常常相互兼杂，相互影响，形成恶性循环，这些病理因素的消长盛衰又决定着病情的演变发展和预后转归。如痰瘀胶结，瘀毒阻络，伤津耗气，损精败血，从而导致络伤难复，病情缠绵难愈；常此以往，虚愈甚，毒愈结，血愈滞，络愈伤，积乃成，终致肺体不张（如肺活量下降、肺容积缩小，甚至肺不张等），肺萎不用（如肺通气功能、弥散功能严重受损，甚至出现呼吸衰竭）及络息成积（如形成肿块）。

现代一部分恶劣环境如雾霾、粉尘、有毒性气体、烟毒等是肺癌重要的致病因素，其中烟毒为甚。烟毒辛燥，可直损肺络，耗气伤阴。烟毒入络，气血瘀滞，败坏络体。再加正气虚衰、抗邪无力，败络化毒，络毒亢变，则亢害无制，化生新络。新生之络亦即络毒蕴结之处，络毒随络流溢，内伤脏腑，外达肢节；损伤脏腑，败坏形体经脉，构成恶性病理循环。病久正气耗损，脏腑之络更加空虚，病邪乘虚而入，脏腑之阴络络体细窄，气血流缓，邪气病久入深，盘踞不去，病情深痼难愈。肺癌病初在气，脏腑气机失调，气化失司；或本脏腑气机壅塞不通，功能失调，久则气病及血，气滞血瘀阻络，久病不愈，邪气稽留络脉，络脉瘀阻或瘀塞，瘀血与痰浊凝聚成形，甚则积聚成形。可见，络病的病机特点贯穿于肺癌病变的始终。

纵观以上观点，本书认为肺癌的病因不外乎内因和外因两方面，是由外来邪毒、七情、饮食不节、脏腑功能失调等多种因素共同作用的结果，而其病机也是由多个病理过程交织在一起的综合反映。关于肺癌的诸多病因病机，只是我们在临床工作中的经验总结或是由中医基础理论所得，孰轻孰重并无确切精密的依据。希望今后通过组织大样本、多中心的临床及动物实验研究，使其精确化、规范化、标准化，并与世界医学接轨。

（高　飞）

第五节　西医肺癌的发病机制

在当今时代，随着科学和医疗技术的发展，一系列由外在因素引起的人类肺部疾病发病数量大幅减少，如大叶性肺炎等；或很难引起大规模的人群发病和死亡，如传染性出血热等。而过去令人恐惧的疾病，现在成为能够被控制和治愈的平常肺部病变，如结核病等。当这些外在因素引起的疾病能够被控制和治疗从而大量减少后，另一类疾病就凸显了出来：与分化发育和老化有关的疾病，如儿童在免疫功能没有完全成熟时发生的感染性肺部疾病和过敏性肺部疾病等，这些疾病是人类个体发育过程中出现的问题。在这一类疾病中，多数随着年龄的增加，免疫组织器官成熟，发病数量会减少；在个体成熟后，这一类疾病的症状将减轻或消失。在成年后，与个体组织器官修复和组织细胞分化发育有关的疾病表现得更明显，并成为临床工作中面对的主要疾病。这类疾病包括了肺部各组织成分的病变，如慢性阻塞性肺疾病特发性肺间质纤维化等，而其中最为突出的就是肺部肿瘤。肺部肿瘤可以发生在各个年龄段的人体的所有肺组织内，是目前临床医师最为关注的肺部疾病。

有关肿瘤的定义依据不同的学科有不同的描述，可以参见相关的教科书和文献，在此将不再复述。肿瘤具有两个特征：无序的生长和浸润转移。肿瘤无序生长的结果是形成大的肿块或大量的无功能细胞，对相邻的组织器官进行挤压与压迫，占据功能细胞的位置，使正常组织细胞的功能不能发挥，而导致组织器官功能衰竭；大量的肿瘤细胞生长，可将机体内的营养物质消耗殆尽，其代谢产物对机体细胞产生毒性作用，导致机体衰竭；肺部肿瘤在无序生长时产生的细胞成分，与其来源肺组织细胞成分相似或相同，可在肿瘤内发现肺细胞分化过程中出现的细胞成分。虽然肺部肿瘤组织具有正常肺组织细胞分化时的细胞成分，但肺部肿瘤组织与正常的肺组织器官有明显的区别，表现为组织结构的紊乱，既不具有正常肺组织结构的有序性，也不能构筑形成有功能的肺组织结构，这一特性是肺部肿瘤的根本特性，是诊断肺部肿瘤的根本点。而肺部肿瘤的浸润转移，可以破坏其周围组织器官的结构，并在远离肿瘤部位的组织器官内生长，引起受累组织的功能破坏。根据组成肺部肿瘤团块的细胞的分化程度和浸润转移能力的不同，可以将肺部肿瘤分为良性肺部肿瘤和恶性肺部肿瘤。良性肺部肿瘤由高度分化的细胞和成熟的细胞构成，与正常的肺组织器官相比，仅发生结构紊乱而不具有浸润转移能力。恶性肺部肿瘤可以认为是由不同的分化阶段细胞构成的组织结构紊乱的具有浸润转移能力的细胞团块。上皮性恶性肿瘤即为癌，而肺部组织中最主要的恶性肿瘤是肺癌。

一、肺癌起源细胞

为更好地了解肺癌的起源细胞，需要了解肺部组织结构的相关知识。详细内容请参考相关文献。肺由气管、支气管、小支气管、细支气管、终末细支气管、呼吸性细支气管、肺泡管、肺泡囊和肺泡构成。气管、支气管、小支气管、细支气管在肺内分支至终末细支气管，是气体出入肺的管道，称为肺的传导部；这些结构由上皮细胞覆盖，随着气道的变小，上皮层由假复层纤毛柱状上皮细胞层逐渐变为单层纤毛柱状上皮细胞层。呼吸性细支气管、肺泡管、肺泡囊和肺泡是气体交换的部位，称为肺的呼吸部；呼吸性细支气管管壁上皮细胞由单层纤毛柱状上皮逐渐变成无纤毛的单层柱状上皮或立方上皮细胞。接近肺泡管的管壁上皮细胞逐渐变为单层扁平上皮；肺泡内表面衬以一层连续性扁平的 I 型上皮细胞，以及单个或几个成群地嵌在扁平细胞之间略向肺泡腔突出的立方形 II 型上皮细胞。在肺部慢性炎症以及其他致病因子的长期作用下，肺部的上皮细胞特别是气管和支气管的上皮细胞可以转分化为鳞状上皮细胞。这些上皮细胞（包括转分化的鳞状上皮细胞）可形成肺癌，是肺癌的起源细胞。在肺部组织结构成熟后，其气道内上皮细胞是由成体干细胞来维持的。肺内不同部位的组织来源于不同的干细胞。软骨性气管与支气管的上皮细胞来源于基底层干细胞。在细支气管和肺泡交界处的 Clara 细胞，以及肺泡上皮的 I 型细胞，之前均被认为可能是肺组织的干细胞。而肺神经内分泌细胞也可能成为肺组织的干细胞。另外细支气管与肺泡交界处存在一种向 Clara 细胞和肺泡细胞分化的细胞，该群细胞表达 Clara 细胞和 II 型肺泡上皮细胞的表面标志，具有自我复制的能力，能分化形成细支气管和肺泡。有研究证明，以前观察的 Clara 细胞和肺泡 II 型上皮细胞是这群细胞的子代定向分化的细胞，因此这群细胞也被认为是肺组织的干细胞。目前一些研究者猜测肺部的干细胞就是肺癌的起源细胞，然而到目前为止，没有证据显示肺癌的起源细胞仅限于肺部干细胞。

二、肺癌的不均性（异质性）

任何肺癌的发生学说，需要能完全解释肺癌的特性。肺癌与其他肿瘤的本质特性一样，表现为不均性，即肿瘤的异质性。肿瘤的异质性包括三个方面的意思。一个方面是从人群角度出发，肺癌在不同的个体中的表现具有差异性。同种肺癌，在不同的个体中呈现出不同的特性。第二个方面是指同一种肿瘤在个体内不同阶段的差异性，即早期的肿瘤与晚期的肿瘤在细胞构成、对治疗的反应等都有差异性。这两方面的差异性，体现出个体本身的差异性。肺癌在个体中的差异性，是临床上寻找肺癌预后的判断指标和进行个体化治疗的动力。

肺癌异质性的第三个方面是指在肺癌组织内，肿瘤细胞结构构成与成分的差异性包括了肿瘤组织结构的不均一性和细胞成分的不均一性两个方面。肺癌组织结构异质性包括了构筑肺癌组织细胞的不均一性和间质构筑的不均一性。在一个肺癌组织内，不同部位的肺癌细胞的结构是有区别的。分化较高的部位，可形成与来源组织类似的结构：如在肺鳞癌内，肿瘤细胞可形成类似表皮样的结构，并可形成角化珠；在肺腺癌组织内，分化较为成熟的肿瘤细胞，可排列形成腺体样结构。而在分化低的部位，肿瘤细胞可成团排列，形成肿瘤细胞团块，有时可呈弥散状分布，没有来源组织的结构，在这些区域，很难判断其肺组织来源。总之，在肺癌组织内，肿瘤细胞的排列不均一，不同部位的肿瘤细胞的排列是不同的。这种肿瘤细胞构筑的不均一性，在低分化的肺癌中，是判断肺癌来源的难点之一。

肺癌组织中的间质包括血管结缔组织等，同时也可能包含来源组织的特异性间质，如骨肿瘤可包含骨基质，软骨的肿瘤组织内包含有软骨基质等。在肺癌组织内，肿瘤的间质分布是不均匀的。肺癌组织内结缔组织和组织特异性的基质的分布是不均匀的。有些部位结缔组织多，有些部位结缔组织少。同样，肺癌内，有些区域内的血管含量高，而在另一些部位，血管较少或很难检测到血管。由于血管分布的不均匀，使肺癌细胞的营养与氧气供应不同，使肿瘤细胞的生长表现不同，可影响肺癌细胞对治疗的反应，导致治疗效果的差异。肺癌组织构筑的不均一性，同时也可以提供肺癌来源组织的信息。在低分化的肿瘤中，在大量的不能确定的结构中，有可能找到一些与来源肺组织结构相似的组织构筑，可以帮助确定肺癌的组织来源。另一方面，在高分化肺癌中，其组织构筑与来源的组织结构非常一致，很难获得信息来确定其是否是肺癌。在这些肺癌中，往往可在肿瘤组织中发现较幼稚的组织结构而被确定其具有恶性肿瘤特征。

肺癌细胞异质性包含了两个层次的意思：在整个肺癌组织中，其结构由细胞组成成分不同的多种细胞团块构成；而每一个细胞团块也是由不同细胞构成的，即一个肺癌细胞团块内，其构成的癌细胞是不均一的。在肺癌中，不同的区域内，肺癌细胞形成的细胞群是不一样的。如在肺鳞癌中，一些癌细胞可形成比较成熟的细胞结节，其结构与皮肤的结构相似。而在另一些区域内，癌细胞构成的细胞结节，由分化低的细胞构成，不能区分出其细胞成分。在肺癌细胞层面上，肺癌细胞的组成是非常不均一的。在同一个肺癌细胞的团块或结节内，其癌细胞的成分是不一样的。如前面提到的肺鳞癌的高分化的细胞结节，是由不同分化阶段的细胞组成的。而在低分化的肿瘤细胞结节内，在表面上，这些癌细胞是比较均一的，但是，仔细分析就会发现，其实这些细胞团块内的癌细胞是不均一的。癌细胞的不均一性表现在肺癌细胞增殖的不均一性、肺癌细胞表面的标志不相一致性、肺癌细胞对宿主免疫攻击的强弱不等、肺癌细胞内的代谢不同、对治疗反应的不同以及具有不同的浸润转移能力等方面。

从胚胎分化发育角度出发，可以将肺癌细胞的异质性理解为肺癌细胞在无序的条件下，模拟肺胚胎发育和肺组织干细胞的分化过程。肺癌组织内出现的细胞异质性，是肺癌细胞不能按肺胚胎发育和肺组织干细胞分化的正常途径进行分化，在分化过程中出现了障碍，不能构筑成正常的肺组织时形成的。在这种分化发育失败的肺组织结构中，可以出现不同分化发育阶段的肺组织结构和不同分化阶段的肺上皮细胞成分，这样就形成了肺癌细胞和肺癌组织构筑的不均一性。不同分化阶段的肺细胞可表现出不同的肺细胞与肺组织结构特性，如肺癌细胞与早期的未分化细胞相似，其组织结构可能与胚胎原肠期结构相似，细胞具有高度的运动能力并具有高度的侵袭能力；如肺癌细胞与正常的组织细胞差异大，则能引起强烈的免疫反应；如与祖细胞和前体细胞相似，则细胞的生长能力就高，对化疗和放射治疗的反应就强；而与肺组织干细胞相似，则细胞非常原始，生长能力低下，而对化疗和放射治疗的反应低下等。总之，肺癌异质性，表现出来的性质是肺癌细胞的分化发育紊乱的结果，是肺癌细胞起源的线索，也是肺癌精准个体化诊断、治疗与预后判断的基础。

三、肺癌的克隆增殖进化模型

任何探讨肺癌细胞起源与形成的理论和学说都需要明确地解释肺癌细胞的异质性。克隆增殖进化学说是解释癌细胞异质性并被广泛接受的一个模型。该模型是在 1976 年由 Nowell 描述的。该模型的核心内容是：体内细胞可以发生突变，突变后的细胞具有不同的生长能力；当突变的细胞具有生长优势时，该突变细胞就被优选出来，并扩增，形成癌；该类具有生长优势的细胞，具有相似的再次生长并形成癌的潜在能力。在癌的生长过程中，这一类细胞可以获得再次突变，改变细胞的性质，使癌细胞表现出不同的性质，形成有差异的癌细胞亚群。这些细胞经过进化选择，形成的细胞具有很强的增殖和生存能力，并具有浸润、转移和抵抗治疗的能力。肺癌的发生与形成被认为遵循克隆增殖进化模型，最终形成显性临床病因变化。

肺癌细胞经过选择和进化后，表现出大量具有不同基因型和表型的肺癌细胞；这些肺癌细胞均具有以下的癌细胞特征：具有自我生长能力、不受生长抑制信号限制的能力、不受细胞死亡程序控制的能力、具有侵袭和转移的能力、诱导形成血管和间质的能力。这些特质使肺癌细胞具有了逃脱机体免疫并形成肺癌组织的能力。

癌克隆增殖与进化模型的基础是源于癌细胞起源的单克隆或寡克隆性。越来越多的证据表明肿瘤细胞来源于单个细胞，是由单个细胞突变后形成的肿瘤细胞及其子代细胞构成的，即为单克隆增殖的细胞学说基本内容。在上皮性癌组织内，癌细胞的起源也被证明为单克隆起源。在许多较大癌组织和混合癌组织构成中，癌细胞的构成可能是多克隆的。经过检测相应肺癌的早期病灶，其细胞起源主要为单克隆性，而后肺癌的多克隆性可能是多个肺癌灶的融合形成的，也可能是由于肺癌细胞的进化形成的。在实体癌中，由病毒引起的癌症，也可表现为多克隆或单克隆性。在形成肺癌组织过程中，肺癌细胞均可获得新的突变而进化，获得更显性的生长能力，更具侵袭性和转移性，形成恶性程度更高的恶性肺癌。如在临床上经常见到化疗后复发的肺癌，其恶性程度明显高于原发肺癌，即说明肺癌为逃逸化疗作用，发生了突变而进化，形成恶性程度更高的肺癌组织。

在肺癌细胞形成过程中，细胞的突变源自基因的突变。现在的证据表明，细胞内单个基因位点的突变是不能诱导形成癌细胞的。机体细胞变成癌症过程中，需要多个基因的突变或一个基因的多位点的突变。在机体中，这种突变过程是一个长期过程。当细胞内一个基因单突变后，细胞的生存会发生改变，可能诱导凋亡或受到机体保护性排除反应，使突变的细胞消失。只有逃脱了机体和细胞本体的死亡控制机制的细胞才能活下来，当其在获得了新的多次突变后，便具有了显性生长能力，这种细胞可以产生子代细胞，形成细胞团块，进而进化形成具有与机体组织生长不协调的癌组织。

在肺细胞的基因突变过程中，肺细胞内有三类基因的突变可导致癌。在正常的肺细胞变成癌细胞的过程中，这三类基因的突变和合作，使正常的肺细胞变成转化的肺癌细胞，继而形成肺癌。第一类细胞内的基因是癌基因。在大多数的肺癌细胞中，癌基因的突变，是指肺细胞内原癌基因的突变，如 Ras、Myc、Sre 基因等。癌基因突变后，并不意味着肺细胞就会转化形成肺癌细胞，通常需要多个位点的突变或多个基因的突变才能转化肺的细胞。而细胞内原癌基因在正常的条件下，在细胞分化发育过程中起关键的作用。因此，原癌基因并不是有害的，只有在其突变，并逃脱了机体和细胞本身的保护反应后，方能使肺细胞转化为肺癌细胞。

第二类基因是抑癌基因或称为抗癌基因。该基因缺失、突变或工作不正常时，可导致肺细胞转化为肺癌细胞。最常见的肺细胞内的抑癌基因是 p53 和 RB 基因。RB 基因突变体是在视网膜母细胞瘤病人中发现而鉴定出来的。RB 蛋白是细胞周期的抑制蛋白，控制细胞的生长。RB 突变后导致 RB 基因产物的功能失活，不能使细胞的生长受到抑制，而导致细胞不受控制地生长。而 p53 蛋白是诱导细胞凋亡的蛋白，当其突变后，不能诱导细胞凋亡，而使突变细胞存活下去，进而形成转化细胞，导致癌症。

第三类影响肺癌细胞形成的基因是调节因子。该类基因在正常肺细胞向肺癌细胞转化过程中，并不能起作用，但其在肺癌的发展过程中起重要的作用，包括能逃脱免疫反应的基因突变，能诱导出新生血管形成的基因突变等。在肺癌细胞的形成过程中，这三类基因的突变是肺癌细胞形成与进化的基础。

肺癌细胞的进化，不仅仅指单个肺癌细胞内获得突变后，优选出具有显性生长的特点，进而转化的肺癌细胞。在这一过程中，癌性细胞群体中的不同转化程度的癌细胞之间、癌性转化细胞与周围正常细胞之间的相互作用，也是癌细胞进化的关键因素。在肺癌形成中，没有完全转化细胞之间，获得了不同突变基因的细胞之间，可形成互补产物，使没有完全转化的细胞，形成肺癌细胞。癌性转化后的细胞，要与间质细胞相互作用，促使血管的形成和支持间质的形成，方能进化形成癌症组织。不同癌性进化程度的细胞之间相互作用，形成癌症组织，而这些不同进化程度的细胞就构成了肺癌细胞的不同的亚群，并形成不同的结构，构成了肺癌异质性。

癌细胞克隆增殖进化模型的核心是机体单个细胞或几个细胞，经过不断的基因突变，最终使正常的细胞癌性转化。转化细胞间、转化细胞与正常细胞间的相互作用，形成癌组织。在癌组织内，由于细胞突变进化的不同，可形成不同癌细胞亚群与结构，从而使癌组织表现出异质性。

四、肺癌形成的分子事件

参与肺癌细胞发生与形成的三类基因突变产物均参与了对细胞内基因表达过程的调控。基因表达过程包括细胞表面的受体、胞膜下与胞质内的信息通道、胞核内的基因转录过程、RNA 的修饰与成熟过程、胞质内的蛋白翻译以及蛋白修饰过程。真核细胞的基因表达过程的核心是位于染色质内 DNA 转录合成 RNA，RNA 再编码形成蛋白质，最后行使功能的过程。在基因表达过程中，基因转录是核心，并受多种调控机制调控，包括了信号通路的调控、表观遗传调控、DNA 甲基化调控、小 RNA 调控、特异转录因子调控等。这些转录调控的机制发生障碍与紊乱时，会改变细胞的生长状态，导致正常细胞转变为癌细胞，引起癌症的发生。

肺癌细胞三方面基因的改变，促使癌细胞持久且长期增殖。正常的肺组织细胞能够精确地控制促细胞生长信号的生成和释放，调控细胞的增殖与分化，从而维持肺组织细胞数量的平衡，保证正常组织的结构和功能。癌细胞内基因的改变干扰了这些信号的调控作用，改变了细胞对生长信息的控制，使细胞自我无限制地生长，进而成为癌细胞。细胞生长信息的启动主要源于细胞表面受体与生长因子结合而被激活，通过细胞膜内酪氨酸激酶域的活化，将信息传递到细胞内。细胞膜内酪氨酸激酶域通过激活下游多条信号路径，持续地传递信号，激活细胞增殖周期和细胞生长（细胞体积增大）；这些细胞生长信号的传递过程，通常调控细胞的其他生物功能，包括细胞的生存和能量代谢。

肺癌细胞获得持续增殖信号可以通过细胞表面受体的表达或突变启动，进而引起细胞的增殖。肺癌细胞表面表达水平增高和突变的受体蛋白包括上皮生长因子受体（EGFR）HER2/neu、c-Kit、和 Ic-MET 等。这些受体的成分可以独立在非小细胞肺癌和小细胞肺癌的不同类型中表达，导致受体信号失调，从而使肺癌细胞对于数量有限的配体生长信号产生高反应性。

EGFR 调控上皮细胞的生长与分化。EGFR 与其配体上皮生长因子（EGF）和转化生长因子 alpha（TCF-a）在许多非小细胞肺癌，特别是在肺鳞癌中高表达。在高比例的非小细胞肺癌中，检测出 EGFR 的突变体，这些突变体不依赖于与配体结合而被激活，使肺癌细胞长期处于生长激活状态，细胞呈现无限制的生长，这些 EGFR 与配体的高表达和激活型 ECFR 突变体是肺癌 EGFR 抑制剂的治疗靶向基础。除 EGFR 外，在肺癌细胞中也检测到 HER2/neu、c-Kit 和 c-M 等受体的高表达与激活型的突变，这些受体可以作为新的肺癌治疗靶点。

细胞膜表面受体激活后，通过信号通路组成蛋白的激活，开启胞内的下游信号通路，激活基因表达与蛋白合成与修饰。这些下游通路组成蛋白高表达，可以放大来自上游受体的信息，促使细胞高水平增殖和生长；这些下游蛋白也可以突变，形成不依赖上游信号而处于激活状态的蛋白，并激活自己的下游蛋白。这种激活方式，规避了配体刺激介导的受体通路，使细胞不受调控地生长和增殖。在肺癌细胞中，胞膜下的信号通路组分 Ras 蛋白家族介导了肺癌细胞的生长与增殖。Ras 蛋白家族包括 H-、N-和 K-ras 基因。在肺癌中，约有 10%～30% 的肺腺癌病人携带有 K-ras 基因突变，特别是第 12 编码子的突变。野生型的 K-ras2 基因在 K-ras 基因突变致癌的过程中，可能有抑制作用。这些结果需要更多的临床数据，明确 ras 基因家族在肺癌发生中的作用。Ras 蛋白激活后，活化下游一系列的信号通路，在肺癌中目前证实主要是两个 Ras 调控的信号通路。一个是 RAS-RAF-MEK-MAPK 通路，这一通路是许多肺癌细胞生长的中心通路之一；另一个通路是 PI3K-AKT-mTOR。我们的研究结果证实，这一通路在肺癌形成中，主要的核心蛋白是 AKT；进一步的研究中，我们证实 AKT 在肺癌中不起关键作用，何种 AKT 蛋白家族成员在肺癌中起关键作用，正在进一步探索中。同时我们证实，mTOR 蛋白在肺癌中的作用不明显，AKT 蛋白可能直接活化其下游的蛋白，包括 P70S6K 等，P70S6K 在肺癌中具有重要的作用，可能成为新的肺癌治疗靶点。

信号通路传导信息的一个重要的和永久性改变细胞特性的作用是激活基因转录。信号通道信息激活转录因子。转录因子进入细胞核内，调控基因转录。转录因子包括活化子蛋白（activato）、抑制子蛋白（represr）及协同共活化蛋自（acivaton）等。在肺癌细胞中，研究最多的转录因子是 MYC 基因家族，包括 MYCC MYCN 与 MYCL。在肺癌中 MrYc 基因具有高水平表达和突变的现象，参与小细胞肺癌和非小细跑肺癌的发生与形成。其他的转录因子包括 e-Jun，catenin、NF-B ZEB1、WSTF 等，也参与肺癌的发生与形成。

基因表达调控的一个重要的领域是表观遗传调控。表观遗传（epigenetics）的定义，一直随着研究者针对基因表达调控相关分子机制的研究深入而演变，目前较通用的定义是"在有丝分裂及减数分离过程中不依赖于 DNA 序列信息的基因功能可继承性的改变"。表观遗传调控模式包括：染色质结构调整，DNA 甲基化，基因组印记。这三种机制相互作用，调节关键基因的活化或沉默，协调生物发育过程中所需的基因组时空特异表达谱，参与细胞分化凋亡周期调控和 DNA 损伤修复等重要生命事件。尽管关于肺癌细胞形成的传统观点，认为基因突变后连续的细胞演进性改变和复杂的异质性特征导致了肺癌形成，但是仍有许多肺癌细胞的侵袭能力迁移和药物抵抗等特征不能归因于某个基因突变事件，而近年来对表观遗传现象的研究表明，当表观遗传调控机制出现异常改变时，极易导致肿瘤细胞形成，这些改变甚至先于基因突变。

染色质以核小体为基础结构，被修饰或未修饰的核小体结构在空间上能以更复杂的调控模式，组成动态变化且规模更大的不同染色质结构。染色质一般根据早期研究者对 DNA 染色时观察到的两种现象分为常染色质和异染色质两种类型。常染色质是结构松散的染色质，既可以是转录活化的区城、也可以是非转录活化的区域，但在结构上处于易接近状态。异染色质通常被认为是高度致密和长期沉默的染色质区域，分为两种形式：组成性异染色质，即永久沉默的染色质，在细胞生命周期中几乎不表达有意义产物；兼性异染色质，在某些细胞或某些特殊时间阶段中表达其产物。这些有差异的染色质结构的形成和维持是染色质结构调整的核心内容。目前有许多文献表明染色质实质上是具有高度动态变化的结构模式，其中，组蛋白尾部的修饰发挥了关键作用。目前，研究最多和结果最明确的组蛋白尾部修饰模式主要是乙酰化和甲基化。组蛋白 H4-K16 和 H4-K20 的乙酰化现象被视为早期肺癌发生和演进的重要标志。

甲基化是肺癌研究中更引人注意的组蛋白修饰机制，了解较明确的组蛋白甲基化位点多集中在 H3 及 H4 尾部。H3 上是 K4、K9、K27、K36、K79，H4 上是

K20。组蛋白甲基化的平衡是正常细胞生长分化所必需的。而当NSD1（一种甲基转移酶）突变时，可诱发小细胞肺癌等肿瘤。异染色质的功能包括保持基因组稳定与抑制染色质转座发生，当Hsuw391编码基因突变时，会引发基因组不稳定和易位高频率的发生，导致肺癌细胞内原癌基因和抑癌基因表达紊乱或缺失，与肺癌形成密切相关。此外，异染色质结构对于端粒至关重要，异染色质维持受损导致的端粒结构破坏是肺癌发生的重要条件。

哺乳动物DNA的甲基化几乎都发生在CpG二核苷酸中的胞嘧啶上，由DNA甲基转移酶（DN A-methyltransferases，DNMTs）催化。多种DNA结合蛋白通过进入DNA双螺旋的大沟识别结合位点，DNA残基甲基化修饰掺入到这样的大沟结构中，通过排斥或募集结构调节因子或转录调节因子发挥作用。更重要的是，DNA甲基化修饰可以遗传给复制后的子代DNA链，在细胞中传递，这需要从头甲基化和维持甲基化两种模式。从头甲基化发生在早期的受精卵细胞中，父本和母本DNA中的甲基化会很快被清除，然后重新在DNA双链CpG位点发生对称的新的甲基化，产生区别于父母的甲基化模式；而当体细胞有丝分裂时，DNA复制后的新生链不含甲基化修饰，即一条甲基化的链与一条未甲基化的链相配对，然后通过DNA甲基转移酶以甲基化的链为模板催化新生链甲基化，维持了甲基化模式向下游细胞的遗传，这两种甲基化机制由各自不同的甲基化酶催化。尽管甲基化是相对稳定的修饰，然而个体一生中细胞内的甲基化修饰模式总是处于变化当中，这些变化是由特殊的生理应答机制或环境改变的刺激引发的，其中一些与肺癌相关。过去的研究表明，在肺癌细胞和正常细胞中DNA的CpC甲基化模式有显著区别：肺癌细胞中具有基因组整体水平的低甲基化（尤其是原癌基因），抑癌基因启动子区域高密度甲基化，并且这些机制相互作用，更加促进了肺癌细胞演进性发展。

尽管DNA低甲基化是肺癌细胞的常见特征，但很多位点也会出现高甲基化改变。这种可继承的异常高度甲基化多见于启动子区域CpG序列或CpG岛，导致基因功能丧失，尤其是发生在抑癌基因启动子区域的甲基化是目前了解到的和肺癌细胞形成相关的最为清楚并且至关重要的机制之一。

经典的肺癌演化途径从一系列的基因改变引发早期恶变开始，经浸润性癌，最终发展到扩散性肺癌。同样，在肺癌细胞演进中，表观遗传模式的改变也同时发生：在早期即出现了大量DNA甲基的缺失及许多重要基因启动子位点高度甲基化，而且甲基化的累积也和细胞老化及病理改变相关。因此有理由相信，表观遗传事件的失控与异常细胞形成相互作用并始终贯穿肺癌发生全过程。除了上述的表观遗传改变，肺癌的表观遗传还涉及了基因印记（imprinting）的决定，而基因印记的缺失（lost of imprinting，LOI），对于肺癌早期发生也极为重要。哺乳动物细胞中，来自双亲的有活性的和无活性的等位基因位于同一个核中，其转录环境相同，因此必须有印记这种机制来区分这种差异化表达，而且印记的基因通常与编码发育的基因有关，因此，这种机制的紊乱或错误都将导致严重的后果。因此，将基因印记丧失与肺癌发生的研究结合，将为理解肺癌发生的个体差异，特别是亲属间发生的差异，为个体精准化诊断与治疗提供遗传数据。

五、肺癌细胞的无限制增殖

在肺癌细胞内基因表达失去正常细胞内的调控方式后，其基因产物功能的主要表征是肺癌细胞的持久且长期的增殖能力。正常的肺部细胞能够精确地控制促生长信号的生成和释放，这些信号能够指导肺部细胞的增殖—分化周期的开始和进程，维持肺部细胞的平衡，保证肺组织的结构和功能。在肺癌细胞内，自主控制细胞增殖的能力被改变，细胞无限制地增殖。肺癌细胞通过两类可能的方式获得持续增殖信号，一类是癌细胞自身产生生长因子受体，如 EGFR 等，可以通过同源受体的表达而得到应答，从而引起自体增殖刺激；另一类在肺癌组织的间质中，癌细胞刺激正常的细胞产生各种生长因子，从而促使肺癌细胞的增殖。

正常的细胞生长除了受到生长促进信号的调控外，还受到生长抑制信号的负调控，许多肿瘤抑制基因发挥这样负调控的作用。肺癌细胞的增殖需要避开抑制细胞增殖的负调节作用。目前在肺癌的研究中，有两种典型的肿瘤抑制基因，它们分别编码 RB 和 P53 蛋白，在两个关键的互补细胞调节通路中起着中央控制节点的作用，调控细胞的增殖。在肺癌细胞中这两个基因均被发现出现突变或表达减低，失去了它们应有的调控细胞增殖的能力，使细胞出现高增长活性，促使肺癌细胞增殖。在肺癌细胞中其他细胞增殖的负调控基因如 pl6，p21，p57 等也被发现出现了突变或表达减低，从而促进了肺癌细胞增殖。

正常的细胞具有接触抑制效应。在肺癌细胞中，这种接触抑制效应消失，然而其具体分子调控机制还有待探讨。目前已知一个接触抑制效应蛋白为 LKB1，在细胞中，当 Myc 癌基因上调后，在上皮细胞结构稳定时，LKB1 颉颃 Mye 癌基因的促有丝分裂效应；相反，当 LKBI 的表达处于抑制状态时，表皮完整性变得不稳定，对 Myc 诱导的转化将会变得敏感。肺癌细胞中接触抑制效应出现改变的频率仍需进一步的探讨，接触抑制效应障碍的机制有待进一步的发现。

六、肺癌细胞的死亡调控异常

在肺癌形成中，癌细胞可通过抑制细胞的凋亡，使癌细胞数量增加。细胞凋亡是一种细胞主动的程序性细胞死亡，在正常的细胞内，当受到不能调控的刺激和压力，如不能修复的 DNA 断裂时，细胞会激活凋亡程序，主动发生凋亡而死亡。肺癌细胞在形成肿瘤和面对抗癌治疗过程中承受着各种刺激与压力，但是由于细胞的凋亡途径突变，不能被激活，细胞将不会出现死亡而无限制地增殖。凋亡机制是由上游调节子和下游效应子构成的。肺癌细胞中，凋亡程序中抗凋亡的Bcl-2家族成员调节蛋白表达增加，进而抑制肺癌细胞的凋亡。Bcl-2与家族成员（Bcl-xL、Bcl-w、Mcl-1、A1）等凋亡抑制子在肺癌细胞中被发现高表达，从而抑制肺癌细胞的凋亡。在凋亡途径中，凋亡蛋白直接诱导凋亡的发生，其中最为重要的凋亡蛋白是P53，在肺癌中检测到P53发生无活性或活性减低的突变以及表达减低，该类突变使P53的功能降低，失去诱导肺癌细胞凋亡的功能。除此之外，其他的凋亡介导因子包括Bax、Bim、Puma、Fax、TRAIL等均被检测到在肺癌中发生无活性或活性减低的突变以及表达减低，使细胞凋亡的诱导能力减低或消失，使得肺癌细胞获得限制或回避凋亡的能力。在肺癌细胞中，抗凋亡机制具有多样性，并可能是肺癌细胞逃逸治疗的机制之一。

细胞的自噬与凋亡一样，是细胞自我调控的一种方式，细胞内和细胞外的环境不利于正常细胞生长时，细胞出现自噬，降解细胞的细胞器如核糖体和线粒体，减低细胞的能量需求，保护细胞生存，当不利于细胞生存的细胞内外环境因素继续存在时，自噬会促使细胞发生死亡，从而使细胞消亡。在肺癌细胞中，由于自噬调控发生改变，当癌细胞发生自噬后，不能诱导细胞死亡，而是发生自噬后，细胞器分解，产生的低分子量的代谢产物，支持肺癌细胞在压力和营养缺乏的环境中生存，促使肺癌的生长。AKT/mTOR通路和KRAS蛋白等改变，参与了肺癌细胞中的自噬改变，在这一过程中，自噬调控蛋白ATG5介导KRAS调控信息，抑制自噬导致的细胞死亡，使肺癌细胞在不利条件下，特别是在化疗和放射治疗中，保护肺癌细胞不被自噬诱导死亡，从而促使肺癌细胞逃逸不利的细胞内外环境因素，得以存活生长。

七、肺癌细胞的环境

肺癌组织的复杂程度接近或超过正常的肺部组织。肺癌组织与正常的肺组织一样，需要摄取营养物质和氧为其提供能量，同时排泄肺癌细胞的代谢产物如二氧化碳，肺癌组织内的血管是满足这些需求的结构基础。肺癌组织内的血管生成包括了血管的新生和改建、形成血管网络，与肺部组织的血管相通，从而提供肺癌细胞所需的各种营养物质和氧，同时排出肺癌细胞产生的各种代谢产物包括废物和二氧化碳。在肺癌的发展过程中，血管生成处于激活状态，致使邻近肺癌部位的正常肺部组织和肺癌组织内部的血管萌发出新的血管，以支持不断扩大的肺癌组织的生长。在肺癌组织血管形成过程中，血管生成的因子包括血管内皮生长因子A（VEGF-A）和凝血酶敏感蛋白1（TSP-1）。这两类因子在肺癌组织内高表达，持续诱导血管的形成，构建血管网络，促进肺癌细胞生长。

总体来说，在肺癌组织的发展过程中，血管生成之初出现持续新血管生成，然后由一个复杂的血管生成调控机制控制。这些血管生成机制的调控路径是可变的，但是最终诱导一个通用的诱导因子如 VECF，诱导肺癌组织内血管网络的形成。在肺癌细胞中 Ras 和 Myc 基因的高表达，可上调血管生成因子的表达，直接诱导血管的生成。

现在已经证明，造血发生形成的全部细胞类型在肺癌组织内血管生成中都有着重要作用。这些细胞包括巨噬细胞、中性粒细胞、肥大细胞和骨髓祖细胞等可以进入肺癌组织内，促进肺癌组织的形成。这些细胞也在肺癌组织病变的边缘聚集，触发以前静止的组织内血管生成，参与维持肺癌组织内的血管形成。另外，某些肺癌组织中有一些来自骨髓的细胞如血管祖细胞等，形成周细胞或者内皮细胞掺入到新生血管系统中，促进肺癌组织血管的形成。这些血管的形成、维持与改建，参与构成了肺癌的微环境，支持肺癌的形成与发展。

八、肺癌细胞逃避免疫攻击

临床观察显示人类具有抗癌的免疫反应。在杀伤性淋巴细胞缺陷的病人中，移植杀伤性 T 细胞和自然杀伤细胞可以改善某些癌症的预后。在癌症病人中，进行器官移植后，已经观察到供体组织中不产生癌细胞与形成癌组织，显示供体的免疫系统可能抑制癌细胞的生长与癌组织的形成。确实，在肺癌病人体内，如用于清除癌细胞的免疫细胞失活或功能减低，可使肺癌细胞逃避免疫系统的清除。肺癌细胞通过释放 TGF-B 或者其他免疫抑制因子，可抑制癌组织内杀伤 T 细胞和自然杀伤细胞的功能，促使肺癌细胞逃逸免疫清除；肺癌细胞可促使具有免疫抑制作用的细胞包括有调控作用的 T 细胞和骨髓衍生抑制细胞增殖，从而抑制细胞毒淋巴细胞的功能，使肺癌细胞逃逸免疫系统的清除而增殖与演进。因此，目前认为在肺癌组织中和其周围，有识别和攻击癌细胞的免疫细胞，诱导清除早期癌细胞的免疫反应，并限制晚期肺癌的生长和消除肺癌转移的形成。免疫细胞能够持续地监测肺癌细胞的产生，识别和清除大量的初发的肺癌细胞。当肺癌细胞能够以某种方式成功逃逸免疫系统的识别与清除，或限制免疫系统对肺癌细胞杀伤作用后，肺癌细胞就会生长与扩展形成癌组织。因此免疫逃逸作用也是肺癌发生的关键因素。

九、肺癌的肿瘤干细胞模型

癌细胞起源的克隆增殖进化模型能够解释癌组织内的异质性。克隆增殖进化模型显示，所有的或者说大部分的癌细胞均可以形成癌组织。但是，在肿瘤研究中证明，不管是在动物体内或体外培养中，仅有少部分的癌细胞能够生存，而大部分的癌细胞在动物体内不能够形成癌组织或在体外不能够形成细胞系。另外在人体癌组织中，癌细胞有向来源组织分化的趋势，癌组织的结构趋向来源组织的结构特征，克隆增殖进化模型难以解释这两个癌的特征。因此，对癌细胞的起源和进化需要新的模型来解释。

随着发育生物学领域内的研究进展，特别是关于干细胞的研究进展，描述癌细胞起源的模型越来越趋向于癌干细胞。癌干细胞模型在理论上可以理解为：癌细胞起源于一种细胞，该细胞积累了足够的突变，获得了具有自我更新的能力，能够保存自己，并产生具有高增殖能力的子代细胞；具有高增殖能力的子代细胞进一步增殖，最终形成癌组织。正常组织内的细胞突变后，首先获得自我更新的能力和产生下一代细胞的能力，但这一类细胞保持了原组织中细胞的分化能力，向来源组织细胞分化。由于进一步突变的原因，该类细胞发生分化障碍，构筑组织结构的能力减弱或丧失，不能构筑形成来源组织的结构，同时该类细胞可能获得了向其他组织细胞分化的能力，产生其他组织的细胞和结构特点。因此，当体细胞突变形成具有干细胞特性的细胞后，由于其分化能力发生障碍和不受控制，其子代细胞表现为各种不同分化阶段的细胞，组成的组织团块结构紊乱，与正常的组织结构不相一致，不受正常组织的调控，而形成癌组织。在理论上，癌干细胞模型能很好地解释癌的特征。由于癌干细胞是由子细胞突变形成的，其子代细胞携带了突变信息，在生长过程中，可以获得新的突变，形成具有自我更新能力和产生具有高增殖的子代细胞能力的细胞，就变成了新的癌干细胞。因此，在癌组织内，如果致瘤因素存在，可以形成新的癌干细胞。

在理论上，癌干细胞模型是一个完美的解释癌细胞起源的模型。癌干细胞与成体干细胞相似，具有自我复制和分化的能力。与成体干细胞的自我复制和分化不同，癌干细胞的自我复制能力不受限制，癌干细胞不能分化形成成熟的功能细胞，不能排列形成具有功能的组织器官。这两种特性，使癌干细胞形成癌组织。但是目前对癌干细胞的认识处于初始阶段，精确定义癌干细胞目前还有困难。目前仅有研究工作上的定义而无理论上的真正的癌干细胞的定义。目前缺少癌干细胞是癌组织起源的证据，仅仅停留在假设阶段。在研究中，具有以下几方面特性的肿瘤细胞就可被认定为癌干细胞：①在癌组织内有很少量的细胞，该种细胞具有致瘤性。②具有致瘤性的细胞表面标志与不具有致瘤性的癌细胞有显著差异。③致瘤细胞形成的癌组织内的癌细胞的组成成分与结构与原癌组织的成分和结构相同或相似。除这三方面的特性外，癌干细胞还具有自我更新的能力，正是这一特点保证了癌干细胞的近乎无限生长的能力。因此癌干细胞目前仅为一种工作概念，而非理论上的癌起源的干细胞概念。不管怎样，在癌组织内存在一群具有成体干细胞特性的细胞，即癌干细胞。目前也证明在肺癌组织内存在有肺癌干细胞。

癌干细胞的细胞表面标志与相应的成体干细胞没有明显的区别。在肺组织中，位于细支气管与肺泡交界处的干细胞，分化形成细支气管的上皮细胞和肺泡的上皮细胞。而这群细胞标记也是肺腺癌来源的肿瘤干细胞的标记，如 CD133、CD44、CD90、CD166、SCA-1 细胞表面标记等。

在实际研究工作中，认为在癌组织中分离出的一群在动物模型中能够形成与来源癌组织高度一致的肿瘤的细胞是癌干细胞；癌组织中其他的细胞不能在动物模型中建立肿瘤模型。利用这种动物模型，能够确定肿瘤细胞中，有一群具有干细胞特性的细胞，而其他癌细胞是该群细胞的子代细胞。因为癌干细胞鉴定技术本身的限制，导致了目前对癌干细胞模型有很大的争论。癌是在人体内形成的，除了癌细胞本身的生长特性外，其生长部位的局部环境、新生血管网的建立、机体的免疫活性均对癌的形成产生作用，只有这些条件均适应癌细胞的生长条件时，癌细胞才能增殖，形成癌组织。而在癌干细胞鉴定中，通常是分离出一群细胞，接种到小鼠体内，观察肿瘤的形成。这样不能排除其他也能形成癌组织的细胞。这群能够在动物体内形成癌的细胞，可能仅仅是由于其本身能够适应小鼠的体内环境，能够诱导接种部位新生血管的形成，能够逃逸小鼠的免疫作用等，而不能认为其是形成癌组织的干细胞。而其他不能在小鼠体内形成癌组织的原因，可能仅仅是小鼠体内的环境不适应癌细胞的生长，或不能诱导新生血管的形成，或不能逃逸小鼠免疫反应而不能形成癌组织，并不是癌细胞本身的特性而不能形成癌组织。目前为了获得更可靠的癌干细胞的证据，应用尽可能低免疫反应的小鼠来鉴定癌干细胞，获得更进一步的结果，证明在癌组织内存在一群细胞，能够形成癌组织。利用转基因小鼠和基因敲除小鼠，在小鼠体内也证明了癌干细胞的存在。不过，人体内癌组织是否是由癌干细胞形成的争论，不仅没有阻碍肿瘤干细胞模型的研究，反而促使该模型的完善和发展。

随着对癌干细胞的不断深入探讨，证明在不同的肺癌组织中，肿瘤干细胞的特性和数量有明显的差异。有的肺癌组织内，能在动物模型中形成肺癌组织的干细胞数量低于 1%，而在另一些肺癌中，肿瘤干细胞的数量可能高于 10%。由于目前肺癌干细胞缺少明确的特异标志，肺癌干细胞数量是依赖于连续稀释法在动物体内建立肿瘤模型来确定的。在正常的组织干细胞研究中，已经证明，一个组织干细胞就能重建相应组织。推测在测定肺癌干细胞时，理论上一个肺癌干细胞也可建立肺癌组织。因此，目前在肺癌组织内存在的肿瘤干细胞的数量应该低于确定的干细胞数量。目前已确定了肺组织内存在多种组织干细胞，这些组织干细胞在正常的情况下，分化形成肺组织细胞，以修复肺部组织内正常的耗损。因此，可以认为在这些肺组织干细胞分化为成熟的肺组织细胞过程中的细胞都有可能突变，获得自我更新能力和产生子代细胞形成组织团块的能力，从而成为肺癌干细胞。由于这些细胞处于不同的分化阶段，形成的肺癌干细胞的特性有明确的区别。在同一肺癌组织内，如肺癌干细胞的子代细胞再次获得了自我更新的能力后，可形成新的肺癌干细胞。因此在肺癌组织内，有可能含有多种肺癌干细胞成分。这些肺癌干细胞的特性构成了肺癌干细胞的复杂性和多样性。

癌干细胞模型的提出，改变了有关癌细胞浸润和转移的观点。克隆增殖进化模型认为，在癌组织中，癌细胞均具有浸润和转移的能力，其通过组织间隙浸润到癌灶周围的组织中，当癌细胞进入血液后，转移到远离癌灶的组织器官中形成新的癌灶。而肿瘤干细胞模型认为，癌组织的浸润和转移是肿瘤干细胞的行为，当肿瘤干细胞迁移到邻近组织后，产生新的癌细胞而形成浸润，当肿瘤干细胞进入血液后，随血流迁移到远离癌灶的部位，形成新的癌病灶。肿瘤干细胞的提出，将肿瘤的浸润和转移的细胞局限到肿瘤干细胞，为治疗和防治癌症的浸润和转移提供了新的思路。在组织干细胞分化过程中的细胞均可能形成癌干细胞，因此，肿瘤干细胞的来源可能比较原始，也可能比较成熟。比较原始的癌干细胞，其行为接近胚胎的早期未分化的细胞，具有高度的运动能力和迁移能力，容易浸润和转移。而在组织干细胞分化过程中，接近成熟的细胞突变形成的癌干细胞，分化程度较高，其运动能力较低，浸润和迁移的能力较低，较少浸润和转移。肺上皮细胞形成的癌干细胞，突变后，具有低分化细胞的特性，向上皮间质化方向发展，获得运动的能力，从而拥有浸润和迁移的特性，形成浸润和转移肿瘤病灶。这些理论上的推测，与人体肺癌组织的真实情况相合。在人体肺癌中，低分化或未分化的肺癌的浸润转移能力高，而高分化的肺癌，浸润转移的能力弱。

肺癌干细胞模型的出现，可能改变肺癌治疗的思路。目前，肺癌的治疗基于肺癌细胞不受限制的高增殖特性和肺癌细胞生存的环境来进行。包括4种治疗手段即：手术切除、化学药物治疗、放射线治疗和生物治疗。由于很难区分正常细胞与肺癌细胞的增殖活性和生存环境，在进行放化疗和生物治疗时，都会对正常的细胞和组织产生损伤，造成严重的副作用，而手术治疗会造成大面积的机体创伤。目前，针对突变肺癌细胞的靶向药物、定向放射治疗和微创手术的发展，在肺癌治疗中减轻副作用方面进行努力，以改善肺癌病人的生活质量，但现有手段不能从根本上达到控制肺癌的目的。肺癌干细胞模型的提出，为肺癌的治疗带来了新的希望。肺癌细胞具有生活周期，在生存一段时间后，肺癌细胞发生凋亡。肺癌细胞群的扩展和增殖补充是通过肺癌干细胞不断地产生癌细胞进行的。因此，杀死肺癌干细胞或控制肺癌干细胞的增殖后，肺癌组织得不到补充，肺癌组织就会变小和消失，联合控制癌细胞增殖和癌细胞生存环境的治疗手段，就可能完全控制肺癌，达到根治肺癌的目的。发展控制肺癌干细胞的药物，为肺癌的治疗带来希望，其实也是建立癌干细胞是癌症起源细胞的根本证据。只有在人体内通过控制肺癌干细胞的活性，进而达到控制肺癌组织的目的，才能证明肺癌是由癌干细胞发展而来的，完全地建立肺癌乃至癌症起源的癌干细胞模型。

　　形式上，克隆增殖进化模型和癌干细胞模型是互相排斥的，但在深层次上，两者是互为补充的。克隆增殖模型理论认为，癌组织起源于一个或几个突变的细胞，实际上这种起源的突变细胞，可以认为是癌干细胞。而癌干细胞模型理论认为，癌症起源于癌干细胞，但是癌干细胞的子代细胞可能在生长过程中，获得新的突变，而形成新的癌干细胞，这实际上就是癌症的进化过程。癌细胞在生存的压力下，只有选择具有生长优势的癌干细胞及其子代细胞才能更好地生存下去。

　　癌干细胞与正常的组织干细胞相似。正常的组织干细胞实际上是一群生长不活跃的细胞，通常处于静止状态，对生长控制的反应不敏感等。癌干细胞也具有类似的特征，因此，目前控制细胞生长的手段，不能控制肺癌干细胞。现阶段的研究已经证明了癌干细胞具有抵抗放化疗的能力，因此，在临床上，许多治疗手段可以使肺癌消退，但是治疗一段时间后，肺癌很快恢复生长。这种治疗后的肺癌生长，可能是肺癌干细胞逃逸治疗后，形成新的子代细胞所引起的。肺癌干细胞模型，结合克隆增殖进化模型，可以解释肺癌的发生发展过程。但是由于癌干细胞的确定是由动物模型完成的，要完全地建立肿瘤发生的癌干细胞模型需要明确的人体证据。最直接的证据即为，利用治疗手段控制肺癌干细胞后，能够使肺癌消退，这样就达到了建立肺癌干细胞模型的目的。

（李　雨）

第二章　肺癌的诊断与分型

第一节　肺癌的临床表现

临床表现以近期发生的呛咳，顽固性干咳持续数周不愈，或反复咯血，或不明原因顽固性胸痛、气急、发热，或伴消瘦、疲乏等为诊断要点。肺癌早期可以无症状，周围型肿瘤患者局部症状较少。在诊断时无明显症状者不到10%，随着对高危人群筛查手段的提高，无症状者比例相应增加。 Chute 等对 1539 例肺癌的分析显示，诊断时最常见的症状依次是消瘦（46%）、咳嗽（45%）、气短（37%）、乏力（34%）、咯血（27%）及胸痛等。肺癌的临床表现包括肺部和肺外两方面的症状和体征。

一、肺部症状

是指由于肿瘤本身在局部生长时形成的阻塞、浸润、压迫以及对周边组织的刺激等所引起的症状，主要有咳嗽、咯血、胸痛、呼吸困难等。

（一）咳嗽

咳嗽是最常见的症状，以咳嗽为首发症状者占35%～75%。肺癌所致的咳嗽可能与支气管黏液分泌的改变、阻塞性肺炎、胸膜侵犯、肺不张及其他胸内并发症有关。肿瘤生长于管径较大、对外来刺激物敏感的段以上支气管黏膜时，可产生类似异物样刺激引起的咳嗽，总的表现为阵发性刺激性干咳，一般止咳药常不易控制。肿瘤生长在段以下较细小支气管黏膜时，咳嗽多不明显，甚至无咳嗽。对于吸烟或患慢性支气管炎的患者，如咳嗽程度加重，次数变频，咳嗽性质改变如呈高音调金属音时，尤其在老年人，要高度警惕肺癌的可能性。

（二）痰中带血或咯血

痰中带血或咯血为肺癌的第二常见症状，以此为首发症状者约占30%左右，其临床意义较咳嗽更为重要。肺癌患者痰中带血或咯血特征表现为间断性或持续性、反复少量的痰中带血或少量咯血，偶因较大血管破溃导致难以控制的大咯血。持续时间不一，一般较短，仅数日，但也有达数月者。中央型肺癌由于肿瘤生长在支气管黏膜上，其表面血管丰富，当剧烈咳嗽后易发血管溃破，故发病早期就常出现咯血。周围型肺癌在瘤体较小时少见咯血，但当瘤体增大到一定程度后，由于肿瘤中心缺血发生坏死并伴有出血，也可出现咯血症状。癌或腺样囊性癌的血管丰富，咯血更为常见，有时咯血量较大。如咯血持续数月以上，诊断意义更大，因为这些血痰常来源于肿瘤区，含有大量的癌细胞，痰液细胞学检出率很高。咯血常是促使患者就诊的原因，对可疑患者即使 X 线片阴性仍应仔细检查，绝不可轻易排除肺癌。

（三）胸痛

以胸痛为首发症状者约占 25%，常表现为胸部不规则的隐痛或钝痛。大多数情况下，周围型肺癌侵犯壁层胸膜或胸壁，可引起尖锐而断续的胸膜性疼痛，若继续发展，则演变为恒定的钻痛。难以定位的轻度的胸部不适有时与中央型肺癌漫犯纵隔或累及血管、支气管周围神经有关，而恶性胸腔积液患者有 25%诉胸部钝痛，则常提示已有广泛的胸膜或胸壁侵犯。若肩部或胸持续尖锐剧烈、不易为药物所控制的胸痛，则瘤可能外侵；胸背部持续性疼痛，提示肺叶内侧近纵隔部位有肿瘤外侵的可能。

（四）胸闷、气短

约有 10%的患者以此为首发症状，多见于中央型肺癌，特别是肺功能较差的患者。引起呼吸困难的原因主要包括：

（1）肺癌晚期，纵隔淋巴结中央型肺癌，压迫气管、隆突或主支气管时，可出现气急，甚至窒息症状。

（2）大量胸腔积液时压迫肺组织并使纵隔严重移位，或有心包积液时，也可出现胸闷、气急、呼吸困难，但抽液后症状可缓解。

（3）弥漫性细支气管肺泡癌和支气管播散性腺癌，使呼吸面积减少，气体弥散功能障碍，导致严重的通气/血流比值失调，引起呼吸困难逐渐加重，常伴有发绀。

（4）其他：包括阻塞性肺炎、肺不张、淋巴管炎性肺癌、肿瘤微栓塞、上气道阻塞、自发性气胸以及合并慢性肺疾病如 COPD。

二、肺癌胸内转移或外侵表现

如胸痛、呼吸困难、胸闷、声音嘶哑、上腔静脉综合征、膈肌麻痹、食管受压、胸腔积液、心包积液等症状。肺尖部肺癌，亦称 Pancost 肿瘤，可以侵入纵膈和压迫位于胸廓上口的器官或组织，如第 1 肋骨、锁骨下动脉和静脉、臂丛神经、颈交感神经等，产生剧烈的胸肩痛、上肢静脉怒张、水肿、臂痛和上肢运动障碍，同侧上眼睑下垂、瞳孔缩小、眼球内陷、面部无汗等交感神经综合征。

当肺癌外侵或转移到胸膜、纵膈结构以及邻近神经时，可出现以下症状。

（一）声音嘶哑

肿瘤浸润或左侧主动脉弓下肿大淋巴结（即血管组）压迫左侧喉返神经而使左侧声带麻痹。右侧锁骨上淋巴结转移累及或压迫右侧喉返神经造成右侧声带麻痹。声音嘶哑应与其他咽、喉局部因素引起者加以鉴别。

（二）上腔静脉综合征

肿瘤直接侵犯或纵膈淋巴结转移压迫上腔静脉，或腔内栓塞，使其狭窄或闭塞，造成血液回流障碍，出现一系列症状和体征，如头痛、颜面部浮肿、颈胸部静脉曲张、压力增高、呼吸困难、咳嗽、胸痛以及吞咽困难，亦常有弯腰时晕厥或眩晕等。前胸部和上腹部静脉可代偿性曲张，反映上腔静脉阻塞的时间和阻塞的解剖位置。上腔静脉阻塞的症状和体征与其部位有关。若一侧无名静脉阻塞，头面、颈部的血流可通过对侧无名静脉回流心脏，临床症状较轻。若上腔静脉阻塞发生在奇静脉入口以下部位，除了上述静脉扩张，尚有腹部静脉怒张，血液通过此途径流入下腔静脉。若阻塞发展迅速，可出现脑水肿而有头痛、嗜睡、激惹和意识状态的改变。

（三）Homer 综合征

即颈交感神经丛综合征。当肿瘤侵犯 C7 外侧靠近脊柱的交感神经节时，使交感神经麻痹，患者出现患侧眼球凹陷、瞳孔缩小、上睑下垂、额部和上半胸部温度稍高及无汗等临床病象。肺尖部癌外侵累及臂丛神经、颈交感神经丛及胸壁，并伴有局部淋巴结转移者，亦可出现 Homer 综合征。

（四）吞咽困难

约有 1%的患者因食管旁淋巴结转移肿大而压迫食管，造成食管腔部分梗阻或狭窄，引起吞咽困难。肺癌因胸膜广泛转移而有大量癌性胸水时，可出现严重的吞咽困难症状，但较少见。

（五）膈神经麻痹

中心型肺癌或纵膈转移性淋巴结直接浸润或压迫膈神经时，导致同侧膈肌麻痹。X 线透视下可见膈肌有矛盾运动，患者可有气短和胸闷。

（六）胸膜转移

肺癌常有胸膜转移，实际是癌肿直接侵犯或种植，以未分化癌和腺癌最为多见，鳞癌次之。可有或无胸腔积液，在胸腔积液中找到癌细胞便能确诊。血性胸腔积液表明癌肿直接累及胸膜并伴有转移，非血性胸腔积液并不能除外胸膜转移。

（七）心脏症状

尸检报道约有 1/3 左右的肺癌患者心脏受累，特别是中央型肺癌。表现为心包积液、心动过速、心律不齐或阻塞性心力衰竭等，发展较慢者可无症状，或仅有心前区、肋弓下或上腹部疼痛。发展较快者可有典型的心脏压塞症状，如气急、心悸、颈面部静脉怒张、心界变大、心音低远，肝大、腹水等；心电图可显示窦性心动过速、低电压、ST 段降低等现象。X 线胸片上见心影在短期内有进行性扩大。肺癌侵犯心包或心包有转移者可出现心包积液的征象，多见于腺癌患者。

三、全身表现

（一）发热

以此首发症状者占 20%～30%。肺癌所致的发热原因有两种，一为炎性发热，中央型肺癌肿瘤生长时，常先阻塞段或支气管开口，引起相应的肺叶或肺段阻塞性肺炎或不张而出现发热，但多在 38℃左右，很少超过 39℃，抗生素治疗可能奏效，阴影可能吸收，但因分泌物引流不畅，常反复发作，约 1/3 的患者可在短时间内反复在同一部位发生肺炎。周围型肺癌多在晚期因肿瘤压迫邻近肺组织引起炎症时而发热。二为癌性发热，多由肿瘤坏死组织被机体吸收所致，此种发热抗炎药物治疗无效，激素类或吲哚类药物有一定疗效。

（二）消瘦和恶病质

肺癌晚期由于感染、疼痛所致食欲减退，肿瘤生长和毒素引起消耗增加，以及体内 TNF、Leptin 等细胞因子水平增高，可引起严重的消瘦、贫血、恶病质。

（三）肺外症状

又称副癌综合征，是指肺癌癌细胞产生并释放具有内分泌功能的物质，产生一种或多种特殊的肺外症状，引起相应的综合征，时常出现在其他症状之前，可随肿瘤的消长而消退或出现。10%～20%的支气管肺癌患者可出现数种不同的副癌综合征。

1.代谢

肺癌大多数代谢方面的表现，是由于肿瘤分泌激素或类激素物质所致。此类患者多为小细胞肺癌。

（1）Cushing 综合征：常见于小细胞肺癌患者，是与肾上腺皮质肿瘤、垂体瘤无关的综合征。有别于典型的 Cushing 综合征，男性多见，年龄较大且病情进展快，可出现严重的精神障碍并伴有皮肤色素沉着为特点。而向心性肥胖、多血质、紫纹多不明显，低血钙性碱中毒更为突出，临床经过发展迅速，呈暴发性。癌组织和患者血液中的 ACTH 含量明显升高，尿中有大量 17-OHCS（17-羟皮质激素类）。小细胞肺癌患者近 5%可发生 Cushing 综合征。此类患者对治疗的反应差，其存活时间也较短。

（2）低钠血症：约 1/3 的小细胞肺癌患者可有不同程度的低钠血症。其发生原因主要和癌组织分泌大量的 ADH 或具有抗利尿作用的多肽物质有关。低钠血症以伴有血清和细胞外液低渗透压、肾脏持续排钠、尿渗透压大于血浆渗透压和水中毒为主要临床特点。此类患者一般无症状，症状的严重程度与血钠的下降速度有关，常表现为恶心、乏力、厌食、嗜睡等。当患者的血钠低于 115mmol/L 时，可引起神志改变、精神病、抽搐、局灶性神经系统体征甚至昏迷。诊断此症的关键为稀释型低钠血症。在肾功能良好的情况下，尿渗透压高于血浆，可推断由过量分泌血管升压素所致。治疗可用大剂量氟氢可的松，2～10mg/d，可使症状明显好转。出现低钠血症的患者几乎都是小细胞肺癌患者，故应进行全身的化疗。治疗之后的患者，再次出现低钠血症可能预示着肿瘤的复发。

（3）高钙血症：多为恶性肿瘤的常见并发症，提示有骨转移。可能是因肿瘤大量分泌类似甲状旁腺激素的某种多肽而引起。凡血钙高于 3.49mmol/L（14mg/ml），碱性磷酸酶升高、血磷下降、有相当程度的贫血和消瘦、X 线检查又无纤维性骨炎表现，则可诊断临床表现以高钙血症为特点，同时有甲状旁腺激素（PTH）升高、血磷低、血氯低于 100mmol/L，并有不同程度的代谢性酸中毒。症状有无力、多尿、烦渴等，此外还可出现食欲减退、恶心、呕吐、腹痛、烦躁不安、嗜睡、肌软弱无力、肌张力减退、肌阵挛，以及精神错乱甚至出现精神病等，常因病情突然恶化、消瘦和脑部症状往往认为是脑转移。高钙血症多见于鳞癌。切除肿瘤后，可能导致低血钙症；肿瘤复发时，又出现高血钙症。

（4）异位促性腺激素分泌综合征：肿瘤自主性分泌 LH 及 HCG 刺激性腺激素产生所致。表现为男性有疼痛性双侧或单侧乳腺增生，可发生于各种细胞类型的肺癌，以未分化癌和小细胞肺癌多见。如大剂量使用睾酮、黄体酮、雌激素和皮质激素不能抑制促性腺激素的分泌，则提示肿瘤能自动分泌促性腺激素。

（5）低血糖症异位胰岛者分泌综合征：临床表现为亚急性低血糖综合征，如眩晕、心慌、震颤、出汗、饥饿、不安、精神错乱、幻觉、头痛、视力模糊、运动乏力、共济失调、麻痹，严重时可出现惊厥甚至昏迷等。其原因可能与肿瘤大量消葡萄糖、分泌类似胰岛素活性的体液物质或分泌胰岛素释放多肽等有关。应用葡萄糖治疗症状可缓解，而应用二氮嗪类或高血糖素一般无效。

2.神经肌肉方面

癌性神经肌病是肺癌患者最常见的肺外非转移性表现。多数神经副癌综合征的来源被认为与自身免疫过程有关。有假说认为肿瘤产生的外源物质被自身免疫系统识别后，产生的抗体可与神经元的抗原发生交叉反应，引起正常组织的损害。目前研究发现小细胞肺癌中的一种抗 Hu 抗体与多种临床综合征有关，包括：脑脊髓炎、周围性脑炎、感觉神经元病、斜视眼阵挛/肌阵挛等。

如仔细检查，将近 15% 的病例患有一种或一种以上的神经肌病。这种神经肌肉系统的肺外表现分为二型，即肌肉型和神经型。肌肉型的表现为多发性肌炎或肌无力综合征，其特点为最常累及近端肌群而导致肌无力，深肌腱反射减弱或消失，但略加活动后肌力可暂时增强，并伴有周围性感觉异常。神经型则表现为周围神经疾患，可以为单纯感觉方面的改变，如四肢疼痛伴有感觉异常，继而感觉完全丧失；运动神经的改变更为常见，表现为明显的肌无力和肌肉萎缩。神经肌肉方面表现与癌肿转移无关。肺癌经手术切除之后，这些肺外表现可完全消失。

3.骨关节方面

主要为肥大性肺性骨关节病，临床主要表现为杵状指（趾），长骨远端骨膜增生，关节肿胀、疼痛和触痛，疼痛以夜间尤甚。肺性骨关节病可见于肺癌、肺脓肿、脓胸、肺结核等呼吸系统疾病。自抗生素应用以来，肺性骨关节病继发于肺部炎症者已不多见，其主要继发于肺癌。肿瘤的杵状指有别于慢性肺功能不全的杵状指，其特点为常有疼痛，病情发展快，甲床周围常有红晕等，肺癌治愈后杵状指可消失。肺性骨关节病约 80% 继发于肺癌，多为鳞癌，小细胞肺癌尚未见并发此症的报道。此症可为肺癌的初发症状，其可在肺症状出现前几个月即出现。

肿瘤被切除后此症状可缓解，若肿瘤复发症状可再发生。

4.皮肤黏膜方面

以黑棘皮病最为常见。系对称性皮肤病变，表现为皮肤角质增生和色素沉着，上皮肥厚，皮纹明显。常伴有皮肤瘙痒。好发部位为四肢屈面、腋窝、腹股沟、会阴、颈部和肚脐等处。黑棘皮症多发生在内脏癌显症之前或其同时，皮肤色素沉着是因为肿瘤分泌 MSH 所致。多见于肺腺癌和小细胞癌。

5.类癌综合征

是由于肿瘤分泌 5-HT 所致。表现为支气管痉挛性哮喘、皮肤潮红、阵发性心动过速和腹泻、腹痛、关节痛、消化性溃疡、心瓣膜病变等。皮肤潮红是由于组胺引起的血管扩张所致，可见于面、颈、前胸和身体其他部位，呈淡红、鲜红或青紫色，阵发性发作，持续时间可达数小时至数十小时，常因情绪波动或饮酒等而诱发，并伴有大量流泪和分泌过多唾液，此外可伴有面部水肿、眼眶周围水肿、面部皮肤纹理加深和粗厚、低血压、脉速和心悸等症状。腹泻是由于 5-HT 作用于平滑肌所致，可出现肠绞痛和吸收不良。类癌综合征腹泻可用 5HT 颉颃药（如麦角新碱）缓解或用 5-HT 合成抑制剂（如对氯苯丙酸）治疗。腹痛可因为消化性溃疡肠粘连所致，亦可由 5HT 促使肠蠕动增加而引起，此时肠绞痛常与阵发性腹泻同时出现。肺癌患者的心瓣膜病变可能是由于肿瘤所产生的物质逃脱了在肺组织内灭活而进入左心，造成左心纤维化，常为三尖瓣（或二尖瓣）狭窄或闭锁不全，在 X 线或心电图上无特殊表现。

类癌综合征多见于腺癌和燕麦细胞癌。

7.其他

（1）膜增生性肾小球肾炎肺癌：患者可出现膜增生性肾小球肾炎，表现为严重的蛋白尿周身水肿，常伴有高胆固醇血症等，肾活检可见肾小球基底膜有免疫球蛋白 A 和 M 的沉积，可能与肺癌组织中的抗原与肾小球中的相同有关。

（2）出血和血栓肺癌：患者可有出血，尤其是皮肤出血，其他器官（包括脑和肺）也可见出血。出血的原因是由于骨髓被癌细胞破坏，或药物抑制骨髓，使骨髓制造血小板的能力下降；血小板消耗增多和脾窦增大而破坏血小板也是其原因。肿瘤可产生促进凝血的物质，如腺癌可产生黏蛋白，可导致血管内血块形成和弥散性血管内凝血静脉和动脉都可出现血栓。

（四）转移症状

1.骨转移

肺癌骨转移的常见部位为肋骨、椎骨、髂骨、骶骨、股骨、锁骨、肩胛骨、颅骨和长管骨等，其中以肋骨和椎骨转移最多。表现为局限性疼痛，并有固定点压痛、叩击痛，局部疼痛出现最早，常在骨质破坏 $1 \sim 2$ 个月之前出现，呈局部剧烈顽固性疼痛。长管骨骨转移可出现病理性骨折，脊柱转移可因椎体完全破坏致骨折或脊柱错位而引起截瘫，也可因脊柱转移肿块压迫椎管导致脊髓阻塞和压迫症状。关节转移可出现关节积液，穿刺可发现癌细胞。

2.中枢神经系统转移

（1）脑、脑膜、脊髓转移和脑转移：主要的临床症状为颅高压表现，如头痛（常为剧烈性）、恶心、喷射性呕吐、内耳性眩晕和精神状态的改变，也可有癫痫发作、复视、谵妄、偏瘫、共济失调、失语、昏迷、眼球震颤等脑神经受累症状；小脑转移可有共济失调，指鼻、眼试验和膝腱试验阳性。脑转移的发生率约为 10% 左右，以小细胞肺癌、未分化癌、腺癌多见。脑膜转移常发生于小细胞肺癌患者，临床症状与脑转移相似。脑转移早期眼底检查甚至脑电图检查均无阳性表现，CT、MRI 有助于明确诊断。

（2）脑病和小脑皮质病变：肺癌脑病的主要临床表现为痴呆、精神病和器质病变。小脑皮质病变的临床表现为急性或亚急性肢体功能障碍，四肢行动困难、动作震颤、发音困难、眩晕等。肿瘤切除后上述症状可自行缓解。

（3）精神症状：可能和异位内分泌激素有关。

3.肝转移

主要表现为食欲下降、恶心、消瘦、肝区疼痛，有时可出现黄疸。肝转移诊断特点是短期内肝脏进行性增大，肝脏的正常轮廓消失，柔韧度不一致，触诊肝脏表面有结节，B 超、CT 可发现转移灶。患者多在短期内死亡。

4.肾脏及肾上腺转移

肾转移可出现血尿，肾上腺转移临床可表现为艾迪生病（Addison），即慢性肾上腺皮质功能低下症，主要症状黏膜以及瘢痕处的黑色素沉着增加，患者多在短期内死亡。

5.皮下转移中体级

主要表现为皮下出现结节，以腰背部多见，呈多发性。患者多在短期内死亡。

6.腹膜后淋巴结转移

临床多无症状，常在查体时被发现。由于腹膜后增大淋巴结压迫周边组织或神经，患者可出现腰背部胀痛。转移淋巴结也可压迫胆管而出现阻塞性黄疸。此外，小细胞肺癌易发生胰腺转移，可出现胰腺炎或阻塞性黄疸等症状和体征，患者多在短期内死亡。

（胡雨萌）

第二节　肺癌的诊断

一、肺癌的 X 线检查

（一）肺癌 X 线检查的方法与原则

临床上疑有肺部病变的患者，影像学检查首选的方法是正侧位胸片和胸部透视，它是肺癌的 X 线影像诊断和鉴别诊断最简便有效的方法。近几年来，随着 X 线影像设备的不断完善，传统的 X 线成像形式和图像的处理模式发生了巨大的变化。在传统的胸部平片和胸部分层片基础上，发展产生了数字化电视透视、数字化胸部摄影（CR 或 DR）、计算机断层摄影（CT）、数字化血管减影造影（DSA）和磁共振成像（MRI）。新技术的发展对传统的影像诊断方法有良好的补充。对可疑肺癌的患者，影像的检查既要由简及繁，又要突出重点，选择最有效的检查手段和最经济的检查方法，以达到诊断与鉴别诊断的目的。

（二）肺癌的 X 线征象及病理基础

肺组织含有大量气体，这一特性使肺内大部分病变在 X 线上表现为与之形成密度反差较大的致密影。肺癌由于其多变的生长特点，X 线影像上往往表现多样性，增加了肺癌影像诊断与鉴别诊断的困难。肺癌的 X 线征象分为直接征象和间接征象。直接影像征象依其表现形式大致分为三大类，即肿块影、浸润影、弥漫结节或絮状浸润影。

1.肿块影

肺内孤立性结节是肺癌 X 线征象中最常见的表现，特别在周围型肺癌中，是主要征象之一。依病灶的形态及大小，其表现分为结节状、球形及团块形。肿块型肺癌可发生于不同病理类型的肺癌中，孤立结节灶以腺癌多见，团块型尤其是紧贴纵隔或肺门生长的肿瘤以鳞癌和小细胞癌多见。

（1）肿块大小和生长速度：胸片上肿块型肺癌形态大小差异较大，通常发现病灶时，直径约 1~6cm，根据肿瘤细胞的分裂生长特性，小于 1cm 的肿瘤结节密度低，与周围肺组织对比度差，平片显示欠佳。大于 2cm 的肿块，密度明显高于周围肺组织，形成良好对比，胸片易于发现。肺癌的生长速度与其病理类型及肿瘤细胞生物特性有关，肿瘤的倍增时间对判断良恶性肿瘤有一定帮助。通常认为倍增时间小于 1 个月或大于 2 年，多为良性病变。

（2）肿块的形态与密度：周围型肺癌病灶形态的特点往往是圆形或类圆形。当瘤体直径尚小于 1cm 时，分叶切迹不易表现，病灶以圆形为主；直径大于 1.5cm 时，部分显示有典型的分叶切迹，病灶呈类圆形或不对称圆形生长。有时肿块生长较快，其形态仍可呈对称圆形，边界光整，往往是未分化大细胞癌，此类型诊断较困难。

（3）肿块的边缘与边界：肿块边缘是肿瘤本身形态的一部分，短毛刺样改变是其另一特征。在分层片或技术条件较好的胸片上，可见周围肺组织与癌肿间密度模糊，为癌肿组织向周边肺组织浸润生长造成的，使正常肺组织与肿瘤组织互相交错，并引起瘤周肺组织间质反应所致。同时也因伴有组织内淋巴管、炎性反应和血管反应性增生、扩张等共同形成。胸片上表现为瘤体全周或部分周边呈放射冠状的细短毛刺样改变，是影像学诊断的一个重要依据。肿瘤的边界是指瘤体与周边肺组织的界线，在平片中，大部分病灶与周围肺野分界略显模糊，除上述肿瘤生长特点外，瘤周组织的改变也是重要原因。部分周围型肺癌生长于邻近胸壁或叶间胸膜，出现胸膜凹陷或兔耳征，是与肿瘤交界的正常组织结构因肿瘤而发生的改变。

2.浸润影

浸润样肺癌 X 线征象以斑片状类似肺炎的浸润影表现为特点，病变常累及肺段或肺叶。病理上，浸润样病变是支气管肺癌的肿瘤组织沿支气管壁和肺泡壁生长蔓延，阻塞细小支气管，导致片状轮廓模糊，胸片显示病变范围内间有透亮肺组织及密度不均影，短期抗炎后，病灶可有少量吸收。此类型以腺癌多见。

3.弥漫结节或絮状浸润影

弥漫性肺癌征象以双侧或单侧肺野粟粒样结节灶或散在斑片状或聚集成团絮状浸润性改变为特征，以腺癌或细支气管肺泡癌居多。粟粒状肺癌其粟粒结节分布不均，往往下肺野多于上肺野，大小不等，有融合趋势，部分病例粟粒结节灶分布以脏层胸膜下为主，逐渐向肺内发展，亦可呈单侧或双侧肺野大片散在或聚集成团絮状浸润影，其间混有含气的肺组织，在肺门区或中下肺野浸润影聚集成大片密实影。此型肺癌多数伴有顽固性胸腔积液。

（三）肺癌的 X 线诊断

根据肺癌的生长部位，将肺癌分为中央型、周围型。

1.中央型肺癌

中央型肺癌又称中心型肺癌，是发生在段及以上支气管的肺癌，位置距肺门近，靠近主支气管、肺门淋巴结等组织。局部组织的压迫症状出现较早，进展较快，预后较周围型肺癌差，以鳞状上皮细胞癌较为多见。中央型肺癌的病因及发病机制尚未明确，多发生于男性，一般有多年吸烟史，患者有自觉症状者较多，主要表现为发热、咳嗽及咳血等三大症状，发热最为多见。无症状体检发现者比较少见。

肿瘤生长于肺门部或原发肿瘤较小，但伴肺门淋巴结增大，其主要表现为肺门肿块。分层或支气管造影片上见管腔充盈缺损、狭窄、截断、闭塞，支气管壁增厚、僵直，胸片上单侧不规则的肺内肿块为中央型肺癌的直接征象，是中央型肺癌的主要诊断依据。除此之外，X 线也可以显现中央型肺癌的间接征象，常见现象包括阻塞性的肺炎、局限性的肺气肿和肺不张等。

2.周围型肺癌

周围型肺癌与中央型肺癌是相对的概念，癌肿发生于亚段及其以下的支气管，以腺癌、小细胞癌为多见。周围型肺癌的肿瘤发生在较小的支气管，很容易侵犯肺组织，在 X 线上形成清晰的对比，肿瘤较小时即可在胸片上显示。早期中央型肺癌的主要 X 线表现为阻塞性肺炎、肺不张等继发性变化，能直接显示肿瘤者比较少见。相对的，周围型者 X 线主要显示肿瘤阴影。在瘤灶周围常有肺炎及肺萎陷等变化，但 X 线多难以显示，或表现轻微。CT 检查的密度分率较 X 线为好，显示这些变化亦较 X 线清楚。

3.鳞状细胞癌

鳞状细胞癌简称鳞癌，鳞癌生长缓慢，病程较长，肺门、纵膈淋巴结转移较晚。在肺癌各病理类型中，发病率约占 40%，居于首位，男性常见于女性。鳞癌较多位于大支气管，环绕支气管壁生长，致支气管腔狭窄，或呈息肉样生长，向支气管腔内凸入。因鳞癌的生长部位特点，故其表现以中央型为主，X 线可见以远侧肺部炎症，局部性肺气肿，段、叶肺不张等主要改变。少部分鳞癌生长于周围肺野，表现为孤立性肿块，边缘轻度分叶，毛刺，癌肿常推移周围肺纹理。当直径大于 5cm 时，中心易出现坏死，形成癌性空洞，内缘不规则，壁厚。肿瘤侵犯叶间胸膜，可跨叶生长，直接侵犯胸壁、肋骨、胸椎等，肺尖部癌肿常以鳞癌多见，早期即有胸壁侵犯征象。

4.腺癌

女性肺癌患者以腺癌多见。腺癌癌肿常生长于段支气管以下的周围肺野，以孤立性结节为主，肿块呈圆形或卵圆形，密度淡而均匀，有时肿块内有小透亮区，边缘有分叶，毛刺，癌肿邻近胸膜生长，可产生胸膜四陷征，少数腺癌生长于段以上支气管内，则为中央型腺癌，产生阻塞性炎症或叶、段的不张等 X 线征象。部分腺癌在一侧或两侧肺野呈多发粟粒结节状或弥散浸润改变。周围型腺癌易侵犯胸膜或心包，出现胸膜、心包积液。胸腔积液量多时，易掩盖原发病灶。腺癌淋巴结转移出现较早，有时肺内淋巴结肿大明显而原发病较小。

5.未分化癌

未分化癌分为小细胞癌和大细胞癌。肺部小细胞癌常见于大细胞癌，肺部小细胞癌以中央型较多，大细胞癌以周围型为主。未分化癌恶性程度高，分化程度较差，以小细胞癌突出，癌肿于早期即有肺门肿块、膈淋巴结转移，肿大之淋巴结与原发癌肿融合成团，形成肺内肿块，酷似纵膈肿瘤，此种情况需引起警惕。有时双侧肺门淋巴结均有转移，X 线显示与恶性淋巴瘤极相似。

6.细支气管肺泡癌

细支气管肺泡癌发生于末梢细支气管或肺泡上皮，在肺癌中约占 2% 到 5%，发病率最低，X 线表现主要以单或多发结节灶，或浸润性实变。早期 X 线表现多见肺外周结节影，密度低不均匀，边缘模糊且正常肺组织界线不清，癌周边界逐渐清晰。也有部分病例在肺段、肺叶或同侧肺野内同时出现多个大小不等、密度中等小结节。肺野内纹理紊乱，呈网织状，晚期迅速发展成两肺弥漫结节。当癌肿沿着细支气管生长，导致细支气管管壁增厚、僵硬、管腔狭窄。当肺泡上皮逐渐为肿瘤细胞替代，邻近肺组织渗出和黏液形成，X线表现为浸润模糊影，酷似炎症，并常伴有局灶性肺收缩，随病程的发展，在浸润影中可见逐渐出现的小粟粒状致密影。

（四）转移性肺癌的 X 线表现转移性

部分原发灶尚不明了的原发性肿瘤常常以肺部肿块为首发征象，这需对疾病的诊断提高警惕。外源性肿瘤转移至肺多以血源性转移为主，胸片表现以多发或单发结节灶为特征。部分可经由淋巴管转移至肺部，表现为肺门、纵隔淋巴结肿大，肺纹理网织样增多，少量胸腔积液等。

血行转移的多发病灶以轮廓清晰、光整、大小不一的两肺圆形结节为 X 线征象，常分布于两肺中下野。无论肺内转移灶的大小或多少，均提示来源于血供较丰富的肿瘤，如肝癌、直肠癌、乳腺癌、甲状腺癌等。甲状腺癌恶性程度较低，有时发展较缓慢，绒毛膜细胞癌以棉絮状结节影为转移特征。

孤立性转移约占血行转移病例的 25%，肿瘤密度呈轮廓清晰、均匀，边界锐利光滑，无分叶毛刺样，肿瘤有时发展较快，呈膨胀性生长，多见于肉瘤（如滑膜肉瘤和软骨肉瘤等）、结肠癌、肾癌和黑色素瘤等。

癌肿经由淋巴管转移至肺部，胸片以一侧或两侧肺门、纵隔淋巴结肿大，肺纹理网织样增多、增乱为主要表现。这些细条纹理影包括部分细小点状影，提示淋巴管瘀积、水肿、增宽，淋巴管内癌性结节。淋巴道转移常伴有胸腔积液，液体产生速度快且常初期为浆液性积液，后期呈血性积液。

（五）肺癌肺内转移的 X 线征象

1.淋巴道转移

淋巴道转移为肺癌转移的主要途径，左、右肺任何叶、段的癌肿，同侧肺门淋巴结常常肿大，平片表现为肺门部块影，肺门增大。有时淋巴结融合成团块，压迫、侵犯邻近食管、血管。胸片上除肺癌肿块外，同侧或双侧肺野出现大量乱、细小纹理，逐渐增深增多者强烈提示弥漫性淋巴管转移的可能。

2.支气管播散

癌肿沿支气管或肺泡间孔扩散，形成肺叶或同侧肺弥漫性浸润样和粟粒状影，有时可向对侧肺播散。

3.血行性转移

肺癌血行性转移是由癌细胞侵入肺循环或经纵膈转移的淋巴结引流入血液循环所致，癌肿与肺动脉交通，经肺循环致肺内转移，形成同侧肺内密度不一、大小不一的结节灶，发展较快。癌肿与肺静脉交通，则可经体循环转移至两肺及身体其他脏器和骨系统，出现相应的 X 线征象。

4.直接侵犯

癌肿紧贴纵膈、胸壁生长或至病程后期，可直接侵犯邻近组织，如肋骨、胸膜，甚至胸壁，向纵膈内侵犯大血管、神经、心包，产生相应的病理 X 线征象。胸膜、心包受侵犯，常以胸水、心包积液为特征，当心包积液量较少时，容易忽略，需仔细辨认，在电透下动态观察和对照系列胸片的心影改变或心脏超声检查，可及早发现。

二、肺癌的 CT 检查

（一）CT 对肺癌诊断的基本知识与临床应用

胸部具有良好的自然对比性，故常规 X 线检查一直是肺部疾病最基本的检查方法，并且 CT 与 X 线胸片的临床应用指征基本上是一致的，即适合作 X 线胸片检查的也同样适合作 CT 检查。与常规 X 线检查相比，CT 具有无前后结构重叠、分辨率高等优点，相较于 X 线来说对于小病灶和早期病变的发现更敏感，显示病变的细节与提供的影像学资料也更为丰富。高分辨率 CT 可清晰地显示肺内结节的形态特征及支气管的异常。CT 较之于 X 线具有很大的优势，如：显示肺气肿、肺实变与肺不张，CT 检查可清晰地显示支气管病变所引起的肺部病变，当怀疑肺部疾病由支气管狭窄或阻塞引起时，CT 和纤维支气管镜都是必要的选择。

易发现肺部小病灶或早期病变。由于受胸壁软组织等重叠的影响，加上常规 X 线摄片分辨率的限制，直径小于 1cm 的小结节很难被 X 线胸片发现，尤其是靠近胸膜缘或位于特殊部位的病灶，如位于肺尖、肺门及靠近纵膈、横膈、心缘和心后区的病灶，易被正常结构掩盖；近胸膜的肺内小结节由于与胸膜软组织缺乏对比，也不易被发现；还有位于气管、支气管腔内的小的占位性病变，除非合并阻塞性病变，否则也不易被发现。

通过 X 线胸片、纤维支气管镜和（或）活检确定为肺癌的病例，CT 检查的主要目的是作 TNM 分期。虽然 CT 和其他影像学方法一样，在肺癌的分期方面存在一定限度，但明显优于 X 线胸片，尤其是螺旋 CT 在病灶处的发现、病变浸润程度的评价及显示淋巴结转移和血行转移等方面具有突出优势，所以 CT 检查依然是目前最主要的分期方法。

（二）肺癌的 CT 诊断

1.中央型肺癌

（1）直接征象：肺门肿块通常表现为团块状或结节状，边缘不规则，也可有分叶表现，同时可见阻塞性肺炎、肺不张等症状。某些恶性程度高的肺癌肿瘤可迅速浸润支气管壁伴肺门淋巴结转移。当高度恶性的中央型肺癌形成肺门肿块，合并阻塞性癌性淋巴管炎时，见肿块周围沿肺血管、支气管向肺野呈放射状分布的细条形影。通常情况下 CT 横断扫描可明确肿块部位及大小。临床上多见肿瘤偏支气管的一侧生长并推压支气管。肿块有的呈椭圆形，平扫时肿块密度均或不均。中央型肺癌的进展期常伴有肺门与纵隔淋巴结的肿大，两者在常规 CT 扫描图像上不易区分。中央型肺癌的晚期，肿瘤可侵犯纵隔内的大血管、心脏等结构，常见淋巴结转移压迫上腔静脉，在增强 CT 图像上常见上腔静脉近心端不规则狭窄，出现颈部、上胸部侧支循环。右中间段支气管及左侧中央型肺癌常见肺动脉包绕，肺动脉腔径变小，轮廓不规则。

（2）间接征象：支气管阻塞征象中最早的改变为局限性阻塞性肺气肿，随病变发展，阻塞加重，通气受阻，发生阻塞性炎症和不张。在临床工作中，阻塞性肺气肿的影像表现很少见。阻塞性肺炎可出现在中央型肺癌的早期，表现为小斑片状边缘模糊影，可在同一部位反复发生并逐渐加重，进一步发展成肺实变。当支气管严重狭窄、分泌物阻塞时，受累支气管完全受阻形成肺不张。平扫 CT 见病变肺叶呈高密度，肺叶体积缩小。病变肺叶向肺门、纵隔移位。肺门肿块较小时，病变肺叶可掩盖肿瘤本身。当肺门肿块较大时，尽管不张肺叶体积缩小且紧贴肺门，叶间裂，向内凹陷，但肿块处不张肺缘仍凸出，即该处叶间胸膜不但不向内凹，反而凸出，此时叶间胸膜呈曲线状或"S"状，有人称之为"S"征。"S"征被认为是中央型肺癌的典型表现，CT 和 MRI 均可显示。

2.周围型肺癌

周围型肺癌较中央型肺癌多见，并且在 CT 上显示有一定的特性。

（1）形态：多为圆形或类圆形的小结节或块，但也有的可呈斑片状或不规则形态，极少数还可见卫星灶。

（2）边缘：多不规则，凸凹不平，见分叶征，边缘可见锯齿征，小棘状突起与细毛刺，肺癌的毛刺多细短，较密集，呈放射状。

（3）瘤体内部表现：大多数肿瘤密度较均匀，部分密度不均，肿物内可见到小泡征或空气支气管征。钙化很少见，可为单发、小点或小片状，位于病变中央或偏心，其病理基础可能是肺癌组织坏死后的钙质沉着，亦可能是原来肺组织内的钙化病灶被包绕所致。

（4）病变远侧（胸膜侧）模糊小片影或楔形致密影：可能为小支气管或细支气管阻塞的表现。

（5）肺癌的空洞癌较多见，次为腺癌和大细胞癌。其特点：①厚壁、偏心、壁不规则，内有小结节状；②少有液平；③空洞可被填塞而消失，又可再现；④也可有薄壁空洞，但壁不规则；⑤肿物内小空洞可多发；⑥有空洞的团块状肿物的外观可具有上述特征。

（6）胸膜改变：最常见的是胸膜凹陷，其次为肿瘤的胸膜浸润和播散。胸膜凹陷系肺癌的结缔组织反应性增生，牵拉脏层胸膜所致。胸膜凹陷征表现为从瘤灶外缘走向，胸膜的三角形或放射状线条影，又称胸膜尾征或兔耳征，此征多见于腺癌。胸膜浸润见于胸膜下肿瘤或肿瘤体积增大直接浸润壁层胸膜，常表现肿块与胸壁胸膜线消失，与胸壁广基相贴，交角变钝，深吸气与深呼气扫描时肿块与胸壁关系无改变。

（7）肿瘤大小：一般将肿块中最大径≤3cm 的称为结节灶，＞3cm 者称为球形肿块。

上述为周围型肺癌常见的 CT 表现，对于某一病人来说不一定具备所有征象，仅只出现 2—3 个征象。早期周围型肺癌上述征象都很明显，进展型或晚期肺癌 CT 显示病变侵犯胸膜、胸壁、纵隔、肺门远处脏器等，对于后续肺癌的临床分期有重要价值。注意，细支气管肺泡癌在常规 X 线上容易误诊为肺结核或炎症，CT 上会有一定的特征，较容易做出诊断。

3.弥漫型肺癌

常见于弥漫型细支气管肺泡癌。有两种情况：一是病变累及一个肺段或整个肺叶；二是病变广泛分布于两肺。有文献报道，根据病变形态可分为四个亚型：①蜂房型；②实变型；③多灶型；④混合型。可归纳为 5 个有特征性的征象：①蜂房征：病变区内密度不均，呈蜂房状气腔，大小不一，为圆形或多边形，其病理基础是癌细胞沿着肺泡细支气管壁生长，但不破坏其基本结构，但使其不规则增厚，故肺泡腔不同程度存在；此征如与空气管充气征同时存在，则有定性意义。②空气管充气征：与一般急性炎性病变不同，其特点是：管壁不规则，凹凸不平；普遍性狭窄；支气管僵硬、扭曲；主要是较大的支气管，较小的支气管多不能显示，呈枯树枝状。③毛玻璃征：受累肺组织呈近似水样密度的网格状结构，呈毛玻璃样外观，其病理基础是受累增厚的肺泡内充满黏蛋白或其他渗液。④血管造影征：平扫时可见病变呈片状，甚至肺段肺叶形态分布多呈楔形，尖端指向肺门，可与胸膜相连，密度较低（可低于肌肉），平扫即可见其中血管影，增强后血管影更突出，在均匀一致的低密度区内可见树枝状血管增强影，其分支行程可达 3cm 以上，此征的出现可提示细支气管肺泡癌。⑤两肺弥漫分布的斑片状与结节状影。

（1）多发性原发性支气管肺癌：是指肺内发生两个或两个以上的原发性肺癌。组织类型可相同或不相同，双原发肿瘤可同时发生或先后发生。CT 检查时，对于两肺同时出现孤立性块影或肺内同时存在孤立性病变与支气管的狭窄阻塞，或首次原发癌切除两年以后，肺内又出现任何肿瘤，应考虑第二个原发癌的可能性。多原发性肺癌的 CT 表现：大多呈孤立的结节状或块状软组织影，可有分叶和毛刺，支气管狭窄或阻塞性肺炎与肺不张等，而肺转移瘤常呈多发的球形病变，边缘较光整，多无分叶和毛刺或肺不张征象。

（2）鳞癌：鳞癌多为中央型，发生在肺周围者仅占 35%。体积较大，多数边界清，中央常见坏死、液化，形成空洞。瘤位于上肺叶时，空洞更常见。可出现胸膜凹陷，但不如腺癌典型。远处转移相对少见。

（3）腺癌：在周围型肺癌中占 64%。CT 图像上常表现为圆形或椭圆形，大多直径 < 4cm，有分叶、毛刺，胸膜凹陷较为明显。有时可见多发灶。当腺癌以周围型小结节的形式出现时，其生长速度可相当缓慢，但常见已有远处转移。或在一定时间内相对稳定，有的几年后才突然增大，这种现象可能是肿瘤内继发成纤维化反应所致。

（4）大细胞癌：CT 表现与腺癌相似，最常见的表现为周围型肿块，生长迅速，直径常大于 4cm。边缘有分叶，空洞少见。转移的出现较腺癌晚。

（5）小细胞癌：小细胞癌的病变位置多为中央型，早期就有淋巴结和血行转移。原发灶一般很小而难以发现，有的病灶位于肺门部，与肿大淋巴结相互融合而不能分辨。X 线与 CT 检查见肺门区肿块，多为病变侵犯肺门或纵隔淋巴结，部分病例见肺门和纵隔肿大淋巴结融合，可发展成纵隔内巨大肿块，将大血管包绕，使气道受压。少数小细胞癌表现为周围型，CT 扫描可见外周肺内肿块，常伴有病灶周围支气管壁增厚，少部分可有以阻塞性肺炎和肺不张为主的气道阻塞征象。小细胞癌的空洞相对少见。

（6）CT 在肺癌中的优势与应用：目前通常采用的是1988年公布的修改 TNM 分类方法，CT 在支气管肺癌临床分期上有很大的作用，是 TNM 放射学分期最好的方法。

①CT 可显示肿瘤直接侵犯邻近器官：肿瘤直接侵入纵隔的 CT 表现为：纵隔脂肪间隙消失，肿瘤与纵隔结构相连。CT 能够显示肿瘤与大血管的关系，能将肿瘤侵犯血管的范围和程度显示清楚。如果肿瘤与主动脉或肺动脉黏连，则 CT 表现肿瘤与大血管界线消失。如邻近肿块处的心包增厚、黏连或心包积液，表明肿

瘤直接侵犯心包或心包转移。②CT能显示纵膈淋巴结肿大：有无淋巴结转移是肺癌临床分期中很重要的因素，即使肿瘤很小，如果有淋巴结转移，就要归入Ⅱ期或Ⅲ期。有无肺门或纵膈淋巴结转移是比原发癌大小更重要的预测肺癌预后的指标，一般以直径大于10～15mm作为淋巴结转移的标准。CT发现淋巴结增大的敏感性很高，可达90%以上，但对肿大的淋巴结不能定性，其病因学诊断仍需做组织学检查。CT检查可指明肿大淋巴结的部位，以帮助选择最合适的组织学检查方法（如经颈或经支气管镜纵膈活检，胸骨旁纵膈检查术等）。原发性肺癌有一定的引流播散途径：右肺癌有趋向于开始时转移到同侧肺门淋巴结，然后转移到右气管旁淋巴结，很少再转移到对侧淋巴结；但左侧肺癌在同侧淋巴结转移后常播散到对侧淋巴结；左上肺癌通常一开始转移到主肺动脉窗淋巴结；左上叶和左下叶的癌首先播散到左气管支气管区域淋巴结；右肺中叶和两下肺癌常在早期播散到隆突下淋巴结，下叶病变也可扩展到食管旁、肺韧带和膈上淋巴结。③CT可用以确定远处脏器转移肺癌：容易转移到肾上腺、脑、肝等远处脏器。扫描器官对肺癌临床分期和确定能否手术也很必要。

三、肺癌的核磁共振（MRI）检查

（一）肺部MRI的成像技术

1.核磁共振的成像技术优缺点

MRI与X线、CT对比有很多优点，但在数量上比CT仍明显少。从设备档次上，高场强机因为扫描时间短，序列选择大，软件配置多，适合胸肺部检查，低场机在肺部应用效果欠佳。MRI扫描较之CT的优势有：

（1）无创性检查：MRI利用一定频率的射频脉冲对静磁场内人体的病变部位进行激发，从而产生磁共振信号。MRI检查没有射线，无电离辐射，对人体安全无害。

（2）序列选择性大：通常高场强机配置的序列达300多个，可根据需要进行选择。如黑血序列，大血管呈流空现象，表现为低信号，对腔内血栓显示清楚。白血序列，心腔、大血管呈高信号，与周围低信号的肺组织形成明显的信号差异，近似模拟造影的效果，形态学显示十分理想。纵膈肿块、淋巴结大多呈中等信号，与大血管有区别，因此在观察纵膈结构及肺门结构时，MRI有较大帮助。

（3）扫描参数灵活：MRI信号强度与5个参数有关：T1值、T2值、氢质子密度、重复时间（TR）、回波时间（TE）。改变TR和TE的时间长短，得到T1

加权或 T2 加权图像。也可用增强的方法缩短 T1 值或 T2 值，进行相应的加权扫描，获得 T1 加权或 T2 加权图像。不同的加权图像对组织性质的判断很有帮助。

（4）任意平面扫描：MRI 可以不改变患者的体位，直接扫描得到横断面、冠状面、矢状面、斜面。病灶形态显示、范围观察十分直观，定位诊断非常准确。了解气管左右主支气管、叶支气管，MRI 的冠状面显示非常清楚。

（5）密度分辨率高：对肺癌侵犯胸壁软组织、纵隔、心包、膈肌等十分敏感。MRI 信号对分析病变的组织成分，确定组织性质帮助较大。

（6）造影剂安全：MRI 造影剂是含钆的螯合物制剂，很少引起过敏反应，非常安全使用时不需做过敏试验。CT 使用的含碘造影剂有过敏的危险。MRI 造影剂用量比 CT 少很多，通常为 15~30ml。Gd-DTPA 为顺磁性造影剂，检查做 T1W 扫描，增强扫描后瘤内结构与邻近的关系显示得更为清晰。

（7）胸部 MRI 扫描也有一定的缺点，如：①细微观察受限：肺部 MRI 空间分辨率不如 CT。对肺细微结构观察欠佳，如肺小叶、小叶中心结节、蜂窝征、小叶间膈增厚，甚至斜裂、水平裂等。导致周围性肿块形态学观察较粗略，特异性征象显示不如 CT 多，导致定性有一定难度，有时在肿块的定位上亦有困难。对肺内直径 1cm 以下的结节，MRI 一般显示比较困难，不如 CT 敏感。近年来随着设备的改进，MRI 对小结节的显示率有提高，笔者使用的西门子高场强机（1.5T），可以显示肺内 5mm 的小病灶。②对钙化不敏感：钙化的组织不含或含氢质子很少，信号很低，MRI 难以显示，使诊断与鉴别诊断受到影响。CT 对钙化非常敏感，点状钙化均能清晰显示。③检查时间一般较长，并且需要屏气配合，患有幽闭恐惧症患者、小儿及危重病患者常常不能配合检查。④运用受限：有心脏起搏器、心电监护、心胸术后有金属的患者不能进行 MRI 检查。尽管现在一些进口心脏起搏器有防磁能力，但从安全角度考虑，仍不适合做 MRI 检查。

（8）胸部 MRI 的适应症：肺部疾病临床首选检查通常是 X 片或 CT。如果患者不适合做 CT（如碘过敏等）或经过 CT 检查后还需要提供更多病变信息时，MRI 是最好的选择。一般讲，做 CT 的疾病都可做 MRI 检查，MRI 有独到之处。①纵隔病变：从组织结构上属软组织结构，MRI 对软组织信号分辨率高，且 MRI 多方位扫描对纵隔肿块定位准确可靠，而纵隔病变的定位诊断对定性帮助极大。通过黑血或白血序列的选择，平扫即可显示肿块与心脏、血管、气管、食管、胸部、脊柱的关系。MRI 对肿块成分鉴别很有帮助，如鉴别单纯囊肿或脓肿、脂肪或出血等。对血管断面和淋巴结的鉴别，也可通过序列的变化不用增强做出诊断。对肺癌造成的血管腔外、腔内受累，如血管壁增厚、血管狭窄、移位、腔内血栓等，MRI 均有很高的诊断价值。②肺癌的分期：MRI 在对肺内病变的诊断方面，存在一定的局限，它的应用价值主要在于了解肺癌的侵犯范围和确定肺癌的分期，以便决定治疗方案和估计预后。尽管 X 线和 CT 结合进行分期的准确率已很高，但 MRI 可以补充有关信息，使分期更准确。③对肺尖部位病变、胸膜胸壁病变及肺横膈交界处、心肺交界处、肺纵膈交界处病变用 MRI 检查均很有优势。如胸腔积液，MRI 能区分积液性质是血性还是单纯积液。对肺尖、锁骨上窝肿块，邻近的锁骨下动静脉、臂丛神经有无侵犯，均可通过 MRI 检查得到了解。④鉴别肿块和肺不张：在 T2W 图像上，肺癌肿块与阻塞性肺炎之间有信号上的差异，两者治疗上明显不同。增强扫描对放疗引起的纤维化抑或肺癌复发有鉴别作用，纤维化块影无强化，肺癌有强化出现。⑤肺癌术后随访：术后的胸膜增厚、积液、肺部纤维块形成、支气管移位、胸廓变形等在 MRI 显示得十分清楚。平扫检查在肺部疾病中应用广泛，随访简便易行。

（9）胸部正常 MRI 表现：①隔磁：共振切面上能见到 CT 上所能见到的绝大多数纵膈结构。a.气管与主支气管：气管与主支气管腔内因质子密度很低呈低信号或无信号。管腔由周围脂肪的高信号所勾画，气管与支气管壁通常不可见，只是在它们与对着纵膈胸膜的肺相接触的区域，两者之间无脂肪时，才能观察到，呈中等信号。此多见于右侧主支气管、气管的右侧壁和气管的右后外侧部。冠状位上，由于胸段气管的轴线处于自上而下向后倾斜的方向，故很少能在一个切面上见到完整的气管，根据其倾斜的程度，通常见于 2~5 个连续的切面。左右主支气管及中间段支气管均能于气管后方层面上见到。b.血管：血管腔因血液的流空效应，通常为无信号，故血管腔与纵膈内脂肪的高信号形成鲜明对比。血管壁只在与胸膜面和与肺相接触的部位，且这些结构间须无脂肪相隔时才能见到。血管壁为介于脂肪和血管之间的中等强度信号。在 MRI 上，中等大小以上的血管均能清晰显示。管径细的血管见到的概率较小，文献报告能看到的血管直径为 3mm。c.食管：胸段食管通常显示良好，特别是上 1/3 段和下段经下至食管胃吻合部可辨认。食管中部因与左心房紧贴呈扁平状，难以显示。观察食管以 T1 加权像为宜。其信号与骨骼肌相同，呈现中等信号强度。食管壁的厚度约为 3mm。d.淋巴结：正常纵膈内淋巴结在脂肪组织的衬托下是可见的，表现为均质圆形或卵圆形结构。信号强度低于脂肪，正常横径应小于 10mm。e.胸腺：于横断位上，位于前纵膈，呈三角形或圆形，矢状位呈椭圆形。胸腺的 T1 值大于脂肪，因而在 T1 加权图像上，信号强度低于脂肪。随着年龄增长，T1 缩短，胸腺的信号与脂肪相似。f.心包：心包呈现为位于心外脂肪和心包外层脂肪层之间低信号强度的线状影。②胸壁：胸壁由皮肤、皮下脂肪、肌肉、骨等组织构成。MRI 软组织密度分辨率高，显示皮肤薄且连续，呈中等信号。皮下脂肪 T1W、T2W 均呈高信号（白色），脂肪的 T1 值较 T2 值短，故 T1W 高信号更明显。肌肉组织的 T1 值偏长 T2 值偏短，故 T1W 呈中等强度信号（灰色），T2W 信号强度低（灰黑色）。胸椎、胸骨、锁骨的骨皮质 T1W、T2W 均为低信号，而骨松质中脂肪成分丰富，T1W 信号偏高（灰白色），T2W 偏低（灰黑色），对肺癌导致的脊柱转移，MRI 敏感性高，诊断效果佳。肋骨、锁骨较细、骨皮质厚，加上形态不规则，扫描呈间断显示，所以，对异常改变 MRI 不及 CT 敏感。③胸膜：解剖上分脏层、壁层胸膜。影像学难以将两者分开，统称胸膜。正常胸膜薄，氢质子少，信号低，不能显示胸膜。质量佳的 T1W 图像，偶尔见到斜裂、水平裂。胸膜病变，如胸膜增厚、胸腔积液、气胸、胸膜结节、肿块等在 MRI 显示十分满意。④肺组织：肺组织含气多，含氢质子密度极少，MRI 信号微弱，在各种序列肺实质均显示低信号。相比之下，T1W 信噪比高于 T2W，故 T1W 肺纹理显示较 T2W 清楚。小结节或微小结节在 T1W 上观察比 T2W 优越。靠近后胸壁的肺组织可因血循环和淋巴回流减慢，纹理增粗或密集，横断面、矢状面均可以看到。T1W 序列常要求病人屏气时间控制在 15 秒左右。屏气好坏，是检查能否成功的关键。T2W 可不屏气。⑤肺门：肺门影是肺动脉、肺静脉、支气管、淋巴组织的总和显示，其中肺动、静脉的大分支是主要的组成部分。MRI 可以在平扫检查中，通过选择黑血序列，使大血管呈流空现象，从而与肺门的淋巴结鉴别。也可以选择白血序列，将血管与支气管分开。肺癌累及的气管、左右支气管、叶支气管管腔内外的改变均可通过冠状面显示清楚。MRI 对肺门结构的观察，是较为突出的优势。⑥横膈：表现为薄层弧形低信号，冠状面、矢状面能较好显示横膈，横膈淋巴结不宜显示。

（二）肺癌的 MRI 表现

MRI 用于肺癌的检查已较普遍。MRI 对判断病灶的浸润范围、明确肺癌的分期、判断预后等均有较大帮助。肺癌是原发于支气管上皮、腺上皮及细支气管肺泡上皮的恶性肿瘤，根据发生的部位可分为 3 型：中央型（肺段及肺段以上支气管）、周围型（肺段以下支气管）、弥漫型（细支气管或肺泡上皮）。根据形态可分 6 型：中央管内型、中央管壁型、中央管外型、周围肿块型、周围肺炎型、弥漫型。

1.中央型肺癌的 MRI 表现

中央型肺癌由于生长在较大支气管内，其表现与周围型肺癌差别很大。支气管受累及继发的肺不张、阻塞性肺炎、肺气肿、支气管扩张等构成了中央型肺癌的主要影像表现。

（1）支气管受累：支气管受累是中央型肺癌的重要影像表现。从形态学分类有：管内型、管壁型、管外型。管内型病变主要向管内伸出性生长，肿瘤呈息肉状、乳头状向腔内突出，造成支气管不同程度狭窄。管壁型肿瘤在支气管壁内浸润性生长，造成支气管壁增厚，管腔狭窄。管外型指肿瘤穿透支气管外膜向肺内生长，形成块影。实际上分型是对肿瘤的生长形态作大致的归类，并非指肿瘤只以单一的方式生长。有的中央型肺癌，可同时合并一种或多种生长方式。MRI 显示中央型肺癌的支气管改变非常有优势，冠状面为首选层面。气管、支气管为低信号，T1W、T2W 序列均可，T1W 图像信噪比高，图像尤佳。如果管内型的结节向腔内突出，MRI 能完整显示病变的形态、大小。对支气管壁增厚、狭窄、阻塞，MRI 的多方位扫描能使病变范围、程度显示清楚，用常规扫描即可完成，不需增强。

（2）肺门肿块：肺门肿块构成中央型肺癌的重要诊断依据。肿块的显示是 MRI 的优势。肺门正常的构成主要为肺动、静脉、支气管、淋巴组织。管壁型、管外型均可在肺门区形成肿块。增大的淋巴结亦可形成肿块。所以，病变时肺门肿块常为原发灶与转移增大的淋巴结的融合。当肺门肿块形成时，可通过序列改变，使血管呈流空的低信号，将肿块与血管区分开来。包绕支气管的肿块，长轴常与病变部位的支气管长轴一致，在不同的层面上可显示这一关系，并可了解到支气管受累的程度和范围。肿块呈中等信号改变，中心常出现坏死、空洞、出血，MRI 从形态上、信号上可作出准确提示。MRI 对显示肺癌的组织学类型无特异性。

（3）支气管阻塞的继发病变：；根据阻塞程度及范围不同，阻塞远端可继发阻塞性肺气肿、肺不张、阻塞性肺炎、支气管扩张。继发改变可渐进性发生、加重。病变可单独存在或综合存在，影像改变亦不同。病变的范围，主要根据受累支气管决定，可以是肺段、肺叶、一侧肺。对阻塞性肺气肿 MRI 不能显示，因为正常肺组织原本信号就低，肺气肿与正常肺野缺乏自然对比，这点远不及 CT。如果病变累及肺叶动脉、肺段动脉，在肺灌注成像的动脉时相，供血区域可显示低灌注区。对肺门肿块与肺不张、阻塞性肺炎可从信号上区别。有认为 T2W 像上肺不张的信号比肿块高，这是由于肺不张可为胆固醇型或在肺不张内有支气管黏液潴留。有报道，T2W 两者的区分率为 50%～80%，并认为明显高于 CT，增强扫描后肿瘤信号强度的增加比肺不张缓慢，肺不张强化较快。

2.周围型肺癌的 MRI 表现

周围型肺癌的肿块型肺癌发生在肺段支气管以下，肺内出现孤立性球块阴影。临床比较常见。如果肿块小于 10mm，MRI 显示较困难。现阶段，MRI 的性能提高很快，高场机高分辨扫描有时能显示 3mm 大小的小结节，但 MRI 显示病灶的细微结构能力仍远不及 CT。MRI 形态学诊断对周围型肺癌的组织类型仍无特异性，从部位上分断，周围型肺癌以腺癌多见。

MRI 的诊断要点是多种形态改变的综合。①肿块的出现：周围性肺癌以肿块形式出现较常见，T1W 多呈中等信号，T2W 信号稍增高，信号多不均，其内如有出血、坏死、囊变，从信号中可得到准确提示。由于大部分肺癌血管丰富，常增强扫描肿块有强化或明显强化，强化的肿块内部结构特征显示较平扫清楚。大部分良性肿块无明显强化或仅有轻微强化。动态增强肺动脉时相显示周围型肺癌呈低信号充盈缺损，而在主动脉时相呈高信号，提示肿块供血来自体循环，对鉴别诊断很有帮助。②瘤体的分叶：一般认为是由于肿瘤各部位生长速度不同造成的。通常边缘十分光滑的肿块，良性肿瘤可能性偏大，反之恶性较大。分叶改变在 T1W 像上观察较好。③肿瘤的毛刺：肿瘤边缘的毛刺，是较有诊断价值的表现。腺癌常出现毛刺，被认为是癌组织浸润生长及出现增生、间质性反应所致。T1W空间分辨率较 T2W 高，对毛刺观察好，但细小毛刺在 MRI 上观察有限，不及 CT详细。④病灶空洞：瘤组织坏死物经支气管排出形成癌性空洞。MRI 从任意角度扫描显示空洞，对空洞形态观察较 CT 好。T1W、T2W 可显示癌性空洞壁厚薄不一，内壁常不规则，或结节形成，一般无液平。组织学上认为癌肿形成空洞以周围型肺癌常见。⑤邻近胸膜改变：如果肿瘤邻近胸膜，可造成局部胸膜牵拉或增厚，增厚胸膜可表现为薄而广泛。MRI 显示十分清楚。周围性肺癌的其他征象，如小泡征、兔耳征等，MRI 显示不敏感。对肿块的钙化及周围的小卫星病灶，MRI显示不敏感，给鉴别诊断带来困难。肿块的定位诊断，MRI 准确性高。高性能的MRI 机 T1W 可显示水平裂、斜裂，加上 MRI 多方位扫描，能对病变准确定位。如果低场强 MRI 扫描，定位诊断可能不及 CT，因为叶间裂不能显示，定位靠大体估计。在肺部 MRI 诊断中，大血管搏动伪影可出现在肺野中，这种伪影呈圆形，有时非常像肺内肿块。区别点是该伪影出现在相位编码方向上，一般为连续的多个。

周围型肺癌的肺炎型较少见。表现为浸润性病灶，病灶形态不规则，边界模糊，所在肺段的体积正常或稍大。T1W、T2W 均呈软组织信号改变，T2W 信号可稍高，不均。影像上与肺部感染难鉴别。如果伴肺门、纵隔淋巴结增大、胸膜牵拉或显示支气管狭窄、中断，有助肺癌诊断。

3.特殊部位肺癌 MRI 表现

（1）弥漫型肺癌：又称肺泡癌，是从细支气管或肺泡上皮发生的癌。肺泡癌是腺癌的一种特殊类型，临床较少见。MRI 无特征性。病变可呈多发结节或多发斑片状影。T1W 为中等信号，T2W 信号增高。中下肺野多见。诊断上有难度。常要借助肺门、纵隔淋巴结、胸膜的变化综合判断。肺泡癌的诊断 CT 优于 MRI。诊断困难时，肺穿刺是可选择的诊断手段。

（2）肺上沟瘤：又称 Pancoast 瘤，MRI 检查很有帮助。肺上沟瘤常发生在肺尖部位，且位置靠后。这里肺组织少，周围软组织（包括肌肉、颈根部血管、臂丛神经）、骨骼（椎体、椎管）结构多。MRI 对软组织分辨率高，无骨伪影干扰及任意角度成像，对肺上沟瘤显示十分清楚。MRI 显示病变部位的肿块，T1W中等信号，T2W 信号稍高，肿瘤内出现坏死、出血信号可不均；胸壁软组织受累常见，表现为软组织肿厚，层次不清，或肿块形成，T1W、T2W均能清楚显示；肋骨侵犯不及CT敏感；椎体、椎管受累显示准确，病变邻近的椎体受侵犯早期形态完全可正常，但MRI可有明显的信号提示，异常信号多为T1W低，T2W相等或稍高。T1W对椎体、椎管内病变显示效果好；肿瘤向周围蔓延，造成血管受侵，MRI的黑血、白血技术均可显示血管移位、狭窄或血管壁增厚。MRI血管检查可通过平扫，采用最大信号强度投影重建得到颈部血管、锁骨下血管、纵膈大血管等的图像。

4.肺癌临近脏器受侵及转移的 MRI 诊断

（1）淋巴结转移：肺癌分期对制订治疗方案和估计预后有重要的价值。淋巴结受侵或转移是肺癌TMN分期中的一项重要指标。对于淋巴结分组国内外标准不同。国内有人将胸内淋巴结划为9个区。首先以气管中线分为左右两侧，再自上而下分为8区。单数在右侧，双数在左侧。1区和2区在主动脉弓上，3区和4区平主动脉弓，5区和6区是气管支气管区，7区和8区是肺门区，9区是气管隆凸下。该方法比较简明实用。目前国际上通用的用于肺癌分期的胸内淋巴结分布图首先由日本学者 Naruke 提出（1978年），后为美国胸科协会（ATS）采用。1996年国际抗癌联盟（UICC）将两者统一，于1997年颁布新的淋巴结分布图。它把纵膈、肺门和肺内淋巴结划分为14个区。1～4区为上纵膈淋巴结，5～6区为主动脉淋巴结，7～9区为下纵膈淋巴结，10区为肺门淋巴结，11～14区为肺内淋巴结。淋巴结转移的评价权威性资料报道：淋巴结直径小于10mm时转移率为13%，10～19mm时转移率为25%，20～30m时转移率为62%，30～39mm时转移率为67%，大于40mm转移率为100%。从中可知，20mm是重要的界限。故目前影像评价仍是以淋巴结的大小作为判断有无转移的标准。多数研究者认为淋巴结直径在10mm以下，多为正常，准确率为80%～90%。直径在10～15mm的为可疑。当然，也要考虑到并非所有长大的淋巴结都有转移或小的淋巴结没有转移。MRI也试图在淋巴结的形态、信号、弛豫时间上对淋巴结作出定性诊断，但似乎不可能。目前用的顺磁性造影剂Cd-DTPA对纵膈淋巴结显示有一定帮助，Crisci报道的病例平扫时纵膈淋巴结敏感性、特异性、准确性分别为62%、100%、74%，增强后分别为100%、91%、97%。专用于淋巴结显影及定性的特异性造影剂目前还没有，相信不久将来会实现。

（2）肺内转移：肺癌肺内转移常借助转移灶的形态学改变诊断，如多发或单发结节病灶，下肺叶较多，以后向中、上肺发展，锁骨下、肺尖相对少。T1W为中等信号，T2W信号稍高，瘤内有出血、坏死信号不均。增强扫描病灶有强化。通常MRI对10mm以下的微小转移灶的发现欠佳，尽管高分辨的MRI能显示5mm的小结节，但MRI的空间分辨率不及CT，对肺内粟粒状转移灶及癌性淋巴管炎不能很好地显示。

（3）纵隔大血管、心脏侵犯：MRI在显示纵隔大血管、心脏方面十分有优势。加心电门控扫描，使解剖结构更清楚。正常纵隔血管周围常有一脂肪带，T1W呈高信号，中央型或靠近纵隔的周围型肺癌侵犯纵隔，使正常的脂肪带消失。肿块使静脉管腔受推、移位、狭窄，甚至形成腔内癌栓。对动脉的侵犯多造成包绕，管壁增厚，管腔狭窄变形，在不屏气的快速T2W图像上显示十分清楚。观察肺癌侵犯心脏，MRI尤为有效。MRI配置专用的心脏软件包，使心脏的形态检查及功能评价更完整。检查通过摄片、电影回放，静、动态结合观察。正常心包被脂肪托起，显示薄层弧性低信号，心包受侵可使心包增厚、结节形成、心包积液。心包积液T1W为低信号，T2W为高亮信号，MRI的T2W对心包积液非常敏感，微量液体即可观察到。肺癌侵犯左心房最常见，其意义越来越受到重视。因为诊断的正确评价使患者获得可能手术切除的机会，有效提高生存率。

（4）胸膜、胸壁转移：MRI对肺癌侵犯胸壁的诊断优于CT。有报道MRI胸壁受侵的敏感性达90%，特异性为86%。如胸膜受累，MRI可行多方位扫描，使病变部位更加明确。其次是MRI对软组织的分辨率较高，T1W对显示胸膜增厚、胸膜结节、突起等很有帮助，T2W显示胸水非常敏感。有时肿块很小，局部的胸膜改变十分明显，对诊断极有帮助。

四、胸腔镜检查

（一）胸腔镜检查适应症

内腔镜手术所具有的微创特性在胸部外科手术中更为突出，使得胸腔镜手术更易为广大胸外科医生和患者所接受。由于胸腔镜手术对呼吸功能影响较小，以往因肺功能不良而不适合行胸部手术的患者因此获得了手术治疗的机会，从而扩大了胸部手术适应证的范围。当然，胸腔镜手术并非适用于所有患者，在手术过程中，对呼吸和循环系统的干扰仍然是值得重视的。因此，术前对患者进行全面的检查和客观的分析，严格掌握手术适应证，乃是胸腔镜手术成败的关键

（二）胸腔镜在肺癌诊断和治疗中的作用

胸腔镜手术已经成为弥漫性实质性肺疾病最为安全可靠的诊断方法。对于弥漫性肺病变的患者，因为病变严重地损害了肺功能，开胸肺活检具有一定的危险性，围手术期合并症发生率很高，甚至造成患者死亡。胸腔镜手术创伤轻，若使用内腔镜组织自动缝合切开器，可以在非常短的时间内完成手术操作，增加了手

术安全性，使术后合并症发生率明显下降。胸腔镜手术非常适合位于肺表面，特别是叶裂边缘病灶的诊断性切除。当病灶位于肺组织深部或病灶表现为浸润性病变而没有形成明确的肿块时，术中不易探及。可以于术前在 CT 或 X 线引导下将一根金属导线刺入病灶中心，术中可以沿金属导线发现病灶，并且以刺肺组织的导线为中心切除病变肺组织，增加肺组织活检的准确性，提高诊断率。

胸腔镜也是胸部肿瘤分期的可靠方法之一。以往纵膈镜被认为是肺癌术前分期的金标准。然而，纵膈镜不能全面地反映纵膈淋巴转移范围。例如对隆突下淋巴结、主动脉窗淋巴结及主动脉旁淋巴结等，纵膈镜常难以发现。胸腔镜手术是纵膈淋巴结活检的极好途径。另外，通过胸腔镜还可以观察肺癌或食管癌向邻近纵膈器官或胸壁扩散的情况，判断肿瘤切除的可能性，避免不必要的开胸探查。

五、数字剪影技术血管造影检查

近年来影像诊断技术飞跃发展，CT 及 B 超等诊断已经广泛应用于临床，成为一种常规检查。而数字剪影血管造影检查（DSA）、MRI 及介入放射学被称为近年来影像学的三大飞跃。这其中 DSA 对肺癌的诊治亦有很大的帮助，现介绍如下。

（一）DSA 的优缺点及检查程序

1.DSA 的优点

（1）DSA 是将血管造影检查技术与最尖端的数据图像处理技术结合，开发出来的检查方法。由于应用计算机将 X 线图像转化成数值，能迅速进行数据计算操作及各种影像的后处理，减少造影剂的用量及浓度，操作安全简便，影像质量亦较高。

（2）运用静脉法 DSA，可进行动脉血管造影，扩大了血管造影的检查范围。

（3）检查比较安全，可以在门诊进行检查及术后观察。

（4）由于在监视器上能显示出实时造影图像，因而可即时诊断。

（5）效率高，可在短时间内完成检查。

（6）由于图像数据化，开拓了多种影像分析的道路。

2.DSA 的缺点

（1）与一般肺动脉造影相比，DSA 空间分率较低，其分辨能力对大多数临床需要可以满足，但对微小血管显示能力较差，显示支气管肺癌的动静脉分流较差。

（2）检查有赖病人的合作，病人自主与不自主运动均可产生伪影。主动脉壁上钙化斑由于动脉搏动或病人的活动，影像难于减影，影响诊断质量。

（3）增强器范围较小，视野观察受到一定影响，常需多次注射。

（4）心力衰竭时影像质量差，由于到达肺动脉的造影剂浓度低，小动脉病变有可能漏诊。

（5）价格昂贵。总之，DSA是一项新的检查技术，有优点，也有局限性，推广尚有一定困难。由于它属于创伤性检查，除了在肺癌介入治疗时应用外，单从肺癌诊断方面，应用较少。

（二）DSA 在肿瘤诊断学上的应用

1.肺癌

DSA 对肺癌的诊断价值较大，特别是显示肿瘤染色及纵隔、肺门淋巴结转移，较一般造影为好。主要价值如下：

（1）对手术切除可能性的估计：近年来由于胸外科医学的进步，肺癌亦可扩大手术治疗，术前了解肿瘤侵犯及压迫周围血管的情况等比较重要。DSA 方法简单，不但可以显示肺动脉，且对肺静脉及主动脉等显示亦较满意。一般认为，上腔静脉、肺静脉起始部及心包受侵，常增加手术困难。这些血管受侵情况亦不一定与瘤大小成正比。

（2）肿瘤血供的观察：肺癌的血供是涉及肿瘤的生长和营养的基础理论研究。早在20世纪30年代就有人研究过这个问题。近年来由于血管造影的广泛应用，特别是经动脉内化疗应用于临床之后，了解肺癌的血供十分重要，不但是理论问题，更有实用价值。到目前为止，对肺癌的血供研究报道很多，但未有完全一致认识。韩均铭等用实验动物与肺癌患者支气管动脉造影对照研究证明，大白鼠肺癌与人体肺癌血供表现非常相似。肺癌无论中央型或周围型，均由支气管动脉供血。在大白鼠早期肺癌清楚地显示肺癌血供的支气管动脉起源，而与肺动脉无关，随着肿瘤的生长，它对肺动脉产生了推移和破坏。洪应中认为原发性肺癌主要由支气管动脉供血，某些病灶可同时有肺动脉供血，愈靠近外围的病灶，肺动脉供应的成分愈多。一个肿瘤可以同时接受一支以上的支气管动脉供应。

DSA 的广泛应用，为在生体上研究血供，开辟了一条新的途径。我们通过DSA 及选择性支气管动脉数字减影血管造影证明支气管肺癌的血供比较复杂，多数病人不论其为中央型或周围型主要由支气管动脉供血。少数病人由一支以上的支气管动脉供血，或由支气管动脉及肺动脉同时供血。

（3）鉴别诊断上的应用：有时肺门部血管扩大特别是肺动脉扩大时，X线检查不易与肿瘤鉴别。DSA检查鉴别比较容易。

2.转移瘤

（1）血行性转移：过去认为肺血源性转移以肺动脉供血为主，靠近肺门部位者也常有支气管动脉参与。我们对肺癌、肝癌、肾癌及骨肉瘤等肺内多发血源性转移进行行DSA及选择性支气管动脉数字减影血管造影证明，相当一部分转移灶仅位于肺门部位者，是由支气管动脉供血，部分病例由支气管动脉及肺动脉双重供血，故不能认为肺血源性转移主要由肺动脉供血。

（2）淋巴结转移：支气管肺癌有无肺门及纵膈淋巴结转移，对决定手术治疗及肿瘤分期十分重要。X线检查对决定有无淋巴结转移，有很大的局限性。CT及MRI扫描可以显示1.5cm以上肿大的淋巴结，但定性比较困难。DSA可以直接显示肺门及纵膈的肿大淋巴结。由于剪影将心脏及骨骼阴影消除，DSA显示隆突下淋巴结有很好的效果。

六、纤支镜在肺癌诊治中的临床应用

原发性支气管肺癌是近年来发病率最高的恶性肿瘤，而且其发病率上升速度亦高居各种肿瘤之首。专家预测肺癌将是21世纪最常见的两种疾病之一。在工业发达国家，死于肺癌的患者人数占各种癌症死亡人数总和的29%，肺癌5年存活率仅为13%，80%的患者在诊断1年内死亡，肺癌早期诊断率仅为15%，但这些患者5年存活率可达60%~90%。由上可见，控制肺癌是摆在我们呼吸科医师面前紧迫而艰巨的任务。而改善肺癌预后的关键在于早期发现、早期诊断。根据肺癌患者临床表现，科学应用各种相关检查，如胸正侧位片、胸部CT、MRI、痰找脱落癌细胞、经皮肺活检、纤支镜检查等，可减少误诊和漏诊，提高了肺癌早期诊断水平。尤其是纤支镜检查在肺癌的诊断中已是一个非常重要的工具。通过纤支镜检查，不但可以观察到病变形态特征和部位，还可在直视下取得活检组织，获得病理学类型，并有助于肺癌的分期。在全国开展的早期发现、早期诊断和早期治疗的"三早"肺癌普查工作中，纤支镜检查术已成为不可缺少的工具，被广泛应用。

更为重要的是近10多年来，纤支镜下介入治疗技术突飞猛进，为晚期失去手术机会的各种类型肺癌治疗开辟了一个新的途径。纤支镜介入治疗晚期中心型肺癌操作简单、安全，病人痛苦小，较易被接受，且近期疗效较好。因此，经纤支镜激光治疗、微波治疗、冷冻治疗、后装放射治疗及局部化疗等技术已被广泛应用于临床。

（一）纤支镜检查在肺癌诊断中的应用

纤支镜检查在肺癌的诊断中是非常重要的工具，对有临床症状但在 X 线胸片等影像学上怀疑中心性肺癌的病人，应用纤支镜检查可直接观察到病变的形态学特征和部位，还可在直观下取活检标本，获得病理学类型；对疑似周边型肺癌者，在纤支镜下可见到支气管腔狭窄或外压等间接征象，或在 X 线透视下行支气管肺活检或支气管肺泡灌洗，以便确定诊断；对有临床症状疑似肺癌，但胸部 X 线检查阴性者，进行纤支镜检查，细致查找病灶，对可疑部位进行活检、刷检和支气管肺泡灌洗液检查癌细胞，可能获得确诊。

1.常用检查技术

（1）经纤支镜刷检或活检钳活检：这是比较常用的手法，刷取物或活检组织送细胞学检查或病理学检查，确诊率可达 80%以上。适用于支气管癌、中心型肺癌、周围型肺癌。

（2）经支气管针吸肺活检：可取细胞学标本或组织学标本进行检查。适用于：①纵隔肿块、肿大淋巴结检查，诊断和确定癌症分期；②肺门区良、恶性疾病的鉴别诊断；③管腔外病变等检查。

2.经支气管肺泡灌洗（BAL）

根据胸部 X 线、胸部 CT 检查，发现可疑病灶，选择经支气管肺泡灌洗，将灌洗液（BALF）送细胞学、免疫学等检查，更为肺癌早期诊断开辟了新途径，尤其适用于周围型肺癌患者。

3.肺癌的病理分型及分期

（1）肺癌的病理分型：肺癌的病理诊断对研究肺癌的组织发生、转移规律，提供治疗参考和预后等极为重要。纤支镜的应用，为在活体取得病理标本，做到早期诊断和治疗提供了重要手段。根据支气管肺癌的起源不同，通常将支气管肺癌分为鳞状上皮细胞癌、腺癌、小细胞未分化癌、大细胞癌四个主要类型，另外有少数为腺鳞混合癌。①鳞状上皮细胞癌：约占肺癌的 40%～60%，多发生于大支气管（段以上支气管），发病年龄高，一般在 50 岁以上，男性患者较多见。肿瘤生长缓慢，转移较晚。一般认为鳞状上皮细胞癌的发生与吸烟关系最为密切。②腺癌：约占肺癌的 20%～40%。分为腺体样和乳头样两种结构。癌细胞呈单层或复层，从腺体结构、腺腔有无、核分裂象多少可预测恶性程度。目前多数学者主张把细支气管肺泡癌从腺癌中分离出来单独作为一类。腺癌以外围型多见，女性发病率高于男性。远处转移较多较快，易侵犯胸膜引起胸腔积液，胸水中可找到癌细胞。病变较早时手术切除机会多。③小细胞癌：根据 WHO 在 1981 年重订的亚型分类标准，可分为三个亚型：a.间型。b.梭状细胞型和多角型；c 混合型。即小细胞型伴有少量不典型鳞状细胞癌或分化不良的腺癌结构。一般光学显微镜即可对小细胞癌进行确诊。肿瘤多发生于大支气管即中心型多见。肿瘤生长快、转移早，甚至在原发癌尚不明显时远处器官已有转移。多为未分化癌，对化疗和放疗较为敏感。④大细胞：细胞较大，但大小不一，常呈多角形或不规则形，核大而分裂相多，亦属未分化癌，生长快，恶性程度高。

（2）肺癌的临床分期：肺癌的 TNM 分类和临床分期可以较准确地估计病情，对选择治疗有很大帮助。具体 TNM 分期在本书中查阅。

小细胞肺癌因 TNM 分类很难适用，多数病例确诊时已达 III～IV 期，因此目前多采用美国退伍军人医院制定的局限性和广泛性两期方法。局限性系指病变局限于一侧胸腔、纵膈、前斜角肌及锁骨上淋巴结，但不能有明显上腔静脉压迫、声带麻痹和胸腔积液。广泛性系指超过上述范围的病人，这种分期方法简单、实用，已被广泛采用。

（二）纤支镜检查在肺癌治疗中的应用

纤支镜介入技术治疗肺癌，作为一种姑息性治疗手段，已得到广泛的应用。主要用于治疗较晚期的已失去手术切除机会的各种细胞类型的中央型肺癌。对于因肺癌组织阻塞气管和支气管而造成严重通气障碍的病人，可通过介入治疗缓解阻塞症状，为手术创造条件或延长生命。对于中央型肺癌造成阻塞性肺炎而合并高热，应用抗生素难以奏效者，通过治疗促进支气管引流和炎症的消退，有利于进行下一步治疗。另外纤支镜介入治疗还用于癌组织破溃而致出血时的止血治疗。

经纤支镜介入方法如激光治疗、冷冻治疗、微波治疗、后装放射治疗及置放气管支架治疗等，根据治疗目的不同可以进行选择应用。

经纤支镜介入治疗肺癌，必须由熟练掌握纤支镜操作技巧的呼吸专科医师执行，另外，应严格掌握下述禁忌证。

（1）一般情况极差，如肺癌晚期全身衰竭、恶病质、严重贫血、肝脏病以及肾功能不全等不能胜任检查者。

（2）严重心脏病、心功能不全或频发心绞痛为绝对禁忌，术前必须行心电图检查。

（3）凝血异常，有严重出血倾向者。

（4）主动脉瘤，有破裂危险者。

（5）新近有支气管哮喘发作或大咯血，需待哮喘缓解、咯血停止后 2 周再行介入治疗，此期间可先给予化疗和其他可行的治疗。

（6）肺功能已受严重损害，呼吸困难者。

（7）除阻塞性肺炎外，新近有急性支气管及肺部感染者，应待炎症控制后再行介入治疗。

（8）对麻药过敏，不能用其他药物代替者。

七、细胞病理学检查

（一）细胞病理学的概念

细胞学是一门研究细胞结构和功能的科学。细胞病理学（cytopathology）是通过检查细胞的形态学特点，进行健康和疾病的筛检、诊断和研究，即对无症状个体进行癌前病变的筛检，对有症状或体征患者进行诊断和鉴别诊断。根据标本采集方法的不同，细胞学可分为脱落细胞学（exfoliative cytology）和细针吸取细胞学（fine-needle aspiration cytology）两部分。

细胞病理学检查一般常采用光学显微镜、电子显微镜、免疫细胞化学、单克隆抗体等方法进行观察及诊断，但目前国内外首选的方法仍然是光学显微镜。

（二）痰的脱落细胞学

痰的脱落细胞学检查，不仅方法简便易行，无痛苦，并且可以查出早期的肺癌。

1.纤支镜下肺癌的常见分型

纤支镜检下对肺癌如何分型，迄今国内外尚无统一意见。池田茂人（1974）将肺癌分为 6 型：①肿瘤型表现为黏膜表面不平滑、凹凸不平、坏死和血管怒张出血；②浸润型表现有血管怒张、黏膜不平、软骨环不明显或消失及坏死样变；③闭塞型表现为肿瘤浸润、溃疡、息肉和周围压迫；④管壁膨隆型表现为管壁部分或全周性黏膜呈皱襞肥厚或断裂；⑤外压型；⑥外压浸润型。Tsuboi（1975）按肿瘤发展与支气管的关系将肺癌所见分为 4 型。Marvin（1975）按内窥镜所见将肺癌分为 3 型。OHo、Kenkichi（1975）按肿瘤形态分为 5 型。浙江医科大学肺科（1976）描述肺癌在纤支镜下直接所见分为癌肿样及癌性浸润；间接所见为坏死或出血；充血肿胀、阻塞和狭窄。说明直接所见鳞癌能窥见的机会最多。癌肿和癌性浸润表现为黏膜凹凸不平、血管怒张、软骨环模糊或消失。上海肿瘤医院（1978）描述肺癌在纤支镜下直接征象有溃疡型、外生型和浸润型。间接征象可见血性分泌物、气管壁受压和支气管口红肿。上海市肺癌协作组（1978）描述肺癌在纤支镜下直接表现有外生性癌（菜花样、乳头状、结节状），易向腔内生长，引起支气管部分或全部阻塞，多为鳞癌与腺癌，肿物表现有灰白色坏死组织；浸润性癌表现黏膜增厚，软骨环消失，易出血，黏膜表面有高低不平小结节，管腔有不同程度狭窄，边界不清；息肉样病变肿物呈蒂状，充满管腔内，可活动。间接表现可见出血、充血水肿和狭窄。赵彬等（1980）将肺癌按纤支镜下所见直接分为结节型、浸润型和结节并浸润型。解放军总医院（1978）将肺癌在纤支镜下所见分为三种类型，即增生型（肉芽型、菜花型、结节型）、浸润型（黏膜水肿型、黏膜增厚型、黏膜呈纵行皱襞型）及外压型。

青岛医学院附院自 1974～1984 年共施行 1000 例纤支镜检查，在总结其他学者的分型方法基础上将纤支镜下观察肺癌的直接表现分为 4 型 9 种表现，即增殖型（肉芽样、菜花样、息肉样和结节样）、浸润型（充血水肿样、糜烂溃疡样和地垄样）、外压型和混合型，并表述如下：

（1）增殖型：①肉芽样：多形成数个或成簇的形似肉芽样肿物，高低不平，大小不一。黏膜呈充血水肿，表面较光滑，有时表面覆盖少许分泌物。少有溃疡或伪膜，触及较易出血，约占 34.32%，是肺癌中最为常见的一种形态。②菜花样：肿物如同食用菜花，向管腔突出生长，基底较宽，表面粗糙不平。由于肿物生长较快，常因缺血而致肿物坏死，表面形成一层坏死样、灰白或黄白、或污秽样伪膜，或表面分布有血管网，触及极易出血。活检时如碰到伪膜覆盖，活检不易得到阳性结果。必须将伪膜摘除，或将活检钳钳头向深部插入取活检，才能得到阳性结果。如有表面覆盖较厚的坏死伪膜，活检时常因活检钳钳头小，难以穿透坏死伪膜而达不到肿瘤组织，或因触及肿瘤组织出血而使活检失败。必须仔细、细心地采取活检，该型约占 23.07%。③结节样：肿物呈多个结节状增生，基底较广，成数个相连，或散在性，或成簇分布在管腔壁的某一部分，很少有覆盖坏死伪膜或溃疡现象，约占 11.24%。④息肉样：肿物呈典型息肉状，向近侧支气管腔内突出生长，一般呈单个阻塞小的支气管腔，或有小蒂随呼吸、咳嗽可有小范围的活动。息肉样肿物表面黏膜光滑，或表面分布有细微血管纹理，呈充血水肿样表现。多不伴有支气管壁肥厚或狭窄。在取活检时，常因肿物较大，表面光滑，纤支镜钳头小，钳子张口后难以咬住息肉，在活检时常易滑脱，使活检不易取得阳性结果。该类型未见有表面覆盖坏死伪膜或溃疡，约占 6.50%。

（2）浸润型：病变主要向黏膜下浸润生长，约占 22.19%，有如下几种表现。①充血水肿样：病变黏膜充血水肿，黏膜增厚，气管环模糊不清，管壁活动度减低，管腔内常有血性分泌物。有的表现为支气管嵴部增宽变钝，致支气管腔狭窄，甚至闭塞，约占 13.6%。②溃疡糜烂样：病变管壁黏膜充血水肿，散在有糜烂面，表面常附有少量血性分泌物，触及极易出血，约占 5.62%。③地垄样：病变管腔黏膜苍白，高度水肿增厚，使管腔黏膜受挤压呈纵行皱襞样水肿突向管腔，酷似地垄状，呈向心性狭窄，甚者仅留有月牙状缝隙，约占 2.95%。

（3）外压型：表现为气管腔或支气管腔壁受外压变形。即由于肺门淋巴结，或纵隔肿瘤外压，或推移气管或支气管，致管腔狭窄、变形、移位或扭曲，但管腔黏膜光滑。如肿物未穿破管壁，则活检很难取得阳性结果，必须采取特殊方法（如刮匙活检、针吸活检或光敏反应等）才能取得阳性结果。该型仅占 2.67%。

（4）混合型：病变表现既有增殖型又有浸润型，或以增殖型为主，周围有浸润病变表现。或以浸润型为主，局部有增殖型样变。

我们认为，纤支镜下肺癌分型主要是便于检查者对肺癌描述，并判断其病理类型及分期，可能对估计预后及选择治疗方案有一定帮助。因此对各种分型方法只要有所了解掌握，是否需要制定统一标准，有待进一步确定。

2.标本的采集及涂片

（1）标本采集：①自然咳痰法：嘱病人早晨咳痰之前，应该漱口、刷牙，以避免食物残渣和细菌的污染。或让其用清水漱口后，嘱患者稍事活动，静坐片刻，指示患者深呼吸后用力咳出。对无痰或少痰的患者采取透痰的方法，令患者服祛痰药物或吸烟刺激，使痰切实从肺部深处咳出，其声音要低沉有力，如此重复数次，将痰吐在干净的器皿内，立即送检。②超声波喷雾引痰法：本法用于不能自然咳痰的病人，雾化吸入法可获得较好的痰标本。采用超声波雾化器作气溶胶方法引痰，雾化器产生的雾滴很细微，可以深达细支气管和肺泡。喷雾液成分：0.1%的薄荷、15%的高渗盐水。方法是晨起空腹为好，患者排尽鼻腔、口腔、咽喉部的分泌物，引痰时患者张口吸气由鼻孔出气，吸入 10~15 分钟，随时将痰液咳入干净的器皿内，送检。

（2）标本的制备：痰液性状与阳性率有很密切的关系，观察和挑选有诊断价值的痰液，是提高痰液阳性诊断的关键之一。因为大部分痰液是从各个支气管汇集的分泌物，其中包括从病变处得来的痰液，其有特殊的性状，应该仔细精心挑选有诊断价值的部分进行涂片，这种涂片中含有来自病变部位的细胞成分，这样的标本才有诊断意义。

痰液的选择：在日光或者光线充足的地方进行为好。若痰内混有大量食物残渣或唾液和液化的口水等标本，属于不满意标本，应弃掉，重新留取。从肺部来源的痰，一般比较黏稠，或者有黏液丝，痰的性状具体可分为下面几种类型。①灰白色黏稠状痰：较常见痰液，若有黑色点状物，说明含有大量尘埃细胞，不取此处，寻找灰白色或乳白色豆腐渣样或粒状似坏死的物质，这种痰液癌细胞阳性率高。②蛋清样透明痰液：高度黏性，用竹签可将痰拉成细丝，这种痰有较高的细胞检出率。③血丝痰：如果陈旧的血丝混在痰液中，最有诊断价值，检出率较高。尽量把含血丝痰都收集起来，这种血丝痰大都来自较大支气管的病变处，常含有各种类型的癌细胞。④全血痰：这种痰可能来自肺部病变，但由于大量咯血，而把癌细胞稀释，检出率并不高，应仔细选择全血痰的边缘部位，有白色黏液的痰丝，可能发现癌细胞。⑤泡沫痰：痰的表面浮有一层泡沫，用竹签把泡沫轻轻拨开，取下面不易扯断，呈灰白色或透明状的痰丝，这种痰液很难涂匀，应该上、下用力涂抹，痰液较清亮，涂厚一些并不影响镜下观察，如果痰中有癌细胞，多为小细胞型未分化癌。⑥脓性痰：如果黄脓性痰，大部分是脓细胞和细胞碎片，无诊断价值，但在一部分脓痰中，可以发现有灰白色区，应选择此处。因有一定量的脓细胞，尽量涂薄些，以利于镜下观察，如有癌细胞，多为高分化鳞癌，常伴有大量坏死物。⑦水样痰：当痰含大量口水时，或痰液放置过久，痰液液化，细胞自溶，使痰失去黏稠而成水样稀痰液，此痰已失去诊断价值，应重新留取。⑧黑色凝块痰：此痰不易涂开，内含大量吞噬尘埃细胞，此种痰液一般不含癌细胞。应将黑色凝块弃去留取乳白色颗粒黏稠痰，有时可找到癌细胞。⑨乳白色胶冻痰：也是从肺内深部咳出的痰，量少呈胶冻状，难以拉开，此痰可以找到癌细胞。

（3）涂片：即使癌细胞已从肺部咳出，但不能把有价值的痰液涂在载玻片上，也会影响痰癌细胞的检出率。痰液涂片方法一般分为以下几种。①直接涂片法：涂片一般用竹签选取有价值的合格痰（血丝的黏液或乳白色痰丝，或透明样有弹力状痰）涂在载玻片上，面积约为 12mm×28mm，厚约 0.5mm，一般涂 2～3 张。②拉片法：常选少许痰液标本，置于一张载玻片上，再用另一张载玻片叠加其上并稍加压力予以轻压，再将两张载玻片朝反向拉动，从而获得两张厚薄均匀的涂片。③液基涂片法：先将新鲜的痰液标本收集到含有黏液溶解液和细胞保存液的痰专用收集瓶中，充分混匀静置 30 分钟，再放到振荡器上振荡 1～2 分钟，使细胞分散均匀，再通过滤网将混合液收集到离心管中，离心 5～10 分钟，弃去上清液，取底部细胞涂成面积约为 15mm×15mm 的薄片 2～3 张。

在制片过程中需要注意以下几个方面：多次检查比特殊的收集方法更重要，一般以送检三次为宜；须从不同的部位取材，特别要仔细挑选痰液中的有效成分；每次痰液标本涂片的数量，原则上是数量越多阳性率越高，但由于时间、人力和费用等方面的限制，一般以两张涂片较适宜；涂片厚薄要适中，过厚细胞重叠，影响观察与诊断，过薄则细胞数量过少，易导致假阴性。

近年来出现了一些新的细胞学制片技术，现已应用于痰液标本的涂片制备。由于痰液标本直接涂片或拉片法往往存在较多干扰物，现在一般多采用液基薄层涂片法，以获得满意的涂片标本。但是根据我们的经验，传统方法制备的涂片在某些病变中往往可以提供更多有利于诊断的线索，因此建议在日常工作中，可以将两者联合使用，以提高病变的检出率。

（4）痰涂片中的正常细胞形态特征：①鳞状上皮细胞：源于口腔或咽喉的鳞

状上皮，多属于表层细胞。胞体大，嗜酸或嗜碱染色，含空泡或含细菌。核小，偏心位，核染色质结构模糊。偶见中层及基底层细胞。②柱状上皮细胞：源于支气管及细支气管的假复层柱状上皮，按其形态及功能不同可分为两类。a.纤毛细胞：呈柱状，散在或成群分布，常呈栅状排列，游离端可见红染的纤毛。胞浆嗜酸淡染，基底端较狭窄。核圆形，多居基底端，核染色质致密均匀。有时可见双核或多核细胞。b.分泌细胞：一类分泌细胞呈高柱状。成群或分散存在。胞浆丰富，嗜碱淡染，其分泌端常见空泡及粗大的紫红色颗粒，基底端多狭窄成尾状。核圆形，位于基底端，核染色质细致均匀，可见核仁。此类细胞平面观排列紧密呈蜂窝状，外观圆形或椭圆形。其外围的细胞隐约可见分泌细胞之轮廓及特征，提示为分泌细胞群。另一类分泌细胞含大空泡，将核压成新月形，偏居底部，或被挤到细胞其他部位，使整个细胞形如高脚酒杯，故称杯状细胞。c.组织细胞：可能来源于肺泡上皮细胞，常三五成群出现。大小相差甚大，小者如单核细胞，圆形或不规则形。胞浆丰富，嗜酸或嗜碱染色，其中可有空泡或颗粒。核类圆形，多偏位，核染色质均匀粒状，核仁不清。此种细胞具有强大的吞噬作用，如吞噬尘埃，则呈墨绿色颗粒，甚至或将细胞核推移或掩盖，称为尘埃细胞。当肺瘀血时吞噬了血红蛋白而将之改造为含铁血黄素，此时胞浆内见有大量粗大的棕色颗粒，则称为心衰细胞（病理性）。该细胞有时吞噬了脂肪，而使胞浆呈泡沫状，细胞明显变大，称为泡沫细胞。这种有吞噬作用细胞的出现，说明痰标本来自下呼吸道，否则涂片无诊断意义。有时易把该细胞误认为分化好的腺癌细胞，应加以注意。

（5）痰涂片中癌细胞的形态特征：①鳞癌：最常见，好发于50岁以上男性，部位以中央型为多（即发生于大支气管者）。a.分化较好的鳞癌：细胞大而多形性，常单个散在，胞浆丰富有角化，核比正常大3～4倍，畸形明显，染色很深，部分呈墨水滴样，可见纤维形、蝌蚪形癌细胞，偶见癌珠。可见一定数量分化差的癌细胞。b.分化差的鳞癌：癌细胞中等大小，卵圆形、多边形或不规则形，常成团，亦有单个散在。胞浆较少或中等量，嗜碱性，染暗红或紫红色。核比正常大1倍左右，核浆比例失调，核多居中位，圆形或不规则形，畸形明显，染色质不规则，粗糙颗粒状，分布不均，有时可见明显核仁。有时可找到少数角化癌细胞。有时癌体较大，中部坏死，咳出物的涂片常见大量黏液脓性分泌物和大片坏死的细胞。坏死碎片中有的是影细胞，此时鳞癌细胞常单个散在于脓细胞和坏死碎片中，很易漏诊。②腺癌：较鳞癌或未分化癌少，女性相对较多，病灶常属周围型，较易累及脏层胸膜而引起胸水。a.分化较好的腺癌：癌细胞常成团、成排出现，有的有腺体样结构，癌细胞圆形或卵圆形，胞浆内有大小不一的空泡（黏液成分）。细胞核大，常为基底层细胞的2～3倍，圆形或不规则形，偏于一侧，往往核边缘与胞膜重叠，有时胞浆黏液空泡很大，核变扁，挤向一侧，呈印戒细胞（核仍较大而具有异型性）。有时核染色质为细颗粒状，但可见巨大核仁，有时核畸形明显，染色质常呈粗糙的结块状。b.分化差的腺癌：癌细胞较小，易漏诊。其特点如下：癌细胞紧密聚集成团，少数单个，细胞较小，其大小相当于内基底层细胞。胞浆亦可含黏液，核浆比例大（1∶0.5或更大），核大小比基底层细胞核大1倍左右，圆形或不规则形，核畸形明显。染色质呈粗糙的结块状，深染，有时可见大核仁，可见桑葚样的癌细胞团。c.细支气管癌（肺泡细胞癌）：此型痰涂片内可见多量癌细胞，其形态如分化好的腺癌，但核畸形较轻，巨核仁少见，异型性不大，细胞学诊断特别困难。一般有如下特点：癌细胞呈柱状或圆形，大小形态差异不大，成群或呈腺样排列，胞浆丰富，嗜碱淡染，透明空亮。核圆形或椭圆形，大小较一致，核染色质均匀粒状结构，无核仁。细胞表面及其周围为猩红色黏液样颗粒污染。偶见有炎性细胞。③未分化癌：a.小细胞未分化癌（小细胞癌）：是较常见的类型。细胞学特点是，细胞体积很小，直径 $8\mu m \sim 10\mu m$，仅比淋巴细胞大半倍至1倍，个别细胞可在1倍以上，有的比淋巴细胞还小。胞浆极少，嗜碱性，常呈裸核样，癌细胞畸形很明显，可为圆形、卵圆形、长形、三角形或多角形。所谓燕麦细胞是指细胞核一端钝圆，另一端尖细，形似燕麦，染色质不规则粗颗粒状或粗块状，分布不均，不少细胞染色质密度极大而呈墨水滴样，核仁罕见。癌细胞可弥散各处，也可成群出现，由于涂片时牵拉而呈带状细胞索，后者由单层或2～3层细胞组成。细胞核排列甚为紧密，互相挤压，但核边界清楚，极少重叠，形成典型的镶嵌样结构。b.巨细胞癌：是大细胞型未分化癌的一种，较罕见。常为周围型，高度恶性。特征如下：细胞大，直径 $60\mu m \sim 100\mu m$，并混有小细胞。胞浆丰富，嗜碱性，胞浆有空泡，可见封入细胞。核居中位，巨大，圆形，有不规则分叶，有多核巨细胞。核大小不一，染色质粗，核仁一个或多个，有时可见巨大核仁。

（三）支气管肺泡的细胞学检查

支气管肺泡灌洗液和气管隆突细针穿刺液的细胞学检查，其标本的采集均用纤维支气管镜，对早期确诊肺癌有重要意义。

1.支气管肺泡灌洗液细胞学检查的优点

在纤维支气管镜检查中，可直接吸取支气管肺泡灌洗液作涂片。隐性癌患者可分别吸取各大支气管分泌物作涂片，进行细胞学检查，以推断癌肿部位。支气管肺泡灌洗液是用1ml～2ml等渗盐水冲洗可疑部位，立即吸出，离心取沉渣作涂片。纤维支气管镜附有尼龙细胞刷，在可疑处刷取分泌物作涂片检查，其阳性率高于前两种方法。另外在纤维支气管镜直视下，作气管隆突细针穿刺，将吸取液作细胞学检查，以判断纵膈和肺门淋巴结转移情况。

2.支气管肺泡灌洗液细胞学检查的缺点

（1）病人痛苦较大，可发生并发症，只能选择性使用。

（2）支气管镜可见范围有限，所取液体的代表性不及痰涂片，因此二者结合起来，取长补短，可提高诊断率。

3.癌细胞的特征

同前述。

八、肺癌肿瘤标志物

随着肿瘤基础理论的深入研究，实验室检测方法的不断进步，检测水平的不断提高，越来越多的肿瘤标志物得以发现，同时医学界也逐渐认识到肿瘤标志物在肿瘤诊断和治疗中的重要作用。肺癌是当前恶性肿瘤中发病率和死亡率最高的恶性肿瘤，临床实验室检测是辅助医师对肺部占位性病变的鉴别诊断手段之一。尽管实验室研发的与肺癌相关的肿瘤标志物有很多，但是成熟的、比较特异的标志物还很少，下面介绍几项实验室常规的辅助肺癌鉴别诊断的肿瘤标志物。

（一）小细胞肺癌相关的肿瘤标志物

1.神经元特异性烯醇化酶（neuron specific enolase，NSE）

NSE 是神经组织和外周神经组织分泌，是糖酵解途径中的关键蛋白酶，与肿瘤细胞的胺类代谢系统的细胞活动有关，又称磷酸烯醇转化酶，属神经元和神经内分泌细胞特有，故命名为神经元特异性烯醇化酶。神经元特异性烯醇化酶来源于神经外胚层，存在于神经元和神经内分泌细胞的胞浆、感觉细胞内。NSE 除在人脑组织中有一定的含量外，在来源于神经内分泌细胞的肿瘤组织中也存在异常的表达。因此，患神经内分泌系统肿瘤、神经外胚层细胞的肿瘤、小细胞肺癌时，血中 NSE 浓度都会出现不同程度的升高。

神经元特异性烯醇化酶作为小细胞肺癌的相对特异性辅助诊断标志物，已在临床应用多年。同时对于黑色素瘤、甲状腺髓样癌等疾病也有一定的辅助诊断价值。

NSE 与肺癌的临床分期有很好的相关性：有文献报道，I、II 期的小细胞肺癌患者血清 NSE 阳性率为 39%～67%，而 III、IV 期患者阳性率上升到 86%～88%。在临床治疗过程中进行 NSE 的检测有助于监测小细胞肺癌的疗效，预测复发。在化疗有效的病例中，首次治疗后，随着肿瘤细胞的破坏，患者血清NSE浓度一过性升高，随后迅速下降。

NSE可用于小细胞肺癌与非小细胞肺癌的鉴别诊断，也可用于肺部良性疾病与小细胞肺癌的鉴别。当临床上以20ng/ml为正常上限时，有91.8%的小细胞肺癌患者血清中NSE呈阳性，而非小细胞肺癌仅有12.4%呈阳性。肺部良性疾病有3.3%呈阳性。NSE也是一个非常好的预测肿瘤复发的指标。有文献报道，当小细胞肺癌再次复发时，血清中的NSE浓度升高的时间可比临床症状出现早4~12周。所以NSE是小细胞肺癌诊治过程中有相对较高特异性和敏感性的肿瘤标志物。

目前NSE的实验室检测已有多种商品化试剂盒可用于NSE的测定，采用的方法多为化学发光免疫分析法。实验室参考范围：NSE < 18 ng/ml（电化学发光法）。由于NSE也存在于正常红细胞中，溶血标本会出现NSE升高，影响结果的正确判断。

2.胃泌素释放肽前体（Pro-gastrin-releasing peptide，ProGRP）

胃泌素释放肽（GRP）是一种胃肠激素，广泛分布在人类神经系统、胃肠道及呼吸道，在血液中非常不稳定（半衰期为2分钟），测定其血清浓度非常困难。ProGRP是GRP的稳定前体，研究证实SCLC患者血清ProGRP浓度显著升高，ProGRP可以作为SCLC的特异性肿瘤标志。

ProGRP是小细胞肺癌较为特异的肿瘤标志物，鉴别SCLC和肺部良性疾患的敏感度介于47%~48%，特异性可达93.7%~96%。与NSE联合检测，可提高诊断的敏感度。

ProGRP的血清浓度与肺癌的组织学类型显著相关。以46~53 pg/m作为临界值时，ProGRP在SCLC、NSCLC的阳性率分别为75%~91%、16%~26%，且SCLC组ProGRP中位浓度显著高于NSCLC组。

ProGRP浓度与SCLC的浸润范围有关。局限期阳性率为58%~80%，中位浓度为199 pg/ml，广泛期阳性率为75%~95.5%，中位浓度为295.5 pg/ml。

监测血清ProGRP浓度的变化可用于SCLC患者的疗效评估。治疗有效的病例，首次疗程结束后的ProGRP浓度显著低于治疗前，且在后续治疗中进一步降低，75%~90%获得完全缓解的患者血清ProGRP浓度降至正常范围，33%~39%获得部分缓解的患者血清ProGRP浓度仍高于参考上限。相反，治疗无效的患者ProGRP浓度没有显著降低，治疗后进展者ProGRP浓度升高。

有研究者报道，ProGRP可能是监测SCLC复发的最有价值的肿瘤标志物。有86%~94%的SCLC患者在肿瘤复发时或复发前会出现ProGRP浓度升高，从ProGRP开始升高到临床出现明显的复发症状约35天。

ProGRP是否与SCLC患者的预后相关尚有争议。Niho、Pujol分别检测了治疗前、复发时 SCLC 患者的血清 ProGRP 浓度，认为两者均不是独立的预后影响因素。更多的学者认为，ProGRP 浓度可能提供了 SCLC 患者预后相关的重要信息：ProGRP 基础浓度高，化疗后 ProGRP 未显著降低的 SCLC 患者预后较差。有研究发现，治疗前 ProGRP 浓度高于参考值上限者，中位生存期为 16.4 个月，而治疗前 ProGRP 浓度低于参考值上限者，中位生存期为 25.7 个月。尽管单因素分析显示 ProGRP 与 SCLC 患者的预后相关，然而目前尚无多因素分析证实其有独立的预后意义。

除了肺癌和神经内分泌来源的肿瘤，其他恶性疾病血清 ProGRP 浓度很少超过 120 pg/ml（5% 可超过正常上限）。Molina 等检测了 310 例不同来源的恶性肿瘤患者血清 ProGRP 的浓度。以 50pm/ml 作为临界值时，约有 26.1% 的肿瘤患者血清 ProGRP 浓度升高。排除肺癌和神经内分泌肿瘤之后，仅有 4.9% 的肿瘤患者血清 ProGRP 升高，且均低于 110ng/ml，Inaji 等研究发现甲状腺髓样癌患者血清 ProGRP 浓度升高。

少数良性疾病会引起循环 ProGRP 浓度升高，肾衰竭是 ProGRP 假阳性的最主要原因。多中心研究发现良性疾病组中血清 ProGRP 的阳性率低于 5%。其中肾衰竭患者 ProGRP 的阳性率最高，达到了 51.6%，显著高于其他良性疾病者。除了肾衰竭患者，其他良性疾病者 ProGRP 的浓度很少超过 80 pg/ml（3% 可超过正常上限）。排除了肾衰竭及血肌酐浓度高于 1.5mg/dl 的患者，其他良性疾病者血清 ProGRP 升高的比例仅为 2.5%，且浓度均低于 80ng/ml。

肝脏疾病似乎不会导致 ProGRP 的血清浓度升高。Molina 等检测了 54 例肝脏疾病患者，只有 1 例患者血清 ProGRP 略高于参考值上限。

血清 ProGRP 由于检测方法的不同，实验室参考范围各文献报道不一，参考值上限介于 25～100 pg/ml。Miyake 等检测了 247 例健康人的血清 ProGRP 浓度，以 100 pg/ml 作为临界值时，仅有 1.2% 高于临界值。Molina 等检测了 37 例健康人，血清 ProGRP 浓度均在 50 pg/ml 以下。

（二）非小细胞肺癌相关的肿瘤标志物

1.细胞角蛋白 19 片段（Cyfra21-1）

细胞角质蛋白（CKS）是正常的及恶性的上皮细胞支架蛋白，这种支架蛋白具有不溶性，所以细胞角蛋白不溶于水，但经蛋白水解酶水解其疏水端之后可溶于血清，从而能在血清中检测到。细胞角蛋白是上皮细胞中间丝的主要成分，是上皮细胞的特征性标志，根据其分子量大小及等电点不同，可分为 20 个不同的亚类。细胞角质蛋白 19 是其中分子量最小的一种，主要分布在单层上皮细胞，如肠上皮、肺泡上皮等，当这些细胞发生癌变时，CKS19 片段被释放入血。多年来作为上皮组织的肿瘤标志物在血清中检测已有多年。尤其被用于非小细胞肺癌的鉴别诊断及疗效评估的首选指标。

有资料统计显示，肺癌患者有 50%～70%血清中 Cyfra21-1 的水平呈增长趋势，因此此项指标对于肺癌的诊断、治疗、随诊有很重要的临床意义。许多实体肿瘤均可出现 Cyfra21-1 浓度升高。Cyfra21-1 对非小细胞肺癌的诊断价值最高，敏感度为 40%～64%，其中，对鳞癌、腺癌、大细胞癌的诊断敏感度分别为 52%～79%、42%～54%和 44%～65%，均高于 SCC 和 CEA，可作为非小细胞肺癌的首选标志物，与 CEA 联合检测可进一步提高诊断的敏感度。

Cytra21-1 的血清浓度与肿瘤的大小、浸润深度、临床分期有较好的相关性。随着肿瘤的进展，Cyfra21-1 的阳性率升高，Ⅰ、Ⅱ 期非小细胞肺癌患者 Cyfra21-1 的阳性率仅为 29%，而Ⅲ及 Ⅳ 期患者的阳性率可达 63%。Cyfra21-1 是肺癌的独立预后影响因素。初诊时 Cyfra21-1 阴性的 Ⅰ 期肺癌患者，5 年生存率约为 83.3%，而初诊时 Cyfra21-1 的血清浓度高于 3.3g/L 的 Ⅰ 期肺癌患者 5 年生存率不足 50%。

但细胞角蛋白 19 片段具有非特异性的特点，所有的实体瘤患者血清中都可见 Cyfra21-1 阳性的病例。某些良性肺部疾病（肺结核、肺炎、慢性支气管炎等）、良性妇科疾病（卵巢良性肿瘤、子宫内膜异位、附件炎等）和肾功能不全的患者都有轻度升高的表现。

有文献显示，CK19（细胞角蛋白 19）mRNA 可作为肺癌血行转移的参考指标。CK19mRNA 可在所有的上皮细胞、上皮类肿瘤细胞及部分非上皮类肿瘤细胞中检出。正常时外周血细胞中没有 CK19mRNA 的表达，当表达 CK19 的上皮细胞及肿瘤细胞异位存在时，外周血中出现 CK19mRNA 的表达，可帮助临床判断肿瘤的转移。

目前临床上应用 BM21-21 和 KS19-1 两种单克隆抗体的组合特异性识别细胞角质蛋白 19 片段。实验室检测方法主要为酶联免疫分析、化学发光免疫分析等，实验室参考范围＜3.3 ng/ml（电化学发光法）。

2.鳞状上皮细胞癌抗原

鳞状细胞癌抗原（squamous cell carcinoma antigen，SCCA）也叫扁平上皮细胞相关抗原，分子量为 48000。广泛存在于不同器官和正常组织（含量极微）及恶性鳞状上皮细胞中，其特异性较好。

在辅助肺癌诊疗方面，主要用于肺鳞癌。有资料显示，对肺鳞癌检出阳性率为 26%～57%，明显高于肺部良性疾病。阳性率与恶性肿瘤分期有关，不同分化程度的鳞状上皮癌 SCCA 的表现水平显著不同。对进展期的患者检测阳性率可达到 61%。肺癌患者血清 SCCA 升高，主要出现在非小细胞肺癌组。临床常将 SCCA

检测用于监测治疗效果的评价，一般有效的手术后 1~2 天血清中 SCCA 水平可降至正常。SCCA 在临床应用时与 CEA 联合检测用于肺腺癌的疗效监测，与 Cyfra21-1 联合检测用于肺鳞癌。

（三）其他相关肿瘤标志物指标的检测

1.癌胚抗原检测

癌胚抗原（carcinoembryonic antigen，CEA）是由 Gold 和 Freedman 从胎儿肠组织和成人结肠癌抽取物中发现的，因而属胎儿相关抗原，一种酸性糖蛋白，分子量为 180000。胎儿的早期胃肠管及其某些组织细胞均有合成 CEA 的能力。随着胎儿的增长，以后逐渐减少。出生后正常人血清中含量 < 25 ng/ml。

早期 CEA 被认为是结肠癌的一种特异性抗原。但在进一步研究中发现，CEA 存在于许多组织、黏膜中，如胃、肠、肺来源的内胚层组织的癌中，胰、胆道、乳腺等组织中，因而 CEA 是一种非特异性的肿瘤标志物。血清中 CEA 浓度增高主要见于中晚期癌症，故不能单纯作为肿瘤早期筛选指标。CEA 对肿瘤监测、治疗效果评价，尤其是提示潜伏转移和残留病灶具有重要价值。CEA 与其他具有组织特异性肿瘤标志物联合监测对肿瘤的早期诊断、预防具有一定的意义。

据临床有关报道，有 70% 肺癌患者、90% 胰腺癌患者、74% 结肠癌患者、60% 乳腺癌患者血清中 CEA 含量明显增高。95% 的健康人血清 CEA 浓度 ≤4.6 ng/ml。恶性肿瘤细胞所致的胸、腹水 CEA 检出的阳性率要高于血清检出的阳性率。在临床应用时，为了提高检测的特异性，CEA 往往多与其他肿瘤标志物联合应用。如 CEA + AFP、CEA + NSE、CEA + CA19-9 等。

2.癌抗原 125 检测

癌抗原 125（cancer antigen125，CA125）是糖蛋白，是一种相对敏感的卵巢癌的肿瘤标志物。60%~90% 的卵巢癌患者血清 CA125 明显高于正常值（正常人 < 35ng/ml，ELISA 法）。临床经验证实，癌复发早期血清中 CA125 的升高可先于临床诊断几个月。虽然 CA125 对卵巢癌的检测敏感性很高，但特异性并不高。CA125 的检测对肺癌患者的病情监测及治疗的评价也有一定的价值。文献报道，肺癌患者血清 CA125 有 30%~57% 的阳性检出率。当肺癌发生转移累及胸膜及心包膜并出现胸腔积液时，血清 CA125 水平明显增高，尤其在恶性渗出液中也存在有一定量的 CA125。

（四）与肺癌相关的部分分子标志物

1.p16 基因的甲基化状态

p16 基因位于人类染色体 9p21 区域，是一种重要的抑癌基因，大多数肿瘤中都存在其基因的失活。p16 基因编码的 p16 蛋白与细胞周期蛋白竞争，结合细胞周期素依赖激酶结合，从而抑制细胞增殖。

在肺癌的发生发展中，抑癌基因 p16 的异常甲基化可作为肿瘤标志物进行检测。有文献报道，从非小细胞肺癌患者外周血浆中提取 DNA，分析 p16 基因的甲基化状态，结果显示，p16 基因启动子区高甲基化状态的检出率为 72.9%，而在相应的肺癌组织中为 74.7%，且两者存在极好的符合率。另外，在 I 期患者中，血浆 p16 基因异常高甲基化比例在肺鳞癌（82.4%）比在肺腺癌（33.3%）中高。提示血浆 p16 基因异常甲基化可能成为一项早期发现非小细胞肺癌（尤其是鳞癌）的重要分子标志。

2.黏蛋白 1 基因（MUC1）

MUC1 基因是一种上皮组织特异性标志物，编码上皮组织细胞膜上黏蛋白的核心蛋白。研究发现，MUC1 基因与肺癌关系密切，作为标志物检测肺癌的敏感性为 100%，特异性为 48%。应用巢式 RT-PCR 检测肺癌患者外周血 NSCLC 微转移的敏感性为 107～10°，即 107 个细胞中混有 1 个 NSCLC 瘤细胞血清中即可检测到 MUC1 mRNA 的表达。MUC1 基因 mRNA 可能是检测肺癌微转移的一个有价值的指标。

（1）肺特异性 X 蛋白（lung-specific X protein，LUNX）：LUNX 是日本学者 Iwao 通过 mRNA 差异显示技术分离的一个组织特异性基因，并发现其对 NSCLC 患者手术切除淋巴结的微转移具有很高的特异性和敏感性。外周血 LUNX mRNA 的检出率与患者的疾病分期、病理分化程度等因素有关，病程越晚，分化越差，LUNX mRNA 的表达率越高。有研究表明，外周血 LUNX mRNA 阳性的 NSCLC 患者生存期较短。

（2）表皮生长因子受体（epidermal growth factor receptor，EGFR）：EGFR 属于跨膜受体酪氨酸蛋白激酶家族的成员，参与调节细胞增殖、迁移和分化。许多人类肿瘤包括非小细胞肺癌、乳腺癌、食管癌等都可高表达 EGFR。由于 EGFR 在许多肿瘤的发生、发展中起到重要作用，目前已有针对 EGFR 的靶向治疗药物。研究发现，接受 EGFR 靶向药物治疗的晚期非小细胞肺癌患者，血液和肿瘤组织中同时存在 EGFR 突变者，与只有肿瘤组织存在 EGFR 突变的患者相比，生存率更低，预后较差，提示 EGFR 突变的检测，有助于晚期非小细胞肺癌患者个体化治疗方案的选择。

九、肺癌鉴别诊断

（一）肺曲菌病

肺曲菌病（pulmonary aspergillosis）是临床少见的一种肺部真菌感染。曲霉菌在自然界中广泛分布，主要致病菌为烟曲菌，部分致病菌有黄曲菌、棒状曲菌、土曲菌、黑曲菌、构巢曲菌及花斑曲菌等。目前将本病分成三型：变态反应性肺曲菌病、侵入性肺曲菌病和肺曲菌球。最常见的类型是肺曲菌球。曲霉菌是一种常见的真菌，几乎每个人都曾吸入过，主要寄生于人类上呼吸道。由于正常人具备免疫防御功能，通常少量曲霉菌不引起疾病，当人体免疫力下降或大量病原体入侵时，可致感染、发病。本病大多为继发感染，原发罕见。

1.发病机制

临床病例多见继发于肺部基础病变（如肺结核空洞、肺囊肿等）患者。患者多有长期抗炎、抗结核，使用免疫抑制剂等药品史，导致机体免疫力下降，此时极易发病。寄生在上呼吸道内的曲霉菌侵入肺组织，形成多发性脓肿或肉芽肿，病灶边缘有小动脉栓塞。曲霉菌侵入后经肺血管导致血行播散，可累及全身其他脏器。

曲霉菌多局限于囊腔内，一般不侵及空洞以外的肺组织，但随着病程的进展，其球体逐渐增大，周围可形成丰富的血管网，甚至形成血管瘤。其自身产生的活性酶类毒素具有侵蚀血管的特性，以及菌球在腔内滚动、摩擦等原因，易造成组织及血管的坏死与出血。近年来由于抗生素、细胞毒物、免疫抑制剂和肾上腺皮质激素的广泛应用，以及器官移植、AIDS 的增加、肺结核病发病率的上升，肺曲霉菌病有逐年增多的趋势。

2.临床表现

临床最常见的症状以大量咯血为主，有文献统计，咯血占 90%，咳嗽占 80%，胸痛占 80%，发热占 30%。肺癌及肺结核以少量咯血或痰中带血为主肺曲菌球临床表现多种多样，缺乏特异性，咯血的主要原因是原发病侵及内丰富的血管，导致肺泡内出血。也有的学者认为肺曲菌球周围受炎症的刺激形成血管网及血管瘤，曲菌球的机械活动摩擦洞壁导致血管破裂出血。

3.辅助检查及诊断

（1）影像检查：X 线检查对于曲菌球的诊断只有在典型"新月征"出现时才能起到作用，当 X 线表现不典型时诊断较为困难；CT 检查具有较高的密度分辨率及高分辨率，可以从不典型征象中找到"月晕征""浮莲征""串珠征"等怀疑曲菌病的诊断线索，故胸部 CT 对曲菌病的早期诊断具有极其重要的意义。

（2）实验室检查：痰或呼吸道分泌物涂片镜检、反复痰培养对诊断有帮助，由于正常口腔及痰液中也有霉菌的存在，故痰检阳性不一定为肺曲菌病感染，但多次检查获得阳性结果，对诊断具有一定的意义。纤维支气管镜下取活性组织进行病理学检查及刷检涂片镜检，对诊断曲菌病感染具有决定性意义。可为手术切除范围提供可靠的依据。但曲菌病患者多表现为咯血，纤维支气管镜检查属有创检查，检查过程中可能导致咯血加重危及生命，因此应注意病例的选择和把握适应证。上述多种诊断方法联合应用可提高诊断率。

（二）肺错构瘤（pulmonary hamartoma）

最早于 1940 年由德国病理学家 Albrercht 发现，是正常肺组织因胚胎发育异常，导致肺正常组织的不正常组合所构成的瘤样畸形。肺错构瘤是肺部最常见的良性肿瘤，生长缓慢，极少恶变。据统计，占肺部良性肿瘤的 75% 左右，孤立性肺结节占 8%。目前临床上肺错构瘤可分为三型：肺内型：最多见，原发于肺表面。腔内型：亦称为支气管内型，占 5%～10%。弥漫型：肿瘤数目 2 个以上，位于一侧肺或双侧肺。

1.发病机制

肺错构瘤的来源和发病原因尚不十分清楚，病因大致可分为两类：

（1）先天性。大多数学者认为，错构瘤是支气管的一片组织在胚胎发育时期倒转和脱落，被正常肺组织包绕，这一部分组织生长缓慢，也可能在一定时期内不生长，以后逐渐发展才形成瘤。

（2）后天性。错构瘤大多数在 40 岁以后发病，这个事实支持这一假说。

2.临床表现

发病年龄为 30～60 岁，男性稍多于女性。绝大多数错构瘤（约 80% 以上）生长在肺的周边部，紧贴于肺的脏层胸膜之下，有时突出于肺表面，因此临床上一般没有症状，查体也没有阳性体征。多在健康检查胸部 X 线透视时发现。有症状者多为腔内型，常表现为咳嗽、咳痰、咯血、气短、胸痛及发热等症状。其中主支气管、肺叶支气管，尤其是隆突部位的错构瘤，出现症状较早，常伴有喘鸣，甚至引起严重呼吸困难和发绀，被误诊为哮喘。位于肺叶或主支气管内的错构瘤发展到一定大小，足以刺激支气管或压迫气管引起狭窄及阻塞时，可引起继发感染。

3.辅助检查及诊断

（1）胸部 X 线：多数无症状患者在健康检查胸部 X 线透视时发现，主要的特点是：多为圆形或椭圆形，边缘清楚，密度增高的阴影，多不均匀，有时出现钙化点，多在中心，爆米花样钙化为肺错构瘤的典型改变，对肺错构瘤的定性诊断具有重要意义。腔内型患者可表现为叶、段的肺部炎症及肺不张。

（2）胸部 CT：因错构瘤的主要成分有软骨、脂肪、平滑肌、腺体、上皮细胞、骨组织，时有钙化，具有一定的 CT 表现，故 CT 扫描是诊断错构瘤的重要检查手段，尤其是薄层扫描是辅助诊断的关键。

CT 表现有多种类型，形态上呈圆形或椭圆形，可有轻度浅分叶，界限清，常位于肺的周边近胸膜或肺叶间隙处，肺门部少见，一般直径 < 3.0cm，少数错构瘤体积很大。肿块可有浅分叶，界限清，多无毛刺，无卫星灶。增强扫描示肿块无明显强化。从密度上来讲，一般认为 CT 检查诊断错构瘤的价值在于检出其中的脂肪及钙化。可通过以下两点分析：肿块内含较多脂肪成分，对错构瘤的诊断具有特异性。多呈低密度灶，进行结节内 CT 值的像素分析，CT 值-40 ~ 120 Hu，至少有 8 个像素以上的区域，可诊断有脂肪成分存在，为典型的 CT 表现。钙化是特征之一，肺内病变钙化最常见的是结核球及肺癌，瘢痕癌亦可见。肿块内可既含脂肪又含钙化灶，肿块内含脂肪及爆米花状钙化（较少见）是其特征性表现。

但有一半以上的错构瘤不出现钙化及脂肪征，增加了鉴别难度。有学者认为，高分辨 CT 扫描具有很高的空间分辨率，可提高错构瘤的诊断率。

（3）支气管镜检查：主要对于腔内型，镜下可见边缘光滑，黏膜可见轻度水肿，但完整，细胞学及病理学检查阴性，主要用途是帮助明确手术方式及切除范围。

（三）肺类癌

支气管肺类癌是相对少见的低度恶性神经内分泌肿瘤，90%发生于消化道，尤其多发于阑尾，起源于支气管黏膜及黏膜下腺体的细胞，可分为中央型及周围型两种。1985 年，Pmadugu 等提出侧重组织发生学的分类方法，即将类癌分为三型：K 细胞 I 型，即 TC；K 细胞 II 型，即 AC；K 细胞血型，即 SCLC。从组织学上将类癌与 SCLC 联系，表明它们同属一个"家族"，但恶性程度逐渐增高。此类神经内分泌肿瘤总体预后尚可，其发生占所有类癌的 1/4，构成原发性肺恶性肿瘤的 2% ~ 5%。

1.临床症状

大多数患者具有相应的临床症状，在明确诊断之前症状往往已持续多年。出现的症状与病变的大小和位置密切相关：①周围型类癌：早期可无任何症状，只是在体检或胸部 X 线检查时偶尔发现。②中央型类癌：早期就可以出现咳嗽、咳痰、痰中带血等常见症状，中央型病变引起的临床症状与其导致的支气管管腔狭窄程度和丰富血供的生物学特性有关，常见症状包括咳嗽、咯血和同一肺段或肺叶的反复肺感染。长期支气管阻塞可以造成局部支气管扩张，其远端部分或全部肺组织毁损。此外，难治性哮喘、胸痛和胸膜腔积液也有报道。Modlin 等总结的病例中，40%的患者影像学检查结果表现为肺不张，25%为中心型团块，约 30%为周围型团块，其余 5%的患者胸部 X 线检查正常。

支气管肺类癌细胞可以产生一些氨基肽或类激素样的物质进入循环系统，导致系列副肿瘤综合征。其中类癌综合征较为罕见，仅 0.7%左右（17/2496），和肿瘤组织释放血管活性物质尤其是 5-羟色胺有关，临床特征性表现为急性腹泻、肤色潮红、心悸、哮喘样症状和头痛。约 80%的类癌肝转移患者有类癌综合征表现，且类癌综合征在 AC 中更为常见，与其易发生转移的生物学特性一致。有研究指出，支气管肺类癌中约 25%的患者 5-HIAA（5-羟吲哚乙酸）水平升高。有一篇综述同样指出约 47%的类癌患者出现 5-HIAA 水平升高，但其他研究未见类似结论。所以这些不典型的症状和不确切的实验室检查结果的临床地位尚不明确，不能作为诊断支气管肺类癌的直接依据。

2.辅助检查及诊断

（1）胸部 X 线：大多数支气管肺类癌患者胸部 X 线检查均有异常发现，但约有 10%出现漏诊。

（2）胸部 CT：由于丰富血供特点，要区分中心型肿瘤、肺门或纵隔淋巴结、邻近血管以及和不张的肺组织，胸部增强 CT 是基本的检查。周围型肿瘤往主要表现为生长缓慢的均质、边界清楚的类圆形高密度影，约占支气管肺类癌的 20%。淋巴结增大的 CT 诊断假阳性率为 20% ~ 40%，假阴性率要低一些。

（3）磁共振检查：磁共振检查可作为术前评估的手段，以区分周围型病变和增强 CT 检查中显影的周围肺血管，并评估中心型病变侵犯纵隔血管与否。

（4）PET-CT：因肿瘤组织对 18-氟脱氧核糖的吸收代谢率较低，PET-CT 诊断支气管肺类癌的灵敏度各家报道高低不一（14% ~ 100%），所以临床帮助不大。PET- CT 一般不作为类癌纵隔侵犯或远膈部位转移评价的常规手段，因为其阳性及阴性结果的临床可靠性尚不明确。临床怀疑纵隔或者远处转移者应当通过活检证实。一种新的 PET-CT 检查介质，碳 11 标记的 5-羟色胺血清素前体似乎能提高检查灵敏度（95%），能够分辨直径 6～30mm 的原发或转移性神经内分泌病变。

（5）奥曲肽成像：奥曲肽成像检查相对较为昂贵，故不作为支气管肺类癌的常规检查。约 1/3 类癌生长抑素受体阴性，其奥曲肽影像检查结果不易和炎症区分，而且，几乎所有非小细胞肺癌、小细胞肺癌、肺炎、肉瘤样病变、肉芽肿或者淋巴瘤患者奥曲肽成像检查结果均为阳性。有研究指出，奥曲肽成像检查探测肝和骨转移的敏感性为 65%～70%，但此结论仅可用于多发转移的病例。因此，与增强胸腹 CT、骨扫描相比，奥曲肽成像检查不具备优势。

（6）病理学检查：因肺类癌固有生物学特性和严格的病理分型标准，即便取得足够活检标本，类癌的诊断准确率也仅有 70%～80%，10% 的类癌被误诊为 SCLC 或鳞状细胞癌。切片的厚度和固定方法影响有丝分裂的计数，同样坏死也不易和浓缩凝固的细胞准确进行区分，大多数研究认为得到精确的类癌诊断及分型非常困难。经胸肺穿刺诊断周围型类癌的准确性约为 40%，但是能够区分出的类癌亚型比例仅为 10%～20% 或更低。术中冰冻切片检查诊断类癌的准确率为 50%，其中 25% 被诊断为 SCLC 或 NSCLC，余下的被诊断为各种良性或恶性肿瘤。因此，当治疗策略被确定前，依临床特征作出的支气管肺类癌推断仍然重要，活检结果必须被慎重考虑。

（四）结核瘤

结核瘤又称肺结核球，它不是一种肿瘤，只是肺结核的一种特殊形态，一般不会癌变。肺结核瘤多数由肺部继发结核病灶演变而成。当结核菌数量少、毒力低，而机体变态反应弱、免疫力强时，结核性炎症形成后很快被纤维组织包裹，形成肺结核瘤。肺结核球是肺结核纤维化包裹，一般无传染性，但有可能会复发再感染，那时就有传染性了。本病发病隐匿，症状不典型，部分患者无任何症状，多于查体时发现，多有结核感染史和接触史，主要与周围型肺类癌鉴别。结核球常有结核中毒症状，男性多于女性，多见于年轻患者，年龄多 <40 岁。结核球边缘光滑锐利，周围可见卫星灶，可有斑块状或弧形钙化，与周围型肺类癌的爆米花样或沙砾样钙化不同。

1.病因

结核瘤或称肺结核球，在病理上是一个被纤维膜包围的干酪病灶，直径 2cm 左右，其形成原因有 4 种：①由干酪性肺炎局限纤维化而形成；②由结核肉芽组织发生干酪性坏死形成，往往由几个小病灶融合组成；③由阻塞性空洞充满干酪物质形成；④由靠近肺门的较大支气管结核向外发展形成。其中以第一种最多见，其分叶是由多个结核球融合所致，空洞是肿块内干酪液化坏死物质沿支气管咯出肺外形成。钙化是肿块内干酪坏死、钙盐沉积形成，胸膜改变大多为慢性炎症引起的局限性胸膜肥厚、纤维化。痰检一般能发现结核菌。

（1）部位：多见于锁骨下区，即肺上叶尖后段多见，下叶背段次之。

（2）形态：圆形、椭圆形多见，不规则形次之，密度高而不均匀，球形轮廓清楚整齐，偶尔见较浅分叶，有的也可伴有空洞，空洞形态不一，常为厚壁，有的空洞为偏心形，多偏向肺门侧，毛刺较少见。钙化对结核球的诊断有实际意义。

（3）斑点状钙化影：结核球附近肺野内的增殖性或纤维化病灶即所谓的卫星灶，对诊断也有一定的帮助，与肺门之间有时可见索条状阴影。

病灶直径＜4cm的肺结核瘤多呈类圆形、边缘光滑、密度均匀，常见钙化、周围卫星灶，邻近胸膜增厚，少见浅分叶、稀疏长毛刺、近心端小空洞和中间略低密度等；直径＞4cm的病灶多呈浅分叶或形态不规则、密度不均匀、边缘光滑、多见钙化、周围卫星灶、稀疏毛刺近心端空洞和中间略低密度等，增强CT扫描均呈包膜强化或不强化，少见均匀强化，CT表现不典型的最终有赖于病理检查。

2.辅助检查

（1）薄层CT扫描：其特点为：病灶多位于上叶尖后段及下叶背段，右肺多于左肺。病灶直径以2～4cm者多见，＞5cm者少见（不超过5%）。一般认为，直径＞4cm的周围型肺癌较直径＞4cm的结核球多见。病灶多为中等密度，大多密度不均，可有钙化，钙化灶呈点状、块状、星状、环状、分层状或同心层状排列，其中环形、分层状或同心层状排列钙化对结核球的诊断有重要价值。部分结核球液化后形成空洞，其形态可呈半月状或镰刀状、圆形，多为向心性，即靠近引流支气管侧，且空洞内壁光整，因结核球内的空洞为纤维干酪空洞及干酪空洞，一般少见有液平。结核球外围轮廓一般整齐，边缘光整，仅少数可有分叶，但分叶不深、不明显，也可见毛刺，但毛刺多粗长。局部胸膜可有黏连增厚，呈条状、线状或幕状阴影，但无胸膜凹陷。周围型肺癌部分可有胸膜凹陷征表现，但相应部位胸膜无增厚、黏连。

（2）CT增强扫描：肺内结核球病灶中心因干酪样坏死，血供很少或不存在血供，因此多无强化或仅出现环形强化，极少数出现轻度不均匀强化，一般增强后CT值增加20Hu者，常提示恶性结节可能性大，对诊断及鉴别诊断有较大意义。钙化程度、空洞形态、病灶边缘情况、病灶强化特点等对结核球的诊断及鉴别诊断有较大的帮助。

（3）动态CT增强：包膜强化是结核球的特征，是由球形结核本身的病理基础决定的，环形强化是球形结核的特征之一。

（4）动态增强MRI成像：MRI的多种成像序列可以反映肺结核球的不同病

理阶段，其中 T1WI、T2WI 和增强成像最有意义。T1WI 中干酪坏死、纤维组织和钙化为低信号，少数病例纤维化或钙化可呈稍高信号，SI 达到 250Hu 以上，与常规肺癌组织信号明显不同。T2WI 中病灶信号多种多样：早期肉芽肿伴或不伴有液化，干酪坏死时为边界清或不清的高信号；伴干酪坏死或钙化时为低信号，周围有高信号环绕；后期病灶周围纤维结缔组织增生包裹，表现为低信号，其内可见高信号。MRI 增强扫描亦具有特征性，环状强化可能是一个重要征象。

（五）炎性假瘤

肺炎性假瘤是一种肺实质非特异性炎性增生性肿瘤样病变，是由肺内慢性炎症产生的肉芽肿、机化、纤维结缔组织增生及相关的继发病变形成的肿块，并非真正肿瘤。肺炎性假瘤占肺部良性肿瘤的第一或第二位。肺炎性假瘤患者多数年龄在 50 岁以下，女性多于男性。1/3 的患者没有临床症状，仅偶然在 X 线检查时发现，2/3 的患者有慢性支气管炎、肺炎、肺化脓症的病史，以及相应的临床症状，如咳嗽、咳痰、低热，部分患者还有胸痛、血痰，甚至咯血，但咯血量一般较少。

肺炎性假瘤的诊断存在一定的困难，患者的临床症状较难与慢性支气管炎及肺部恶性肿瘤鉴别。胸部 X 线检查为圆形或椭圆形、边缘光滑锐利的结节影，有些边缘模糊，似有毛刺或呈分叶状，与肺癌很难鉴别。肺炎性假瘤在肺部无明确的好发部位，大小可以从 1cm 到 16cm，多数在 4cm 以下，都给诊断造成困难。

1.X 线检查

肺炎性假瘤可发生在两肺的任何部位。球型瘤体一般边缘光滑锐利，直径多在 1～4cm，密度比较均匀，周围肺野清晰。团块样的瘤体一般境界不清，边缘模糊。部分病灶密度浓淡不匀，如多次并发急性炎症可造成"瘤"影扩大，在其周围恰似炎性浸润的片状影，因此假瘤边缘清楚与否取决于肿块周围的病理变化。境界面清楚者，瘤体周围一般有假性包膜，若病灶处于急性阶段时，假瘤周围显示炎性，渗出在瘤体周围多呈模糊影亦无假包膜形成。

X 线表现可呈球型、团块状、长毛刺、瘤体型。球型的 X 线特征是：肿块大多呈圆形、椭圆形，大小 1～4cm 不等，边缘光滑，密度均匀，轮廓清楚，肿块周围多有假性包膜。团块型的特征是：病灶大小形态不一，密度多不均匀，边缘模糊，境界不清，有的形似大片渗出的炎性阴影，肿块周围形成"外套"性炎症，瘤体形似"倒雪人"状。

2.CT 检查

CT 把假瘤与肺的境界面显示得非常清楚，即使胸片表现为大片状或团块状模糊影，但在 CT 上则表现为境界清楚的块影。CT 扫描比胸部平片更容易发现小空洞的存在，这种小空洞可以单发，也可以多发。除此以外，CT上显示肿块周围长毛刺、胸膜增厚、黏连征象对本病诊断有重要意义。炎性假瘤的强化多呈显著高度均匀性强化，强化后CT值都在100Hu以上。

气管镜经皮肺穿刺和术中冰冻病理检查对本病的诊断和鉴别诊断有非常重要的意义。

3.CT引导下经皮肺活检诊断肺炎性假瘤（PIPT）

对怀疑PIPT的肺周围型肿块患者，应首选CT引导下经皮肺活检，其穿刺取材病理诊断PIPT的临床价值大。

（六）转移瘤

肺转移瘤是指原发于其他部位的恶性肿瘤经血液或淋巴液转移到肺脏组织。死于恶性肿瘤的患者中，20%～30%有肺转移。肺转移发生的时间长短不一，少数肺转移瘤比原发肿瘤更早发现。原发恶性肿瘤多来自乳腺、骨骼、消化道和泌尿生殖系统。肺转移瘤多为两肺多发性病灶，大小不一，密度均匀。目前尚无有效的治疗方法，肺内单个转移病灶可考虑外科治疗。

1.临床表现

肺转移瘤早期无明显的呼吸道症状，病变广泛时，可出现干咳、血痰和呼吸困难。并发癌性淋巴管炎、大量胸腔积液、肺不张或上腔静脉压迫时，呼吸困难明显；继发感染时有发热；肺性肥大性骨关节病和杵状指少见。转移性鳞癌，可形成不典型的癌性空洞；生长较慢的转移性乳腺癌，可形成弥漫性肺纤维化。

瘤早期呼吸道症状轻或无，可在常规X线检查，或在根治性手术或放疗后6个月到3年间复发时被发现。转移发生在肺间质，为孤立性结节时，多无临床症状；转移灶位于支气管内膜，可出现呼吸道症状；有肋骨转移者，临床常出现胸痛；支气管黏膜受侵犯可出现小量咯血；绒毛膜癌肺转移可发生大咯血；转移瘤侵犯胸膜、主支气管或邻近结构时，可出现咳嗽、痰中带血丝、胸痛、胸闷、气急等；伴纵隔转移时，可表现为音哑、上腔静脉综合征、膈麻痹及食管或气管压迫症状、肿瘤偶可引起急性肺栓塞、表现为进行性呼吸困难；受肿瘤的影响，患者免疫力低下，容易被感染；胸膜腔受致病菌感染则形成脓胸，出现胸痛、呼吸急促、发热、脉快、食欲缺乏、全身不适等症状。

2.辅助检查

（1）X线检查：血行肺转移瘤X线提示两肺多发大小不等的球形病灶，边缘光滑，密度均匀，多见于中下肺野。两肺广泛弥漫性粟粒状阴影，边界模糊。

单个较大的结节病灶，边缘光整，呈分叶状，密度均匀，最多见于结肠癌。可发生空洞或钙化，空洞以头颈及生殖系统的鳞癌多见，钙化多见于骨肉瘤、软骨肉瘤。可发生自发性气胸，骨肉瘤或纤维肉瘤多见。极少数表现为肺动脉高压。肺炎型转移罕见，表现为片状模糊影，乳腺癌多见。支气管转移罕见，常见于肾癌和结肠癌，表现为支气管狭窄及阻塞征象。

淋巴转移 X 线提示纵隔、肺门淋巴结肿大。肺纹理增粗，沿肺纹理见纤细的条状影伴细小结节或网状影。常见间隔线（Kerley A 线和 B 线）、叶间裂增厚，胸腔积液。直接蔓延 X 线提示病变主要位于纵隔、胸壁或横膈。肺不同程度受侵犯。

（2）CT 检查：CT 是发现小转移灶或评价纵隔转移的最有效方法。结节多见于下叶的外 1/3，距胸膜表面 3 cm 以内。空洞、钙化更易发现。高分辨率 CT 薄层扫描显示肺间质呈网状改变，伴细小结节，小叶间隔不规则增厚。

（3）MRI 检查：肺转移瘤通常不用 MRI 检查，但 MRI 有助于识别原发灶。

（4）螺旋 CT 肺动脉造影（ spiral CT pulmonary angiography，SCTPA ）：SCTPA 能够发现肺动脉瘤栓，对诊断和预测肺转移瘤有十分重要的价值。

（七）肺脓肿

肺脓肿（lung abscess）是肺组织坏死形成的脓腔，是由多种病原菌感染引起的肺组织化脓性炎症，导致组织坏死、破坏、液化、形成脓肿。常见病原体包括金黄色葡萄球菌、化脓性链球菌、肺炎克雷伯菌和铜绿假单胞菌等。临床特征为高热、咳嗽和咳大量脓臭痰。本病男性多于女性。自抗菌药物广泛使用来，发病率已明显降低。

1.病因

（1）吸入性肺脓肿：病原体经口、鼻、咽腔吸入致病。正常情况下，吸入物经气道黏液、纤毛运载系统、咳嗽反射和肺巨噬细胞可迅速清除。但当有意识障碍，如在麻醉、醉酒、药物过量、癫痫、脑血管意外时，或由于受寒、极度疲劳等诱因，全身免疫力与气道防御清除功能降低，吸入的病原菌可致病。此外，还可由于鼻窦炎、牙槽脓肿等脓性分泌物被吸入致病。脓肿常为单发，其部位与支气管解剖和体位有关。由于右主支气管较陡直，且管径较粗大，吸入物易进入右肺。仰卧位时，好发于上叶后段或下叶背段；坐位时好发于下叶后基底段；右侧卧位时，则好发于右上叶前段或后段。病原体多为厌氧菌。

（2）继发性肺脓肿：某些细菌性肺炎，如金黄色葡萄球菌、铜绿假单胞菌和肺炎克雷伯菌等，以及支气管扩张、支气管囊肿、支气管肺癌、肺结核空洞等继发感染可导致继发性肺脓肿。支气管异物阻塞，也是导致肺脓肿特别是小儿肺脓肿的重要因素。肺部邻近器官化脓性病变，如膈下脓肿、肾周围脓肿、脊柱脓肿或食管穿孔等波及到肺也可引起肺脓肿。阿米巴肝脓肿好发于右肝顶部，易穿破膈肌至右肺下叶，形成阿米巴肺脓肿。

（3）血源性肺脓肿：因皮肤外伤感染、疖、痈、中耳炎或骨髓炎等所致的菌血症，菌栓经血行播散到肺，引起小血管栓塞、炎症和坏死而形成肺脓肿。静脉吸毒者如有细菌性心内膜炎、三尖瓣赘生物脱落阻塞肺小血管形成肺脓肿，常为两肺外野的多发性脓肿。致病菌以金黄色葡萄球菌、表皮葡萄球菌及链球菌为常见。

2.临床表现

起病急骤，畏寒、高热，体温可达 39～40℃，伴有咳嗽，咳黏液痰或黏液脓性痰。炎症累及壁层胸膜可引起胸痛。病变范围大时引起换气功能障碍可出现气促。感染没能及时控制时，患者咳大量脓臭痰，部分患者有不同程度的咯血。

3.辅助检查及诊断

（1）实验室检查：急性肺脓肿血白细胞总数、中性粒细胞明显升高。慢性患者的血白细胞可稍升高或正常，红细胞和血红蛋白减少。

细菌学检查。痰、胸腔积液和血培养以及抗菌药物敏感试验，有助于确定病原体和选择有效的抗菌药物。尤其是胸腔积液和血培养阳性时对病原体的诊断价值更大。

（2）X 线检查：早期的炎症在 X 线表现为大片浓密模糊浸润阴影，边缘不清，或为团片状浓密阴影，分布在一个或数个肺段。脓腔内壁光整或略有不规则。慢性肺脓肿脓腔壁增厚，内壁不规则，有时呈多房性，周围有纤维组织增生及邻近胸膜增厚，肺叶收缩，纵隔可向患侧移位。并发脓胸时，患侧胸部呈大片浓密阴影，若伴发气胸可见气液平面，结合侧位 X 线检查可明确肺脓肿的部位及范围大小。血源性肺脓肿，病灶分布在一侧或两侧，呈散在局限炎症，或边缘整齐的球形病灶，中央有小脓腔和气液平。炎症吸收后，亦可能有局灶性纤维化或小气囊后遗阴影。

（3）CT 检查可清楚显示胸片所见，能更准确地定位并有助于做体位引流和外科手术治疗。CT 可用于区别肺脓肿和有气液平的局限性脓胸，病灶较小的可见内部液性暗区，可无空洞或液气平。CT 影像可显示圆形厚壁空洞，支气管和肺血管在接近脓肿洞壁的地方突然中断，无压迫和变形。感染的大疱酷似肺脓肿，特别是附近有肺炎时，然而在 CT 上显示为光滑的内壁，从而提示大疱的诊断。

十、肺癌的 TMN 国际分型

TNM 分期是恶性肿瘤判断预后最重要的指标,用来确定疾病进展,指导治疗。国际肺癌协会(IASLC)在 1990~2000 年间对 81000 例可评估肺癌患者的回顾性数据进行分析,形成了 UICC 和 AJCC 第六版肺癌 TNM 分期基础。目前世界各国使用的 UICC 第 7 版肺癌 TNM 分期标准是 2009 年颁发,至今有 10 余年未更新。IASLC 此次分期纳入了来自国际 1999~2010 年期间的 77156 例肺癌患者(亚洲占 79%),分析由华盛顿癌症研究和生物分析(CRAB)组织完成。此版本的修订审核比历届版本更严格,前期研究成果——新的第 8 版肺癌 TNM 分期建议已于 2016 年刊登于 Journal of Thoracic Oncology 上。

第八版肿瘤淋巴结转移(TNM)分期系统的修订是基于患者生存率的显著差异。TNM-8 的特点是 T 和 M 描述符的变化,对整个分期组的修改和增加,对多个肺部受累部位患者分期的新建议,以及对病变测量的建议。

TNM 分期是实体肿瘤进行分期常用的方法。肿瘤治疗决策之前,首先需要完善肿瘤的 TNM 分期,来制订下一步的治疗方案。"TNM"中各个字母的概念根据肿瘤的解剖学范围所提出的 TNM 系统是建立在"T""N""M"三个要素的基础之上的。

T:Tumor(Topography),代表原发肿瘤的范围,一些肿瘤是 T 分期,是根据肿瘤浸润深度来确定的。而有些肿瘤是 T 分期,是根据肿瘤的大小及与局部组织的情况确定的,如肺癌、肾癌、乳腺癌。

N:Lymph Node,代表区域淋巴结转移的存在与否及范围,N 是根据局部淋巴结转移的情况来定的,大多数来说是根据肿瘤淋巴结转移的数目来定的。

M:Metastasis 代表远处转移的存在与否。M 分期就是远处有没有转移。

三个大写字母后可分别通过接数字或小写字母来对原发部位、淋巴结转移及远处转移的情况作表达。下面分别就这三个要素作进一步讨论。不同肿瘤的 T、N、M 有不同的定义,但它们有一个基本一致的通用定义。弄清了 TNM 的通用定义,各个具体部位的 TNM 就不难理解了。

表 2-1　TNM-8 的 TNM 描述符

T 描述符	定义
TX	不能用痰或支气管冲洗中的恶性细胞来评估或证实肿瘤,不能通过影像学或支气管镜检查来显示
T0	没有原发肿瘤的证据
发炎	原位癌

T 描述符	定义
T1	肿瘤≤最大直径为 3cm，周围为肺或内脏胸膜，无支气管镜显示侵犯近端多于肺叶支气管
T1A	最大尺寸的肿瘤≤1cm
T1B	肿瘤>1cm，≤最大直径 2cm
T1C	肿瘤>2cm，≤最大直径为 3cm
T2	肿瘤>3cm，但≤5cm 或具有以下特征之一的肿瘤：无论距隆突有多远，主支气管受累，内脏胸膜
T2A	肿瘤>3cm，≤>4cm
T2B	肿瘤>4cm，≤>5cm
T3	肿瘤>5cm 或直接侵犯以下结构之一的：顶叶胸膜、胸壁（包括上沟肿瘤）、膈神经、顶叶心包
T4	肿瘤直径>7cm，侵犯以下任何结构：纵隔、膈肌、心脏、大血管、气管、喉返神经、食管、椎体、
N 描述符	定义
NX	淋巴结无法评估
N0	无区域淋巴结
N1	同侧支气管周围和/或同侧肺门淋巴结和肺内淋巴结，包括直接延伸累及
氮气	同侧纵隔和/或锁骨下淋巴结
N3	对侧纵隔，同侧或对侧斜角，或锁骨上淋巴结
M 描述符	定义
M0	无转移
M1	转移性
M1A	对侧肺分离肿瘤结节；恶性胸腔积液或胸膜增厚/结节/肿块；恶性心包积液或心包增厚/结节/肿块
M1B	单个器官的单个远处（胸外）转移
M1C	单个或多个器官的多个远处（胸外）转移瘤

（一）T 分类

肿瘤（T）分类指定特定的描述符来描述原发性肺癌（见上表）。在评估肿瘤时，需要考虑的主要影像学特征包括病变大小（通常以长轴直径测量）、是否存在局部浸润以及是否存在肿瘤结节。分析了新的肺癌分期数据库，评估了这些特征对患者生存的影响，并在 TNM-8 中引入了一些重要的变化。

1.肿瘤大小

原发性肺癌的总体大小是 T 描述符测定中最重要的考虑因素之一，不同大小的肺癌之间的生存率差异很大，影响了 TNM-8 中引入的额外变化。对新的肺癌分期数据库的分析显示，T1 病灶与 T2 病变的分离是基于 3cm 的大小阈值，并且每个切点 1cm 的生存率逐渐下降。因此，T1 肺癌按 1cm 阈值分为三组：T1a 肿瘤直径 1cm 或以下，T1b 结节直径大于 1cm，小于或等于 2cm，T1c 病灶大于 2cm，小于或等于 3cm。同样，T2 肺癌分为两组：T2a 病变大于 3cm，小于或等于 4cm，T2b 肿瘤直径大于 4cm，小于或等于 5cm。TNM-8 中 T3 病变大于 5cm，小于或等于 7cm，T4 肿瘤大于 7cm。

2.主要支气管受累

侵犯主支气管 2cm 以上的肺癌可归为 T2，而主支气管近端受累则归为 TNM-7 的 T3 病变。对新的肺癌分期数据库的分析表明，与具有其他特征性 T3 特征的肺癌相比，侵犯距隆突不到 2cm 的主支气管但不直接侵犯隆突的肺癌与更好的生存率有关。因此，在 TNM-8 中，涉及主支气管的肺癌，无论距离隆突有多远，都被归为 T2 肿瘤。

3.肺不张或肺部肺炎

在 TNM-7 中，导致部分肺不张或肺炎的肺癌定义为涉及不到整个肺的 T2，而全肺的肺不张或肺炎被归类为 T3 病变。对新的肺癌分期数据库的分析表明，完全肺不张或肺炎的患者比具有其他特征性 T3 特征的患者有更好的生存能力。因此，部分和完全形式的肺不张和肺炎在 TNM-8 被归类为 T2 病变。

4.膈肌侵犯

在 TNM-7 中，T3 包括对膈肌的侵袭。对新数据库的分析表明，具有这一特征的患者的 5 年生存率比其他 T3 肺癌患者差，但与 T4 肿瘤患者相似。因此，膈肌浸润在 TNM-8 中被重新归类为 T4。

5.纵膈胸膜受累

在 TNM-7 中，纵膈胸膜受累被归类为 T3。对新数据库的分析表明，与其他 T3 病变相比，具有这一特征的肺癌具有更好的预后；然而，只有少数病例可用。还注意到纵膈胸膜侵犯很少用于临床分期报告，因为很难准确确定。因此，TNM-8 的 T 分类中排除了纵膈胸膜的浸润。

6.关键点

在肿瘤分类中需要考虑的最重要的特征是病变的大小、位置和局部扩展。根据肿瘤大小增加 1cm 导致部分或完全肺不张或肺炎的肺癌组，不论距离隆突有无主支气管的肿瘤分组，按 T 分类重新分配膈肌浸润，消除纵膈胸膜侵犯。

（二）淋巴结（N）分类

淋巴结（N）分类指定与是否存在胸内淋巴结疾病有关的特定描述符与原发肺癌不同，肺癌的长轴直径被测量和报道，淋巴结通常用短轴直径测量。IASLC建议使用一种标准化的淋巴结地图，将淋巴结分配到锁骨上区、主肺动脉区、胸骨下区、肝门/叶间和周围区域。对新数据库的分析表明，目前的N分类提供了预测上不同类别的一致分离。因此，TNM-8的淋巴结描述符不变。N0被定义为无淋巴结疾病。N1主要表现为同侧周围或肺门淋巴结，N2包括同侧纵隔、锁骨下淋巴结，N3累及同侧或对侧锁骨上淋巴结或对侧纵隔、肺门/叶间或肺内淋巴结。

还评估了淋巴结站数目和跳跃转移对预后的潜在影响。为了评估前者，将病理分期（PN）分为几组，其中字母"a"表示单个淋巴结站受累，字母"b"代表N类中的多个淋巴结浸润。因此，对单个（PN1a）和多个（PN1b）PN1站以及单个（PN2a）和多个（PN2b）PN2站进行了划分。PN1b组和pN2a组间无显著性差异，但PN1a组和PN1b组之间以及PN2a组和PN2b组之间的存活率差异有显著性。为了评估跳跃转移，将PN2a分为几个组分，其中以"1"结尾的命名表示跳跃转移的存在，以"2"结尾的命名表示没有跳跃转移。因此，单PN2与跳跃（无PN1参与，PN2a1）和单个PN2无跳跃（PN1和PN2参与，PN2a2）类别被识别。虽然PN2a1患者的生存率优于PN1b患者，但差异无显著性。虽然PN2a1组和PN2a2组之间以及PN2a2组和PN2b组之间的存活率有显著性差异，但PN1b组和PN2a1组之间没有显著差异。

为了临床分期的目的，IASLC建议放射科医生记录所涉及的淋巴结站的数目，并使用描述符对N类进行分类，如N1a（单淋巴结站）、N1b（多个淋巴结站）、N2a（单淋巴结站）和N2b（多个淋巴结站），有或没有跳跃转移（PN2a1或PN2a2）应注意到这些信息。

关键点：目前的淋巴结分类命名是在TNM-8中保持的，这是由于预后不同的群体的一致分离，这主要是基于淋巴结的位置。一般来说，同侧肺门（N1）淋巴结被认为是可切除的，同侧纵隔或锁骨下淋巴结（N2）可能是可切除的（通常在诱导化疗后），对侧纵隔淋巴结和斜角或锁骨上腺病（N3）通常被认为是不可切除的。

（三）转移（M）分类

转移（M）分类指定反映胸内或胸外转移性疾病（M0）或存在（M1）的特异性描述符。TNM-7的M分类包括胸内转移和胸外转移的M1A组分和M1B组分。对新的肺癌分期数据库的分析显示，一个胸外器官单一转移（中位生存期11.4

个月）的患者与 M1A 患者（中位生存期 11.5 个月）相似，但与一个或多个胸外器官多发转移患者相比，生存率更高（中位生存期为 6.3 个月）。因此，M1 根据生存差异分为 M1A、M1B 和 M1C 组分。M1A，或胸腔内转移性疾病，描述了对侧肺的胸膜或心包疾病的扩散和肿瘤结节。M1B 和 M1C 描述胸外转移性疾病，前者包括单个远处（胸外）器官的单个转移，后者包括一个或多个远处（胸外）器官的多个转移。总的来说，转移性疾病最常见的部位包括大脑、肝脏、肾上腺和骨。

建议放射科医生记录为临床分期而进行的影像学研究的以下特征：

（1）转移灶的数目和位置。

（2）单个转移瘤的直径。

（3）受影响器官的数目和位置。

关键点：根据转移部位和数目，M1 描述子被细分为 M1A（胸膜或心包转移、心脏转移和对侧肿瘤结节）、M1B（一个远处器官有一个病灶）和 M1C（一个或多个远处器官有多个病灶）。

（四）舞台群

由于 TNM-8 中 T 和 M 描述符的变化，TNM-7 中的阶段组已被修改，并添加了新的组（见下表）。例如，根据 1cm 增量将 T1 病变分离为 T1A、T1B 和 T1C 组分，建立了三个新的相关阶段，分别命名为 IA1、IA2 和 IA3。在另一个例子中，为了描述 N3 的局部晚期肿瘤（包括 T3 和 T4 病灶），但没有转移性疾病的证据，已为 TNM-8 建立了一个新的阶段，称为Ⅲ期。胸内转移性疾病，包括胸膜、心包和心脏扩散，以及对侧肺内的肿瘤结节，仍被归类为 IVA 期。单个远处器官（M1B）的单个转移被认为是 IVA 期，而一个或多个远处器官（M1C）的多个远处转移被归类为 IVB 期。

表 2-2

舞台	肿瘤	节点	转移性
隐匿性癌	TX	N0	M0
第 0 阶段	发炎	N0	M0
IA1 阶段	T1A（MI）	N0	M0
IA2 阶段	T1B	N0	M0
IA3 阶段	T1C	N0	M0
IB 阶段	T2A	N0	M0
第二阶段	T2B	N0	M0

舞台	肿瘤	节点	转移性
第 IIB 阶段	T1A–c	N1	M0
第 IIIA 阶段	T1A–c	氮气	M0
第 IIIB 阶段	T1A–c	N3	M0
第三阶段	T3	N3	M0
阶段 IVA	任何 T	任何 N	M1A
阶段 IVB	任何 T	任何 N	M1c

（五）肺部受累多部位肺癌

本文描述了肺癌的多种不同表现形式，包括多个原发肺癌、一个或多个肿瘤结节的肺癌、多个磨玻璃状病变和实变。导致这些模式的肿瘤分期的建议是第一次列入 TNM-8，并且是基于对国际会计准则委员会提供的文献和专家意见的回顾。

（六）多原发肺癌

当一个肺癌在影像学检查中被确认，并且有多个额外的肺部病变时，放射学家在试图确定这些病变是否代表多个原发性肺癌时，必须考虑来自多个来源的数据。IASLC 建议，将两个（或多个）肺部病变归类为同步原发肺癌或单个肺癌的两个病灶的决定，应以多学科评估为基础，其中应结合临床、相关的先前和当前影像学发现以及在图像引导或外科活检或外科切除中获得的组织病理学检查结果。如果两个（或更多）肺部病变被确定为代表单独的原发性肺癌，那么每一个单独的恶性肿瘤都应使用 TNM-8 分期。

（七）有一个或多个肿瘤结节的肺癌

当肺癌在影像学检查中发现有一个或多个结节时，这些其他病变可能与原发病灶的组织学亚型相同，也可能不相同。与原发恶性肿瘤有关的肿瘤结节，当一个或多个实性肺结节被确认为肺部占优势病变，导致"经典"肺癌表现，如刺状结节或肿块时，应予以怀疑。对新的肺癌分期数据库的分析显示，随着原发性肺癌与相关肿瘤结节之间距离的增加，生存率逐渐下降。因此，当肺癌与原发肿瘤（T3）位于同一叶（T3）时，患者的生存率要好于同侧叶（T4）或对侧肺（M1A）中有结节的病灶。

（八）多层磨玻璃病变

一般来说，肺癌表现为具有磨玻璃或 lepidic 特征的多个病灶，几乎总是腺癌，往往影响妇女和不吸烟者，并与良好的病人结局和罕见的复发有关。与其他类型的肺癌相比，亚固体腺癌导致淋巴结扩散或转移的可能性较低，发展为其他亚实体型肺癌的可能性更大，而且更有可能以懒散的方式表现。

IASLC 建议，如果存在恶性亚固体结节（怀疑在临床分期或组织病理学上证实），以及是否存在其他磨玻璃样病变，则应使用"多灶腺癌"一词来描述肺部病变。这一定义还包括有 50% 或 50% 以上的固体（侵入性）成分的实质性病变，似乎是由磨玻璃结节和其他磨玻璃混浊引起的病例。"多灶性肺腺癌"一词不应适用于可能代表良性病变的多个磨玻璃结节或不典型腺瘤样增生等前浸润性病变的患者。为了分期的目的，IASLC 建议 T 分类应由具有最高水平 T 描述符的病变和括号中所示的多个病变的病变数（#）或简单的"（M）"来确定。病变的大小取决于 CT 测量的实质成分的最大直径或病理检查中浸润成分的最大直径。原位癌和微创腺癌应分别分为 Tis 和 T1A（MI），建议采用 T（#/m）多焦分级，不论这些病变是否有影像学上的怀疑，或是否有组织病理学证据，也不论病变是否位于同一叶或同一或不同肺的不同叶。一旦 T 分类被确定，N 和 M 描述符将共同适用于所有的肿瘤灶。

小结：为浸润性黏液腺癌。这些病变在 CT 上表现为实变型，但无阻塞支气管的证据，可能仅涉及特定区域（如节段或叶）、多个区域（出现汇合或分离）或以弥漫性方式累及肺。淋巴结受累和转移是罕见的，即使在广泛的肺部疾病的背景下也是如此。进展通常是缓慢的，然而，整体存活率比多灶性磨玻璃病变的患者更差。为了分期的目的，IASLC 建议，当肺癌涉及单个区域时，T 分类由病变的大小决定。当多个累及部位出现时，这种疾病的特征是：如果局限于一个肺叶，则为 T3；如果同一肺的不同叶受到影响，则为 T4；如果两肺受累，则为 M1A。当疾病出现在两肺内时，T 分级是根据肿瘤受累程度最大的肺的适当 T 类进行的。对于局限于单个叶但难以可靠测量的病变，应使用 T3 描述符。肿瘤扩展到邻近叶或相邻叶独立受累区域的病变应分类为 T4。一旦 T 分类被确定，N 和 M 描述符将共同适用于所有的肿瘤灶。这一算法也应该用于肺癌的分期，表现为一种轻微的疾病，其特征是肺内有许多小的肺结节。粟粒病通常很难测量，一个单一的叶应该被归类为 T3，而不考虑大小。

关键点：IASLC 分期和预后因素委员会的一个小组委员会确定了肺癌患者四种不同的疾病模式，其特征包括多个肺部受累部位，包括多个原发性肺癌、有单独肿瘤结节的肺癌、多个磨玻璃样病变和巩固。为了用这些疾病模式来分类和分期病变，已经概述了具体的标准。

（九）肿瘤测量

为了在横断面成像上进行初步的临床分期，肺癌应该以厘米为单位进行测量和报告，并以毫米为单位。实性和非实性病变应在显示最大肿瘤尺寸的图像上测量，而不考虑平面（轴向、矢状位或冠状位），部分实性病变应在显示病灶最大平均肿瘤直径和最大实体成分直径的图像上测量。为确定 T 分类，实性和非实性病变应采用最长直径，部分实性病变应使用最长的固体组分部分实体肿瘤的测量。一名 57 岁妇女的增强轴位 CT 显示左上叶有部分实性结节，并测量整个病变（A）和仅实体性成分（B）。为了评估在最佳 CT 扫描技术方面，薄片图像（特别是 1 毫米切片，如果可能的话，可用于 10 毫米或 10 毫米以下的小病灶）有助于降低测量的可变性，并可因空间分辨率的提高而使特定肿瘤特征（如密度、形状和边缘）可视化。建议应使用肺或中间窗设置来检测和测量实质性病变的固体成分，并应确定最大固体成分的长轴测量。

（十）小细胞肺癌

IASLC 首先建议在 TNM-7 释放时用 TNM 分期系统对 SCLC 进行评估。由退伍军人管理肺研究组开发的一种独立的分期系统，根据疾病的程度和在单一辐射门户中治疗的能力，将 SCLC 分为两个亚组，即有限期 SCLC 和广泛性 SCLC，目前临床实践中仍经常使用。有限期小细胞肺癌局限于一个半胸，可在单一放射门脉和广泛性小细胞肺癌（包括所有其他病例）中治疗。TNM 分期系统与退伍军人管理肺研究小组系统相比，更能区分特定阶段的生存期。新数据库的分析证实了 TNM 分期在 SCLC 患者中的预后价值，IASLC 建议将其用于 SCLC 患者的分期。放射科医生应记录有关 SCLC 的下列资料：（A）胸外转移部位的数目；（B）所涉及的器官数目；（C）个别转移部位的直径；（D）用于分期的检查及研究的种类；（E）脑转移病人是否有症状或无症状。

经修订的 TNM 分期系统（TNM-8）包括对 T 和 M 分类的重要修改，对分期组的改变和增加，以及关于具有多个肺癌累及部位的肺癌分期的新建议和肿瘤测量指南。了解 TNM-8 将使放射科医生能够准确地对肺癌患者进行分期，并优化病人的管理。

十一、肺癌的中医分型

（一）肺癌的整体分型

肺癌又称原发性支气管肺癌，属于中医的症瘕积聚的范畴。中医理论认为本病总属本虚标实，多是因虚而得病，因虚而致实，是一种全身属虚、局部属实的疾病。主要由于正气虚损，阴阳失调，六淫之邪乘虚入侵，导致肺气郁积，宣降失司，气机不利，血行受阻，津液失于输布，内聚为贮痰，痰凝气滞，瘀阻络脉，进而痰气瘀结，日久形成肺部积块。近年来，中医药在肺癌的治疗中疗效日益显著，在肺癌的综合治疗中更是发挥着重要的作用。中医药配合肺癌的手术治疗、放疗、化疗、射频消融治疗、生物治疗、冷冻治疗等综合治疗，可以为现代综合治疗增强治疗疗效、提高患者生存质量、改善患者体质、增加远期生存率以达到带瘤生存的目的、创造治疗条件、减轻毒性反应等。但是中医药在肺癌的综合治疗中目前仍存在着一些问题，肺癌的中医辨证分型尚无统一标准。

肺癌辨证分型直接关系到其治疗及预后，目前就肺癌辨证分型国内尚无统一路径或标准可依。目前新世纪（第 2 版）《中医内科学》教材将肺癌辨证分型为：瘀阻肺络证、痰湿蕴肺证、阴虚毒热证、气阴两虚证。冯月娟等将肺癌分为阴虚毒热、痰湿蕴肺、气滞血瘀和气阴两虚 4 型。刘嘉湘分为阴虚内热、气阴两虚、脾虚痰湿、气滞血瘀及阴阳两虚 5 型。马纯政等采用复合证型将肺癌分为痰湿蕴结，肺脾气虚；气阴两虚，痰瘀内蕴；阴阳两虚，痰浊结聚；阴虚热结，气滞血瘀。马科等对 310 例原发性支气管肺癌患者采用聚类分析和主成分分析统计方法，将所得的原发性支气管肺癌患者辨证分型初始模型结合各证型主成分症状载荷分布表，制订证型命名量表，并向 15 位名老中医及专家进行问卷调查。对回收资料经过频数分析，初步建立了原发性支气管肺癌中医证型诊断标准，证型如下：痰湿蕴肺肺失宣降证、肺阴亏虚阴虚内热证、气血亏虚阴阳失衡证、肾阳虚衰肾不纳气证、肺脾气虚运化失司证。李忠认为，肺癌是由癌毒侵袭于肺，而发生肺部的症积，故肺之气阴不足是本，热毒、痰浊、瘀血内停是标。临床辨证可分为四型：阴虚热毒型、肺热痰瘀型、脾虚痰湿型、气阴两虚型。徐振晔将肺癌分为肺肾阴虚、脾虚痰湿、阴阳两虚、精气亏虚型。朴炳奎将其分为肺气不足、阴虚内热、气阴两虚、气滞血瘀、痰湿瘀阻型。周岱翰将其分为肺郁痰瘀、脾虚痰湿、阴虚痰热、气阴两虚型。周维顺分为痰湿蕴肺、阴虚热毒、气滞血瘀、肝肾两虚型。李峥嵘将其分为脾虚痰湿、阴虚内热、气阴两虚、气滞血瘀型。孙士玲将其分为肺脾气虚、肺胃阴虚、肺热痰湿、气滞血瘀型。刘伟胜将肺癌分为：热毒炽盛型、肺湿痰湿毒结型、气滞血瘀毒结型、气阴两虚型、阴虚水泛型等。司富春检索 1977 年 1 月至 2013 年 7 月中国期刊全文数据库（CNKI）收录的中医及中西医结合治疗肺癌的临床研究和个人经验报告类文献，对文献中的证型进行统计分析，得到结果是气阴两虚、阴虚内热、脾虚痰湿、痰瘀互结、气滞血瘀这五型为肺癌临床最常见的类型。该文献分析由于其时间跨度大、范围广泛，因此其具有一定的临床实践性和医家的认同感。本书也将其作为主要的肺癌的中医分型进行论述。

1.气阴两虚

好发于肺癌早期患者和术后恢复期及化疗后期。现代医学治疗肺癌的主要手段是手术、放疗、化疗，耗损患者的气血津液，导致肺脾两虚，肾阴枯竭。《内经》云"正气存内，邪不可干""邪之所凑，其气必虚"。肺气亏虚，邪气乘虚而入，导致肺生理功能失调，水津失布，聚湿生痰。

王文龙等认为气阴两虚是肺癌的基本病机。肺癌的形成主要由于正气不足、气阴两虚，邪毒滞于肺，致肺失宣降、气滞痰凝、瘀血胶结于局部而成。积块形成后可进一步阻滞气机，损耗正气，其虚益甚，其中气阴亏虚表现尤为明显。肺癌属中医学"肺积""息贲""喘咳""肺咳""肺胀"等范畴，多由气阴亏虚、癌毒内蕴所致。中医学认为肺为娇脏，位居华盖，感受外邪，首先犯肺。肺主气，司呼吸，主宣发和肃降，喜润恶燥，不耐寒热，易受内外邪气侵袭，尤其肺之气阴易于耗伤，一旦肺脏受邪，常表现为气阴不足的证候。另外，脾、肾二脏气虚也可影响及肺，其中脾为肺之母，母病及子，肺脾同病；肾为肺之子，子盗母气，肺肾同病，均可导致肺气不足，气阴亏虚。加之多数患者嗜烟日久，热灼津液，或房事不节，精血内耗，导致肺阴不足，阴虚内热或气阴两虚。"正气不足，而后邪气踞之"，外在邪毒得以趁虚而入，客邪留滞，气机不畅，血行瘀滞，津液不布，聚津为痰，痰瘀交阻，日久形成积块 。

此外，肺癌的各种治疗手段均易耗损肺之气阴，更加重肺的气阴亏虚。如肺癌手术，术中失血，耗伤气血津液，多表现为气阴两虚证；经放射治疗后，放射线因其"火热毒邪"的特性可伤及肺系，耗伤气阴， 故以气阴两虚、余毒未清为主；化疗患者，由于"药毒"损伤脏腑气血， 可出现胃肠道及骨髓抑制等不良反应，表现为气血阴液亏虚。临床上多表现为咳嗽痰少，或痰稀而黏，咳声低弱，气短端促，神疲乏力，面色白，形瘦恶风，自汗或盗汗，口干少饮，舌质红或淡，脉细弱。

2.阴虚内热

肺为娇脏，喜润恶燥，阴液不足则虚火内炽，阴虚则热，火热则破血妄行，上刑于肺则金失清肃，故干咳少痰，潮热盗汗；热迫肺络，络脉受损则咯血；虚火内炎，三焦受灼消瘦，尿赤、口干、心烦虚火内炎。中医学结合现代医学对肿瘤的认识，提出肺癌是由癌毒侵袭于肺，而发生肺部的症积，癌毒内阻，化热伤阴致阴虚内热，故肺之气阴不足是本，热毒、痰浊、瘀血内停是标。肺癌患者以阴虚热毒型为最常见，因癌毒侵袭人体，易耗气伤阴，导致阴虚内热证；另一方面，肺癌经手术、放疗、化疗等治疗，放射线损伤及化学药物的毒性反应亦常见燥热伤津的阴虚内热证候，故阴虚热毒是重要的病理机制。金萍认为，阴虚内热是常见证型，临床表现为咳嗽、少痰、痰中带血丝、舌质红、苔少、脉细数。病机可概述为：癌毒阻肺，肺失宣肃，痰浊内生；癌毒内阻，气机不利，可致气滞血瘀；癌毒内阻，化热伤阴致阴虚内热，故养阴清热解毒散结是重要治法。临床表现多是干咳无痰，或痰少黏稠，或痰中带血，或口咽干燥，形体消瘦，午后潮热，五心烦热，盗汗颧红，便干尿黄，声音嘶哑，舌红少津，无苔或少苔，脉细数。

3.脾虚痰湿

肺脾气虚聚湿生痰，脾虚气弱则中焦运化失司，故胸闷纳少，腹胀便溏；脾失健运，饮食入胃无以化精微为气血，故神疲乏力、面色㿠白、少气汗出、脾失运化、痰湿内阻、上壅于肺，故咳嗽痰多，水湿外溢肌肤，则肢体肿胀。

近年来，国内一些专家学者在总结多年的研究成果后指出，肺癌的发病机制主要与气虚有关，尤其是肺脾气虚。气虚不能运化水谷，水谷不化，聚湿成痰；同时气虚不能鼓动气血运行，气滞则血瘀。

痰瘀互结于肺，则可出现咳嗽胸痛、咳痰及痰中带血等症。培土生金法在临床应用中取得了很好的效果。中医学认为，肺的功能为主气，司呼吸，气的生成主要依靠肺吸入之清气与脾胃运化的水谷精微之气相结合，同时肺的呼吸影响着全身气机的调节作用。而脾为后天之本，为气血生化之源，故《脾胃论》有"百病皆由脾胃衰而生也"的论述。肿瘤的发生、发展、转移、扩散也无不与正气虚损有关。临床上肺的功能有赖于脾转输津液，散精于肺，它不仅是肺通调水道的前提，也为肺的生理活动提供了必要的营养。若脾失健运，津液代谢障碍，水液停滞，则聚而生痰、成饮，影响肺的宣发和肃降，以致出现肺的肿块。临床症候为虚实兼证，虚为肺、脾气虚实为痰邪内阻，导致肺、胃失衡。临床症状多是咳嗽痰多、色白痰稀、呕吐痰液、胸闷气短、少气懒言、纳呆消瘦、腹胀便溏、舌质淡黯或淡红、边有齿印、苔白腻，脉濡或滑。

4.痰瘀互结

中医认为"肺为娇脏，喜润恶燥"，肺癌病位在肺，六气太过五志过极，皆可化火灼阴，化热积毒，化痰成块。"肺主气，司呼吸，主宣发肃降，通条水道。"在生理状态下，对人体的水津、气血运行起着重要调节作用，肺气的宣发作用可将津液和水谷精微敷布周身以充养四肢百骸，司腠理之开合以御外邪之侵犯及调节汗液的排泄，同时肺之肃降使体内水湿下输膀胱。在病理状态下，肺的宣发功能失司则水湿停聚成痰，或外邪侵袭，肺气受阻，气郁化热，热灼津液成痰。肺气虚不能输布津液，聚而成痰。肺朝百脉，调节血液的运行，若肺气宣降失职，可引起血液运行不利；肺吸之清气与脾胃运化的水谷之气相结合成宗气，宗气具有推动肺的呼吸和血液运行的作用。若肺气虚或感受外邪，肺的宣降失职或宗气生成受限，影响血液运行，产生瘀血。可见肺虚、肺实均可致痰或瘀。反之，痰和瘀阻碍气机可致肺实、肺虚，所以它们之间互为因果的关系。正如《杂病源流犀烛》所说："邪积胸中，阻塞气道，气不得通，为痰为血，皆邪正相搏，邪既胜，正不得制之，遂结成形而有块。"临床症状主要是胸部隐痛，胸闷气促，痰黏稠难咳，痰中带血，身热面赤，大便秘结，喘息，纳少，口干、舌红、苔黄，脉弦滑数。

5.气滞血瘀

好发于肺癌早中期患者，因肿瘤细胞侵入机体胸膈引发其部位疼痛不适感加重，辨证多以实证为主，且正气耗损较少。中晚期患者如夹杂此类症候，多为虚实夹杂证，气滞血瘀痰凝，经脉受阻，不通则痛。

肺主气司呼吸，主一身之气，外邪侵袭，或内伏肺络，或失治稽留，致肺脏有损，肺气失司，则气行不畅。气为血之帅，气滞则血停；《内经》有言于："饮入于胃，游溢精气，上输于脾，脾气散精，上归于肺，通调水道，下输膀胱，水精四布，五经并行。"肺脏受损，则津液留滞。气滞、瘀血、停饮伏于络脉，引而不发，因感受外邪，内外合邪，煎熬肺脏，伤人正气，久而成积成聚，即为肺癌。临床上主要表现为咳嗽咯痰不爽，咳嗽带血，胸闷胸痛如刺，痛有定处，大便秘结，唇甲紫暗，甚则肌肤甲错，皮肤浅静脉怒张暴露，舌质暗或瘀斑瘀点，苔薄腻或薄黄腻，脉细涩或弦细。

（闫　珺）

第三章　肺癌的治疗

第一节　肺癌的中医治疗

一、中药治疗

（一）辨证分型

在临床工作中辨证分型时也应该注重辨证与辨病、辨期相结合，分清虚实并结合其余脏腑共同辨证确定中医分型。

1.明确辨证要点

（1）辨虚实：肺癌的发生多与肺气不足，痰湿瘀血阻滞有关。肺癌早期，多见气滞血瘀、痰湿毒蕴之证、以邪实表现为主；肺癌晚期，多见阴虚毒热、气阴两虚之证，以正虚为主。

（2）辨盛衰：辨明邪正盛衰，是把握扶正祛邪治则和合理遣方用药的关键。一般来说，肺部癌瘤及症状加重明显，但患者形体未损，生活、活动、饮食等尚未受阻，此时多为邪气盛而正气尚充，正邪相争之时；如病邪在肺部广泛侵犯或累及多脏，全身情况较差，消瘦、乏力、衰弱、食少、行动困难、症状复杂多变者，多为正虚邪实。

（3）确立治疗方略：中医理论认为正气虚损是肺癌发病的基础，因此在治疗时，"扶正"是治疗肺癌之本，正如《活法机要·养正邪自除》记载："壮人无积，虚人则有之。脾胃怯弱，气血两衰，四时有感，皆能成积，若遽以磨坚破结之药治之，疾虽去而人已衰矣。"然而，肺癌是一种全身属虚、局部属实的疾病，局部气血瘀滞、痰毒蕴结是中晚期肺癌转移的关键，因而"扶正"与"祛邪"合用是中医治疗肿瘤及防治转移的治疗总原则。

（二）辨证分型与论治

1.肺癌初期无明显症状者

肺癌患者早期往往无证可辨，即使体检发现早期肺癌患者，由于无任何症状，往往中医药治疗无从下手，这就要求医生必须从肺癌的整个演变过程着手，抓住主证，确立病机，然后辨证施治。患者确诊为肺癌，如果手术成功，则应根据病理类型、肿瘤大小、淋巴浸润状况制订详尽的中医药治疗方案。治疗肺癌单靠辨证有一定的局限性，一定要结合辨病，结合现代医学知识，深入了解肺癌的性质和演变发展规律，必须坚持临床疗效为主，必须坚持辨证与辨病结合，坚持扶正与祛邪结合，坚持局部治疗与整体治疗结合，从临床有效的个案去发现中医药治病的规律。综合治疗才能取得较好效果。虽临床初期无明显症状，但从病位而言，其病位在肺，与其余脏腑息息相关。

故肺癌初期无明显症状者治以软坚散结为主，对症治疗为辅。方用白花蛇舌草、白英、荔枝核、橘核、藤梨根，软坚散结；若稍有咳嗽、咳痰症状者，加枇杷叶、浙贝母、厚朴、瓜蒌，止咳化痰；若大便稀薄者，加诃子、炒白扁豆，健脾止泻；若心神焦躁难安、睡眠欠佳者，加夜交藤、远志、合欢花、炒酸枣仁、柏子仁，养心安神以助睡眠。

2.以咳嗽、咳喘为主症的辨证论治

（1）肺脾气虚证主症：咳嗽气短，痰多色白，神疲自汗。次症：痰中带血，食少便溏，腹胀不舒。舌脉：舌质淡或兼齿痕，苔白薄，脉濡缓。治法：益气健脾，理气化痰。选方用药思路：本证为肺脾气虚，气化失司，应选用六君子汤。方用黄芪、党参、白术、茯苓，补中益气；薏苡仁、陈皮、山药、鸡内金、砂仁，健脾化湿；瓜蒌、八月札，清肺化痰。据兼症化裁：若痰中带血，加白茅根、侧柏叶，止血化痰；若自汗，则加浮小麦、防风，固表止汗。

（2）肺肾阴虚证主症：干咳少痰，痰中带血，潮热盗汗。次症：胸闷气急，心烦口渴，失眠多梦，小便短赤。舌脉：舌红少苔或光剥无苔，脉细数。治法：滋阴清热，化痰散结。选方用药思路：本证为肺肾阴虚，热结痰凝，故选用沙参麦冬汤。方用北沙参、麦冬、生地黄、百合，滋阴清热；百部、杏仁、瓜蒌，止咳化痰；甘草调和诸药。据兼症化裁：若痰中带血，加白茅根、白及、仙鹤草，化痰止血；若咯血较多，可冲服三七粉；若痰质黏稠、咳吐不利者，加青礞石、海浮石，止咳化痰；若盗汗较甚，加太子参、浮小麦、煅牡蛎，固表止汗。

（3）痰浊壅肺证主症：咳嗽痰多，胸闷喘鸣，四肢倦怠。次症：周身乏力，胸满疼痛，烦闷不适，痰咳不爽。舌脉：舌质偏淡或偏红，苔白腻或黄腻，脉弦滑或滑数。治法：祛痰止咳平喘，理气化浊解毒。选方用药思路：本证为痰浊壅肺，肺失宣降，故选用二陈汤合三子养亲汤。方用法半夏、陈皮，宣肺化痰；莱菔子、苏子，降气平喘；制南星、薏苡仁，健脾祛湿；白花蛇舌草、八月札、地龙、山慈菇，消肿散结；甘草调和诸药。据兼症化裁：若痰质黄稠而有热象，加瓜蒌、浙贝母、桑白皮、黄芩、知母、石见穿、半枝莲、石上柏，清热化痰；若胸胁胀满疼痛，加荔枝核、郁金、半枝莲，消肿止痛。

（4）以胸痛为主症的辨证论治：①气滞血郁证主症：胸部疼痛，痛如针刺，咳痰不爽。次症：胸闷气急，情志抑郁，口干不欲饮，痰血暗红。舌脉：舌质紫暗或有瘀斑、瘀点，苔薄黄或薄白，脉细涩或弦涩。治法：行气止痛，化瘀散结。选方用药思路：本证属气滞血瘀，痰浊内阻，故选用活络效灵丹。方用乳香、没药、丹参、当归，行气活血；八月札、桔梗、法半夏，宣肺祛痰。据兼症化裁：若胸痛，加三棱、莪术、延胡索、鼠妇，活血止痛；若喘咳气急，加百部、白果、杏仁，止咳平喘；若兼胸腔积液，加龙葵、猫人参、葶苈子，利水消肿。②阴虚毒热证主症：咳嗽少痰，胸痛心烦，潮热盗汗。次症：形体消瘦，口渴欲饮，痰中带血，小便短黄，大便干结。舌脉：舌红，苔薄黄，脉细数或数大。治法：养阴清热，解毒散结。选方用药思路：本证属肺卫阴虚，热毒炽盛，故选沙参麦冬汤合五味消毒饮。方用沙参、玉竹、麦冬、甘草、桑叶、天花粉、生扁豆，养阴清热；金银花、野菊花、蒲公英、紫花地丁，清热解毒散结。据兼症化裁：若见咯血不止，可选加白芨、白茅根、仙鹤草、茜草根、三七，凉血止血；若低热盗汗，加地骨皮、白薇、五味子，育阴清热敛汗；若大便干结，加全瓜蒌、火麻仁，润燥通便。

（5）放疗后常见证型：气阴两虚证主症：咳嗽少痰，手足心热，神疲乏力。次症：咳声低微，食少纳呆，潮热盗汗，头晕肢乏，小便黄赤。舌脉：舌质红少苔，脉细数无力。治法：益气养阴，理气化痰。选方用药思路：本证为放疗热毒，耗气伤阴，气阴两虚，肺痿失用，用四君子汤合百合固金汤。方中用黄芪、党参、白术、茯苓，补中益气；熟地黄、玄参、麦冬、山药，滋阴健脾；白花蛇舌草、山慈菇、百合、瓜蒌，化痰散结；贝母、桔梗，止咳平喘。据兼症化裁：若潮热盗汗，加青蒿、地骨皮、知母，清热养阴；若自汗较甚，加浮小麦、黄芪，固表止汗；若痰黏不爽，加海蛤壳、礞石、黄芩、鱼腥草，清热化痰。

（6）化疗后常见证型：①胃失和降证主症：恶心呕吐，食少纳呆，月渐消瘦。次症：饮食无味，呃逆嗳气，身体倦怠，大便干结，小便色黄。舌脉：舌质红，舌苔白，脉弦细。治法：健脾和胃，降逆止呕。选方用药思路：本证为本虚标实，外邪犯胃，气失宣降，故选旋覆代赭汤。方中用旋覆花（包煎）、代赭石、姜半夏，降逆止呕；茯苓、太子参，益气健脾；炙甘草、大枣、炒麦芽、焦山楂、焦六神曲，健脾和胃。据兼症化裁：若痰中带血，加侧柏炭、血余炭、白茅根、仙鹤草、藕节炭止血化痰；若胸闷疼痛加郁金、荔枝核、白花蛇舌草散结止痛。②气虚血瘀证主症：咳嗽胸痛，身倦乏力，胸闷气短。次症：面色晦滞，自汗盗汗，大便秘结，小便色清。舌脉：舌淡紫或有瘀斑，脉沉涩。治法：益气活血，止咳定喘。选方用药思路：本证为本虚标实，肺气虚弱，气不行血，故选补中益气汤合血府逐瘀汤。方用黄芪、党参、白术、陈皮，补中益气；当归、生地黄、桃仁、枳壳，活血化瘀；郁金、木香，化瘀止痛；甘草，调和诸药。据兼症化裁：若自汗盗汗，加浮小麦、煅牡蛎，固表止汗；若大便秘结，加火麻仁、炒决明子，润肠通便；若咳嗽咳痰，加浙贝母、枇杷叶、桑叶，止咳化痰。③阳虚水停证主症：咳痰气喘，畏寒肢冷，肢体浮肿。次症：胸闷不舒，口淡不渴，或渴喜热饮，自汗，乏力气短，小便不利，大便稀溏。面色㿠白。舌脉：舌淡胖，苔白滑，脉沉迟无力。治法：温补脾肾，利水消肿。选方用药思路：化疗阴毒损伤肺、脾、肾，脾虚则不能运化水湿，肾虚则不能温阳化水，肺阳虚不能化津而通调失司致水饮内停，选用苓桂术甘汤合真武汤，方用桂枝、淫羊藿、附片，温阳降逆；白术、茯苓，健脾利湿；半边莲、大腹皮、藤梨根、龙葵、泽泻，利水消肿；桔梗、枇杷叶、厚朴、紫苑，止咳平喘；浮小麦，固表止汗；炙甘草，调和诸药。据兼症化裁：若腰膝酸软，加牛膝、续断，补肝肾强筋骨；若胸胁疼痛，加郁金、荔枝核、葛根，活血止痛；若心悸气短者，加丹参、太子参，补中益气。④正气虚衰证主症：形体倦怠，精神疲乏，少气懒言。次症：心慌气短，头晕目眩，大汗如油，二便不通。舌脉：舌绛苔少，脉弱欲脱等。治法：大补元气，滋阴补肾。选方用药思路：化疗阴毒日久损伤正气，精血亏耗，选用生脉散合左归丸。方用生黄芪、西洋参健脾益气；枸杞子、龟板胶（烊化）、阿胶（烊化）、麦冬、五味子、生地黄、山药、山茱萸滋补肾阴；浮小麦固表止汗。据兼症化裁：若咳嗽、咳痰加桔梗、炙甘草、瓜蒌，纳差者加焦山楂、炒麦芽、焦神曲。

二、中西医结合治疗肺癌

近代以来，西学东渐，中医药作为中华文化中的代表受到了现代医学的冲击与挑战。在挑战的开始，中医药似乎鲜有胜场。于是就出现了以张锡纯为代表的意将中西医相结合以求生存的医家，从而形成了一种对中医发展甚有影响的中医新流派。随着时间的发展，人们发现西医也有力有不逮之处，而在此中医药却大有作为，因此中医又开始徐徐发展。而在当今社会，中医药依旧面临着各种挑战。所以随着各种先进的医学检验手段的出现，中医人也将其运用在中医药的探索中，以希望借此来解开中医药的秘密。

（一）证型与病理分型

肺癌的组织学类型不同，生物学行为也有所不同，这似乎与肺癌的中医证型具有一定的共性。众所周知，目前肺癌诊断的金标准仍是病理检测，因此探讨辨证分型与不同病理类型的联系具有重要意义。而针对肺癌中医证型与病理分型的相关性研究显示有两种不同的结果。部分学者认为两者存在相关性，如徐永强通过比较发现鳞癌以实证为主，而腺癌以虚证为主；周伟生等发现肺腺癌多见于痰毒瘀滞型，而未分化癌多见于气阴两虚，认为可能与腺癌、未分化癌等发病部位不同，导致对肺脏功能的影响程度不同，进而产生证型的差别。然而纵观近几年的相关研究，多数学者则认为中医证型在不同病理类型中的分布无明显差异。由于病例来源的特殊性，导致就诊时晚期肺癌患者较多，此时虽与初发时的病机有显著的改变，但与最初的病理类型却无明显相关性。同样，周建龙等指出，随着肺癌病情的进展，中医证型会发生不断变化，早期多以实证为主，晚期多以虚证或虚实夹杂证为主。而肺癌的病理类型在各个分期中则不会发生改变，故两者之间并无相关性。刘声对孙桂芝教授收治的中晚期肺癌患者组织病理分型与中医证型和常用处方间相关性进行分析，其中鳞癌占气血瘀滞型的 63.64%，大细胞肺癌占阴虚痰热型的 40.00%，未分化小细胞肺癌占痰湿蕴肺型的 44.44%，腺癌多表现为阴虚为本，兼有气虚或痰热，占阴虚证型总计的 19.05%。结论：原发性周围型肺癌病理分型与中医证型和常用处方之间存在着一定的内在关系。陈锐深观察了 578 例肺癌，其中鳞癌多见于痰毒瘀滞型及气阴两虚型，腺癌多见于痰毒瘀滞型及肺郁痰结型，未分化癌多见于气阴两虚型；认为分型与病期似有一定规律性：中医分型以痰毒瘀滞型、气阴两虚型多见；晚期多见气阴两虚型，中期多见痰毒瘀滞型，早、中期多见肺郁痰结型及肺虚痰热型。冯月娟等对 112 例肺癌中医证型、舌象与病理分型关系探讨，结果显示鳞癌以痰湿蕴肺为主，腺癌以阴虚毒热为主，小细胞肺癌以气滞血瘀为主，肺泡细胞癌以痰湿蕴肺与气滞血瘀为主。贾桂娈等观察了 80 例肺癌患者，认为鳞癌以痰湿阻滞型为主，腺癌以阴虚内热为主。瞿漱芬等观察了 420 例肺癌患者，在阴虚内热型中鳞癌所占比例最高，与气滞血瘀型、气阴两虚型、脾虚痰湿型有显著性差异（P < 0.05）。气滞血瘀型以腺癌较多见，与阴虚内热型、气阴两虚型有显著差异（P < 0.01）。但是谢长生等分析了 561 例肺癌中医证型与 TNM 分期及病理类型的相关性，认为中医证型在不同病理类型的分布情况无明显差异，该观点也得到了王少墨和杨丹等研究的支持。王芬的研究认为晚期小细胞肺癌与晚期非小细胞肺癌的中医证候分型没有显著性差异。中医证型的分布与肺癌病理类型不相关，这也为中医的辨证施治提供了一定的依据。

1.证型与 TNM 分期

中医临床强调辨证论治，治病求本。所谓的证，是疾病过程中一定阶段的关于病位、病因、病性、病势及机体抗病能力等本质有机联系的反应状态，是对疾病完整性的病理概括。国际 TNM 分期反映的是肿瘤患者不同阶段的病情程度，可较准确地估计病情。肺癌患者不同中医证型反映疾病发展过程中不同的病理概括，如邪正关系等，故肺癌中医证型与国际 TNM 分期应存在一定关系。探求中医辨证分型与 TNM 分期之间的联系是中医学发展的要求，近几年相关研究得到进一步的发展。姚逸临等研究发现Ⅰ期患者中气虚证占 86.9%，气阴两虚证占 13.1%；Ⅱ期患者中气虚证占 66.7%，阴虚证占 28.6%；Ⅲ期患者中气阴两虚证占 69.2%，气虚证占 28.2%；而阴阳两虚证患者仅 1 例（2%）。童凤军在对 54 例肺癌患者中医证型与 TNM 分期的关系研究中发现，痰湿蕴肺型和气滞血瘀型以Ⅰ期肺癌为主，阴虚热毒型以Ⅱ期肺癌为主，而气阴两虚型以Ⅱ期和Ⅲ期肺癌为主。谢长生等对 561 例肺癌中医证型与 TNM 分期及病理类型的相关性研究发现，Ⅰ期以痰浊壅肺证多见（37.5%），Ⅱ期以热毒蕴肺证多见（34.4%），Ⅲ期以气阴两虚证多见（28.2%），Ⅳ期以气阴两虚证多见（42.9%）。陈永等通过文献分析得出，Ⅰ、Ⅱ期肺癌患者主要表现为气滞血瘀证，Ⅲ、Ⅳ期肺癌以阴虚内热证和阴阳两虚证居多。黄立中等对 NSCLC 根治术后发展到Ⅲ、Ⅳ期患者中医证候的分布规律研究发现，其证候分布多虚实互见，最常见的虚证为气虚证、阴虚证，且在此基础上易合并血瘀证、痰湿或痰热证、气滞证等兼夹证，总以气虚、血瘀、痰湿相兼多见。王蕾等研究发现，Ⅰ～Ⅲ期肺癌患者中肺脾气虚证占多数，而Ⅳ期中气阴两虚证较多。周建龙等对 NSCLC 的中西医分型分期相关性研究发现，Ⅰ期证型以气滞血瘀型为主，其次是气虚血瘀型和痰湿阻肺型；Ⅱ期证型以气滞血瘀型为主，其次是气虚血瘀型；Ⅲ期肺癌证型以气阴两虚型为主，其次是脾肺气虚型；Ⅳ期肺癌证型以气阴两虚型为主，其次是脾肺气虚型。黄东华等将 140 例中晚期肺癌患者分为气虚痰湿、气血瘀滞、阴虚热毒、气阴两虚 4 证型，并按不同 TNM 分期对结果进行比较，发现中晚期肺癌患者不同，TNM 分期的中医证型分布比较差异有统计学意义（P < 0.01），ⅡB 期患者多见气虚痰湿型（71.4%），ⅢA 期则以气血瘀滞证为主（50.0%），ⅢB 期多表现为阴虚热毒证型（70.6%），Ⅳ期多集中在气阴两虚型（90.0%）。由此认为不同 TNM 分期的肺癌患者中医证型分布有差别，中期可见虚实夹杂证，晚期则以虚证为主。河文峰等研究发现，ⅢB/Ⅳ期 NSCLC 中医证型以脾虚痰湿型最多见。杨丹等通过对肺癌中医证型分布特点的研究发现，临床分期与中医证型呈正相关，血瘀证在原发性支气管肺癌各期均最为多见。孙青等研究发现，Ⅲ期和Ⅳ期肺癌患者单证均以气虚证、阴虚证、痰证、血瘀证多见。总之，尽管目前对肺癌辨证分型尚无统一标准，但总体趋势表现为Ⅰ、Ⅱ期患者以实证为主，Ⅲ、Ⅳ期以虚证居多。

2.证型与肿瘤标志物

肿瘤标志物被认为是早期肿瘤可能发生的重要信号之一。如何把这一指标和中医的辨证论治相结合并为临床提供思路，许多学者进行了有益的探讨。有研究表明肿瘤标志物癌胚抗原（CEA）、鳞状细胞癌抗原（SCC - Ag）、细胞角蛋白 19 片段（CYFRA21 - 1）与非小细胞肺癌中医辨证分型的关系，不同中医辨证分型三种肿瘤标志物血清水平癌胚抗原以阴虚痰热型、气阴两虚型升高较为显著；细胞角蛋白 19 片段及鳞状细胞癌抗原在气虚痰湿型、肺郁痰瘀型升高较为明显，与阴虚痰热型、气阴两虚型比较统计学差异有显著性（P＜0.01）。吴涛采用电化学发光技术测定 90 例原发性肺癌患者和 60 例正常人血清中 5 项肿瘤标志物的水平。结果：肺癌患者各证型组 CEACA19-9，CA125，NSE，CYFRA21-1 水平均高于对照组（P＜0.01）。CEA 浓度以瘀阻肺络型最高，并依气阴两虚型、阴虚毒热型、痰湿蕴肺型依次降低。气阴两虚型 CA19-9、NSE、CA125 水平高于其他各组（P＜0.05），但阴虚毒热型、痰湿蕴肺型、瘀阻肺络型各组间无差异（P＞0.05）。肺癌各证型组间 CYRA21-1 无差异（P＞0.05）。结论：CEA、CA19-9、CA125、NSE、Cyfl、a21-1 联合检测不仅是诊断原发性肺癌的重要依据，且与中医辨证分型有一定关系。孟鹏通过观察发现原发性非小细胞肺癌（NSCLC）患者血清 CA125 的水平按虚实夹杂型、正虚为主型、邪实为主型依次降低。另外，在邪实为主型中，CA125 含量低于其他证型（P＜0.05），而 CA199 在邪实为主型中的浓度水平显著高于其他各组（P＜0.01）。而朱海龙等研究发现肺癌患者肿瘤标志物的升高以实证者（痰湿阻肺型）升高为主，虚证（肺阴虚型、肺脾气虚型、气阴两虚型）的升高幅度显著低于实证者，该研究提示正气越虚而邪实越盛时，患者的 CEA、CA199、CA125 和 CA153 表达水平越高，其中 CA199 与证型的关系与孟鹏得出的结果相同。晏雪生等研究发现辨证以实证为主的痰湿蕴肺型、气血瘀滞型、痰热毒炽盛型肺癌患者，其血清 CEA、CA199 和 CA242 的浓度明显高于气阴两虚型（虚证）（P＜0.01）；此结论与朱海龙等的研究结论较为相似，但是针对气血瘀滞型、痰湿蕴肺型、气阴两虚型中 CA125 的浓度明显高于热毒炽盛型（P＜0.01）这一结果似乎又与朱氏等不一致。杜娟的研究发现气血瘀滞证、气阴两虚证、热毒炽盛证、痰湿蕴肺证的 CEA 浓度依次降低，而气阴两虚证与热毒炽盛证 CA125 和 NSE 浓度显著高于气血瘀滞证和痰湿蕴肺证（P＜0.05）；气阴两虚型 CA199 浓度显著高于其他各证型（P＜0.05）。可以认为 CEA 水平的显著升高与肺癌气血瘀滞型相关性最强，属疾病早期阶段，治疗当偏重理气活血。NSE 和 CA125 水平与肺癌气阴两虚型和热毒炽盛型相关性最强，而 CA199 水平与气阴两虚型有较强的相关性，均属疾病较晚期阶段，治疗上当以益气养阴为主，辅以清热解毒，这为肺癌的中医论治提供了一定的指导。由此可以看出，肺癌患者血清肿瘤标志物的表达含量与中医证型密切相关，有望成为辨证分型的微观指标之一。然而众多学者所得的结果却不完全相同，部分研究结果甚至相互矛盾。究其原因，可能与目前我国肺癌的中医辨证分型尚无一致意见有关。各学者根据患者临床表现，多自拟证型，导致中医分型千差万别，研究结果也自然不尽相同。

3.证型与免疫指标

炎症因子与肺部肿瘤的发生、发展具有密切相关性，可以促进恶性肿瘤细胞的增殖和存活，削弱机体的获得性免疫反应。陈万灵等研究发现，非小细胞肺癌患者不同中医证型血清 IL－1β、IL－6 和 TNF－α 水平以痰证最高，血瘀证次之，虚证最低，并且三种证型患者血清 IL－1β、IL－6 和 TNF－α 均高于正常人，从而证实中晚期非小细胞肺癌虚证、痰证、血瘀证与血清前炎症因子表达程度存在一定相关性。杜懿杰等研究发现肾阳虚型肺腺癌患者炎症因子较肺气虚型、阴虚火旺型上调明显，下丘脑—垂体—肾上腺轴功能下降或紊乱最为明显。肺腺癌患者 IL－6、TNF－α 和 IFN－γ 与 HPA 轴功能关系密切，并且证实肺腺癌中医证候存在由气虚、阴虚向肾阳虚衰的转化，血清及诱导痰中 IL－6、TNF－α 和 IFN－γ 及 HPA 轴功能是肺腺癌微观辨证的重要指标。马科等研究了痰湿蕴肺、肺阴亏虚、气血亏虚、肾阴虚衰、肺脾气虚五种肺癌中医证型与免疫指标、细胞因子的相关性，得出在痰湿蕴肺证型中 CD3 偏高（P＜0.05）；在肺阴亏虚证型中 CD62P 偏低（P＜0.05）；在肺脾气虚证型中 IL－2、CD3 均偏低（P＜0.05），血管内皮生长因子（VEGF）明显增高；在肾阳虚衰证型中 CD62P 偏高（P＜0.05），VEGF明显增高；在气血亏虚阴阳失衡证型中 CD3 和 CD4 偏低（P＜0.05）。房才龙等用直接葡萄球菌蛋白 A 菌体花环法及放射免疫法检测了 56 例肺癌患者外周血 T淋巴细胞亚群的值，结果显示，肺癌患者总 T 淋巴细胞、辅助 T 淋巴细胞亚群以及辅助 T 淋巴细胞亚群与抑制 T 淋巴细胞亚群比值低于健康人（P＜0.05），抑制T 淋巴细胞亚群高于健康人（P＜0.05），4 种指标在阴虚内热型、气滞血瘀型、痰湿阻肺型、气阴两虚型患者依次为减低、减低、减低、增高。童凤军通过研究得出结论：正常黏膜未见表皮生长因子受体阳性表达，肺癌患者中依痰湿蕴肺型、气滞血瘀型、阴虚热毒型、气阴两虚型依次增高，最高者痰湿蕴肺型和最低者气阴两虚型以及正常黏膜比较有显著性差异（P＜0.05）。李际强等则发现肺癌患者外周血 T 淋巴细胞亚群、NK 细胞与中医证型具有一定相关性，实证如气滞血瘀证及痰瘀蕴结证处于邪实正盛期，细胞免疫功能表现为 CD3+、CD4+ 的值明显高于虚证组。李际强等对 219 例肺癌患者外周血淋巴细胞进行检测，结果发现实证组患者的 CD3+、CD4+ 淋巴细胞水平均显著高于虚证组（P＜0.01）。其他研究进一步证实 CD3+、CD4+、NK 细胞水平，虚实夹杂证组＞虚证组，差别具有统计学意义（P＜0.05）。可以认为，肺癌辨证属虚者的免疫功能较低，而其产生的机制和调控措施有待深入研究。在接下来的具体证型与免疫细胞水平的相关性研究中，杨丽等发现 CD4+ 细胞数以气虚痰湿型最高，气阴两虚型最低；另外，CD4+/CD8+比值以气阴两虚型最低，而 CD8+ 细胞数则以气阴两虚型最高。因此可以推出气虚痰湿型（虚实夹杂证）患者的免疫功能较高、气阴两虚型（虚证）患者的免疫功能最差的结论，这与前面的研究相符。监测各中医证型免疫功能的变化情况将有助于指导疾病的治疗及对预后的判断。但前述的结论并未在其他学者的研究中得到体现，如胡小梅等将各证型按气滞血瘀、肺脾气虚、痰湿瘀阻、气阴两虚的顺序比较，发现CD4+细胞数、CD4+/CD8+比值依次减少；而CD8+细胞数依次增多。尽管气阴两虚证的患者免疫功能最差，但是同属虚证的肺脾气虚证患者免疫功能相对较好。同样有学者发现辨证为肺脾气虚型的中晚期NSCLC患者CD3+、CD4+、NK细胞水平最高，且差异有统计学意义（前两者 P<0.01、后者 P<0.05）；而CD8+细胞则无统计学差异（P>0.05），这进一步表明肺脾气虚证患者的免疫功能相对较好。结合上述研究，以上相关指标可作为反映肺癌患者不同证型的参考指标，从而有利于判断病情并指导治疗。

4.证型与影像学检查

随着影像学技术的迅猛发展，关于多层螺旋CT（MSCT）对肺癌中医辨证分型客观化的研究方兴未艾。河文峰等观察83（T4NxMx）非小细胞肺癌患者的CT表现，发现肺癌中医证候中气虚证、痰湿证和血瘀证为非小细胞肺癌的主要证候分型；气虚证和痰湿证中肺癌的螺旋CT表现以侵犯气管、恶性胸水多见；血瘀证中螺旋CT表现以恶性胸水多见。周伟生等回顾性分析56例原发性周围型肺癌患者螺旋增强CT的表现，发现分叶征和血管集束征多见于气阴两虚型中，胸膜凹陷征多见于肺郁痰瘀型中，而胸腔积液则在脾虚痰湿型中多见。孙伟明等回顾性分析98例周围型肺癌患者的临床资料，发现肺癌 MSCT 与中医证型存在一定关系。其中肺癌肺郁痰瘀证患者 MSCT 影像学表现中具有显著影响的是空泡征、深分叶、浅分叶和胸膜凹陷征（P均<0.01）；而脾虚痰湿证患者 MSCT 影像学表现中具有显著差别的是浅分叶和空泡征（P均<0.01）；阴虚痰热证患者 MSCT 影像学表现中有显著差别的是局灶性坏死（P<0.05）；气阴两虚证则无显著影响因素。因此肺癌 MSCT 表现可作为临床辨证分型的客观依据之一。徐志根等在对48例同样为周围型肺癌 MSCT 表现及中医临床证型的相关性研究中，虽然与孙伟明等采用相同的回顾性及双盲法研究，但是得出的结果却大相径庭。在气阴两虚型中 MSC 表现为分叶征和血管集束征多于其他证型（P<0.05）；在气滞血瘀型中则是胸膜凹陷征多于其他证型（P<0.05）；而胸腔积液则以气虚痰湿型多见；另外，当增强60秒后 CT 值气阴两虚型高于气滞血瘀型和阴虚内热型。赵娴对206例肺癌患者核素骨扫描后进行分析，其中有骨转移与无骨转移的中医证型比较差异具有统计学意义（P<0.05）；另外，当合并骨转移时，患者的中医证型以阴毒虚热型和气阴两虚型多见，无骨转移患者则多以气血瘀滞型和痰湿蕴肺型为主。肺癌影像学表现与中医证型之间有一定关联，有望作为临床辨证论治及判断预后的依据。

5.证型与基因表型

基因表型的研究是目前肺癌研究最为热门的领域之一，对于基因治疗的发展具有中流砥柱的作用。中医证型的不同与基因表型之间存在一定的相关性。楚瑞阁收集资料齐全的120例肺癌患者，按中医辨证分为肺阴亏虚型、气虚亏虚型、痰湿蕴肺型、肾阳虚衰型、肺脾气虚型，分别对其病理标本的蜡块用免疫组化法对表皮生长因子受体（EGFR）的表达进行观察、分析。结果表明：肺癌患者中肺阴亏虚型、气虚亏虚型、痰湿蕴肺型、肾阳虚衰型、肺脾气虚型依次增高。肺脾气虚型、肾阳虚衰型与肺阴亏虚型比较有显著差异性（P < 0.05）。结论：EGFR 表达差异与肺癌不同证型相关，可指导临床的用药。童凤军分析了 54 例手术治疗的肺癌患者的中医证型与表皮生长因子受体的表达差异，发现 EGFR 在正常肺组织中不表达，而在痰湿蕴肺型、气滞血瘀型、阴虚热毒型、气阴两虚型中依次增加，痰湿蕴肺型的 EGFR 表达阳性率 35.29% 和气阴两虚型的 EGFR 表达阳性率77.78%，与正常黏膜比较差异有统计学意义（P < 0.05）。进一步分析，痰湿蕴肺型和气滞血瘀型邪实、正虚相对较轻；阴虚热毒型邪实甚、正气虚相对较轻；气阴两虚型正虚最甚，邪实较甚，得出 EGFR 表达差异与肺癌不同证型相关，可作为反映肺癌患者本虚标实状况的指标。姚逸临等发现肺脾气虚型肺癌患者的血管内皮生长因子（VEGF）最低、阴虚内热型患者稍高、气阴两虚型患者最高，且有统计学差异（P < 0.05）。然而马科等研究却发现 VEGF 在肺脾气虚证及肾阳虚衰中明显增高，表明晚期肺癌由于癌变的进一步内侵而出现肺脾同病、肺肾同病的脏腑病变。在对表皮生长因子（EGFR）的表达与中医证型的相关性研究中发现，其水平依痰湿蕴肺型、气滞血瘀型、阴虚热毒型、气阴两虚型依次增高。前两者证型邪实正亦足；而阴虚热毒型以邪实正虚为主；气阴两虚型则正虚最甚，邪实较甚。因此 EGFR 的表达可作为反映肺癌患者本虚标实状况的指标。

6.证型与血液流变学

关于肺癌中医辨证分型与血液流变学是否存在联系，刘翠霞等研究发现，肺癌患者不同中医证型间的血液流变学存在差异，血液流变学主要指标异常程度以重至轻，依次为肺脾气虚痰瘀交结型、肺肾阴虚型、气阴两虚型。其中肺脾气虚痰瘀交结型全血还原黏度、血浆比黏度增高及微循环管袢形态、袢周渗出等异常改变明显高于气阴两虚型，经检验差异显著。提示肺脾气虚痰瘀交结型之"瘀血"程度重于单纯虚证。因而认为血液流变学检验可作为临床区别痰瘀交结型与气阴两虚型的客观指标之一。刘永惠等采用比浊法测定 77 例原发性肺癌患者纤维蛋白原含量，发现肺癌组、转移组较健康对照组纤维蛋白原有显著性差异（P < 0.05或 P < 0.01），特别是经中医辨证为血瘀证者，纤维蛋白原含量增高尤其突出，与

对照组比较有非常显著性差异（P＜0.01）。该研究结果显示，高纤维蛋白原血症加剧肿瘤血瘀证，而肿瘤血瘀证的实质是血液凝固—纤溶—血小板功能紊乱。

此外，西医关于微量元素如血清铜、锌、硒等的检测以及与肺癌关系的研究报道较多，但在中医方面，上述微量元素与中医证型的关系仅见学者米逸颖等做过报道。血清铜/锌比值及血清硒含量是否可准确反映肺癌患者的邪正消长，以及是否可作为中医辨证分型转换的参考指标，还有待进一步研究证实。

（二）医案举隅

1.王某，男，64 岁，2017 年 6 月 18 日初诊

患者半年前因咳嗽、痰中带血、胸痛至当地某三甲级医院就诊。行肺 CT 显示：右肺占位病变；病理显示：右下肺低分化腺癌，癌肿大小 2.7 cm×1.8 cm×1.6 cm，部分淋巴结转移。于该院行肺癌根治手术，术后常规放、化疗治疗。几个疗程的治疗因身体不能耐受来我院就诊。诊见：咳嗽、少痰，胸闷痛，神疲乏力，少气懒言，消瘦，咽干，纳食不佳，二便尚可，舌红、苔中微黄腻、边紫暗，脉滑数，舌下可见脉络迂曲。辨证为气阴亏耗，痰瘀互结，肺窍失养。治宜益气、养阴、化痰活血，佐以清热解毒。处方：黄芪 50g，太子参 15g，北沙参 15g，麦冬 15g，百合 15g，生地黄 20g，山慈菇 15g，半夏 15g，桔梗 15g，浙贝母 20g，苦杏仁 15g，全蝎 15g，地龙 10g，红花 15g，半边莲 20g，白花蛇舌草 20g，露蜂房 10g，薏苡仁 20g，甘草 15g。14 剂，1 剂/d，水煎服，早晚 2 次温服，300 ml/次。

二诊：咳嗽、咳痰减轻，胸闷不重，口稍干，体力渐增，患者心情明显好转，但食后偶见腹胀，舌红、苔薄暗紫，脉细数。效不更方，继以上方加厚朴 10g，木香 10g，砂仁 15g。继服 14 剂。

三诊：咳嗽、胸闷等明显好转，余无明显不适症状。随症加减调理方药，而后数月至半年随诊 2～3 次，嘱其避风寒、勿劳累，饮食注意荤素搭配，少食辛辣、不易消化之品。2018 年 6 月 15 日复查肺 CT 显示：病灶稳定，未见明显肿块。而后患者坚持定期复诊，至今已行中医药治疗 1 年余，现病情稳定，一般情况良好。

按：该患男性，64 岁，为中晚期肺癌患者，年事已高，而且经手术攻伐及几个疗程的放、化疗治疗后正气日耗，体质虚弱，患者及家属拒绝进一步放、化疗。患者肺气亏虚，宣降失常，水液代谢失司，津停为痰，而邪毒聚集不化，结于肺络，致血停为瘀，正气亏虚，痰瘀毒互结而成肺癌。同时结合患者舌脉，其病机特点不离痰、瘀、毒、虚，故在治疗上以益气养阴、化痰活血佐以清热解毒为基本大法。首诊处方黄芪、太子参、麦冬、百合、生地黄益气养阴，半夏、桔梗、浙贝母、苦杏仁止咳化痰，全蝎、地龙、红花活血通络，半边莲、白花蛇舌草、

露蜂房、薏苡仁清热解毒，甘草调和诸药。二诊根据患者食后腹胀的症状选用厚朴、木香、砂仁等对症治疗。而后随诊患者病情好转，基本稳定。现代药理研究显示黄芪有效成分黄芪总苷及黄芪多糖可以调节人体免疫功能，促进正常机体抗体的生成，间接增强由抗体介导的体液免疫功能而发挥抗肿瘤的作用。太子参的化学成分核苷类是机体维持正常生命活动的基本构成元素，具有抗病毒、抗肿瘤、调节免疫等多种生物活性。浙贝母有效成分贝母甲素及贝母乙素具有镇咳祛痰、抗炎抗氧化、改善肺功能、逆转肿瘤细胞耐药等作用。全蝎蛋白药效组分能促进Bel7402细胞凋亡，抑制增殖而发挥抗肿瘤的作用。半边莲黄酮类成分木犀草素及其生物碱对肿瘤细胞具有明显的抑制作用。露蜂房可使气管平滑肌紧张度降低，缓解气管痉挛以及具有抗癌抑癌的作用。红花能增加血液灌注量，抗血小板聚集，可以显著改善癌症患者的高凝状态。白花蛇舌草的主要有效成分为环烯醚萜类，其药理活性主要为抗肿瘤作用。薏苡仁中所得的 4 种脂肪酸均可延长荷 S180 瘤小鼠存活时间，具有明显的抗肿瘤作用。此外亦有研究表明，半夏具有明显的抗肿瘤作用。

2.邢某，男，62 岁。2015 年 5 月初诊

主诉：左肺肿物术后 8 月，咳嗽气短 1 月。现病史：患者 2014 年 8 月行左肺肿物切除术，术后病理为中分化鳞状细胞癌，手术切缘有病灶残留，予局灶处放疗，放疗后行方案化疗周期。2015 年 4 月复查胸部 CT 提示左肺门可见占位性病变，考虑局部复发。患者拒绝再次化疗，遂前来就诊。诊症：喘咳、气短，痰咸、多汗，食纳可，二便调，眠差，梦多。职业为工人，吸烟史 40 年，20 支每日，饮酒史 40 年，平素性格倔强。

处方：炙黄芪 50g，知母 20g，升麻 3g，煅海浮石 50g（先下），白英 20g，百合 30g，熟地 30g，当归 20g，山萸肉 30g，附片 10g（先下），胆南星 15g，金荞麦 30g，砂仁 15g，焦山楂 30g，干姜 10g，细辛 3g，冬凌草 30g，地龙 15g，守宫 30g。患者服药 8 月后复查 CEA 升高至 17.82ng/ml，胸部 CT 同前没有明显变化，在原方基础上去焦山楂加烧干蟾 10 克、焦神曲 30 克，因经济的原因患者未服用其他任何中西药物。后随访至今，患者咳嗽、喘憋气短等症状消失，定期复查肺门肿物无明显变化，稳定在正常范围内。

按：这是一例鳞癌患者带瘤生存病例，患者老年男性，病理为中分化鳞状细胞癌，手术及多次化疗放疗后出现局部复发，喘咳气短，痰咸多汗。中医治疗以补肺、健脾、益肾、化痰、通络、抗瘤为法，在基本方的基础上加用附片扶阳恢复肺脏功能，胆南星、细辛温阳化痰，冬凌草、金荞麦活血解毒。后复查较前升高，较前无明显变化，诸证好转，提示治疗大方向没有错，需加大抗癌力度，故加用烧干蟾，后随访至今患者肺内肿物及肿瘤标志物仍控制良好。中医治疗癌症改善症状容易，消瘤抑瘤难，除辨证要准外，还要用药精当，大病大治才有疗效，大病小治无异于杯水车薪。

3.患者某，男，74 岁，2009 年 5 月 20 日初诊

病史：2008 年 3 月出现咯血，反复断续时有发作，少有咳嗽，咯痰不多，CT 查为右上肺占位，穿刺病理为腺癌，目前时有咳痰带血，色鲜或暗，两锁骨下疼痛不舒，左肩下疼痛。苔中部黄腻质暗隐紫，脉小滑数。辨证：痰瘀郁毒互结，气阴亏耗，肺损络伤。处方：炙鳖甲（先煎）15g，南沙参、北沙参各 12g，天冬、麦冬各 10g，太子参 12g，仙鹤草 20g，地锦草 15g，旱莲草 15g，煅花蕊石 15g，诃子肉 10g，五倍子 5g，泽漆 15g，茜根炭 10g，山慈菇 12g，猫爪草 20g，旋覆花（包煎）5g，白花蛇舌草 20g，制南星 12g，白芨 10g，龙葵 20g，紫珠草 15g，半枝莲 20g，鱼腥草 20g。14 剂，水煎服，日 1 剂。

二诊（2009 年 6 月 4 日）：服药 5 日，咯血消失，咳少不多，胸闷不重，口稍干，食纳尚可，二便正常，汗出不易，两锁骨下疼痛不适，左侧为著。苔黄质暗紫，脉小弦滑。守法进退。处方：炙鳖甲（先煎）15g，南沙参、北沙参各 12g，天冬、麦冬各 10g，太子参 12g，旋覆花（包煎）5g，茜草根 10g，广郁金 10g，山慈菇 15g，制南星 15g，猫爪草 20g，龙葵 20g，半枝莲 20g，鱼腥草 20g，冬凌草 20g，泽漆 15g，九香虫 5g，炙僵蚕 10g，红豆杉 10g，仙鹤草 20g，旱莲草 12g。14 剂，服法同上。

三诊（2009 年 6 月 18 日）：近两日仍有痰血，但血量不多，色鲜红，咳嗽不多，胸前痛势较轻。苔黄腻质暗紫，脉弦滑。处方：2009 年 6 月 4 日方加五倍子 5g，诃子肉 10g，地锦草 15g，旱莲草 12g，煅花蕊石 15g，片姜黄 10g，炒玄胡 10g，肿节风 15g。14 剂，服法同上。

四诊（2009 年 7 月 2 日）：痰血间作，血量不多，基本不咳，有痰不多，胸不闷，肩痛较轻，二便尚调。苔中薄腻，质暗红隐紫有裂，脉小滑兼数。处方：2009 年 6 月 4 日方加景天三七 20g，血余炭 10g，紫珠草 15g，白芨 10g，五倍子 5g，诃子肉 10g，地锦草 15g，煅花蕊石 15g，片姜黄 10g，炒玄胡 10g，肿节风 15g。14 剂，服法同上。患者定期来诊 1 年余，偶见痰中带血，病情基本平稳。

按：此例患者经西医确诊为肺癌，咳痰，咯血，色暗，结合舌脉，辨证属痰瘀郁毒互结，气阴亏耗。咯血是肺癌患者常见症状之一，由于痰瘀癌毒阻肺，肺气不利，郁而化热，灼伤肺络或癌毒日久，灼伤肺阴，阴虚火旺，迫血妄行，肺络损伤，血溢脉外。故周仲瑛教授治疗以凉血止血、滋阴泻火为法，药用仙鹤草、煅花蕊石、茜根炭、白芨、紫珠草、地锦草、旱莲草、诃子肉、五倍子等凉血收敛止血，炙鳖甲、南沙参、北沙参、天冬、麦冬、太子参等养阴制火，予泽漆、山慈菇、猫爪草、制南星、鱼腥草、白花蛇舌草、半枝莲、龙葵等清肺化痰、抗癌解毒、软坚散结，旋覆花可降气化痰。药证相符，全方组合严谨，故咯血症状逐渐减轻，病情稳定。

4.患者，男，68岁，2012年2月25日初诊

左肺癌术后2年9个月，中分化腺癌，伴淋巴结转移，放疗、化疗后。现症见：口鼻干燥，口渴喜饮，干咳少痰，走路不稳，纳差，二便可，眠不实，舌质红、苔黄腻，脉细。证属燥热伤肺，肺失清肃，热扰经络，阴津不足，治宜清燥润肺，清热养阴。方以清燥救肺汤加减治疗：炒白术15g，桑叶10g，枇杷叶10g，麦冬10g，沙参10g，生石膏30g，百合30g，生地黄15g，川贝母10g，浙贝母10g，桔梗10g，白芍15g，石斛15g，炮穿山甲8g，鳖甲10g，鼠妇10g，僵蚕10g，金荞麦10g，生蒲黄10g（包煎），蜂房6g，重楼15g，甘草10g。14剂，每2日1剂。每剂煎2次，合在一起约400ml，分早、晚2次服。

按：患者口鼻干燥，口渴喜饮，干咳少痰，舌红苔黄皆属燥热伤津之象，故用清燥救肺汤为主方润肺养阴生津，又加百合、白芍等药物增强养阴之功。穿山甲与鳖甲二者同为动物类药，共用可软坚散结，鳖甲又可滋阴潜阳。鼠妇与僵蚕二者皆为虫类药，僵蚕色白属金入肺，《本草求真》云："僵蚕，祛风散寒，燥湿化痰，温行血脉之品，故书载能入肝兼入肺胃，以治中风失音，头风齿痛，喉痹咽肿，是皆风寒内人，结而为痰。合姜汤调下以吐，假其辛热之力，以除风痰之害耳。"鼠妇酸凉无毒，破血，利水，解毒，止痛。治久疟疟母，经闭癥瘕，小便不通，惊风撮口，口齿疼痛，鹅口诸疮，且又体轻亲上，二者合用可取得较佳功效。重楼又名蚤休，具有清热解毒之功，《神农本草经》曰："味苦，微寒，有毒，治惊痫，摇头，弄舌，热气在腹中，癫疾，痈疮，阴蚀，下三虫，去蛇毒。"具有抗肿瘤的作用。患者坚持服用药物3个月，症状较前明显好转，病情稳定，继续随访中。

5.患者，男，57岁，2012年10月29日初诊

右肺癌7年余，低分化腺癌，未行相关手术治疗，放疗、化疗后，纵膈肺门淋巴结转移。现症见：胸闷气短，咳嗽咳痰，痰黄黏稠，心烦失眠，口渴喜饮，口燥咽干，小便短赤，大便秘结，舌质红、苔黄，脉数。相关检查：胸部CT示：右肺上叶后段及下叶较前增大；双肺多发转移瘤，双侧胸腔积液。证属火燥交攻，痰热蕴肺，肺失清肃，治宜清火宣肺，化痰通络，采用《千金》苇茎汤加减治疗：芦根30g，苦杏仁10g，薏苡仁15g，冬瓜仁15g，桃仁6g，生地黄15g，玄参15g，川贝母15g，浙贝母15g，桔梗15g，麦冬15g，桑叶10g，枇杷叶15g，沙参15g，生石膏30g，僵蚕10g，鼠妇10g，九香虫6g，穿山甲10

g，鳖甲 10 g，鱼腥草 30 g，甘草 10 g，白花蛇舌草 30 g，赭石 15 g，鸡内金 30 g，生麦芽 30 g。14 剂。每 2 日 1 剂。每剂煎 2 次，合在一起约 400ml，分早、晚 2 次服。

按：患者咳嗽咳痰，痰黄黏稠，心烦失眠，口渴喜饮，口燥咽干属痰热蕴肺之象，故采用千金苇茎汤清热化痰治疗，但其同时伴有口渴喜饮、口燥咽干等伤阴之象，故加百合固金汤及清燥救肺汤以滋阴润肺。"杏为心果，其仁入肺而降气；桃为肺果，其仁入肝而逐血"。杏仁主气分，桃仁主血分，如"气为血之帅，血为气之母"，二诊合用可以行气活血，通络化积。穿山甲与鳖甲、僵蚕与鼠妇这两组肺癌常用药对可以软坚散结，化症消积。鱼腥草入肺，可以清热解毒化痰，白花蛇舌草可以解毒清热，具有抗肿瘤之功效，鸡内金、生麦芽等调和胃气，防止润药难化。患者有胸腔积液，方中运用芦根、薏苡仁、冬瓜仁可以起到利水渗湿的作用。半年后患者前来复诊，诉诸证较前明显好转。

6.患者，男，58 岁，2011 年 4 月 20 日初诊

右肺中叶癌 4 年余，中分化腺癌，未行手术治疗，放疗、化疗后。现症见：咳嗽咳痰，咯少许血，潮热盗汗，睡眠欠佳，纳食尚可，夜尿每夜 1 或 2 次，大便干结，需口服通便药物方能正常排出，舌红、苔薄少有裂纹，脉细数。既往有冠心病、腔隙性脑梗死、结肠多发息肉，右侧甲状腺切除术后，前列腺增生病史。相关检查：胸部 CT 示：右肺中叶近心缘旁斑块状密度增高阴影，伴纵膈淋巴结肿大；左上肺陈旧性病变。证属燥热伤肺，肺肾阴虚，治宜补益肺肾之阴，润肺清燥，方选百合固金加减治疗：百合 30 g，生地黄 10 g，熟地黄 10 g，玄参 10 g，川贝母 10 g，浙贝母 10 g，桔梗 10 g，麦冬 10 g，何首乌 15 g，僵蚕 10 g，九香虫 6 g，白术 40 g，合欢皮 30 g，炒酸枣仁 30 g，龟甲 15 g，鳖甲 15 g，灵芝 15 g，桃仁 6 g，赭石 15 g，鸡内金 30 g，麦芽 30 g，白果 6 g，金荞麦 15 g，甘草 10 g。14 剂，每 2 日 1 剂。每剂煎 2 次，合在一起约 400ml，分早、晚 2 次服。

按：患者肺肾阴虚之象明显，且常年久病、多病，体质虚弱，故治以补益肺肾，采用百合固金汤方滋补肺肾之阴，患者睡眠欠佳，加用合欢皮、炒酸枣仁养心安神；由于阴液亏虚，肠道失濡，致其大便干结难解，加生白术 40 g；金荞麦、白果入肺经，降气平喘；龟甲、鳖甲既可软坚散结，又可滋阴潜阳、补益肾阴；患者每夜小便 1 或 2 次，加白果、灵芝治疗，白果入肺经，可敛肺缩尿，灵芝入肺、脾、肾经，《神农本草经》将紫芝列为上品，谓其"主耳聋，利关节，保神益精，坚筋骨，好颜色，久服轻身不老延年"。

7.黄某，男，45 岁，工人

2013 年 2 月患者因咳嗽、咳痰在当地医院诊治，考虑为急性上呼吸道感染，经对症治疗后症状稍好转，但其后一直反复出现干咳，遂于 5 月 2 日行胸部 CT 检查，提示左肺下叶占位性病变。排除手术禁忌证后于 2013 年 5 月 8 日行"左下肺癌根治术"，术后病理检查示：左下肺低分化鳞癌（Ⅲa）。术后 1 个月患者有乏力、体倦，纳少，时有气短，舌淡红，苔少，舌边有齿印，脉细。2013 年 6 月 13 日入院，临床相关检查基本正常。由于患者术后正气虚损，兼以瘤毒未清。拟方：黄芪 40 g，炙鸡内金 20 g，鸡血藤、天花粉、白花蛇舌草、山慈菇各 15 g，太子参 12 g，炒白术、茯苓、炒白芍各 10 g，甘草 5 g。共 14 剂，水煎服。方中以大剂量黄芪益气扶正；炒白术、茯苓、炙鸡内金、鸡血藤，健脾和胃，扶正消积；天花粉、太子参、炒白芍、鳖甲、白花蛇舌草、山慈菇养阴清热，解毒散结；甘草调和诸药。服用中药汤剂 3 日后，患者乏力、体倦、气短症状有所缓解，同时行第一周期化学治疗，患者耐受性尚可，未见不良反应。

2013 年 7 月 5 日二诊。患者处于化学治疗间歇期，出现情志不舒，自觉胸闷，食欲不佳，时有呃逆，口干喜冷饮，无咳嗽、咳痰，苔白微黄，舌质淡紫，舌边有齿印，脉细弦。辨证为脾胃气虚，失于健运，湿热内生，夹有血瘀之象，以健脾益气、和胃降逆、疏肝解郁为主，辅以清热养阴、解毒通络之品缓解化学治疗药物的不良反应。拟方：黄芪 40 g，鸡内金 20 g，炒麦芽 15 g，炒枳壳、茯苓、生白术、百合、神曲、柴胡、炒厚朴、太子参、黄芩、麦冬、莪术各 10 g，全蝎 6 g，生甘草 5 g。共 7 剂，水煎服。患者服用两剂停止呃逆，纳食明显改善。

2013 年 7 月 13 日三诊。患者第二周期化学治疗结束后 7 日。复查血常规示：白细胞总数 2.60×10⁹/L，中性粒细胞绝对值 1.25×10⁹/L，红细胞总数 4.07×10¹²/L，血红蛋白浓度 128 g/L，血小板总数 123×10⁹/L。患者出现Ⅱ度骨髓抑制。患者情绪略显焦虑，偶有胸闷、全身轻度乏力感，纳食一般，舌质淡红，苔薄白，脉细弦。以升白方益精填髓生血。药物组成：黄芪 40 g，鸡血藤 20g，白术、枸杞子、北沙参、山茱萸、党参、生地榆、枳壳、柴胡、太子参各 10 g，生甘草 5 g。共 7 剂，水煎服，每日 1 剂。2013 年 7 月 21 日再次复查血常规示：白细胞总数 4.20×10⁹/L，中性粒细胞绝对值 2.0×10⁹/L，红细胞总数 3.83×10¹²/L，血红蛋白浓度 119 g/L，血小板总数 143×10⁹/L。

2013 年 8 月 27 日四诊。患者已经完成术后 4 次辅助化学治疗，进入随访观察期。瘤毒不易祛除，需行维持治疗，予益气养阴解毒通络方加减运用，以达到益气养阴、解毒通络的功效。拟方：黄芪 40 g，炙鸡内金 20 g，天花粉、白花蛇舌草、山慈菇各 15 g，太子参 12 g，炒白术、茯苓、炒白芍各 10 g，甘草 5 g。随证加减：兼血瘀者加路路通 20 g，赤芍 15 g，蜈蚣 1 条；兼痰热者加鱼腥草

15 g，浙贝母、黄芩各 10 g。以 3 周为 1 个疗程，每日 1 剂，该患者一直维持治疗至今，定期入院复查，目前病情仍稳定，尚未见肿瘤复发及转移。

按：肺癌病情复杂多变，虚实之间亦常相互兼杂，互为因果，采用中西医结合辨证技术论治肺癌，能够较好地将西医的治疗方式与中医辨证论治相结合，扶正祛邪并举。因肺癌患者受不同强度的瘤毒影响，常以正虚为本、局部瘀痰毒互结成积为标，正虚即气虚、阴虚。气阴两虚是中晚期肺癌患者的主要病理变化，常常因化学药物运用，导致脾胃运化功能受损，因此，在运用益气养阴解毒药物的基础上，还应扶正固本、顾护脾胃，从而达到标本兼顾的功效。

8.宋某，男，62 岁

初诊症状：咳嗽连声重浊，咳痰，色黄质黏，量少，周身乏力，纳可，寐可，小便可，大便 2～3 d/行。舌暗红苔黄厚腻，脉滑数。考虑患者肺气升降失常，痰热蕴肺。方药：瓜蒌 30 g，冬瓜子 30 g，郁金 10 g，姜黄 10 g，川芎 10 g，香附 10g，黄芩 10g，莱菔子 15g，枳壳 30g，铁包金 15g，半枝莲 10g，半边莲 10g，白花蛇舌草 20g，猫爪草 10g，连翘 15g，生薏苡仁 30g，生黄芪 30g，生大黄 6g，贝母 20g，葶苈子 15g，天花粉 15g。二诊：咳嗽稍减，咳黄黏痰，量少，周身乏力，纳可，寐可，小便可，大便溏，1～2 次/d。舌红苔黄，脉滑数。加减：去炒白术、葶苈子、天花粉，加砂仁 6g，鱼腥草 15g，竹茹 10g，厚朴 10g。六诊之后，患者咳嗽咳痰症状缓解，未见便溏症状。

按：治以宽胸降气、涤痰散结为主，以调畅气机，肃降肺气，考虑肺与大肠相表里，药用生大黄，以期痰瘀之毒随大便而走。上清肺热，中通达三焦，下携上焦之毒邪随糟粕而走，予邪气以出路。另考虑患者虽毒热内盛，然正气内虚，兼以补气。后患者虽出现便溏，然舌脉均所示邪毒未清，故继依前法治疗以达疗效。

9.徐某，女，51 岁

初诊时间：2003 年 7 月。主诉：左肺肿物切除术后 1 年。现病史：患者 2002 年 7 月因左肺占位行左肺肿物切除术，术后病理为肺泡癌，纵膈部分淋巴结转移，术后行方案化疗周期，化疗结束半年后复查 CEA 增高，复查提示右肺门转移，行局部放疗及方案化疗周期，为求中医药治疗前来就诊。

处方：党参 30g，麦冬 15g，五味子 10g，半夏 10g，甘草 6g，红枣 10g，浙贝母 10g，瓜蒌皮 10g，壁虎 30g。

患者 2003 年 10 月发现右肺转移灶，予氩氦刀治疗后病灶消失，2004 年 2 月发现脑部多发转移，行病灶局部及全脑放疗。放疗后患者再来就诊，诉身体极度乏力，胸痛气短，心慌，头痛，面红。

处方：生黄芪 50g，知母 20g，升麻 3g，煅海浮石 50g，白英 20g，百合 30g，熟地 30g，当归 20g，陈皮 10g，附片 60g，川芎 40g，胆南星 15g，地龙 15g，守宫 30g，焦山楂 30g，干姜 10g，细辛 3g，苍术 15g，泽泻 20g，砂仁 15g。

服用上方后，患者脸色转为正常，头痛、气短等症状明显缓解，月后全面复查，CEA 降至正常，肺部肿瘤较前缩小，脑部肿瘤与前相仿。后患者多次就诊，在上方基础上根据临床症状加减，于 2010 年清明节前因突发心肌梗塞去世，该患者生存期达 7 年余，发现脑转移后生存 6 年。

按：本患者初诊时，应用生脉散、麦门冬汤等益气养阴化痰抗癌中药效果欠佳，病情进展。黄金昶教授认为，肺癌的发展有正虚邪实两方面的问题，壁虎用了 30 克，有 23—25 条，在治疗其他部位肿瘤时效果很好，抗癌力量足够，不应该是抗癌药物的问题。那是否是化痰药的问题？贝母、瓜蒌、半夏只是化痰，海浮石可化顽痰，力量应更强，故用海浮石代替半夏。阳主阴从，故将附片用到 60克。该病例正是附片、海浮石、壁虎起了主要作用。阳气主功能，肺功能恢复了，气阴自然产生。正气恢复了，再加上化痰抗癌有力，瘤体自然缩小。

10.胡某，男，65 岁

初诊时间：2010 年 2 月。主诉：左肺肿物切除术后 5 月，喘憋 1 周。现病史：患者 2009 年 9 月行左肺肿物切除术，病理为鳞状细胞癌，术后行化疗及放疗，放疗结束月后出现喘憋、气短、头晕、痰多。于外院就诊考虑为放射性肺炎，现为求中医药治疗就诊。刻下症：气短，喘憋，痰多，痰咸，头晕，食纳可，二便调，睡眠正常。

处方：熟地 30g，当归 20g，砂仁 10g，清半夏 15g，陈皮 10g，茯苓 15g，生黄芪 50g，知母 20g，升麻 3g，浙贝母 15g，炙枇杷叶 15g，百合 30g，瓜蒌皮 18g，山萸肉 30g，患者服用上方七剂后即觉诸证好转。

按语：本患者为肺鳞状细胞癌放射治疗后，放射性肺炎。放疗为热毒，气短喘憋是肺气不足的表现，痰多痰咸是肾虚的主症。肾为生痰之本，脾的运化、肺的宣降，均依赖于肾的气化作用。一旦气化失职，开合不利，水液的输布调节失常，清津不能运化，浊液不得排泄，水湿停积，便酿为痰浊。肾主纳气，肾中元气可激发推动肺气，维持呼吸功能，使肺能深深吸入清气，故古人称"肺为气之主，肾为气之根"。因此治疗上选金水六君煎合生脉散为主方，益气养阴，补肾化痰；加用知母、浙贝、百合清热润肺，炙枇杷叶、瓜蒌皮行气化痰，山萸肉补益肝肾，固护元气。

11.马某，男，66 岁

初诊时间：2013 年 4 月。主诉：右肺肿物切除术后 2 年余，右胸胀痛 1 年余。

现病史：患者 2010 年 6 月体检发现右肺肿物，行手术切除，术后病理：右上肺中分化腺癌，2011 年 4 月 5 月行多西他赛顺铂化疗周期，化疗期间肿瘤标记物持续升高，患者拒绝进一步化疗。2012 年 4 月出现右胸胀痛，胸部 CT 示右侧胸腔积液，给予顺铂腔内注射。之后多次化疗，胸水未见减少。曾行胸腔穿刺引流及腔内注射药物导致胸水形成分隔。2013 年 4 月 8 日就诊时查胸水超声示右侧胸腔积液前后径 11.8cm。

治疗：毫针刺云门、期门、章门、京门，同时用温针刺关元、中极、水道、归来等穴位。在针刺时患者即感觉小便便意明显，起针后便出约 200ml 尿液，又过约半小时便出约 300ml 尿液，第二日查房时患者自述小便尿量较平时明显增多。患者复查胸水超声提示右侧胸腔积液前后径，右胸胀痛较前明显改善。

按：这是一例针刺治疗肺腺癌转移引起恶性胸腔积液的案例。黄金昶教授认为，胸腔积液类似于人体的堰塞湖。云门、期门、章门、京门囊括了肺、肝、脾、肾这四个影响水液代谢的脏器，云门可将水化为云散掉，期门调肝顺气引水正常运行，章门健脾治水通利疏导，京门聚肾气引水下行。肾主水，故选择温针刺关元、中极、归来、水道等穴温化阳气。上下共同调理，胸水自然消失。

三、外治法

（一）中医外治法源流

中医外治疗法，也称中医内病外治疗法，即除口服、单纯注射给药以外，施于体表皮肤黏膜或从体外进行治疗的方法。其理法并具，源远流长。中医外治法是目前所知起源最早的治疗疾病的方法，其萌芽于原始社会、奠基于先秦、成长于汉唐、创新于宋元、成熟于明清、发展于现代。中医外治法来源于社会实践，历经千载，逐渐成熟，为人类的健康事业作出了卓越的贡献，其中最早记述中药外治作用的史籍，当属《山海经》，书中有"熏草，佩之可以已疠"的记载。

中医外治技术历史悠久，在原始社会已有多种外治技术，如包扎、止血、外敷、热熨、砭石、按摩、针灸、五禽戏等。远古时期，人们的生活环境艰苦险恶，劳动工具简陋，经常会在与野兽斗争的过程中或在生产生活实践中跌打损伤、碰撞扭挫而致身体疼痛肿胀，古人有意无意地在负伤处用手压迫、抚摩，便起到了散瘀消肿、减轻疼痛的作用，这就是按摩法产生的源头。当人们被野兽咬伤或在寻找食物及劳动过程中被刺伤体表而引起出血时，用手指压迫或用捣烂的草茎、树叶、唾液等来涂敷伤口，就可以制止出血，促进伤口愈合，于是逐渐发现某些植物有止血作用，有些树脂还能杀菌、防腐、促进血液循环，这样就产生了最早的敷贴疗法。随着生产工具的改进及与疾病做斗争经验的积累，古人逐渐懂得了用兽角进行"杯吸术"，即拔罐法；用甲壳、兽骨、鱼刺、砭石等除去异物、开放脓肿和施行放血，即放血疗法。在古人发明了火以后，他们在围火取暖的同时，逐渐懂得用烧热的石块和砂石热熨局部，可减轻或消除因寒湿引起的病痛；用某些干枯的植物茎叶做燃料，进行局部的温热刺激，能治愈腹痛、腹泻等疾病，这就是现代热熨法和灸法的萌芽。

（二）中医外治法理论基础及作用机理

外治方药由单味药到复方药，方法从简单的外敷到多种剂型应用，外治应用从经验到理论升华，逐步形成了系统的中医外治理论体系。

我国现存最早的医学典籍《黄帝内经》全面系统阐述了中医学理论体系，并介绍了多种中医外治技术。如书中记载了"形苦志乐，病生于筋，治之以熨引"的熨法，"导引按跷"的按摩法，以及浴法、膏法、熏法等外治技术。医圣张仲景在《伤寒杂病论》中记载了鼻内吹药、塞鼻、灌耳、舌下含药、润导、浸足、坐药、扑法、洗法、熏法、吸脐法、点药烙法、温覆取汗法、温粉止汗法、头风摩顶法以及救自缢而死的类似现代人工呼吸法等10余种外治技术。

（三）中医外治法作用

中医外治法以中医基础理论为指导，基于经络学说、脏象学说、气血津液学说等，在漫长的发展过程中，中医外治理论逐渐成熟，其主要作用为协调脏腑、平衡阴阳；疏通经络、调和气血；补虚泻实、扶正祛邪等。外治方法应用灵活，且剂型不断丰富，适用于内外诸病及疑难杂症。

外治法的作用主要依靠介质作用，介质的使用是中医外治技术常用的辅助手段，也是其重要特点之一，如摩擦类手法的操作等常借助某些介质来完成。介质与推拿等中医外治技术有效结合使用可明显提高临床疗效。先秦时期的《五十二病方》记载了最早的推拿介质，即"发灰"，用以按压止血等。

中医外治技术所用介质的剂型颇多，如传统的膏剂、散剂、丸剂、丹剂。传统的介质剂型：丸、散（如金黄散、冰硼散、痱子粉）、膏（如黑膏药、芩柏膏）、丹（如氯化汞类丹剂、硫化汞类丹剂，其作用是代针剂溃脓，点瘰瘤，发疱，但一般都有较强的刺激性，且外用丹剂用药具有一定的毒性，制备过程复杂，在临床使用有减少的趋势）。随着时代的发展和科技的进步，近年来又开发出气雾剂、灌肠剂、乳剂、熨剂等，丰富了传统中医外治介质的种类。各类介质由于制剂工艺不同，作用特点各异，因而临床辨证施治时要针对性地加以选择应用，以充分发挥其疗效。如以醋调者，取其化痰解毒的功效；以酒调者，取其助行药力的作用，能增强脂溶性成分的溶解和吸收；以葱、姜、蒜汁调者，取其辛香祛邪的特性；以菊花汁、银花露调者，取共清凉解毒的功效；以鸡子汁调者，取其缓和刺激的作用等。

清代外治大家吴师机云："外治之理，亦即内治之理，外治之药，亦即内治之药，所异者法耳。"

中医外治技术常运用各种不同方法，将适宜的某些介质施用于人体皮肤、腧穴、孔窍等部位，激发机体的自我调节功能，发挥疏通经络、调和气血、解毒化瘀、扶正祛邪等作用，使失去平衡的脏腑阴阳得以重新调整和改善，从而促使机体功能的恢复，达到治疗、保健养生以及美容的目的。其作用机理如下：

1.透皮给药

即通过皮肤吸收进入体循环，经良好的透皮给药系统可以有效地控制进入血循环或靶组织的药量，能使药物长时间以恒定速率进入体内，避免肝脏的首过效应与胃肠道因素的干扰，减少药物的毒副作用，使用方便，可随时停止给药，易被患者接受。

2.经络传导

穴位刺激与经络传导是中医外治技术的介质有效发挥作用的重要机制之一。用药物贴敷、搽涂并按摩有关穴位，既有对穴位的刺激作用，又可通过经络的传导而起到纠正脏腑阴阳气血偏盛偏衰、扶正祛邪及调节各器官及内分泌系统，改善机体免疫状态，增强抗病能力的作用。如通过脐疗可治痛经等妇科疾病；在内关、膻中等穴贴敷药物可治疗心绞痛等心血管疾病。

3.神阙调控系统

神阙调控系统是近年来发现的以肚脐为中心治疗疾病所依赖的人体调节系统。神阙调控系统在胚胎时期就已初步形成，脐带供给胎儿营养并排出废物，促进其新陈代谢，可以有效调控周身气血运行，宏观调控机体的新陈代谢活动，可看作是人体最早的先天调控系统。随着人体出生，脏腑经络系统代替了原有的脐带，但神阙调控系统并未消失，腹部又将神阙调控系统与脏腑经络系统紧密地联系在一起，仍能继续有效地调控周身气血运行，宏观调控机体的新陈代谢活动。因而可把神阙调控系统看作母系统，脏腑经络系统看作子系统。中医外治技术使用介质可通过激发母系统的神阙调控系统，通过脏腑经络系统的子系统，进而最大限度地调理全身气血运行，治疗全身的相关脏腑经络病变。

4.黏膜吸收

从鼻、眼、口及前后二阴给的药物介质，多从黏膜吸收。包括塞鼻、香囊、点（滴）眼、含漱、喷雾、塞肛、灌肠等多种中医外治技术。

（四）中医外治法特点

中医外治法具有简、验、效、捷、廉等多种优点，且易学易用，使用安全，毒副作用少，在临床各科病症治疗中有显著疗效，对老幼虚弱之体、攻补难施之时或不肯服药之人、不能服药之证，尤其对危重病症，更能显示出其治疗之独特，故有"良丁（高明的医生）不废外治"之说。药物外治技术与内治法有殊途同归、异曲同工之妙，更有内服法所不及的诸多优点。

1.治法多样、简便易行

如手法、器械、药物并用，施治部位广泛，且易于施术，极易推广应用，材料易获取，便于操作，易于掌握。

2.疗效可靠、适应症广

实践证明，外治技术能迅速而有效的控制地消除临床症状，对多种疾病有很好的治疗和辅助治疗作用，尤其对不肯服药及难受攻补之人，均无过多禁忌。

3.安全可靠、副作用少

外治所需药量远小于内服药量，在局部形成较高的浓度，而血中药物浓度甚微，有的药物即使通过人体直接吸收而发挥作用，也因其选择适宜的途径直接进入大循环，避免药物对肝脏及其他器官的毒害，且可随时观察患者的不同反应而决定治疗手段的去留。

4.精于辨证、定位用药

《理瀹骈文》作者吴尚先认为"外治之法间有不效者，乃看证未的，非药之不效也"。辨证论治是中医遣方的根本，弄清疾病发生的原因、部位、性质、轻重程度、范围大小及发展趋势，选择适宜的外治方法进行治疗，就会取得良好的效果。如小儿发热辨证属风热者，可选用薄荷叶捣烂揉擦迎香穴以疏散风热。

5.重视剂型、防治结合

外治技术所用药物剂型颇多，除传统的丸散膏丹，目前又开发出气雾剂、灌肠剂、乳剂、熨剂等。各剂型制剂工艺不同，作用特点各异，因而临床辨证施治时要针对性加以选择，以充分发挥其疗效。如虚寒胃痛或妇女痛经则宜选用热熨剂或灸法来温通经络止痛；跌打损伤则宜选用中药外洗或外擦；疮疡溃烂则不宜选用对皮肤有刺激作用的药物如酊剂。所有这些均说明剂型的选择合理与否直接影响到疗效的高低，故应引起足够的重视。

6.强调三因制宜

因人制宜（如体质、年龄、性别、生活习惯等不同）；因时制宜（即四季气候不同）；因地制宜（西北严寒地区宜用辛温解表之品，如桂枝、麻黄，而东南温热之地，则宜少用，以免过汗伤正。

（五）中医外治法在肺癌中的应用

肺癌的中医外治较中药口服具有力大效宏、应用简便等优点，相对于现代医学肺癌外治药物（主要是止痛药物透皮帖剂）而言，历史悠久，适用范围更宽广。肺癌的中医外治在肺癌治疗中发挥了不可替代的作用，深受广大患者、医务工作者欢迎。

但是我们必须清醒地认识到：目前大多数医生对肺癌采用外治还是仅应用中药外敷、外洗等极少的治疗手段，治疗目的也只是改善患者部分症状和生活质量，而对中医外治肺癌及其并发症、放化疗副反应的认识还没有形成完整的统一的辨治体系。事实上中医治疗肺癌并发症及放化疗副反应远比改善一个内科症状困难、复杂。针对既有器质性病变，又有功能性病变的肺癌而言，单纯应用多途径给药、多方法治疗也很难完全治疗。要想治疗肺癌，必须有合理缜密的辨证论治体系，立体多方位的治疗。我们结合临床实际提出了肺癌外治以阴证与阳证辨证为主的辨证理论体系，肺癌癌变四周围刺为主"攻其内"、局部中药外敷"攻其外"、配合艾灸恢复元气"扶其正"的立体治疗模式，提出了"重建肺癌病变区域强大免疫监视抑癌功能——中医靶向免疫抑癌疗法"，临床验证这一疗法疗效显著优于中药口服，中医靶向免疫抑癌疗法不仅可以治疗肺癌，而且可以明显减少肺癌转移，有效抑制肺癌局部复发，可明显为化疗增效，由此建立了中医外治抑癌防癌的辨证论治体系。

1.肺癌外治辨证

肺癌外治以阴证与阳证辨证为主，阴阳是八纲中的总纲，是辨别疾病属性的两个纲领，临床上对肺癌的辨证要以阴阳为主，肺癌外治的阴阳辨证准确不仅可以显著改善症状，而且可以起到明显的抑制作用。如《素问·阴阳应象大论》中言："善诊者，察色按脉，先别阴阳。"清·陈士铎《洞天奥旨》中明确指出："阳证必热，阴证必寒；阳证必实，阴证必虚。阳证之色必纯红，阴证之色必黛黑。阳证之初起必疼，阴证之初起必痒。阳证之溃烂，必多其脓；阴证之溃烂，必多其血。阳证之收口，身必清爽；阴证之收口，身必沉重……阳变阴者，服凉药之过也；阴变阳者，服热药之聚也。然，以此消息之，万不一失。"这段论述对临床有重要指导意义。另外其还指出"阳变阴者多死，阴变阳者多生"。

（1）以部位辨阴阳：肺癌从影像学角度看，鳞癌、小细胞癌多生长在大支气管附近，与吸烟明显相关，位近肺门，与外界接触而且频繁接受烟火熏烤，故可认为鳞癌、小细胞癌多为火，为阳证；腺癌多为周围型肺癌，位近胸膜，多辨为寒湿，为阴证。

（2）以生长速度、病程长短辨阴阳：发病时间短、易治、生存期长为阳证；发病时间长、难治、生存期短为阴证。

（3）以全身症状辨阴证阳证：不同的疾病表现出的阳证、阴证候不尽相同，各有侧重，但阴证、阳证各有特征性表现。阳证特征性表现主要有：面色赤，恶寒发热，肌肤灼热，烦躁不安，语声高亢，呼吸气粗，喘促痰鸣，口干渴饮，小便短赤涩痛，大便秘结奇臭，舌红绛，苔黄黑生芒刺，脉浮数、洪大、滑实。阴证特征性表现有：面色苍白或暗淡，精神萎靡，身重蜷卧，畏冷肢凉，倦怠无力，语声低怯，纳差，口淡不渴，小便清长或短少，大便溏泄气腥，舌淡胖嫩，脉沉迟、微弱、细。如疼痛感觉以剧烈疼痛为阳，不痛、隐痛或抽痛为阴。脉象亦是全身症状的一部分，肺癌患者，其阴阳气血皆虚，一般而言，脉来长去短阴虚重一些，来短去长阳虚更重一些，概脉象来为阳、去为阴也。

（4）肺癌的外治之理在《五十二病方》中就记录有中医外治方药，之后历朝历代都有发展，其机理就是吴师机的"外治之理即内治之理，所异者法耳"。但是必须明确的是外治辨治思路并不完全同于口服药物，而且外治还有许多限制条件，如辨证侧重于阴证、阳证，外治给药途径不一致，用药也要有选择，必须有透皮药等等。

对于外治之理，清朝徐灵胎指出："若其病既有定处，在皮肤筋骨之间，可按而得者，用膏药贴之，闭塞其气，使药物从毛孔而入腠理，通经达络，或提而出之，或攻而散之，较服药尤有力。"很清楚地表述了外用的最宜疾病和机理。

内病外治是中医治疗的一大特色，特别是在肺癌临床治疗中更显示了其独特作用。目前应用较多的是中药外治，主要是中药外敷、外洗等，以中药外敷应用最广泛，外用透皮给药紧跟国外步伐，被称为"第三大给药途径"。事实上中医外治不仅包括中药外用，还包括针刺（刺血拔罐、芒刺、围刺、火针等）、艾灸、穴位按压等，这些在肺癌治疗中也同样发挥着重要作用。

①外治直达病所：中药外治是采用中药施治于某一特定部位或器官来治疗疾病的一种独特方法，《理瀹骈文》说："外治之理，即内治之理，外治之药，即内治之药，所异者法耳，医理药性无二，而法则神奇变化。"外治之法同内治之

法一样，均是在中医辨证论治基础上选用药物。其有三大特点：药力更强，药物经过皮肤或黏膜表面吸收后，药力直达病所，在局部形成较高的浓度，作用更集中，对位于体表的肿瘤作用更强，诚如清代徐灵胎所言："疾病由外以入内，其流行于经络脏腑者，必服药乃能驱之，若其病既有定所，在皮肤筋骨之间，可按而得者，用膏药贴之，闭塞其气，使药物从毛孔而入腠理，通经达络，或提而出之，或攻而散之，较服药尤有力。"《医学源流论》亦云："使药性从皮肤入腠理，通经贯络，较之服药尤有力，此致妙之法也。"副反应更小，外治之法所需药量远小于内服药量，而血中药物浓度甚微，有的药物即使通过人体直接吸收而发挥作用，也因其选择适宜的途径直接进入大循环，避免药物对肝脏及其他器官的毒害。同时避免口服经消化道吸收所遭遇的多环节灭活作用，及一些药物内服带来的某些毒副作用，并且可以随时观察患者的不同反应而决定治疗手段的去留，即一旦出现副反应可以马上将药物清除，避免对身体更大的伤害。适用于一些口服中药困难的患者，对老幼虚弱之体、攻补难施之时或不肯服药之人、不能服药之证，尤其对危重病症者，本来进食就很困难，而且脾胃功能很弱，靠口服药物很难吸收，疗效欠佳，中药外治更具优势，更能显示出其治疗之独特，故有"良丁不废外治"之说。②神经调节作用：疼痛是晚期肺癌患者的主要并发症，严重影响患者生活质量。在疼痛患者中，因各种原因，大部分患者的疼痛没有得到有效控制。中医中药治疗疼痛手段多、起效快、疗效佳，我们认为这是中医药通过神经调节作用止痛，早在《素问·举痛论》中就有"经脉流行不止，环周不休，寒气入经而稽迟，泣而不行，客于脉外则血少，客于脉中则气不通，故卒然而痛"的记载，《黄帝内经》中还有"不通则痛，通则不痛"的记载。癌痛的治疗包括针刺、中药外用、搐鼻、刺血拔罐以及浮针治疗等。浮针止痛，是用一次性的浮针等针具在局限性病痛的周围皮下浅筋膜进行扇状扫散的针刺疗法，是传统针灸学和现代医学相结合的产物，治疗疼痛效果显著。浮针疗法刺激皮下疏松结缔组织的面积是传统针刺的20～30倍，因此其疗效也大大提高；而且取穴少，每次1～2个进针点，治疗次数大大减少。刺血拔罐，一般可在疼痛部位及周围结节处刺血拔罐治疗，往往血出痛减。刺血拔罐对缓解急性疼痛效果很好，起效快、止痛作用强且持续时间长。③异物刺激激活局部免疫功能：肺癌多发于中老年人，缘于中老年人免疫功能低下。由于免疫监视功能低下，肺癌容易复发转移。如此推测，最大限度地提高癌变局部的免疫功能是治疗肺癌较好的办法。目前肺癌的免疫治疗多为全身治疗而缺少局部治疗。如何最大限度地调集免疫功能来治疗肺癌也是肺癌研究的重点。在这一点上中医药具有绝对优势，尤其应用火针、毫针、芒针围刺等手段是提升局部免疫功能最为直接有效的方法。学术界部分专家认为针刺是外物入侵，会调集免疫相关细胞汇集于受损局部，消灭异物。由于肺癌是自体细胞变异而成，又在生成的同时抑制了全身和局部的免疫功能，通过火针、毫针、芒针围刺，最大限度地调动局部免疫功能，攻击局部邪气，自然会减轻症状。④经络传导功能：经络传导作用是针刺的理论基础，由于穴位、经络、脏腑、皮部有着密切联系，调整相关穴位可以很好地调整脏腑功能，可以治疗脏腑疾病；同时由于经络的关系可以通过远端取穴治疗本经疾病。相对而言，刺血拔罐调整脏腑功能要比中药明显强一些。⑤穴位本身功能：身体内脏腑、经络的气血输注于体表的部位叫作穴位，又叫腧穴、穴道。当身体产生病痛时，通过刺激相应的穴位，可以激发经络之气，经气运行至内脏，调整脏腑功能，提高人体内在的抗病能力。每个穴位名都蕴含着很深的奥秘，要么提示它的功能，如气海、关元、百会，要么提示形态，如大椎。每个穴位的功能不可能完全一致，哪怕是同一经络相近的两个穴位。在这里所谈的外治就是利用穴位的功能。对穴位功能研究最透的莫过于神阙穴，神阙穴不仅是最好的外用给药部位，而且穴位本身具有许多功能，所以人们常常通过神阙穴治疗许多疾病，并发展出脐疗学。⑥祛邪以畅气血：研读《黄帝内经》，其言所有疾病不过病气血尔，肺癌也为气血不和病。癌之始，诸邪尚未夯实外侮之势，如能在此时将病邪消除，无疑为最佳时机。祛邪应以畅气血为主，最快手段为刺血拔罐，刺血拔罐可将邪气迅速排出体外，使局部气血迅速通畅，往往在数次刺血拔罐后肿瘤就会迅速缩小或消失。

（4）中药外用作用机理：①穴位及经络传导，经络是人体组织的重要组成部分，是通表里、上下的一个独特系统，外与皮肤肌膜相连，内与五脏六腑相接，用中药外敷有关穴位，既有穴位刺激作用，又通过经络使药物充分发挥其功效。②皮肤透入，药物通过敷、贴、涂、擦、熏、蒸、洗、浴等，透过表皮屏障，由于真皮下有90%是血管，药物可迅速达到五脏六腑而传至全身。外用药最大优点是避免药物对胃肠道及肝脏的损害，药物的利用度高。③黏膜吸收，从鼻、眼、口及前后二阴给药，多从黏膜吸收。其外治方法包括塞鼻、点眼、含漱、喷雾、灌肠、阴道坐浴等。

（5）外用药物选择及赋型剂的特点：中药外敷药物多用辛辣、芳香、气味浓烈的窜透性药物和活血化瘀力强的药物，这些药物多能透皮吸收。因为大多数补益药物难于透皮吸收，所以在外用药中较少选用。中医外治不是不能补益，反而能迅速补益，主要方法为艾灸，艾灸是非常好的补益方法。

（6）中药外治法治疗肺癌常用给药途径：给药途径有局部皮肤与穴位、脐部等。外治法的具体治法有涂抹法、肺部熏吸法、刺血拔罐法、脐疗法、针灸法、泡洗法等。

（7）注意事项：①应用外用药物应注意药物对药用部位的刺激性，患者是否可以接受。②注意根据作用部位调整酸碱度。③注意给药持续时间和药物作用持续时间，以便合理用药。④不同部位所选用的剂型不同，应根据部位选用最适合的剂型，最大限度地提高疗效。

2.中药外用治疗肺癌

（1）阴证肺癌的外用药：拔根散，药物组成：肉桂末 90g（单包），麝香 1g（单包），川椒目 90g，川乌 90g，草乌 90g，海浮石 120g，海藻 120g，当归 90g，壁虎 90g，山慈菇 90g，蜈蚣 30g，猫爪草 90g，夏枯草 120g，青皮 90g，乳香 90g。煎煮法：肉桂研细末，过筛，留极细末与麝香混匀备用；其余药煎 2 次，去渣，留汁浓缩成稠膏如蜂蜜状（药汁可用微波炉去水分），药冷却后加肉桂、麝香，混匀，备用。用法：每次取少许，涂在大块橡皮膏上，敷在肿瘤体表部位，每次 4—24 小时，每日 1 次。

副反应：皮疹、少数水疱、渗液、皮肤潮红如同烙铁烫过，严重者可停用几天，待皮疹消失后再用。出现皮疹者加苯海拉明霜，出现渗液者加马齿苋，出现皮肤潮红者加熊胆粉或猪胆粉。主治肺癌属阴证患者。

方解：肺癌是表现于局部的全身疾病。肺癌的局部多为营血不足，寒凝络瘀，痰阻癌聚。寒凝、络瘀、痰阻、癌聚为实，其中寒凝是本，寒凝可致血瘀络阻，血瘀易致组织液外渗形成痰阻，痰阻又可使瘀阻寒凝加重，寒凝络瘀痰阻容易使癌毒发病。方中以制草乌、制川乌、川椒目、肉桂温经通经络，逐寒湿；胆南星、山慈菇、猫爪草、海浮石、夏枯草、壁虎开顽痰软坚散结；乳香散瘀活血，消肿止痛；壁虎散结抗癌，当归和营通络；麝香通经络，散瘀活血。中医认为"积阴之下，必有伏阳"，用夏枯草软坚清热。其中川椒目、肉桂、麝香有透皮作用，促进药物吸收。诸药合用，具有散寒、化痰、抗癌、通络、止痛作用。此方药猛力大，融消肿瘤有气吞山河之势，故命名拔根散。本方对肺癌属于阳证者，不宜使用。

（2）阳证肺癌的外用药：对于阳证肺癌，用阴证外用方去川乌、草乌、川椒目，加重楼、连翘、白花蛇舌草等药，也有良效。具体方药如下：肉桂末 90g（单包），川乌 10g，海浮石 120g，海藻 120g，壁虎 90g，山慈菇 90g，蜈蚣 30g，猫爪草 90g，夏枯草 120g，蚤休 60g，苦参 60g，连翘 60g，白花蛇舌草 120g，青皮 90g，乳香 90g。煎煮法、用法同阴证。重视药物艾灸，用艾灸敷在局部的药膏，可以事半功倍。

3.中药外用治疗肺癌放化疗副反应

（1）白细胞低下：附片 10g，当归 10g，肉桂 10g，干姜 10g，血竭 4.5g，黄芪 10g，研末，敷脐，每日 1 次，每次 24 小时。

（2）腹泻：化疗腹泻用五倍子研末敷脐，每日 1 次，每次 24 小时。放疗腹泻用云南白药敷脐，每日 1 次，每次 24 小时。

（3）肺癌：化疗呕吐、胃胀：将苏梗、枳实等份，研细末，取适量敷脐，每日 1 次，每次 24 小时。该方治疗化疗引起的呕吐弥补了西医的不足，适用于食欲差、厌油腻、呕吐、头疼、便秘等。

（4）便秘：可用大承气汤（大黄、芒硝、枳实、厚朴）研末，醋调敷脐；或针刺腹结、支沟、足三里穴等；或用蜜煎导纳肛；或在腰骶部位结节刺血拔罐。

4.中药外用治疗肿瘤并发症

（1）癌痛：脏器疼痛，要分阳证、阴证用药，最好在处方中加入乳香、没药。要重视药物热灸，上述药膏敷在局部后进行热灸，效果显著。此外，鼻腔给药细辛 3g，蜈蚣 3 条，研细末，喷鼻，每日可多次。该方止痛效果明显快于西药，一般半分钟就能起效，缺点是止痛时间短暂，止痛作用弱，可用于救急，协助止痛。刺血拔罐既可治疗所有癌痛，也可用来治疗爆发痛，缓解疼痛快且强。也可用针刺止痛，选郄穴配合子午流注选穴，起效快，效果也好。

（2）胸水：《素问·至真要大论》中有"诸病水液，澄澈清冷，皆属于寒"的描述，后世医者不能理解该句的含义，衍生出许多治疗胸水治法，或有效或无效，后学难从。许多肺癌引起的恶性积液多为清亮透明的，除非淋巴管受损引起乳糜胸腹水。必须认识到"水不是水，是寒"，在治疗恶性积液时主要看水是混浊还是清亮，不必重点考虑患者恶性积液局部是寒还是热。

治疗胸水用阴证外用药加丝瓜络 60g，莪术 60g，龙葵 120g，煎成稠膏，外敷胸壁，每日 1 次。

（3）多方法治疗：肿瘤的治疗除药物外还有精神调养、针刺、按摩按压、艾灸等。艾灸可治疗肿瘤的许多并发症，如腹水、胸水、化疗腹泻腹痛等，配合其他外用药物可提高外用药物的疗效，不可小视。

（4）刺血拔罐在肿瘤治疗中的应用：刺血（刺络）拔罐法是指用三棱针、陶瓷片、粗毫针、小眉刀、皮肤针、滚刺筒、注射器针头等刺破小血管，按病变部位的大小和出血要求，拔火罐以加强刺血效果的方法。张子和认为"针刺放血攻邪最捷"。放血疗法目前应用广泛，治疗疾病已达百余种，遍及临床内、外、妇、儿、五官、皮肤等各科，并且疗效满意。刺血拔罐在中医传统理论中有祛邪解表、急救开窍、泻火解毒、祛瘀通络、调和气血和排脓消肿等功效。

①操作方法：准备材料，玻璃火罐数个（备用 1 个）或气罐 1 套，根据部位选择不同号型，镊子 1 把，95%酒精 1 小瓶，棉花球 1 瓶，火柴 1 盒（或打火机 1 个），新毛巾 1 条，香皂 1 块，脸盆 1 个，无菌 7 号注射针头或泻血器 1 个。②术前检查：检查病情，明确诊断，明确是否有适应证。检查拔罐的部位和患者体位是否合适。检查罐口是否光滑和有无残角破口。③操作方法：先选择穴位，原则为局部压痛点、结节、特殊穴位等。再用干净毛巾蘸热水将拔罐部位擦洗干净，

用酒精消毒，然后用注射器针头或泻血器在穴位附近刺血10余处，用镊子夹紧棉球稍蘸酒精，点燃，用闪火法，迅速将玻璃罐扣在皮肤上，或用气罐扣在皮肤上加压造成负压。④留罐时间：一般以10分钟左右比较合适。⑤起罐时左手轻按罐子，向左倾斜，右手食、中二指按准倾斜对方罐口的肌肉处，轻轻下按，使罐口漏出空隙，透入空气，吸力消失，罐子自然脱落。⑥控制火力大小，酒精多，火力大则吸拔力大；酒精少，火力小则吸拔力小。罐子叩得快则吸力大，叩得慢则吸力小。⑦间隔时间可根据病情来决定。一般来讲，慢性病或病情缓和的，可隔日1次。病情急的可每日1次，例如高烧、急性类风湿关节炎，或急性胃肠炎等病，可每日一二次，甚至三次。但留罐时间不宜过长，长则容易起水疱。⑧肩端、胸、背、腰、臀、肋窝以及颈椎、足踝、腓肠肌等肌肉丰厚、血管较少的部位，皆可拔罐。另外还可根据病情与疼痛范围，可拔1～2个或4～6个，甚至10余个玻璃火罐。

（5）注意事项：①体位选择要适当，局部皮肤如有皱纹、松弛、瘢痕凹凸不平，或体位移动等，火罐易脱落。②根据不同部位，选用大小合适的罐。应用投火法拔罐时，火焰须旺，动作要快，使罐口向上倾斜，避免火星掉下烫伤皮肤。应用闪火法时，棉花棒蘸酒精不要太多，以防酒精滴下烧伤皮肤。煮水罐时，应甩去罐中的热水，以免烫伤。③在应用针罐时，须防止肌肉收缩，发生弯针，并避免将针撞压到深处，造成损伤。胸背部腧穴均宜慎用针罐。④在应用刺血拔罐时，针刺皮肤出血的面积，要等于或略小于火罐口径。出血量须适当，每次总量成人以不超过10mL为宜。⑤在使用多罐时，火罐排列的距离一般不宜太近，否则因皮肤被火罐牵拉会产生疼痛，同时因罐子互相排挤，也不宜拔牢。⑥在应用走罐时，不能在骨凸出处推拉，以免损伤皮肤，或火罐漏气脱落。⑦起罐时手法要轻缓，以一手抵住罐边皮肤，按压，使气漏入，罐子即能脱下，不可硬拉或旋动。⑧拔罐后针孔如有出血，可用干棉球拭去。一般局部呈现红晕或紫绀色（瘀血），为正常现象，会自行消退。如局部瘀血重者，不宜在原位再拔。如留罐时间过长，皮肤会起水疱，小疱不须处理，但要防止擦破引起感染；大疱可以用针刺破，使疱内液体流出，然后涂以紫药水，覆盖消毒敷料，以防感染。⑨刺血前应仔细询问患者有无凝血异常（包括是否长期口服阿司匹林）、血小板减少病史，有无精神病病史等。

（6）怎样避免火罐烫伤：临床实践告诉我们，造成火罐烫伤的主要原因是酒精用得过多，滴在罐内落到皮肤上，烫起一片血疱；火焰烧热罐口，则容易引起罐口烙伤皮肤；留罐时间过长，容易导致水疱。前两种是真正烫伤，后一种不是烫伤。避免火罐烫伤，必须采取以下措施：①涂水在拔罐地方，事前先涂些水（冬季涂温水）。涂水可使局部降温，保护皮肤，不致烫伤。②酒精棉球火焰，一定要朝向罐底，万不可燃烧罐口，罐口也不要沾上酒精。③缩短留罐时间，过长容易起水疱，一般 3~5 分钟即可，最多不要超过 10 分钟。

（7）刺血拔罐、艾灸治疗肺癌：刺血拔罐可以治疗临床上的许多疑难病，肺癌也是如此，我们应用刺血拔罐的同时，再加上艾灸，疗效相当满意。

中医学认为肺癌的病机就是气血不和，刺血、拔罐可将邪气引出，祛除瘀血，调畅气机，之后再用艾灸可促进血液循环，防止邪气聚集，而且艾灸可恢复脏腑功能，在治疗肺癌方面较单纯刺血拔罐效果要好。

①操作方法：用注射器刺血之前，先用毫针在相应穴位上针刺，留针 2~3 分钟，使气血聚于局部；然后再刺血拔罐，在刺血拔罐后立即用艾条对放血处进行艾灸，一般视情况灸治 20~40 分钟。②适应证及主穴：对于肺癌引起的疼痛，中医学认为：不通则痛，痛则不通。痛是因为血液循环不畅。手术后局部不适、麻木疼痛是湿邪内阻，瘀血阻滞，术口局部有湿邪作祟，气候变化时多为寒与湿气加重，同气相求，故而不适，治疗当以活血祛湿为主，在局部通过刺血拔罐、艾灸可以使血气得畅，邪热得出，正气得助，疼痛消失。③典型病例：马某，山西人，右肺癌术后，胸腔积液，右侧胸疼，变天时加重，给予术口周围刺血拔罐，6 次后明显减轻，能右侧卧位休息。下肢活动受限或无力：肝主筋，血荣筋，通过调理脾经合穴等穴位可以养血舒筋，促进功能恢复。下肢屈伸不力：主穴阴陵泉、阳陵泉、三阴交，或加环跳。典型病例：徐某，女，50 岁，肺泡癌脑骨转移，在右股骨大转子处有转移灶。就诊时患者自述，两腿上楼时抬起无力。予阴陵泉、阳陵泉、三阴交刺血拔罐，艾灸 2 次后，患者上楼已无困难，之后未再述右下肢无力。高某，女，58 岁，为肺腺癌脑骨转移。某日哭诉，右脚不听使唤，不能主动勾鞋穿鞋，甚是恐惧。予环跳、阳陵泉、阴陵泉刺血拔罐 2 次后此疾即失，未再出现肢体活动不利情况。④据血色指导辨证：我们在刺血拔罐中发现出血的颜色不同、量的多少不一，而且在罐口、罐壁可以出现水汽，甚至引出的是水，起罐后局部可表现为暗紫色、水疱等。《灵枢·血络论》曾载有："黄帝曰：刺血络而仆者何也？血出而射者何也？血出黑而浊者何也？血出清而半为汁者何也？发针而肿者何也？血出若多若少而面色苍苍者何也？发针而面色不变而烦悗者何也？多出血而不动摇者何也？愿闻其故。岐伯曰：脉气盛而血虚者，刺之则脱气，脱气则仆。血气俱盛而阴气多者，其血滑，刺之则射；阳气蓄积，久留而不泻者，其血黑以浊，故不能射。新饮而液渗于络，而未合和于血也，故血出而汁别焉；其不新饮者，身中有水，久则为肿。阴气积于阳，其气因于络，故刺之血未出而气先行，故肿。阴阳之气，其新相得而未和合，因而泻之，则阴阳俱脱，表里相离，故脱色而苍苍然。刺之血出多，色不变而烦悗者，刺络而虚经，虚经之属于阴者，阴脱，故烦悗。阴阳相得而合为痹者，此为内溢于经，外注于络，如是者，阴阳俱有余，虽多出血而弗能虚也。"可以解释为血虚患者容易出现晕厥；气血盛者则易出现血射现象；瘀血久而夹热者，血黑且污浊；有新饮，则血出夹有水

液；饮病久，体内有积液，局部容易出现水疱；水邪在体表，刺血可能造成局部水肿。在临床上所见的确如此，患者体壮则血出多而快；血黑而凝固者，多为血瘀重且夹热，起罐后皮肤紫暗；体内有水汽或过于寒湿，则罐口、罐壁出现水汽，或液珠，或针眼处出现气泡；如有积液（多为恶性积液），不论在何处刺血拔罐都可以见到水与血分层现象，或单纯引出清凉的液体，在胸壁刺血拔罐极易留下水疱；四肢胸背皮下水肿，刺血拔罐后容易在治疗处出现局部明显水肿；出血多而心烦意乱者是因为针伤及经脉（动脉或静脉），而不是伤及浅表的毛细血管。同时还发现身体弱者容易晕厥，对这类人群刺血拔罐要慎重。

5.艾灸在肺癌治疗中的应用

（1）灸法概论：灸法早在《黄帝内经》中就有记载，历代著名医家如孙思邈、王焘、窦材、张景岳、李梴、金冶田等皆有研究和重要发挥。近年来中医厚针薄灸的思想影响了其临床应用，殊不知灸法治病效捷而著，灸法绝非鸡肋。

灸法的应用基础是经络，《灵枢》开篇就说明创立"经络学说"，经文中所谓的"微针"并不是特指针刺疗法，而是具有"调理经气、疏通经脉"作用的治疗方法的代名词。其中，灸法是"经络学说"的重要组成部分，所以"针灸"两个字经常同时出现。施灸所用的艾草，来源非常广泛，价格极为便宜，治疗时取穴简单，理论便于记忆，方法易于掌握，而且疗效甚佳，具有防病、治病的双重功效。经文中对灸法的治疗范围和原则有着明确的记载："针所不为，灸之所宜……阴阳俱虚，火自当之……经陷下者，火则当之；经络坚紧，火所治之。""陷下则灸之。"《黄帝内经》："络满经虚，灸阴刺阳，经满络虚，刺阴灸阳。"战国时孟子曾说："七年之病，求三年之艾。"说明"灸法"在春秋战国以前就已经在民间广泛应用了。

孙思邈年轻时不信艾灸，直至晚年才对艾灸有深刻认识，《千金方》云："艾火可以灸百病，杀鬼邪。"并说："凡入吴蜀地游宦，体上常须三两处灸之，勿令疮暂瘥，则瘴疠温疟毒气不能着人，故吴蜀多行灸法。"《枕上记》中也有"艾火漫烧身（艾火可以使全身的经脉畅通）"的说法。俗语云："若要丹田安，三里常不干。"所谓"三里常不干"，就是经常对足三里穴施以化脓灸，使穴位经常流脓（常不干），也就是"勿令疮暂瘥"的意思。

传统中医的"灸疮流脓"与西医的"感染发炎"是两回事。"感染发炎"必须做伤口消毒处理，否则易得菌血症、败血症；而"灸疮流脓"只需贴块纱布吸脓即可，以免弄脏内衣，生活起居都不妨碍。因为所灸的都是强壮穴，灸后局部气血充盛，免疫力极强，所以不会转变为西医的"感染发炎"，出现红肿热痛的症状。在传统中医理论中，脾的功能之一就是"主肌肉"和"主统血"，重灸中脘穴，可以很快恢复脾的功能，所以流血不止或伤口难以愈合的情况也就不会发生了。针刺疗法虽有"补泻、迎随"的道理，但一般只可以治疗"不盛不虚"的症状；而灸法则不问虚实寒热，都可以使用，只是施灸的穴位和方法有所区别罢了。

在历史上推崇艾灸的不止孙思邈，王焘在《外台秘要》中就说："至于火艾，特有奇能。虽曰针汤散皆所不及，灸为其最要……医之大术，宜深体之，要中之要，无过此术。"《外台秘要》卷三十九说："故汤药攻其内，以灸攻其外，则病无所逃，知火艾之功，过半于汤药矣。"

窦材是宋代大医学家，是一位历史上少数不认同张仲景的医学家，他极力推崇艾灸，在其所著《扁鹊心书》云："医之治病用灸，如做饭需薪。""真阳元气虚则人病，真阳元气脱则人死。保命之法，灼艾第一，丹药第二，附子第三。人至三十，可三年一灸脐下三百壮；五十可两年一灸脐下三百壮；六十可一年一灸脐下三百壮，令人长生不老。余五十时常灸关元五……遂得老年健康。中风病，方书灸百会、肩井、曲池、三里等多无效。此非黄帝正法，（若）灸关元五百壮，（则）百发百中。中风者，乃肺肾气虚，金水不生，灸关元五百（大）壮（必愈）。"其主张大病长灸、重灸，"世俗用灸，不过三五壮，殊不知去小疾则愈，驻命根则难。""凡大病宜灸脐下五百壮，补接真气，即此法也，若去风邪四肢小疾，不过三五七壮而已。"延年益寿也应灸之，"人于无病之时，常灸关元、气海、命关（食窦穴）……虽未得长生，亦可保百余年寿矣。"

明·杨继洲也说过："病在肠胃，非药而不能以济；在血脉，非针刺不能以及；在腠理，非熨炳不能以达。"明确了腠理疾病必灸的重要性。明·李梴《医学入门》说："虚者灸之，使火气以助元阳也；实者灸之，使实邪随火气而发散也；寒者灸之，使其气复温也；热者灸之，引郁热之气外发，火就燥之义也。"阐述了无论疾病寒热虚实皆可灸的机理。

用灸法，必须懂得"十四经脉"以及"阴阳"的变化规律，要懂得"十四经脉"，就必须懂得针法。"言针则寓灸，言灸则随针"，针与灸并用，同时又懂得用药，才算是一个合格的中医。早在唐代，孙思邈就指出："其有须针者，即针刺以补泻之；不宜针者，直尔灸之，此为良医。若针而不灸，或灸而不针，皆非良医也。针灸不药，药不针灸，尤非良医也。但恨下里间知针者，鲜耳！所以学人深须解用针，燔针白针，皆须妙解，知针知药，固是良医。"

灸法对一切寒湿痹痛，或久病体弱者，具有产生温热，发挥温通气血、宜经通络、回阳补虚、祛寒逐湿的作用。灸法不仅能够治病，而且能够预防疾病，具有增强机体抵御外邪的功能，也就是目前常说的"增强机体免疫功能"。近代针灸书上说热证、实证不可灸，缪矣。早在《灵枢·背腧》就指出："乃其俞也，灸之则可，刺之则不可。气盛则泻之，虚则补之。以火补者，毋吹其火，须自灭也。以火泻者，急吹其火，传其艾，须其火灭也。"艾灸不仅可以大扶其正，而且可以泻其火，补泻就在所选穴位和艾灸时间长短、方法之间变化，学者当知。

隔物灸只能治疗病情较轻的疾病，而对于重症、危症，隔物灸无异于隔靴搔痒。所以，要用直接灸，而且必须重灸，只有重灸，通过重灸关元、气海、神阙、中脘等穴，对糖尿病、高血压、哮喘、气管炎、肺结核、中风、心脏病、慢性肾病、类风湿、强直性脊柱炎、癌症等"不治之症"，才可以取得显著疗效。

（2）灸法在肺癌治疗中的应用：恢复元气是治疗肺癌的重要组成部分，恢复正气的口服中药很难在众多治疗肺癌的口服药物中挤出一块地盘，而且晚期肺癌患者口服药物困难，更别说口感不好的中药了。外用中药很少有补药，因为补药很难通过皮肤吸收，所以如何通过外用中药迅猛恢复元气是肿瘤界亟待解决的难题，通过艾灸相关穴位可以很好地解决这个难题。

我们把艾灸总结为六大功能，即温通阳气、回阳固脱治疗厥证、脱证；健脾和胃、升清降浊治疗纳少、纳呆；通调三焦、利湿消肿治疗水肿、积液；行气和血、舒经活络治疗疼痛、心脑血管疾病、消瘤；调和冲任、温补下元治疗不孕，强壮保健，养生。真可谓"针药不及，可以灸之"，"及"有部位不能触及和力量不够强两层含义，可以说应用艾灸，疗效绝对超乎想象。诚如《外台秘要》卷十四中记载："至于火艾，特有奇能。虽曰针汤散皆所不及，灸为其最要……此之一法，医之大术，宜深体之，要中之要，无过此术。"《外台秘要》卷三十九中记载："故汤药攻其内，以灸攻其外，则病无所逃，知火艾之功，过半于汤药矣。"

①在抑制肺癌方面的应用：肺癌辨证分为阴证、阳证，可分别用外用药物抑瘤。阴证肺癌外用拔根散等，肉桂研细末，过筛，留极细末与麝香混匀备用；其余药煎2次，去渣，留汁浓缩成稠膏，如蜂蜜状（药汁可用微波炉去水分），药冷却后加肉桂、麝香，混匀，备用。每次取少许，涂在大块橡皮膏上，敷在肿瘤体表部位，每次4~24小时，每日1次。副反应可见皮疹、少数水疱、渗液，严重者可停用几天，待皮疹消失后再用，出现皮疹者加苯海拉明霜，出现渗液者加马齿苋。阳证肿瘤的外用药：肉桂末90g（单包），川乌10g。海浮石120g，海藻120g，壁虎90g，山慈菇90g，蜈蚣30g，猫爪草90g，夏枯草120g，蚤休60g，苦参60g，青皮90g，乳香90g。煎煮法、用法同阴证。配合药物艾灸，灸敷在局部的药膏，可以事半功倍。②在放化疗副反应中的应用：骨髓抑制是目前现代医学已将升白细胞、升红细胞、升血小板分类应用，但是绝大多数中医把补脾益肾中药作为所有骨髓抑制治疗药物，也就是说所有类型的骨髓抑制皆应用补脾益肾中药，效果很不理想。中医是分阴阳的，"阳易骤升而阴难速成"，意思是说阳能迅速生成而阴生成较慢，认真研究一下血液中各成分的寿命：白细胞寿命就几小时，血小板7天，血色素100多天。低下的白细胞一般2~3天就能升至正常，血小板一般7天才能见到疗效，血色素也是生成较慢的。如此看来白细胞与阳气

有关，红细胞、血小板与阴血有关，而且白细胞有吞噬消灭细菌功能，卫阳有卫外防御功能，由此可见白细胞类似中医的卫阳。卫阳源自于肾，通过肺外布于表，那么可以通过用温阳补气药物升白细胞，滋养阴血药物可以升血小板、红细胞。但血小板、红细胞是有区别的。红细胞携带氧气供脏腑组织营养，类似中医的营血，而血小板止血与中医的脾统血、肝藏血有关，所以升红细胞注重滋阴补肾兼健脾，升血小板注重补脾养肝滋肾。通过艾灸关元、足三里、气海，每次2小时以上，3天后白细胞就能恢复正常。艾灸肾俞、脾俞、关元、膈俞、血海穴可以升红细胞；艾灸肾俞、肝俞、脾俞、中脘、足三里可以升血小板。③在肺癌并发症中的应用：肿瘤疼痛原因很多，基本上应用刺血拔罐、艾灸可以止痛，淋巴结转移引起的疼痛是阴证，用阴证外用方加乳香60g，没药60g；骨转移引起的疼痛多是阳证，用阳证方加土鳖虫30g，河螃蟹腿、菊花各60g，乳香60g，没药60g；脏器疼痛，凭阳证、阴证用药，一般1~2天就有效果，配合药物艾灸起效更快。

近代中医治疗恶性积液多从五脏调治，弄得烦琐而无效。其实仔细研读《黄帝内经·病机十九条》的"诸病水液，澄澈清冷，皆属于寒"，治疗就变得很简单了。"水不是水，是寒"，这是治疗思维的突破，而且疗效非常好。治疗恶性积液可用养阴药物，补阴药物可恢复肝肾功能，促进水液代谢。

治疗腹水用黄芪10g，细辛3g，川椒目10g，桂枝10g，龙葵10g等药，研成细末。每次取少许，敷于神阙穴，点燃艾绒灸之，第1次灸2小时，第2次以后每次灸1小时，灸后将药留在神阙穴，每日1次，灸后局部用红花油涂抹防烫伤。治疗心包积液艾灸虚里、关元等穴，配合桂枝甘草汤加附片，也有很好疗效。

厌食艾灸中脘、气海、关元、脾俞、胃俞可以取效；发热无论是上呼吸道感染、白细胞低下，还是癌性引起的发热，灸百会、大椎等穴位半小时后会热退神清；痰稀且多，灸上脘有效；喘憋甚灸关元、气海、神阙即可；昏迷，灸法完全可胜任，往往半小时后可苏醒，诚如《备急灸法》所说："凡仓促救人者，惟灼艾为第一。""施之无疑，用之有效，返死回生，妙夺造化。"艾灸神阙、关元即可；身体衰弱，大灸膀胱经。

（4）针刺在肺癌治疗中的应用：对腧穴与经络的功能认识。在肿瘤治疗中选用哪些腧穴是我们关注的问题，我认为治疗肺癌时应重视原穴、背俞穴、募穴、合穴、交会穴、郄穴、络穴等。

原穴是脏腑原气经过、留止的地方，《灵枢·九针十二原》指出："五脏有疾，当取之十二原。"《难经》又说："十二原又取决于三焦。"原穴与三焦密切相关，针刺原穴能通达三焦原气，调整脏腑功能，通调十二经经气，主治脏腑病变。调理四肢原穴可以补元气。

背俞穴是五脏六腑之气输注于背部的特定穴位，主要位于膀胱经，针刺可以治疗五脏六腑病变，同时还可以治疗与脏腑有关的五官、五体、五味等病变。

募穴是脏腑之气聚于胸腹部的一些特定穴位，分布于胸腹部，治疗肺癌常选用募穴。

合穴脉气自四肢末端至此，最为盛大，犹如水流合入大海。合穴多分布在肘膝关节附近，《灵枢·邪气脏腑病形》"荥输治外经，合治内腑"，合穴多治疗脏腑疾病。《素问·咳论》"治脏者治其输，治腑者治其合"。输穴与合穴虽各有其治，但不可墨守成规。

交会穴是两条以上经脉交会通过的腧穴，是经脉之间互通脉气的处所。肿瘤患者往往是多条经络同时患病，要是每条经络单独取穴，则穴位众多，而且还有可能穴位作用相互抵消，这时应该重视交会穴，合理选用交会穴，多事半功倍，要重视熟记每条经络中的交会穴。

郄穴是指经脉气血曲折汇聚的孔隙，多用来治疗急性病证，如发热、咳血等。

络穴是络脉在本经别出部位的腧穴，是经脉表里相通和散布传注的穴位，是表里经之间联系的纽带，疏通表里经疾患常用。

针灸者多重视十二正经，对奇经重视不够。事实上奇经八脉是联络调整十二经气血的，十二经脉充盈时则流入奇经八脉，不足时则奇经八脉气血流入十二经脉以补充滋养。补奇经八脉可使气血充盈奇经八脉、十二经脉空虚；泻则十二经脉充盈、奇经八脉空虚。

重视手足厥阴经、手足少阳经。绝大多数中医医生不重视三焦的功能，事实上三焦是气血水谷等运行的空间（通道），三焦有病则诸脏腑失养，针刺三焦穴位可以通调气血运行与津液代谢等，三焦原穴为阳池。诸热皆从三焦生，所以灸三焦的阳池、中焦的中脘、下焦的石门可泻三焦之火、祛三焦之湿。

6.各种针法应用比较

针刺疗法：根据针具的不同形状、用途、刺激方式等，分为毫针疗法、皮肤针疗法、皮内针疗法、火针疗法、水针疗法（又称穴位药物注射法即穴位注射）、电针疗法、三棱针疗法（刺血络以放血治病）等，具体的操作事宜不作具体介绍。

选用针刺疗法必须明确经络循行，必须针法熟练，要具备完善的肺癌辨证理论体系，如此临床才会取得显著疗效。肺癌患者在相关穴位可以表现为有结节、条索状物，也可表现为穴位酸胀、板滞，出现这些情况如何选择针具呢？

结节、条索状物用刺血拔罐、小针刀来疏解效果会好一些。对于局部肿物病灶表浅者可用火针围刺、毫针浅刺；病灶深者可用芒针、火针围刺、在肿物四周刺血拔罐。浅刺适合于热证、虚证，或体质虚弱及感应灵敏患者。对于疼痛患者浮针和刺血拔罐效果很好，往往血出痛止。对于头晕患者，浮针效果极佳。对于阳虚及阳虚引起的腹水推荐用火针治疗。对于病情稳定的患者或没时间治疗者可在病灶周围埋线，采用埋线疗法。

对于针灸消瘤要高度重视火针和芒针围刺，火针诚如陈实功在"瘰疬"病所言："火针之法独称雄，破核消痰立大功，灯草桐油相协力，当头一点破凡笼。"

围刺是指在肿瘤四周边缘进针，间隔 1 ~ 2cm，进针不超过 1 寸，留针 30 分钟到 1 小时。适用于能扪及的恶性肿瘤及炎性肿块、良性肿瘤，我们也常用于肿瘤对应的胸腹部体表部位。

芒针是用 5 ~ 7 寸的毫针，根据针刺的部位深刺 5 ~ 7 寸，采用提插、捻转、摇摆等强刺激，运针 15 分钟，留针 30 ~ 45 分钟。

7.针刺消瘤经验

针刺配穴与中医方剂一样，要根据患者的体质和病情，从全身的腧穴中选出对于该肿瘤有效的腧穴，或升阳，或潜阳，或补气，或补血，或温阳等。

（1）针刺治疗肺癌用中医理论指导选穴：目前肺癌患者看中医多数吃中药，是因为中医介入肺癌较早，医生对现代肺癌知识比较了解，中药疗效被广大患者认同。而针灸科医生基本没介入肺癌治疗，对肺癌知识知之甚少，不敢也没能力参与肺癌治疗，针灸治疗肺癌的经验明显不足。肺癌是非常复杂的疾病，既是功能性病变，又是器质性病变，针刺治疗肺癌单靠已有的循经取穴、单个抗癌穴位很难治愈。针刺改善症状，用简单的经验就能立竿见影，但消灭肿瘤就比较难。我们在临床上摸索出一整套中药抑瘤的辨证方法，用此来指导针刺抑制肿瘤效果亦较好。中医治疗肺癌需要辨证，针刺治疗也是如此，首先要有基本穴，然后根据患者的气血寒热虚实加减穴位。

肺癌病机是虚实夹杂，一般而言胸腹背部穴位和四肢原穴多用于补虚，四肢合穴多用于泻实。我们常采用太极六合针法将丹田元气运到患病脏腑以补虚，或根据患病部位针刺相关穴位化痰、温阳、活血、祛湿等。

李东垣的针灸法是遵循《黄帝内经》之意，先针灸腹部太极补助元气；其次针灸手足原穴及五输穴，使元气通行经络：第三针针灸腰背驱散邪气。此与我们治疗肿瘤有许多相通之处。

（2）运用五运六气理论指导用针：根据患者出生时的运气学，结合患者发病时的运气学，得出诱导肿瘤的主要因素，再结合治疗时的运气因素辨证循经选穴，治疗目的更强一些，效果自然更好。

（3）根据病因病机选穴：肺癌的病因病机不过虚实。选用不同经络穴位补虚，或补气或补血，或温阳或滋阴，多选原穴、募穴、任督二脉穴位；邪实不外痰湿内阻、气滞血瘀、寒凝火蕴、癌毒。大家切记勿忘六淫致病特点，仔细探寻，自然有好疗效。

补气常用太渊、内关、中脘、脾俞、足三里、公孙、太白、太溪、神阙、关元、气海等。

养血常用内关、心俞、血海、三阴交、公孙、肾俞、气海、神门等。

温阳常用气海、关元、命门、神阙等，多用灸法。滋阴润燥常用金津、玉液、天荣、太溪、关元、尺泽、液门、廉泉、承浆等。

祛痰常用丰隆、天突、巨阙、痰喘（膏肓穴外斜上1.8寸处）、内关、中脘、痞根等。

活血常用膈俞、心俞、三阴交、血海以及肿瘤部位围刺。祛湿常用脾俞、中极、石门、阳陵泉、阳池、三阴交、水分、水道、归来、然谷等。

利水常用云门、期门、章门、京门、水分、神阙、水道、归来等。

理气常用膻中、太渊、外关、天突、支沟、中脘、巨阙、腹结、天枢、足三里、内关、气海、神阙，以及阳陵泉下3寸等。

泻火常用大椎、大陵、阳池、曲池、太冲、石门、委中、照海、角孙、少商、十宣及五脏六腑之背俞穴。

外寒常用环跳、风池、风府、风门、合谷等。

以上穴位根据辨证选穴，不必全选。

（4）巧用针刺方法：针对不同部位、不同病证、不同体质可选用不同的针刺方案，或火针，或艾灸，或围刺，或芒针，或挑刺，或刺血拔罐等等，如此才能取得好的疗效。

（5）要重视特定穴位的作用：许多疾病有外在反应点，肺癌更是如此，要仔细寻找外在反应点，这对诊断、治疗肿瘤有直接作用。这些反应点不仅仅是常用肺癌治疗的有效穴，而且是肺癌损及经络皮表的反应点。应该"查其所痛，左右上下，知其寒温，何经所在""凡刺之络，经络为始，营其所行，制其度量。内次五脏，外别六腑"。如肺癌阴虚患者常在内关、筑宾等穴位有结节和压痛点。治疗心包积液选用虚里，治疗胸水选穴云门、期门、章门、京门、水道、归来、关元、石门等，虚里是部位名称，胸壁云门、期门、章门、京门是引邪外出之道，这些都是突破既往思维的结果，是在无字处找出的答案。症状出现往往早于影像学，而转移前最常出现的症状是疼痛，疼痛持续而且部位恒定时，疼痛部位很可能出现转移灶（原发灶多不出现疼痛），如早期疏通经络气血，则有可能早期消灭转移灶，改善生活质量，延长生存期。中医之学在于悟，悟的基础是开动脑筋，把看似不相关的内容揉在一起理清思路悟出治病之术、治病之道。

（6）脐疗在肺癌治疗中的应用：中医外治的历史悠久，而脐疗作为中医外治法的一种疗法，亦源远流长，早在《五十二病方》中就有脐疗的记载。药物敷脐疗法是从古代药熨、敷贴疗法的基础上发展而来的，由于其安全有效，简便易行，故备受历代医家的推崇。脐曰神阙，位于任脉。《灵枢·营气》曰："……其支别者，上额循巅下项中，循脊入骶，是督脉也；络阴器，上过毛中，入脐中。"指出了脐与督脉的关系；《素问·骨空论》："冲脉者，起于气街，并少阴之经，使脐上行，至胸中而散。"言明了脐与冲脉的关系；《灵枢·经别》："当十四椎，出属带脉。"阐述了脐与带脉的关系；《难经·六十六难》："脐下肾间动气者，人之生命也，十二经之根本。"认为脐为先天之命蒂，后天之气舍，为经气之汇海，五脏六腑之本。《灵枢·经筋》："手少阴……下系于脐。"《会元针灸学）："神阙者，神之舍也，心藏神，脐为神之舍。"《灵枢·肠胃》："小肠后附脊，左环回周迭积，其注于回肠者，外附于脐上。"心与小肠相表里为络属关系，故脐与心脏、小肠相通。脐属任脉，任脉会足少阳于阴交；督脉贯脐中央，督脉会足少阳于大椎，即脐与肝、胆相关。《灵枢·经脉》："胃足阳明之……夹脐。"《难经·二十七难》："冲脉者，起于气冲，并足阳明之经，夹脐上行，至胸中而散也。"脾与胃表里络属，脾胃为后天之本，而脐为后天之气舍，即脐与脾、胃相关联；《灵枢·营气》："故气从太阴出……入脐中，上循腹里，入缺盆，下注肺中，复出太阴。"脐之深部直接与大肠连接，《幼科大全·论脐》："脐之窍属大肠。"又肺脉属肺，络大肠，故脐与肺、大肠直接相连；《灵枢·经别》曰："足太阳之正。属于膀胱，散之……足少阴之正，至胸中别走太阳，而合上至肾，当十四椎，出属带脉。"而带脉过脐，故肾和膀胱可通过带脉通脐。《难经·六十六难》："脐下肾间动气者，人之生命也，十二经之根本，故名原。三焦者，原气之别使也，主通行三气，经历于五脏六腑。原者三焦之尊号也。"《难经·三十一难》："中焦……其治在脐旁；下焦……其治在脐下一寸，故名曰三焦。"故脐与三焦相通。这些都说明了脐与脏腑、经络的联系，并为后世敷脐疗法的应用奠定了理论基础。在脐部用药物治疗疾病最早见于晋代葛洪《肘后备急方》，书中提出"灸脐上十四壮，名太仓，可治卒得霍乱腹痛"，此阶段为脐疗的萌芽时期。

到了唐代，脐疗得到了一定的发展，《千金要方》《千金翼方》《外台秘要》等著作中已有很多关于敷脐疗法的记载。如《千金要方》："治虚寒腹痛、上吐、下泻，以吴茱萸纳脐，帛布封之。"《千金翼方》记载："治霍乱吐泻，筋脉拿……病朝发夕死，以急救暖脐散填脐。"此外，孙思邈还用东壁土敷脐，用苍耳子烧灰敷脐，用露蜂房烧灰敷脐，以治疗脐中流水；用杏仁捣如泥与猪髓搅和均匀后敷脐，以治脐红肿。王焘的《外台秘要》也有数例脐疗方的记录，如用盐和苦酒涂脐治疗二便不通等。

宋元时期，脐疗的内容得到丰富，常应用于治疗急症，可见其推广程度和人民的认可程度，如《太平圣惠方》治卒中，"附子研末置脐上，再灸之，可活人"。《三因方》治中暑，"蘸热汤敷脐上"。《万病回春》治疗小儿泄泻不止，以"五倍子、陈醋稀熬成膏，贴脐上"。还有《圣济总录》中记有："腹中寒冷，泄泻久不愈，暖脐膏贴脐，则病已。""治膀胱积滞，风毒气胀，小便不通，取葱津一蛤蜊壳许，入腻粉调如液，封脐内，以裹肚系定，热手熨，须臾即通。"《南阳活人书》用葱白烘热敷脐治阴毒腹痛、厥逆唇青挛缩、六脉欲绝者。

明清时期，敷脐疗法得到了很好的发展，涉及的治疗领域也进一步扩大，可以说到了成熟时期，已用于治疗很多疑难杂症或奇症。明代李时珍在《本草纲目》中载有"治大腹水肿，以赤根捣烂，入元寸（麝香）贴脐心，以帛束定，得小便利，则肿消""五倍子研末，津调填脐中，以治疗自汗、盗汗；用黑牵牛为末，水调敷脐上治疗小儿夜啼"等。龚廷贤在《寿世保元》中，用麝香、樟脑、芜荑子及叶捣为膏敷脐，治疗缩阳证。《类经图翼》用甘遂、黑白丑研末热敷脐上，治湿气肿胀。《医宗必读》提出用独活、栀子、青盐捣末填脐并固封，治疗小便不通。此外，《景岳全书》《古今医统》《简易普济良方》等均有脐疗的内容记载。

清代医家赵学敏在《串雅内编》和《串雅外编》两书中均记载有民间药物贴脐的验方，其中有"治水肿病，小便不通，以甘遂末涂脐上，甘草梢煎汤液服之"。此外还有治疗腰痛以生姜、阿胶共煎成膏，用厚纸摊贴脐眼；治疗痢疾用绿豆、胡椒、麝香、胶枣共捣烂贴脐上等。所载方简单且效验，迄今仍被临床沿用。清御医吴谦在《医宗金鉴》中说："阴阳熨脐葱白麝，冷热互熨水自行。"本法是用葱白捣烂，加入麝香少许，敷脐上，并以冷热刺激，治小便癃闭、点滴难出之证。可见在当时药物贴脐法，不仅流行于民间，而且也被宫廷太医吸收应用了。

至晚清，清代外治大师吴师机在《理瀹骈文》中提到："中焦之病，以药切粗末炒香，布包缚脐上为第一捷法。"又说："对上下焦之病，也可应用敷脐而上下相应。"提出敷脐法可治"风寒、霍乱、痢疾、疟疾、黄疸、食积、呕吐等。此法无论何病，无论何方，皆可照用"。《理瀹骈文》是论述外治法的专著，书中记载贴脐、填脐、纳脐、涂脐、敷脐、掺脐、灸脐等法的验方达300种之多。治疗病种遍及内、外、妇、儿、五官、皮肤等科，对贴脐疗法的作用机制、药物选择、用法用量、操作方法、注意事项及辨证施治，都从理论上做了系统的阐述，形成了独特的治疗体系。同时书中还指出："外治必如内治者，先求其本，本者何？明阴阳，识脏腑也。"其对脐疗的发展和应用起到了极大的推动作用。

到了近现代，脐疗也越来越受到现代医家的重视，无论是在临床应用还是在理论研究上都有了新的发展和认识，是脐疗的提高时期。现在，敷脐疗法被广泛应用于临床，涉及呼吸、消化、心血管、泌尿、神经、内分泌等多个系统，可广泛应用于内、外、妇、儿、五官、皮肤等各科疾病，能增强机体免疫力、抗衰老、抗肿瘤、抗过敏、调节自主神经功能、改善微循环、养生保健。

8.脐疗的作用机理

（1）中医机理：肚脐，位于腹部正中凹陷处，是新生儿脐带脱落后遗留下来的一个生命根蒂组织，属中医经络系统中任脉上的一个重要穴位，取"如门之阙，神通先天"之意，名为"神阙"。《经穴名的考察》称"神"是心灵生命力，"阙"

是君主居城之门，为生命力居住的地方。神阙穴是任脉的要穴，任脉乃主一身之阴，有充养和总调阴经脉气的功能，对诸阴经有主导统率作用。神阙穴通过任脉与五脏六腑及十二经相通，用药物不断刺激，以疏通经络，调理气血，补虚泻实，调整脏腑阴阳，使人体可以达到"阴平阳秘"的稳态。具体而言，其机理如下：

（2）局部药物吸收作用于脐：在胚胎发育过程中是腹壁的最后闭合处，表皮角质层最薄，屏障作用最弱；而且脐下脂肪组织缺如，皮肤和筋膜、腹膜直接相连。脐部皮肤除局部微循环外，脐下腹膜还分布有丰富的静脉网，腹下动脉分支也通过脐部。另外，脐部是一凹陷隐窝，乃天然药穴，最适宜置药，药物敷贴后形成自然闭合状态，可较长时间存放，这些均有利于药物穿透皮肤弥散，从而被人体吸收。敷脐后，药物通过脐中皮肤的渗透和吸收，经脉循行，输布全身，直达病所，从而发挥治疗作用。

（3）腧穴经络传递作用：脐（神阙）与经脉关系非常密切，尤其是与奇经八脉的任脉、督脉、冲脉和带脉直接关联。根据中医理论，神阙穴隶属任脉，任脉与冲脉相交会，与督脉相表里。任脉、督脉、冲脉"一源三歧"，三脉经气相通。同时，督脉与任脉位于人体前后周循全身，分别总督阳脉与阴脉，在防治疾病中具有十分重要的作用。任脉为"阴脉之海"，能"总督诸阴"，对全身阴经有总揽、总任的作用，其脉气与手足各阴经相交会。因任脉联系了所有阴经，故脐可通过任脉与全身的阴脉相连通。督脉为"阳脉之海"，能"总督诸阳"，它的脉气多与手足三阳经相交会。督脉又与阳维脉交会于风府、哑门。故脐又可通过督脉与诸阳经相联系。冲脉上至头，下至足，贯穿全身，为"十二经之海""五脏六腑之海"，能调节十二经气血，其脉气在头部灌注诸阳，在下肢渗入三阴，故脐可通过冲脉与十二经脉相通。带脉横行腰腹之间，能"约束诸经"，足部的阴阳经脉都受带脉的约束。又由于带脉出自督脉，行于腰腹，腰腹部是冲、任、督三脉气所发之处。故脐可通过带脉与足三阴经、足三阳经以及冲督相联系。

（4）系统调节作用：脐中部位具有丰富的神经末梢、神经丛和神经束。药物敷贴于脐部，不断刺激脐部皮肤，使局部皮肤上的各种神经末梢进入活动状态，通过神经反射和传导作用，借以激发神经—内分泌—体液调节功能，改善各组织器官的功能活动状态，增强人体的抗病能力和防御能力，提高免疫力，从而达到防病治病的目的。

9.脐部组织学结构

人在胎龄 3 个月时，脐带就形成了。脐带是胎儿与母体联结的纽带，是胎儿生命的桥梁，它一端连接于胎儿的脐轮，另一端连接于胎盘。脐带由两根脐动脉、一条脐静脉及包裹于它们表面的胶冻状组织组成。各种营养物质和氧通过脐带源源不断地进入胎儿体内，同时胎儿代谢的废物又通过脐带运输出去，这就是胎盘循环。其中脐静脉流动的是从母体而来的富含氧气和养分的动脉血，通过脐静脉，胎儿从母体获得氧气及所需的各种营养物质。脐动脉是从胎儿流向母体的静脉血，将胎儿的代谢废物传至胎盘通过母体而排出体外。胎盘循环保证了胎儿的正常生长发育。脐在胚胎发育过程中为腹壁最后闭合处，皮质层最薄，屏障功能最弱，皮下无脂肪组织，皮肤和筋膜、腹膜直接相连。脐下腹膜还有丰富的静脉网，浅部和腹壁浅静脉、胸腹壁静脉相吻合，深部和腹壁上下静脉相连，腹下动脉分支也通过脐部。这些组织结构有益于药物吸收转输，即使脐疗药物为大分子物质也比其他部位容易吸收、转输。药物敷脐后，其有效成分通过脐部皮肤的角质层进入细胞间质，药物通过脐中皮肤的渗透和吸收，经脉的循行，输布全身，直达病所，从而发挥治疗作用。现代有学者研究认为：敷脐疗法具有提高机体免疫力、抗衰老、抗肿瘤、抗过敏、调节自主神经功能、改善微循环等作用。

（1）脐疗的方法和功效：自古以来，有脐不可针刺的说法（事实上可以针刺，效果很好），但可以外敷药物和艾灸，目前用得最多的也是这两种方法。

药物敷脐疗法具有多方面的功能和作用，可大致分为以下七种：

①温通阳气、回阳固脱，如食盐敷脐再加上艾灸，可用于中风、晕厥、虚脱等证。②健脾和胃、升清降浊，使脾胃气机协调，用于脾胃不和诸证。③通调三焦、利湿消肿，激发三焦气化功能，促使气机通畅，经络隧道疏通，用于腹水、水肿、小便不利等证。④行气和血、通经活络，使经络通畅，气血调和，可用于痹证、诸痛证、手足麻木等。⑤调和冲任、温补下元，临床上常用于妇女月经不调、痛经、带下及男子阳痿、早泄等。⑥敛汗安神、涩精止带，可用治自汗、盗汗、梦遗、惊悸、失眠等证。⑦强壮保健、养生延年，可补脾肾，益精气，用于虚劳诸证、神经衰弱以及预防保健。

（2）脐疗在肺癌治疗中的应用：应用脐疗治疗肺癌及其并发症，取得良好疗效，同时方便易学，现介绍如下：①肺癌化疗引起的腹泻：a.治疗方法：艾灸脐部神阙穴，一般半小时后起效。b.典型病例：朱某，女，42岁，肺腺癌术后行全身化疗，化疗第二天夜间即出现腹泻，稀水便，每小时6次，伴纳差、神疲、恶心欲呕，用艾灸神阙穴半小时后腹泻即止。②肿瘤引起的喘憋甚：a.治疗方法：灸关元、气海、神阙即可，效如桴鼓。b.典型病例：沈某，男，28岁，主因肺腺癌纵膈淋巴结转移、胸膜转移引起大量胸水、上腔静脉综合征，其主管医生用TP方案化疗后不仅无效反诸症加重，喘憋甚，每日持续吸氧，端坐呼吸，用灸关元、气海、神阙2小时后喘憋明显减轻，可不用吸氧，坐在床边聊天半小时。③放化疗后疲劳：在血色素正常情况下，可灸百会、大椎、关元、神阙等穴，每次1小时，一般1次即能缓解。典型病例：张某，男，45岁，主因肺腺癌化疗后，全身无力，饮食正常，查血色素正常，用艾灸百会、大椎、关元、神阙穴2小时，第2天全身无力症状消失。④心包积液：小细胞肺癌、淋巴瘤最容易心包转移，用艾灸虚里、神阙、关元等穴可减少心包积液。典型病例：赵某，女，46岁，为肺腺癌心包转移，出现心包积液，约1.2cm，表现为胸闷、气短，口服中药配合艾灸虚里、神阙、关元等穴位，每日1次，14次后症状消失，超声心动检查心包积液已不明显。脐疗不仅仅是脐部给药，还包括脐针、太极六合针法等。其他疗法如包括刮痧、透皮给药疗法（中药外洗，如足浴、中药熏蒸、中药外敷等）、鼻嗅法、贴敷法（穴位贴敷疗法）、特色音疗法（五音疗法）等。

10.结语

中药外治通过经皮给药系统，经由皮肤吸收进入全身血液循环达到有效血药浓度，避免肝脏首过效应及胃肠道破坏，降低药物毒性和产生不良反应，达到内病外治、靶向治疗的目的，中医外治法受广大患者青睐。因此，医疗科研院所已经对中医外治方药、方法进行了深入的研究，正朝着三效（高效、速效、长效）、三小（毒性小、反应小、用量小）和五方便（生产方便、运输方便、使用方便、保管方便、携带方便）的方向努力，以满足现代社会医疗需求。

（隋博文）

第二节　肺癌的西医治疗

放射生物学主要研究放射线对生物体的作用，观察不同质的放射线照射人体后产生的各种生物效应以及不同因素对生物效应的影响。肿瘤放射生物学是放射生物学的一个分支，它又是放射肿瘤学的四大支柱（肿瘤学、放射物理学、放射生物学和放射治疗学）之一。临床放射生物学是在放射生物学基本理论基础上，结合对临床放射治疗肿瘤时肿瘤及正常组织的放射生物学特性以及治疗中、后期各因素发生变化的研究，以及在以上认识的基础上，结合放射生物行为特点从分子、细胞、组织直至整体水平进行研究，探讨提高放射治疗疗效的办法或手段，以达到不断提高肿瘤治疗效果的目的。

随着生命科学的迅速发展，临床放射生物学的研究内容和技术也不断地得到发展、充实和更新。毫无疑问，深入理解临床放射生物学的基础知识和概念，掌握临床放射生物学研究动态并加以合理运用，对肿瘤放射治疗的改进和提高肿瘤治疗效果将产生非常重要的意义。

一、肺癌的放射治疗

（一）放射治疗的机制

1.电离辐射的直接作用和间接作用

放射线通过直接和间接作用对生物体发生作用，使细胞受损或死亡。目前多认为放射损伤靶细胞的双链 DNA，从而使细胞分裂受到阻碍，导致细胞分裂失败或细胞损伤，现分别介绍一下电离辐射的直接作用与间接作用。

（1）直接作用：任何形式的辐射被生物物质吸收后，与生物大分子（DNA）直接作用，生物大分子被电离、激发，从而发生一系列的生物学变化事件，这为电离辐射的直接作用。

（2）间接作用：细胞内有 60%的成分为水分子及其他小分子，当电离辐射与这些分子或原子发生作用，就会产生大量的自由基，这些自由基化学性质活泼，可以扩散到足够远，与生物大分子产生反应，造成生物大分子的不可逆损伤，即为电离辐射的间接作用。

2.肿瘤吸收剂量

既然放射治疗的作用就是通过射线与癌细胞间能量的传递，引起癌细胞结构和细胞活性的改变，甚至杀死癌细胞，因此人们关心肿瘤组织内能量吸收的多少，即肿瘤的吸收剂量，这与治疗的疗效有关。肿瘤吸收剂量大小取决于：

（1）射线的性质：用射线的质和量来描述：①射线的质：表示射线穿透物质的能力，称射线的硬度，用能量表示，如 MV、MeV；②射线的量：表示放射线的强度，用居里或贝克勒尔（Bq）表示。射线的质和量决定于不同放射源（或放射治疗机）的选择。

（2）吸收递质的性质：不同组织（或肿瘤）吸收程度差异较大。吸收剂量单位过去用拉德（rad），现用戈瑞（Gy）表示，1Gy = 100rad。

3.电离辐射对细胞产生的效应

研究表明，细胞的死亡与不可修复的 DNA 双链断裂有明确的关系。临床生物学规定，鉴别细胞存活或死亡的唯一标准是受照射的细胞是否保留无限增生的能力，即是否具有再增生的完整性。细胞死亡主要包括间期死亡和增生死亡。

（1）间期死亡（intermitotic death）：细胞受照射后不经分裂，在几小时内就开始死亡，称间期死亡，又称即刻死亡。体内发生间期死亡的细胞分为两类：一

153

类是不分裂或分裂能力有限的细胞，如淋巴细胞和胸腺细胞，受几百毫戈瑞照射后即发生死亡；另一类是不分裂和可逆性分裂的细胞，如成熟神经细胞、肌细胞和肝、肾细胞等，需要照射几十至几百戈瑞才发生死亡。细胞间期死亡发生率随照射剂量增加而增加，但达到一定峰值后，再增加照射剂量，死亡率也不再增加。间期死亡的原因是细胞核的破坏，其机制主要是由于 DNA 分子损伤和核酸、蛋白质水解酶被活化，导致染色质降解，组蛋白外溢，发生细胞核固缩、裂解。照射后膜结构的破坏、细胞能量代谢障碍，也是促成间期死亡的因素。

（2）增生死亡（reproductive death）：细胞受照射后经过一个或几个分裂周期以后，丧失了继续增生的能力而死亡，称增生死亡，也称延迟死亡。体内快速分裂的细胞，如骨髓细胞受数戈瑞射线照射后数小时至数日内即发生增生死亡。分裂细胞在受到很大剂量照射后也可发生间期死亡。增生死亡的机制主要是由于 DNA 分子损伤后错误修复和染色体畸变等原因导致有丝分裂的障碍。

3.早反应组织和晚反应组织

通常人体组织分为早反应组织和晚反应组织。

（1）早反应组织的特点：细胞更新快；损伤后以活跃的增生来维持组织中细胞数量的稳定；对总治疗疗程时间的变化更敏感；会出现急性反应，如黏膜反应、血细胞反应等

（2）晚反应组织的特点：细胞更新很慢，在治疗疗程内一般不发生代偿性增生；对分次剂量的变化较敏感，单次剂量增加会导致晚反应加重；会出现晚期反应，如广泛的纤维化等。

4.放射等效应的模型

由于分割方式的不同，相同的总剂量可产生不同的放射效应。在 1971 年 Ellis 就提出了放射等效应的数学模型，但临床实践已证实，此数学模型仅适用于皮肤，不适用于所有组织，特别是晚反应组织。Thames 和 Bentze 在 20 世纪 80 年代提出的 L-Q 模式较好地评估了不同分割剂量的临床放射效应，不仅适用于肿瘤，也适用于早反应和晚反应组织。该模型认为电离辐射作用于靶细胞并造成细胞的损伤是由α和β两个损伤概率复合组成，当一个电离粒子通过 DNA 双链断裂，发生靶细胞损伤的概率是α，它和剂量是线性关系。由两个电离粒子通过 DNA 产生 DNA 双链断裂，其发生靶细胞损伤的概率是β，它和剂量是平方函数关系。引申的公式是：BED（生物等效剂量，Biological equralent dose）= nd［1 + d/（α/β）］，其中 n 为照射次数，d 为分次剂量。

LQ 公式的限度：L-Q 方程是建立在每次照射后亚致死性放射损伤（SLD）修复完全，疗程中没有细胞再增生的假设基础之上的，因此还必须考虑到不完全修

复因子（Hm）和实践因子（T/Tpot）。大量的动物实验表明在 1 ~ 10Gy 分割剂量范围内，L-Q 方程能较好地反映分割方案的等效关系；在分次剂量 < 2Gy 时，估计生物效应有过量的危险，真正应用于临床非常规放疗时必须谨慎。

生物等效剂量（BED）：为了使肿瘤中心物理剂量与其他点的剂量差异（即剂量不均质性）以及物理剂量与生物效应之差异（也称为生物效应差异）这双重差异的结果能最后表达出来，在放射生物学上对这种双重差异效应统一，称之为生物等剂量。过去临床医生仅凭经验及临床效果来猜测，它要达到对肿瘤区的根治剂量，又要对周围正常组织进行保护。为了接近肿瘤实际，故又提出了肿瘤可控概率 TCP（Tumor Contral Probability）和不可控概率 NTCP（Non Tumor Control Probability），以 TCP/NTCP 数值来衡量 BED 和肿瘤治疗概率。

5.放射治疗的 4R

放疗过程中，肿瘤细胞群（瘤体）内会发生一系列的复杂变化，人们将这些变化归纳为放射治疗的 4 个"R"，即修复（repair）、再氧化（reoxygenation）、再分布（redistribution）、再增生（regeneration）。以此作为指导放射生物学中克服乏氧等问题的研究要点，将放射生物学推进到目的明确、针对性强的有效研究中去。

现代放射治疗对恶性肿瘤采用分次照射方案的主要目的是为了更好地消灭肿瘤，同时尽量减少正常组织的放射损伤。肿瘤分次放射治疗的种类包括常规分割放射治疗和非常规分割放射治疗。非常规分割放射治疗又包括超分割放射治疗、低分割放射治疗和超分割加速放射治疗。临床实践结果表明，采用分次治疗的模式进行恶性肿瘤的放射治疗在兼顾正常组织耐受性的基础上可以取得比较理想的疗效，而现代放射生物学的理论知识使我们能从理论高度对分次放射治疗的生物学原理进行解释。分次照射中经典的"4R"概念是理解肿瘤和正常组织对分次放疗反应的重要环节，是肿瘤分次放射治疗的生物学基础。

（1）放射损伤的修复：受到致死损伤的细胞将发生死亡。当细胞受到非致死放射剂量照射后，细胞通过自身的修复机制修复放射损伤，这种非致死放射性损伤包括潜在性致死性放射损伤（PLD）和亚致死性放射损伤（SLD）。在 20 世纪 60 年代 Elkind 发现受到 PLD 损伤的细胞，如果处于一个抑制细胞分裂的环境，这个环境有助于细胞的修复。体外培养实验也证实在放射治疗后 2 ~ 4 小时内细胞已修复了大部分 SLD。然而不同细胞的修复动力学不尽相同，组织的修复动力学研究表明 SLD 的修复与照射后的时间呈指数关系，常用半修复时间 1/2T 表示。分割剂量和细胞修复动力学的关系目前还不十分清楚，但有资料表明分割剂量大，细胞的修复能力弱。

细胞的放射损伤修复和凋亡是相互矛盾的。如果肿瘤细胞有较强的修复 PLD

能力，则丧失了凋亡反应。一些研究发现在细胞的 DNA 受损后，一些基因会影响细胞的凋亡过程，这些基因包括 bcl-1、bcl-x、p53 等。

（2）放射后肿瘤细胞的再氧化：氧在辐射产生自由基的过程中扮演重要角色，细胞含氧状态对放疗杀伤作用有很大影响。放疗对乏氧细胞杀伤力减弱，对氧合细胞杀伤力明显增强。肿瘤组织常有供血不足及乏氧细胞比率高的问题，部分癌细胞可逃避放射损伤，这是放疗后肿瘤再生长及复发的常见原因之一。放疗中，也有原来乏氧的细胞可能获得再氧合的机会，转化为富氧细胞，从而对放疗的敏感性增加（乏氧细胞再氧合的机制包括：肿瘤细胞群总量减少，血管没有损失，血管密度相对增加；对放射敏感的富氧细胞选择性杀灭，远离血管的乏氧细胞和血管的距离缩短；细胞死亡使总耗氧量减少；血管的分流导致血流循环的改变；肿瘤细胞的迁移等）。

实际应用中分次照射使肿瘤体积缩小、肿瘤血供得以改善，再氧合作用更加明显。临床上常常需要提高患者血红蛋白水平，让患者吸入高浓度氧的气体以提高肿瘤的再氧合，进一步增加放疗的敏感性。

（3）细胞周期的再分布：癌细胞群内的细胞常处于不同的细胞增生周期中，对射线敏感也不一致，对放射敏感性的顺序是 M > G2 > G1 > S。最敏感的是 M 期细胞，G2 期细胞对射线的敏感性接近 M 期，S 期细胞对射线敏感性最差。对于 G1 期的细胞来讲，G1 早期对射线的敏感性差，但 G1 晚期则较敏感，放射治疗使敏感细胞被清除，引起癌细胞群中细胞周期的变动（再分布）。细胞周期的再分布可以改变细胞群的放射敏感性。静止的细胞比处于增生周期内的细胞抗拒放射治疗。静止细胞通常是处于血运不好、无氧和营养很差的区域，这可能是导致放射抗拒的另一个因素。

（4）细胞再增生：在临床工作中可观察到一个现象，如肺癌放疗过程大约 2 周时，患者出现进食吞咽痛的症状，经过一段时间后，大约 4 周，尽管放射的剂量还继续累加，但患者的吞咽痛症状明显减轻，其原因就是食管黏膜上皮的加速再增生，使食管黏膜的放射损伤有不同程度的恢复。在放疗过程中，细胞的增生速率不一，在某一阶段内出现加速增生的现象，称之为加速再增生。在放疗区内发生增生的细胞有两种：一是从放射区外游走进入放射治疗区进行克隆，例如，皮肤、口腔黏膜、消化道黏膜放射损伤后就是通过此方式修复；另外就是照射体积内的细胞进行克隆，肿瘤细胞就是通过这样的方式产生更多的肿瘤细胞，因而就需要额外的剂量来杀灭加速增生的细胞。放疗后细胞分裂将加快，肿瘤组织生长也比较快。由于肿瘤细胞存在加速再增生的过程，分段治疗使肿瘤局部控制率下降。如头颈部鳞癌患者，应用相同总剂量照射，分段治疗的局部控制率明显低于连续治疗的肿瘤局部控制率，提示在分段治疗间隔期间，肿瘤存在快速再增生。因此，考虑细胞有再增生作用，放疗需要延长疗程，增加总照射量，才能达到更满意的治疗效果。但疗程不能过长，否则肿瘤的局部控制率下降。了解了上述癌细胞的"动向"，有利于改进放疗技术，杀伤更多的癌细胞。

6.影响放射敏感性的因素

辐射敏感性是比较细胞、组织、器官、有机体等对辐射效应反应程度的概念。单位剂量下被杀死的细胞、组织数量越多，说明这种细胞、组织对辐射的敏感性越高。

放射敏感性与放疗疗效直接有关，受到很多因素的影响，主要影响因素是肿瘤来源的组织类型。根据放疗敏感程度，将肿瘤分为几类：

（1）放射治疗敏感的肿瘤：如恶性淋巴瘤、白血病、精原细胞瘤、肾母细胞瘤、神经细胞瘤等，仅需 30～40Gy 的剂量就可以消灭肿瘤或使肿瘤明显缩小。

（2）中度放射敏感的肿瘤：如人体各部位的鳞癌、食管癌、鼻咽癌、皮肤癌等，一般需要 60～100Gy 的剂量才能消灭或控制肿瘤。

（3）放射不敏感或敏感性差的肿瘤：如大多数的腺癌、各种软组织肉瘤等，一般要 70Gy 以上的剂量才能达到基本控制肿瘤的目的。放射治疗的敏感性除了受肿瘤的组织类型影响外，还受下列因素的影响，如细胞的分化程度、肿瘤的临床分期、既往治疗情况、肿瘤生长部位及形状、有无局部感染、患者全身营养状况或有无贫血等合并症等。

（一）放射物理学基础

1.剂量学概念

（1）射线能量吸收：X 线和γ线通过物质时能量吸收主要产生光电吸收、康普顿效应和电子对效应，临床应用中以康普顿效应为重要。电离射线等粒子射线在物质中的吸收是由于它们在通过物质的递质时发生弹性散射和非弹性散射，后者可以激发、电离，也可产生标志射线。

（2）高低 LET 射线：在单位长度轨迹上能量丢失密度称为线性能量转换（linear energy transfer，LET），以 keV/fam 表示。

（3）伦琴、戈瑞、贝克勒尔和希沃特：现国际统一采用的吸收剂量单位为戈瑞（Gy），1Gy = 100cGy。组织吸收放射线不是单纯的能量吸收，而是放射引起的生物学效应。放射性核素的放射活度用贝克勒尔（Bp）表示，放射防护用剂量当量单位为希沃特（SV）。在临床实践中，为了获得更好的剂量分布，需要用一种以上的射线联合应用。如颈部淋巴结临床对射线的选择。

2.临床的射线选择

（1）浅部肿瘤：皮肤癌、蕈样霉菌病、乳腺癌等浅部肿瘤用穿透力不强的X线或低能电子线治疗。采用电子线治疗，可以保护深部正常组织。

（2）深部肿瘤：对大多数胸腹部病灶，常应用穿透力强的高能X线照射。

（3）混合射线照射：在临床实践中，为了获得更好的剂量分布，需要一种以上的射线联合应用。如颈部淋巴结用低能X线照射后用电子线小野照射局部病灶，以避免脊髓受量过高。选用一种或几种射线时，要综合考虑放射野半影、骨量吸收、肺和空腔的影响以及中子污染程度等。X线能量高，中子污染也增加。

（4）质子线治疗：质子线在组织中射程末端剂量有一个释放峰，可将之调到肿瘤上，以达到杀伤剂量最大而肿瘤后正常组织剂量为零的目的，肿瘤前正常组织剂量将明显降低，使肿瘤周围正常组织受到较好保护。

3.临床剂量学原则

放射治疗的临床剂量学原则是要求肿瘤受放射剂量高且分布均匀，正常组织受放射剂量低，对脑、脊髓、眼球等正常重要器官要特别保护。使用放疗计划系统可准确、快速和直观地显示肿瘤区及正常组织剂量分布，便于修改和优化放疗计划，达到剂量学原则的要求。临床剂量学原则为：肿瘤靶区和照射剂量准确。肿瘤放射靶区按国际辐射单位和测量委员会第50、第62号报告规定：放射治疗中，射线类型、能量、射野布置，主要依据肿块部位和大小进行选择；照射剂量要准确。

（1）剂量分布均匀（剂量变化梯度≤±5%）　以采用适形上，且剂量分布均匀（剂量变化梯度不超过±5%）；以采用适形调强放疗技术为好。

（2）肿瘤治疗靶区剂量高且均匀　靶区剂量要达到90%以上，且剂量分布均匀（剂量变化梯度不超过±5%）；以采用适形调强放疗技术为好。

（3）照射区内正常组织低剂量　对照射区内的正常组织应尽量保护或避开；以采用适形调强放疗技术为好。

（4）肿瘤周围危险器官免受照射或不超过允许耐受量。

4.外照射靶区的定义

靶区是治疗目标所在，包括肿瘤本身及邻近潜在的受侵犯组织以及可能扩散的范围。靶区还应包括因解剖部位及内脏运动的临床不确定性而需要考虑照射的边缘区域。靶区剂量就是肿瘤得到控制或消退的致死剂量。在治疗计划系统中靶区及正常组织的剂量分布，均表示成以靶区内某一点剂量归一的相对剂量分布的形式，该点称为剂量规定点（剂量归一点）。

靶剂量应针对具体的解剖部位、照射技术及其剂量分布，对一个以上的计划靶区，应有相应的靶剂量，靶剂量规定点确定后不随疗程中照射野的改变而改变。只有一个计划靶区时，靶剂量规定点选在靶区中心或中心附近。对于多个计划靶区的第二、三个计划靶区的靶剂量规定点，应是解剖部位或剂量分布的代表点。靶剂量规定点不能选择在剂量变化梯度大的地方，并至少离开射野边缘 2cm。如果靶区剂量分布按照前面规定的剂量规定点（100%）归一时，100%等剂量线就代表靶剂量。

为了对放射治疗所涉及的照射技术和物理参数、剂量描述等有一个统一规定，国际辐射单位与测量委员会（ICRU）先后发表了 29 号（1978 年）、50 号（1993年）、62 号（1999 年）、83 号（2012 年）报告，推荐了描述、记录和报告放射治疗所涉及的相关概念和术语，以利于放射肿瘤学工作者更好地按照规定执行治疗方针，便于相互之间的交流和治疗结果的比较。

（1）肿瘤区（gross tumor volume，GTV）：指通过临床检查和影像设备（如CT、MRI、PET 等）能够诊断出的、可见的、具有一定形状和大小的恶性病变范围，包括原发灶、转移淋巴结和其他转移灶。肿瘤根治术后，可不定义肿瘤区。

对于根治性放疗，肿瘤区要得到足够的剂量，使肿瘤得以控制，便于观察肿瘤治疗剂量响应性。

（2）临床靶区（clinical target volume，CTV）：指为达到治疗或姑息目的，按照一定的时间剂量模式，给予一定剂量的肿瘤区（GTV）和（或）亚临床灶及肿瘤可能侵犯的范围。通常 CTV 是由 GTV 外放一定的边界来定义的，因此同一GTV 可能会出现多个 CTV。

GTV 和 CTV 是一对临床解剖学概念，它们均是由放射肿瘤学医师根据临床检查和影像学诊断而确定的，不考虑器官的运动和治疗过程的误差，也与所采取的照射技术无关。3. 内靶区（internal target volume，ITV），包括 CTV 加上一个内边界（IM）的范围。内边界的设定需要考虑 CTV 相对于患者的参考结构（通常取骨性解剖结构）的大小和位置变化，也就是由于呼吸、心跳、膀胱或者直肠的充盈与排空等造成的生理变化范围。

（3）计划靶区（planning target volume，PTV）：是实施放射治疗时实际照射的范围。除包括 CTV 外，还要包括 ITV、患者分次照射造成的摆位误差、患者体位重复性误差、仪器设备的机械误差等。PTV 的确定是为了保证 CTV 获得有效的治疗剂量。

（4）治疗区（therapy volume，TV）：治疗区是由放射肿瘤学医师根据治疗目的而确定的，至少应达到的剂量水平（90%处方剂量）所包括的范围。TV 的提出，是由于照射技术的限制，以处方剂量表示的等剂量分布形状不能完全和 PTV相一致。确定 TV 和比较其相对于 PTV 的形状、尺寸和位置甚为重要，一方面可评估和解析局部复发的原因（野内或边缘），另一方面可评估和解析正常组织的并发症（位于 PTV 之外而在 TV 之内）。

（5）照射区（irradiation volume，IV）：由若干个照射野形成、需要考虑正常组织受量的一个照射范围，由 50%剂量线规定。照射区的范围直接反映了正常组织所受剂量的大小。

（6）危及器官（organs at risk，OAR）：是指临近靶区的某些正常组织，它的耐受剂量（放射敏感性）会显著影响治疗计划和（或）处方剂量，超过一定剂量的照射将可能产生比较严重的并发症。由于要对这一类器官进行保护，治疗剂量不得不降低，或治疗范围要减小，甚至治疗目的要从根治变为姑息。

（7）计划危及器官（planning organs at risk volume，PRV）：它类似于 PTV 的定义，即考虑 OAR 在放射治疗过程中由于患者体位变化、呼吸运动所致的位移区域，PRV 区域应大于 OAR 所占区域。

（二）肺癌放射治疗原则

1.早期非小细胞肺癌的放射治疗

常规剂量的分割放射治疗：在 NSCLC 中，20%～30%为早期 NSCLC（I、Ⅱ 期），标准的治疗是外科手术。术后 5 年生存率 I 期约为 55%，Ⅱ 期约为 33%。对于有严重内科合并症、高龄、心肺功能储备不足、拒绝手术的这部分患者，放疗提供了可以根治的机会。近 20 年常规剂量分割治疗早期 NSCLC 的结果，总体上 I 期病例的 5 年生存率约为 30%，Ⅱ 期约为 25%。对于 NSCLC 放疗的剂量，Sibley 研究了 156 例 I 期 NSCLC，发现剂量≥65Gy 和≤64Gy 两组相比，前者有更好的生存率。Bradey 等利用三维适形技术，研究了 56 例 I 期 NSCLC，常规分割方式，单因素和多因素分析均显示剂量≥70Gy 有更好的生存率。因为这些研究的分割剂量、总剂量、分割方式、治疗时间都不同，所以 Cheung 等应用生物等效剂量比较了 6 组研究例数 > 30 例的早期 NSCLC 的粗局部控制率与生物等效剂量（biological equivalent dose，BED）的关系，他们发现 BED 和局部控制率呈正相关（P < 0.001）。但作者同时指出，由于一些治疗组的病例数较少，可能影响了此结果的可信度。

因此，尽管剂量上尚存在争议，但大多数肿瘤学家推荐，常规分期剂量照射时，照射剂量应不低于 60Gy。对于以治愈为目的的治疗，在常规剂量分割条件下，照射剂量应 > 65～70Gy。对于临床纵膈淋巴结未受侵的早期 NSCLC 的放疗，靶区的范围是否给予纵膈淋巴结预防性照射，目前仍存在较大争议。

SRT/SBRT（stereotactic radiotherapy/stereotactic ablative，radiotherapy，

SRT/SBRT）是立体定向装置、CT、MR 和 X 线减影等影像学设备及三维重建技术确定邻近重要器官的准确位置和范围，利用三维治疗计划系统确定 X（γ）线的线束方向，精确地计算出靶区与邻近重要器官间的剂量分布计划，使射线对病变实施"手术"式的照射。SRT 与常规的外照射相比具有靶区小、单次剂量高、靶区定位和治疗立体定向参数要求特别精确、靶区与周边正常组织之间剂量变化梯度大、射线从三维空间分布汇聚于靶区等特点。

2001 年日本学者 Uematsu 等报道了 50 例早期 NSCLC 的 SRT 结果，50 例早期（T1-2N）NSCLC 的 SRT 结果：50～60Gy/［（5～10 次）·（1～2 周）］，中位随访时间 36 个月。3 年总生存率（overall survival，OS）66%，3 年的肿瘤疾病特异性生存率（disease specific surviv- al，DSS）为 88%，29 例可以手术的病例，3 年总生存率为 86%。有学者认为 SRT 对早期 NSCLC 是安全有效的治疗方法。

2003 年 Hirosh 报道了日本早期 NSCLC SRT 的多中心临床研究结果，1995—2002 年共收治 241 例 I 期 NSCLC（T1N.M.153 例，T2N.M.88 例），其中 161 例因高龄或合并慢性肺部疾病不能手术。中位随诊时间 18 个月。II 级以上的肺部放疗并发症发生率为 2.1%，近期疗效完全缓解 22.7%，部分缓解 62.1%。原发病灶局部复发率为 10.4%，区域淋巴结复发率为 5.8%，远处转移率为 12.4%，非肿瘤死亡 29 例（12%），3 年总生存率 56%，3 年疾病专项生存率 IA75.8%、IB62.9%。该研究显示大剂量低分割 SRT 是 I 期 NSCLC 有效的根治性治疗手段。

2015 年 Chang 在 Lancet oncology 上报道了早期 NSCLC SRT（SABR）对比外科手术的 II、III 期临床研究结果。由于临床研究进展缓慢，Chang 将美国的 STARS 和欧洲的 ROSEL 两个高度相似的研究进行了汇总分析，入选标准为可以手术的早期 NSCLC（T1-2a，＜4cm N。M。）患者，按 1∶1 随机入选 SABR 组或手术组，手术标准为肺叶切除术加纵膈淋巴结清扫术或纵膈淋巴结取样术。总共有 58 例患者入选，31 例入选 SABR 组，27 例入选外科手术组。中位随访时间 SABR 组为 40.2 个月，外科手术组为 35.4 个月。外科手术组有 6 例患者死亡，SABR 组有 1 例患者死亡。3 年生存率 SABR 组为 95%，而外科手术组为 79%（P = 0.037）。无复发生存率 SABR 组为 86%，而外科手术组为 80%（P = 0.037）。在 SABR 组 3 例（10%）患者出现了治疗相关的毒副反应（3 例胸痛，2 例呼吸困难或咳嗽，1 例疲乏和肋骨骨折），未出现 4 度以上的毒副反应及死亡。在外科手术组，1 例患者死于外科手术相关的并发症，12 例患者也出现 3～4 度的毒副反应。

SRT/SBRT 为早期 NSCLC 的治疗提供了一种新的治疗手段，初步的临床研究表明，立体 SRT/SBRT 是安全、有效、可行的治疗方法。SRT/SBRT 在降低正常组织受照射剂量的同时增加了肿瘤剂量，提高了局部控制率，缩短了整个放射治疗的时间。外科手术仍然是早期 NSCLC 的首选治疗手段，对于部分早期病例因心肺功能差、合并其他内科疾病、患者体质弱而不能耐受手术或患者拒绝手术治疗，SRT/SBRT 是一种有效的治疗手段，并可以获得与手术治疗相似的效果。

2.局部晚期非小细胞肺癌的放射治疗

对于不能手术的局部晚期 NSCLC，化疗/放疗综合治疗是目前治疗的标准模式，同步放化疗优于序贯化放疗。1994 年 Kubota 报道了日本的一组Ⅲ期临床研究，比较了化疗/放疗综合治疗与单纯化疗治疗局部晚期 NSCLC。研究结果显示，化疗/放疗综合治疗组的 2 年、3 年、5 年生存率均显著高于单纯放疗组。

RTOG9410 将 611 例不能手术切除的Ⅱ期和Ⅲ期 NSCLC 随机分为 3 组：①序贯化放疗（SEQ）组：顺铂 $100mg/m^2$，第 1、第 29 日，长春碱 $5mg/m^2$ 每周 1 次，连用 5 周，放射治疗在 D50 开始，60Gy/30fx；②同时化放疗（CON-QD）：化疗和放疗的剂量和方案同①，化疗和放疗在治疗的第一日开始；③同时化疗 + 超分割治疗（CON-BID），顺铂 $50mg/m^2$，第 1、第 8、第 29、第 36 日，依托泊苷 50mg BID（第 1、第 2 周和第 5、第 6 周），放射治疗在治疗的第一日开始，总剂量 69.6Gy 1.2Gy BID。三组的中位生存期分别为：14.6 个月、17 个月、15.6 个月，3 级急性和晚期非血液系统毒性发生率分别为：30%、48%、62% 和 14%、15%、16%。

上述研究证实了化疗/放疗综合治疗是目前局部晚期 NSCLC 治疗的标准模式，同步放化疗优于序贯化放疗，但从肿瘤内科的角度认为，在同步放化疗中接受近两个周期的化疗作为全身治疗，治疗强度显然不够。因此，在同步放化疗前给予诱导化疗或在其后给予巩固化疗是否得到更好的结果，成为 GALGB 的研究和 SWOG 研究试图回答的问题。

CALGB-39801 研究目的是观察诱导化疗能否提高局部晚期 NSCLC 的治疗结果，从而改善生存率。研究分为 A 组：同步放化疗组；B 组：诱导化疗 + 同步放化疗组。A 组采用紫杉醇 + 卡铂每周方案，紫杉醇 $50mg/m^2$，卡铂 AUC = 2，胸部放疗剂量 66Gy/33 次。B 组在同步化疗前给予 2 周期诱导化疗，诱导化疗采用紫杉醇 + 卡铂方案，紫杉醇 $200mg/m^2$，卡铂 AUC = 2，21 日为一周期，其同步放化疗方案与 A 组相同。共入组 366 例患者，A 组 182 例，B 组 184 例，中位随访时间为 26 个月。可分析病例 A 组 161 例，B 组 170 例，有效率 A 组为 66%，B 组为 62%。中位生存时间分别为 11.4 个月和 13.7 个月。2 年和 3 年生存率分别为 28%、18% 和 32%、24%，（P = 0.14）。中位无复发生存时间分别为 7.0 个月和 7.8 个月，2、3 年无复发生存率分别为 15%、11% 和 17%、14%（P = 0.11）。

研究结论认为，两组生存时间均令人失望，同步放化疗加上诱导化疗虽然从表面数据上提高了中位生存期 2 个月，但没能显著提高无复发生存率和总生存率。诱导化疗增加了中性粒细胞减少的发生和总的最大毒性，但未增加放疗相关毒性。

SWOG 首先对同步放化疗后巩固化疗进行了一系列的Ⅱ期临床研究，S9019

和 S9504 研究分别是 PE（依托泊苷＋顺铂）/RT→PE 巩固化疗和 PE/RTT→D（多西他赛）巩固化疗。PE 放疗：顺铂 50mg/m²，第 1、第 8、第 29、第 36 日；依托泊苷 50mg/m²，第 1～第 5 日、第 29～第 33 日，放疗在第一日开始，总剂量 61Gy，1.8～2Gy/次。S9019 采用同样的方案巩固化疗 3 周期，S9504 采用单药多西他赛化疗，75～100mg/m²，第 1 日、21 日为一周期。2005 年 ASCO 报道了两个研究的长期随访结果，该研究结果显示，S9019 的研究结果与文献报道的同步放化疗的结果相近，提示 PE 巩固化疗没能有效提高同步放化疗的效果。而 S9504 的结果则显示较好的治疗效果，被认为是ⅡB 最好的结果。

表 3-1   S9019、S9504 远期随诊结果

研究方案	中位生存（月）	3 年总生存率（％）	4 年总生存率（％）	5 年总生存率（％）
PE/RT→PE（S9019）	15（CI 10～22）	17（CI7～27）	17（CI 6～28）	17（CI 6～28）
PE/RT→D（S9504）	26（CI 18～43）	40（CI 24～55）	29（CI 19～29）	29（CI 19～29）

随着放疗技术的进步，能否通过加大局部剂量进一步提高局部控制率，从而改善疗效，是肿瘤放射治疗学一直在探讨的问题。经过数十年争议，2013 年 ASCO 会议报道的 RTOG0617 研究终于得出结论，60Gy 好于 74Cy，高剂量组的食管炎发生率更高，高剂量放疗组的死亡风险比标准剂量组高 56%，高剂量组的局部失败风险比标准剂量组高 37%。研究者 Jeffrey D.Bradley 教授分析，高剂量组的局部失败率更高，但这不是导致总生存差异的主要原因，高剂量组总生存较差的原因不详，可能的解释是未报道的毒性、增加心脏剂量、延长治疗持续时间、5 级毒性，也可能是这些因素的重叠。结果显示：较低强度治疗更好控制癌症的进展和转移，而且提升总体生存率。ASCO 主席 Sandra M.Swain 教授评论，这是放射肿瘤学领域一项关键性的研究，在十多年的研究后，我们最终结束了肺癌治疗中高剂量对比标准剂量之争，在这里，我们使用循证医学证据去改善癌症患者的治疗。基于 RTOG0617 研究，ASCO 推荐标准剂量放疗（60Cy）比高剂量放疗（74Gy）更安全有效，更大剂量可能并不会带来更好预后。

3.NSCLC 的术后放疗

临床诊断的 NSCLC 中，仅 20%的病例能够行根治性手术切除术，并且，即使是手术切除的病例，其 5 年生存率仅为 30%～40%，治疗失败的主要原因是局部复发和（或）远处转移，为了提高局部控制率和生存率，术后放疗曾被广泛应用于 N1（Ⅱ期）和 N2（ⅡA 期）病例。

1998 年 MRC 对 9 组 NSCLC 术后放疗（PORT）随机临床研究进行了 Meta 分析，共有 2128 例病例，手术＋放疗 1056 例，单纯手术 1072 例，中位随访时

间为 3.9 年, 术后放疗的生存期没有提高, 反而降低（HR. = 1.21, CI 1.08 ~ 1.34）。2 年生存率手术 + 放射治疗组和手术组分别为 48% 和 55%（P = 0.001）。2 年无复发生存率分别为 46% 和 50%（P = 0.018）。术后放疗对生存率的不良反应与分期有相关性, Ⅰ 期最为明显, 其次为 Ⅱ 期, Ⅱ A 期术后放射治疗对生存期没有显示出明显影响。研究认为, 对根治性 Ⅰ 期、Ⅱ 期病例, 不提倡常规术后放疗, 对 Ⅱ A 期病例需要进一步临床研究。然而, 术后放疗研究本身存在一些不足: 照射野大、放疗设备陈旧、放疗剂量不一致、分割剂量不一致等, 这些均影响了该结果的可信性。

2005 年, Lally 在 ASTRO 年会上报道了术后放疗在 Ⅱ、Ⅲ 期的应用价值, 从 SEER 数据库中筛选了 1988—2001 年确诊为 Ⅱ、Ⅲ 期的 NSCLC 患者 6953 例, 其中采用术后治疗的患者共 3390 例（48.76%）, 观察指标是总生存率及疾病特异生存率。对疾病特异生存率分析时发现术后放疗均提示无病生存率（disease free survival, DFS）差, 对 N2 亚组单因素分析发现术后放疗可以提高总生存率（P = 0.0029）及疾病相关生存率（P = 0.0336）, 术后放射治疗的 N2 患者 5 年生存率为 26.9%±1.4%, 不行术后放疗的则为 18.7% + 2.0%。多因素分析显示术后放疗显著提高了患者的总生存率和无病生存率。作者提出术后放疗似乎对 Ⅱ、Ⅲ 期患者生存并无不利影响, 但术后放射治疗组无病生存率明显降低, 这可能是由于在临床实践中医师往往对于更多预后不良因素的肺癌患者推荐术后放疗的缘故。而对于 N2 患者, 术后放疗既能够提高总生存率也能提高疾病专项生存率。

4.小细胞肺癌的放射治疗

小细胞肺癌（small cell lung cancer, SCLC）是一种侵袭性疾病, 尽管仅占肺癌总数的 15% ~ 20%, 但其病情进展迅速, 早期易发生转移, 故预后较差。初治的患者对化疗药物较敏感, 但很容易产生耐药性并复发。据统计一般状态好的局限期 SCLC 患者经联合化疗配合胸部照射, MST 约 17 个月, 5 年无病生存率仅为 12% ~ 25%, 广泛期 SCLC 经联合化疗后 MST 仅为 7 个月, 5 年无病生存率为 2%。

SCLC 系全身性疾病, 放化疗是其主要的治疗手段。SCLC 的手术适应证较为严格, 仅对临床分期为 T1-2N. M。, 对纵隔进行分期检测为阴性（纵隔镜或 PRT/CT）病例进行肺叶切除术或纵隔淋巴结清扫或取样手术, 根据术后病理分期选择术后化疗或放化疗。迄今为止, 大量研究已经显示放化疗结合治疗局限期 SCLC, 其局部控制率及生存期优于单纯化疗。Warde 等对 11 组临床研究进行了 Meta 分析, 发现较之单纯化疗组, 化放疗结合组 2 年生存率提高 5.4%, 局部控制率提高 25.3%, 但治疗相关性死亡亦增加 5.4%。Takada 等将 228 例局限期 SCLC 随机分至 PE 化疗方案与放疗同步及序贯放疗组, 放疗剂量 45Gy/3 周, 放化疗同步组于 PE 化疗的第一周期开始, 放化疗序贯组放疗于 PE 化疗后四周期开始。两组的中位生存期分别为 27.0 个月与 19.7 个月，证实化放疗同步组较化放疗序贯组有显著的生存优势。2004 年 Fried 等的 Meta 分析认为放疗早期参与综合治疗组（化疗开始后 9 周内）与晚参与组（9 周之后）相比较，其 2 年生存率提高 5%，同时亚组分析也显示每日 2 次的放疗联合以铂类为基础的化疗更具有生存优势。

目前总体的趋势认为对局限期 SCLC 进行同步放化疗和放疗早期参与综合治疗具有更大的生存受益，对放疗早期参与综合治疗时间的界定也认为若放疗早期参与在总疗程的时间小于 30 日，化疗方案为 EP 或含有顺铂组更能提高患者的长期生存。

对于广泛期 SCLC 中是否需要行胸部放疗一直存在争议。直到 2015 年，荷兰的 Slot- man 等在 Lancet 报道了他们开展的一项有关广泛期 SCLC 中是否行胸部放疗的ⅠⅢ期临床研究。498 例广泛期 SCLC 接受化疗有效的患者，同时进行预防性脑照射（prophylactic cranial irradiation，PCI）后，随机入组胸部放疗组（接受胸部放疗 30Gy/10fx）和观察组。共有 247 例患者入选胸部放疗组，248 例患者入选观察组，还有 3 例患者退组。胸部放疗组和观察组的 1 年生存率分别为 33% 和 28%（P = 0.066），而两组的 2 年生存率有了显著的差别，分别为 13% 和 3%（P = 0.001），6 个月的 PFS 分别为 24% 和 7%（P = 0.001）。两组之间未出现严重的不良反应，少量 3 ~ 4 度的毒副反应两组均相似。研究结果表明对化疗有效的广泛期 SCLC 中行胸部放疗和预防性脑照射是必要的。

多项研究显示对经根治性化疗或加局部放疗获完全缓解及接近完全缓解的 SCLC 进行预防性脑照射可减少脑转移发生率，并提高生存率。对所有经根治性化疗或加局部放疗获完全缓解及接近完全缓解的 SCLC 进行预防性脑照射的随机试验进行一组 Meta 分析，结果显示进行预防性脑照射患者脑转移发生率降低，3 年生存率高于未做预防性脑照射者（20.7%vs. 15.3%，P < 0.005），每个亚组均显示此生存优势，而与年龄、疾病分期、治疗方案及评分无关。对于治疗后缓解的广泛期 SCLC 是否需行预防性脑照射目前仍存在一些争议，但仍然推荐行预防性脑照射治疗。目前仍推荐 25Gy/10 次为预防性脑照射的标准剂量。

5.肺癌的粒子植入治疗

（1）肿瘤粒子植入术的目的和背景：粒子植入治疗可以追溯到 20 世纪初。早在 1909 年，法国巴黎镭放射生物实验室就利用导管，将带有包壳的镭置入前列腺，完成了第一例近距离治疗前列腺癌。但早期由于剂量掌握不当，会造成患者直肠严重损伤，所以运用并不广泛。直到 1931 年，瑞典研究人员提出了近距离治疗的概念，并发明了剂量表格计算方法，才减低了并发症风险。20 世纪 70 年代，美国纽约纪念医院开创了经耻骨后组织间碘粒子种植治疗前列腺癌的先河，形成了今天前列腺癌近距离治疗的基础。放射性粒子植入治疗早期前列腺癌在美国等国家已成为标准治疗手段，在国内其治疗理念也渐渐得到认可。

粒子植入全称为"放射性粒子植入治疗技术"，是一种将放射源植入肿瘤内部，让其持续释放出射线以摧毁肿瘤的治疗手段。粒子植入治疗技术涉及放射源，其核心是放射粒子。放射性粒子植入治疗技术主要依靠立体定向系统将放射性粒子准确植入瘤体内，通过微型放射源发出持续、短距离的放射线，使肿瘤组织遭受最大限度杀伤，而正常组织不损伤或只有微小损伤。专家认为，相比其他肿瘤治疗技术，放射性粒子植入治疗技术本身技术含量并不高、难度并不大，但由于直接植入人体内，而且是放射源，所以要严格把握适应证。

（2）肺癌的放射性粒子植入治疗：组织间插植又根据植入时间分为短暂植入和永久植入两种。短暂植入是指根据治疗计划将放射源植入到肿瘤，经过一定时间达到处方剂量后，将放射源取出。短暂插植使用的放射源主要为初始剂量率高的核素，如192Ir、60Co等。永久植入是指根据计划将放射源粒子植入到肿瘤部位，永远保留在体内，不再取出。永久植入使用的放射源为初始剂量率低的核素，如125I和108Pd。放射性粒子治疗属于近距离放疗范畴，是指在术中或在CT、B超的引导下，根据三维立体治疗计划将微型放射性粒子源植入肿瘤内或受肿瘤浸润的组织中，包括肿瘤可能经淋巴扩散途径的组织，通过微型放射源持续放出的低能量的X射线及γ射线在一定时间内连续不间断地作用于肿瘤，使得任何进入活跃期的肿瘤细胞都被射线抑制和杀灭，从而使局部肿瘤得到最为有效的控制，而正常组织不受损伤或仅受到微小损伤。放射性粒子植入治疗，显示了比传统外照射更多的优势，如治疗区的定位精确与肿瘤形状非常吻合，在粒子植入的范围之外，放射剂量迅速减少，与外照射相比，可给予靶区更高的剂量，且不增加正常肺组织的损伤并且这种治疗所需时间短，与单纯外科手术切除相比，不增加病死率。在多数情况下，术中放射性粒子植入近距离治疗可起到术后外照射加量的治疗效果。

放射性粒子植入治疗的适应证：①术中近距离放射治疗对边界清楚的中小肿瘤、无淋巴结转移的肺癌患者具有良好的治疗效果，一般来讲其适应证为患者肺功能储备差，所需切除的肺组织超出了患者的耐受。②患者的病变在肺门，且与周围大血管黏连，无法安全手术切除。③患者的病变扩展到纵隔、气管、主动脉、上腔静脉或心包。④肿瘤侵犯胸壁或脊髓，无法彻底手术切除。⑥肿瘤小于5.0cm，肿瘤的大小直接影响肿瘤的局部控制率，肿瘤越大局部控制率越低。

125I粒子治疗肺癌的原理：放射治疗作为肺癌的重要治疗手段之一，一直以来受到广泛关注。放射性粒子组织间植入治疗肺癌属于内放疗的范畴，是通过超声、CT引导定位技术、治疗计划系统（TPS），将带有放射线的微粒植入到肿瘤的组织间、或瘤床、或淋巴的引流区域，从而达到治疗肺癌的目的。125I粒子能够持续释放低能量γ射线，从而连续照射肿瘤细胞，γ射线作用于增殖周期内肿瘤细胞的 DNA 分子链，使处于增殖活跃的 G2、M 期的肿瘤细胞 DNA 合成受到影响，丧失增殖的能力。此外，125I 粒子连续的低剂量率的照射具有放射生物学上的优势，包括晚反应组织在内的亚致死损伤修复和乏氧细胞再氧合。125I 粒子的放射直径较短，仅为 1.7cm，导致了其靶区内的剂量很高，而由于射线迅速衰减，周围的正常组织受量很低，低于肿瘤组织照射剂量的 50%。

放射性粒子组织间植入（也被称为体内伽玛刀）已经有 100 多年的历史，而肺部的恶性肿瘤放射性粒子植入治疗是美国的 Craham 在 1933 年首次使用的。Imamura 等于 1999 年首次证实，经皮穿刺植入高剂量率的放射性核素治疗肺癌安全有效、无严重副作用。张福君等人指出，相比于一线方案的化疗，125I 粒子植入治疗肺癌有更加好的局部控制率以及更高的一年生存率。Birdas 等将肺叶局限性切除术联合粒子植入治疗的 Ib 期 NSCLC 癌患者，与传统的肺叶切除手术相比较，结果显示，肺叶局限性切除术联合粒子植入既可以延长患者的生存期、减少局部复发率，又可以保护患者的肺功能，提高患者的生存质量。杜焕旺等人指出，放射性 125I 粒子植入治疗肺癌的不良反应低于常规化疗，值得推广。

放射性粒子治疗肺癌的植入技术：①术中永久性放射粒子植入穿刺植入法：放射粒子的直径为 0.8mm，可顺利通过 12 号注射针内腔，因此应用不同长度的 12 号带针芯穿刺针穿刺肿瘤，即可进行放射粒子的定位植入。适用于手术残留的瘤体内，周围有足够软组织的肿瘤床或纵隔淋巴结转移者。②缝扎加生物胶固定法：手术中因腔道管壁菲薄等因素，不宜行穿刺植入时，可用生物胶将放射粒子黏附在受肿瘤侵犯的腔道外壁，也可用细线缝合固定。③吸收性明胶海绵块植入法：先将粒子按处方剂量间距植入一块与靶面积大小相等的吸收性明胶海绵，然后表面再盖一块吸收性明胶海绵，待植入靶区表面后再滴生物胶使其固定。也可在清扫上纵隔淋巴结时，将纵隔胸膜暂时翻起，不做切除，清扫完毕，植入吸收性明胶海绵块。适用于气管分叉、主动脉窗及上纵隔的淋巴结转移站的平面植入。④吸收性明胶海绵块加 Vicryl/Dexon 网植入法：先将放射性粒子按处方剂量间距植入吸收性明胶海绵块，在表面再覆盖一块吸收性明胶海绵，然后再用 Vicryl 或 Dexon 网包裹海绵块。置入靶区后用针线缝合固定。适用于易滑脱的部位，如脊柱旁、胸壁、膈肌面平面植入，也可用于主动脉壁、气管壁的残留灶平面植入。

B 超、CT 引导放射性粒子植入：借助 B 超、CT 等仪器的定位，直接经皮穿刺到肿瘤内植入放射粒子，国外在前列腺癌的治疗、脑肿瘤的治疗上已获得确切可靠的疗效。Mittal BB 等报道了采用 CT 介导的 125I 植入法，从而开创了经皮直接种植粒子在胸部肿瘤应用的先河。但是该方法多限于周围型肺癌或胸壁肿瘤。该方法可能出现气胸、血胸等并发症。

①与 VATR 联合应用的放射性粒子植入技术：电视辅助的胸腔镜切除术（VATR）是医生通过可视系统明确肿瘤的具体位置，利用胸腔镜或激光装置切除

肿瘤，从而代替高危险的开胸手术。VATS 的介入使肺功能差的患者也可手术切除肿瘤。但是，尽管 VATR 切除后可缩短患者术后的恢复期，但是因为手术切除范围有限，单纯 VATR 治疗后局部复发率相对较高。

②与纤维支气管镜配合应用：随着纤维支气管镜的出现，1983 年，Monylan 等第一个报道了经纤维支气管用 198Au 粒子治疗气管肿瘤。1986 年 Trevor Rabie 等详细报道了将气管镜活检钳前端用一个带针芯的针代替，通过其经气管镜直视下植入粒子的技术。邢月明等报道用纤维支气管镜植入粒子治疗叶或段支气管阻塞性肺癌 11 例，术后检查植入的情况，大部分患者在 1～2 周出现气管再通，效果满意。

放射性粒子植入治疗结果：①早期非小细胞肺癌的结果：文献报道，早期非小细胞肺癌的患者开胸后未行切除，进行术中放射性粒子近距离治疗的中位生存期约为 15 个月，局部控制率约 68%，好于单纯外照射的 39%～70%，分析原因可能为：一为粒子植入治疗可使肿瘤接受更高剂量，受到照射的正常组织体积很小；二为开放性手术植入放射性粒子，可使照射范围最大程度的包括肿瘤组织。②局部晚期非小细胞肺癌的结果：国外文献报道，无法手术切除的局部进展期非小细胞肺癌经放射性粒子植入后，2 年局部控制率在 63%～76%，2 年生存率为 9%～51%。国内近年来逐渐开展肺癌的放射性粒子植入治疗，其近期疗效报道较好，胡建林等报道在 CT 定位下，通过穿刺针将 125I 粒子植入到肺癌病灶内治疗 20 例，患者观察 2 个月以上者 18 例，CR 27.8%（5/18），PR 66.7%（12/18），NC 5.6%（1/18），近期局控率（CR+PR）达 94.4%（17/18），但是关于远期疗效及随机对照大样本设计的研究报道很少。

肺癌放射性粒子植入的并发症：放射性粒子治疗是一种有创操作，常见并发症为气胸、咯血、急性放射性肺炎、食管气管瘘、肺栓塞等，以气胸及咯血较为多见。明华等对 15 例肺癌患者植入放射性粒子治疗肿瘤，其中 3 例出现咯血，2 例出现气胸，1 例粒子脱落。此外，放射性粒子还可能出现游走迁移，如早期前列腺癌患者使用放射性粒子治疗时，常常发生放射性粒子的迁移。Eshleman 等研究发现，100 例前列腺癌患者经放射性粒子植入后，肺迁移发生率竟达 55%。因此，当植入胸腔内的放射性粒子迁移至肺血管中，也可能出现肺栓塞。此外，亦有急性放射性相关性肺炎、肺纤维化等并发症出现的报道。

预防并发症发生的关键，首先在于准确确定植入粒子的总放射剂量及总数量；其次，术前嘱患者行呼吸锻炼，以减少操作过程中患者呼吸动度过大；再次，术中需对胸膜行充分麻醉，缩短操作时间。针对术前紧张及剧烈咳嗽的患者，可给予适当镇静剂及中枢镇咳药。术后常规扫描肺部 CT，明确气胸及血胸情况，常规预防性给予止血药。此外，有报道放射性粒子植入治疗肺癌还可出现气管食管瘘现象，对这类患者可行经支气管镜下支架植入术或植入塞子以封闭瘘口。

放射性粒子在临床应用中存在的问题及展望：放射性粒子为单体结构，依据TPS要求，需保持放射性粒子的等间距且粒子排列呈直线分布。但在实际操作过程中，由于肋骨的遮挡及患者呼吸运动的影响，可能会改变进针深度及角度，降低粒子植入的精确度，使得粒子剂量分布极为不均，影响整体疗效。增大粒子植入数量一方面会增大不良反应发生的可能性，另一方面也会增加患者的经济负担。此外，大部分患者不了解放射性粒子的物理特性，对其存在普遍性恐慌，一定程度上限制了放射性粒子植入术的普及及应用。

植入放射性粒子在治疗恶性肿瘤（尤其中晚期肺癌）中占有重要地位，但可否成为不可手术早期肺癌患者的根治性治疗手段，仍值得进一步研究。

二、化学治疗

（一）肿瘤化学治疗的基础

1.肿瘤细胞增生动力学

细胞增生动力学是研究细胞群体生长、增生、分化、丢失和死亡变化规律的学科，是肿瘤化学治疗的生理学基础。若正常细胞分裂、增生失去调控，将形成癌变。人们对肿瘤细胞增生动力学的深入研究使得其基础理论越来越完善，并成为指导新药开发、药物作用机制研究及制订化疗方案的重要理论依据之一。

（1）肿瘤细胞生长模式及异质性：人们对很多抗肿瘤药物的认识都是通过对小鼠白血病模型的实验治疗建立的。这些药物杀灭肿瘤细胞遵循I级动力学，即一定剂量的抗癌药物杀灭一定比例的癌细胞。通常肿瘤生长越快，对化疗越敏感，而不同的肿瘤细胞生长的倍增时间存在着显著差异，由此可见，化疗成功与肿瘤类型、体积、生长速度、化疗药物剂量密切相关。这一理论成为制订多药联合治疗恶性肿瘤的重要理论基础。

肿瘤生长指数并非恒定不变，而是随时间呈指数性下降。在肿瘤早期呈指数性生长，肿瘤体积增大时，细胞倍增时间增加，而增生比例降低，被化疗药物杀灭的细胞指数也就较小。因此，化疗的敏感性取决于化疗时肿瘤位于其生长曲线的位置（当肿瘤达到最大负荷的37%时，生长指数达高峰）。根据这一生长模式，肿瘤体积越小，癌细胞生长速度越快，一定剂量的化疗药物可杀灭的癌细胞比例更高，因此，应尽早开始化疗。

影响临床肿瘤化疗疗效的一个重要因素是临床肿瘤遗传的异质性。虽然大部分肿瘤可能是从一个单一肿瘤克隆发展而来的，但是所有恶性肿瘤在遗传上是不稳定的，从而导致生物化学的明显异质性。增生的肿瘤细胞群在分裂的过程中，某些细胞可发生自发性突变，具有不同的转移性能，甚至在接触化疗药物前就产生耐药性，这就使肿瘤在进展过程中产生多样化克隆的复杂组合。因此在临床上某些肿瘤开始化疗后，可能达到 CR 或 PR，但是当耐药细胞株增生形成肿块时，又会出现复发。联合化疗（combination chemo-therapy）通过应用不同作用机制的抗肿瘤药物，在杀伤肿瘤方面产生增效的作用，并防止出现对一种药物耐药的肿瘤细胞发展为对其他药物也耐药的现象。

（2）细胞周期：细胞增生周期是指从一次细胞分裂结束至下一次细胞分裂结束所经历的全过程，由 G0 期（静止期）、G1 期（DNA 合成前期）、S 期（DNA 合成期）、G2 期（DNA 合成后期）及 M 期（有丝分裂期）五个时相所组成。G0 期细胞有繁殖能力但暂不分裂，当增生周期细胞大量杀灭后，它们即可补充进入周期。肿瘤的 G0 期细胞对化学治疗基本不敏感，因此常为复发或转移的根源。S 期细胞数占细胞总数之比称为标记指数（Labeling inlex，LI），它可代表肿瘤的增生情况，LI 越高则对周期特异性化学治疗药物越敏感。

细胞周期（Cell cycle）的运行受控于精密的调控机制，其中有两个最基本的调控点，一个位于 G1 期末与 S 期的过渡期，该点是人类细胞最重要的限制点（restriction point，Rpoint），决定细胞是否通过 G1 期进入 S 期，保证遗传信息的保真性，主要受与细胞增生有关的细胞外生长因子调控。如缺乏相应的生长因子，细胞就停止于静止期，即 G0 期。细胞可长期处于 G0 期，只有在接收到生长因子或增生信号后，G0 期细胞才重返细胞周期。另一个调控点位于 G2 期与 M 期之间，称为 G2/M 过渡点，此点决定细胞立即进入 M 期，完成有丝分裂或是停滞一段时间，以保证染色体分开和结构均分的精确性。细胞周期的运行主要受一系列细胞周期蛋白依赖性激酶（cyclin-dependent pro-tein kinases，Cdks）的调控。而这些激酶的活化，主要由细胞周期蛋白（cyclin）行正相调控，细胞周期蛋白依赖性激酶抑制物（cyclin -dependent kinase inhibitors，CKIs）行负相调控。cyclin 是细胞周期中周期性合成和降解的特殊蛋白质，包括周期素 A、B、B2、C、D、E。

据报道，在许多肿瘤细胞和增生细胞中 cyclin 常常过度表达，使 Cdks 分子持续活化，细胞周期的运转异常活跃。cyclin D1 发现最早，研究也最为深入，它是生长因子的感受器，可以将生长因子的信号传到细胞内，推动细胞周期的运行。cyclin D1 与很多肿瘤的发生有关，在各种实体肿瘤和一些血液系统肿瘤中，均有 cyclin D1 的异常表达。它的异常表达主要表现为基因扩增、染色体易位及 cyclin D1 基因多态性的发生。如在乳腺、食管、膀胱、肺及鳞状细胞癌中 cyclin D1 有扩增现象，cyclin D1/Cdk4 和 cyclin D1/Cdk6 复合物调节 G1/S 交界处限制点，cyclin E/Cdk2 和 cyclin A/Cdk2 启动 S 期和启动有丝分裂，而 P21/WAF1、P27/KIPI 作为 CKIs 可以灭活 cyclin，抑制视网膜母细胞瘤蛋白磷酸化。

细胞周期的检查机制主要由细胞周期内时相转换处的检测点（check point）来完成。细胞周期内主要有三个检测点，以保证细胞复制的准确性。①G1 期检查点：在 G1/S 交界处，是控制进入 S 期的检查点，抑癌基因 p53 在 G1 检查点发挥重要作用，防止受损细胞进入 S 期进行 DNA 复制；②G2 期检查点：在 G2/M 交界处，是调控进入 M 期的检查点，防止受损 DNA 和未完成复制的 DNA 进入有丝分裂；③M 期检查点：检查有功能的纺锤体形成，细胞周期的检查机制使得细胞周期内部事件有序地进行。这些相关基因的突变导致细胞周期调控机制的紊乱，细胞失控性生长，从而肿瘤发生，若能修复缺陷细胞周期检查机制等，即可望为肿瘤治疗提供又一新的策略。

2.肿瘤细胞耐药性

耐药性又称抗药性，是肿瘤化疗失败的主要原因。肿瘤细胞耐药性按来源可分为内在性耐药和获得性耐药。在药物敏感的肿瘤中，有部分肿瘤细胞在化疗开始时即有抗药性，内在耐药细胞出现的频率为 10-7 ~ 10-5，获得性耐药细胞开始时对化疗敏感，以后逐渐产生耐药性。

按耐药表型分，可分为原药耐药（primary drug resistance，PDR）和多药耐药（multidrug resistance，MDR）性。原药耐药是指肿瘤细胞对药物具有固有的抗耐性；MDR 是指肿瘤细胞接触一种抗肿瘤药物并产生耐药后，同时对结构和作用机制不同的多种天然来源的抗肿瘤药物具有交叉耐药性。

一般认为耐药的产生有以下机制：①药物转运或摄取机制发生改变；②药物分解酶活性或数量增高；③靶酶质或量改变；④DNA 修复能力增强；⑤药物前体活化障碍；⑥受体减少或被封闭；⑦代谢途径变异，细胞保护性基因产物的过度表达或变异影响肿瘤细胞对于抗肿瘤药的敏感性；⑧改变肿瘤氧化作用或血液供应可以影响药物对肿瘤的直接作用或药物到达肿瘤细胞；⑨能够明显影响药物到达肿瘤细胞的宿主正常组织方面的因素，如肾脏和肝脏药物代谢的改变或造血组织对抗肿瘤药物的耐受性等。研究较多的与 MDR 相关的蛋白有 P-糖蛋白（P-gp）、MDR 相关蛋白（multi drug resistant associate protein，MRP）、肺耐药相关蛋白（lung resistance protein，LRP）、乳腺癌耐药蛋白（breast cancer re-sistance protein，BCRP）等。

肺耐药相关蛋白（LRP）是一种人类非糖蛋白，是细胞穹窿蛋白的主要成分，广泛存在于人体体腔上皮、分泌器官等正常组织细胞的胞质内。由于此蛋白首先在肺癌中被发现，因而称为 LRP。目前研究认为 LRP 引起 MDR 的相关机制主要有两种：阻止以细胞核为靶点的药物通过核孔进入细胞核，即使进入到细胞核内的药物也会很快被转运到胞质中；将胞质中的细胞毒性药物转运至运输囊泡，最终通过胞吐机制将药物排出细胞，使胞内药物浓度降低而产生肿瘤耐药性。目前发现 LRP 及基因在肺癌组织中广泛表达，而在正常组织中表达水平很低，具有较高的耐药诊断价值，可作为独立的预测化疗敏感性的指标之一。

MDR 相关蛋白（MRP）是从多柔比星选择性 MDR 的 SCLC 细胞株中分离出的一种膜转运蛋白，属于 ATP 结合盒式跨膜转运蛋白超家族成员，在肺癌细胞中高表达，是肺癌产生 MDR 的主要蛋白之一。它可以作为细胞膜上的药物输出泵，将化疗药物逆浓度外排，使化疗药物在肿瘤细胞内的浓度明显降低，从而导致肿瘤细胞耐药。MRP 诱发肿瘤细胞耐药的具体机制可能为：通过直接或间接的途径参与，降低药物在细胞核内的浓度，使其核质比降低，导致耐药；因细胞器内 pH 的变化会影响药物的分布，MRP 通过形成 Cl⁻ 通道或改变通道活性而改变细胞质或细胞器内的 pH，细胞器内 pH 相对降低将导致在酸性环境中质子化的药物大量外排而导致耐药；也可通过囊泡转运和胞吐作用直接将药物排出细胞外导致细胞内药物浓度降低而产生耐药；还可使药物活性成分脱离其作用部位从而使细胞产生耐药。

P-糖蛋白（P-gp）是由两个 MDR 基因编码组成的，其中 MDR-1 与肿瘤细胞的 MDR 相关。P-gp 与 MRP 一样，都是一种能量依赖性的膜转运蛋白，主要分布在细胞膜上，当 MDR-1 在肺癌细胞内过度表达时，可促使位于细胞膜上的 P-gp 合成增加，而 P-gp 作为一种能量依赖性的"药物泵"，可将细胞内的药物泵出细胞外，从而降低细胞内药物浓度而导致细胞耐药；此外，还可使细胞内药物浓度再分布，从而减少靶点部位的药物浓度而产生耐药。P-gp 是目前细胞耐药中研究最多、最透彻的一种药物转运蛋白。实验表明，P-gp 的表达与肿瘤的恶性程度、预后等方面密切相关。

肿瘤化学治疗有时难以取得令人满意的疗效，是由于某些肿瘤细胞对治疗原发耐药或在治疗中获得耐药，以及抗肿瘤药物不能在肿瘤所在部位达到对肿瘤细胞杀伤的浓度。耐药现象的发现和广泛研究促使人们寻找克服耐药的各种途径。目前实验研究已取得一些进展，不过能成功应用于临床的并不多见。

3.细胞死亡

细胞死亡是指细胞作为一个基本结构单位的代谢停止、功能丧失和结构破坏。一般认为细胞死亡有坏死和凋亡两种类型。坏死，是由于损伤因子等造成细胞的病理性死亡，应用细胞毒药物或放射线均可导致；凋亡，又称程序性细胞死亡（programmed cell death，PCD），既可发生在生理条件下，又可发生在病理条件下，它是细胞增生过程中和有丝分裂相反的调节机制，是可以保证胚胎发育、器官发育和机体平衡的重要机制，也是机体及时清除过多的受损细胞和前癌细胞的保护性机制。

肿瘤的发生是一个复杂的、多步骤的过程。从分子生物学角度看，一般认为，肿瘤的发生是由于原癌基因的激活和抗癌基因的失活，扰乱了细胞正常的增生、分化和凋亡，导致细胞异常的增生、分化和凋亡。在正常情况下，细胞增生和凋亡并存，两者相互协调，维持动态平衡。当细胞凋亡受抑制，则细胞生存期延长，细胞死亡率下降，细胞数目增加，这就表现出生长优势。这种生长优势是肿瘤发生的一个重要基础。

化学治疗是恶性肿瘤综合治疗中的一个重要手段。大多数抗癌药物如拓扑异构酶抑制剂、烷化剂、抗代谢药物等都可在不同类型肿瘤细胞中诱导瘤细胞凋亡。抗癌药物的疗效不仅取决于肿瘤细胞与药物的相互作用，也取决于药物诱导瘤细胞凋亡的数量。抗癌药物诱导肿瘤细胞凋亡的数量越多，其疗效越好。另外随着对细胞凋亡研究的不断深入，也促进了其他治疗方法如基因治疗的进展。总之，细胞凋亡与细胞增生和分化一样，属于生物学和医学中重要的基本生命规律，已成为生物学和医学研究的热点之一。

（二）肺癌化疗的原则

肺癌的一线治疗采取联合化疗，联合化疗优于单药化疗：①可杀灭异质性肿瘤细胞群中更多的耐药细胞株，并能预防和延缓新耐药细胞株的产生；②在机体耐受的情况下，多种有效药物联合的协同作用或剂量强度的增加或作用机制不同可杀死更多的肿瘤细胞，明显提高有效率和治愈率；③可互补体内药物分布不均；④减轻对某一器官的受损程度。

1.基本原则

肺癌合理应用药物的一般原则包括：
（1）给予抗肿瘤化疗药物前，要明确病理学诊断与临床分期。
（2）要根据抗肿瘤化疗药物的用途，选择抗肿瘤化疗药物。
（3）化疗、辅助化疗、新辅助化疗、同步放化疗等。
（4）全面了解患者对抗肿瘤化疗药物的耐受性。
（5）充分利用联合抗肿瘤化疗药物的优势。
（6）达到抗肿瘤化疗药物有效的剂量强度。
（7）个体化应用抗肿瘤化疗药物。
（8）合理地给予抗肿瘤化疗药物的方法与间隔时间。
（9）及时处理抗肿瘤化疗药物的毒性反应。
（10）肺癌化疗的适应证与禁忌证.

众所周知，肿瘤化疗药物均有各种各样的不良反应，对人体正常组织的损害远远超过其他药物，有些损害甚至是不可逆的或致命的。因此，化疗药物的运用有着严格的指征和规范的操作，绝不可临床滥用，尤其对于年老体弱、重要器官功能不全及严重骨髓功能低下的患者更须慎重。目前，肿瘤细胞的病理类型与肿瘤分期、肿瘤细胞的分化程度及患者体能状态是确定化学治疗的主要依据。

肺癌化疗的主要适应证 ECOG 评分 0~2 分，对于 SCLC 的化疗，PS 评分可放宽到 3 分。组织学或者细胞学确诊为 NSCLC，并且有 I/IV 期肿瘤（按照《国际肺癌研究协会胸部肿瘤分期手册》第 7 版判断）。心肺功能可以耐受化疗。血液学检查：白细胞≥4×10^9/L；中性粒细胞≥2×10^9/L；血小板≥100×10^9/L；血红蛋白≥90g/L；血清肌酐≤1.5×ULN（正常上限，upper limits of normal），或者肌酐清除率＞40ml/min；ALT，AST≤3×ULN（如有肝转移，则≤5×ULN）。

2.肺癌化疗的禁忌证

一般认为患者有以下情况应谨慎使用或不用化疗：ECOG 行为状态评分 PS≥3 的患者不能从化疗中受益，不建议进行；但要注意区分是否是局部病灶造成的暂时的行为状态评分下降，此时进行有效的化疗可控制病灶使行为状态评分明显改善；若是长期的肿瘤负荷过大导致患者已出现恶病质表现，此时化疗反不能使患者受益。精神异常患者在化疗过程中不能配合化疗药物正确使用，或不能遵守化疗中的注意事项难以保证安全，应避免使用化疗。肝肾功能异常且主要原因非肿瘤性原因导致，如实验室指标超过正常值的 2 倍，或有严重并发症者不宜立即化疗。白细胞＜3.0×10^9/L，中性粒细胞＜1.5×10^9/L、血小板＜6×10^9/L，红细胞＜2×10^9/L、血红蛋白＜8.0g/dl 的肺癌患者原则上不宜化疗。

（三）肺癌化疗的注意事项

1.为保证化疗顺利进行，化疗前要注意

（1）治疗前所有患者必须有明确的组织病理学或针吸细胞学诊断，脱落细胞学检查仅作为参考诊断条件，不可作为确诊依据，不可做"诊断性治疗"或安慰剂治疗。

（2）患者符合化疗的适应证，排除禁忌证。

（3）许多化疗药物是按患者的体表面积计算给药剂量的，每次化疗前应核实身高、体重，并注意药物累积剂量勿超标。

（4）患者或家属要签署化疗知情同意书，家属代签时应有患者的授权委托书。

（5）化疗药物对血管内皮损伤极大，为避免长期输液对外周血管的破坏，也避免药物渗漏对局部组织的破坏，化疗患者尽量留置中心静脉导管，经外周静脉穿刺置入的中心静脉导管（peripherally inserted central catheter，PICC）或经锁骨下静脉置入的中心静脉导管置入后患者的舒适度较好，容易护理，为优先选择置管部位，必要时经颈内静脉置入中心静脉导管也可接受，不到万不得已不选择经股静脉置管；尽量避免经小血管和下肢血管化疗。

（6）向家属和患者交代所用化疗药物的特殊注意事项，使患者和家属有充分的心理和物质上的准备，如化疗期的饮食要求、假发的准备、紫杉类药物的预处理措施、奥沙利铂使用时避免接触冷风冷物及冷食水以免神经毒性加重等。

（7）注意患者伴随疾病的处理，对化疗药物可能出现的不良反应有高度的警惕性并有处理措施。

2.在用药过程中

应积极预防和处理各种不良反应，在使用化疗药物前后均应对肝、肾、心、肺等主要器官功能及血常规进行检查，若有异常及时处理。对肿瘤既往治疗情况也应充分了解。若出现下列情况之一，必须停药观察，并采取相应的措施：①呕吐频繁，明显影响进食或电解质平衡；②腹泻超过每日 5 次或出现血性腹泻；③一般状况迅速恶化，出现恶病质；④白细胞计数 $< 3.0×10^9/L$ 或血小板计数 $< 50×10^9/L$；⑤任何 3 度以上的不良反应；⑥主要器官出现毒性反应，如心肌损害、中毒性肝炎、中毒性肾炎、化学性膀胱炎、周围神经炎、化学性肺炎或肺纤维化等；⑦穿孔、出血、栓塞、休克等严重并发症。

（四）肺癌中的化疗应用

在肺癌的综合治疗中，化疗与手术、放疗局部治疗有机配合的顺序和作用可以不同，目前常用的有辅助化疗（adjuvant chemotherapy）、新辅助化疗、诱导化疗（induction chemo-therapy）等。

1.辅助化疗

采用有效的局部治疗（手术、放疗）后应用以消灭可能存在的微小转移灶和难以根治性切除的病灶，防止复发转移，提高治愈率。一般在术后 2 ~ 4 周开始。另外辅助化疗应在术后 1 个月内进行。单一疗程无法杀灭所有残留的肿瘤细胞，需多疗程化学治疗；化疗药物需用最大耐受剂量（maximal tolerance dose，MTD）。应选择化学治疗敏感或复发危险性较大的患者，不是所有经过局部治疗的患者都需要辅助化疗，通常具有复发危险性的患者能从辅助化疗中确切受益，而复发危险性与原发肿瘤大小、淋巴结浸润及肿瘤生物学特性有关。

2.新辅助化疗

也称为术前化疗，目的是使局限性原发肿瘤最大限度缩小，从而减少手术切除的范围或放射照射野，清除或抑制可能存在的微小转移灶，减少术后复发和播散的机会。目前实践证明，新辅助化疗能延长部分肿瘤（头颈部肿瘤、乳腺癌、SCLC、NSCLC、食管癌、胃癌等）患者的无病生存期。新辅助化疗可以有效地避免体内潜伏的继发病灶在原发灶切除后 1～7 日由于肿瘤总量减少而加速生长。避免由于手术后血细胞凝集机制加强及免疫抑制而使残留的肿瘤细胞转移，使手术时肿瘤活力低，不易播散入血。可以从肿瘤切除的标本了解化疗敏感性，避免抗药性。肿瘤缩小，降低分期，有利于手术切除。早期化学治疗可防止远处转移。化学治疗有时可消灭免疫抑制细胞，反而增强机体免疫力。

不过新辅助化疗也有它的不足之处：对化学治疗不敏感的肿瘤，在化学治疗期间迅速增大，使原本可切除或勉强可切除的肿瘤增大而不能手术；化学治疗导致骨髓抑制，增加术中、术后并发症。

3.联合化疗

一般是将细胞周期非特异性药物（cell cycle nonspecific agents，CC-NSA）与细胞周期特异性药物（cell cycle specific agents，CCSA）联合使用。前者对 M 期、G1 期、G2 期细胞作用明显，而后者对 S 期细胞作用强，将两者联合使用可以提高疗效。众多临床实验证明，联合化疗疗效明显优于单药化疗，而且可以避免由于单药化疗引起的肿瘤细胞耐药。联合化疗需选择之间没有交叉耐药的药物，药物的剂量需酌减。

4.诱导化疗

是指放疗前使用的化疗，可在短时期内减少肿瘤负荷并减轻由于肿瘤引起的各种临床症状，改善血供，提高放疗敏感性，对亚临床转移灶也有一定的作用。常用含铂类的化疗方案。

5.序贯化疗（sequential chemotherapy）

即将两种不同的化疗药物间隔一定时间序贯或交替使用，而非同时给予。这种给药方式还包括两组不同联合用药方案的序贯或交替使用。通常是先以细胞周期非特异性药物大量杀灭处于细胞周期各个时期的肿瘤细胞，显著减少肿瘤细胞总数，使增生细胞比例增大，此时再给细胞周期特异性药物予以杀灭。

6.巩固化疗

在同步放化疗后进行的化疗即为巩固化疗（consolidation chemotherapy）。

7.维持治疗

一般认为经 4 个周期化疗后缓解或稳定的患者，可用维持治疗（main-tenance

treatment）。维持治疗分为两种模式：原药维持，使用一线治疗所用方案中一种药物继续治疗，如吉西他滨；换药维持，所用药物有培美曲塞、厄洛替尼或多西他赛等一线化疗 4 个周期中未用过的药物。不同分期的肿瘤采用不同的化疗方式，根据治疗的部位，又分为全身治疗和部分治疗，如局部胸腔化疗、局部腹腔化疗。

（五）影响化疗疗效的常见因素

1.患者方面

肿瘤患者自身健康状况直接关系着化疗疗效。如果患者一般情况太差，重要器官功能不全，可能难以耐受足量的抗肿瘤治疗。有的晚期肿瘤患者甚至丧失了化学治疗的机会，仅能予以对症、支持治疗；有些患者配合较差，急于求成，未观察到药物的最佳疗效即要求换药。

2.肿瘤方面

（1）肿瘤细胞对某种或多种化疗药物原发或继发耐药是化疗失败的重要原因之一。

（2）肿瘤细胞群本身的增生比率可直接影响化疗药物的疗效。一般而言，增生比率高的肿瘤对细胞周期特异性药物比较敏感，然而肿瘤生长的特点是体积越小，增生越快，故药物疗效与肿瘤大小成反比例关系。因此早期化疗疗效较好，晚期疗效较差。

（3）肿瘤血管减少，血液黏稠度增加或因放疗后，肿瘤血管硬化、闭锁，均可影响药物进入肿瘤组织，使药物有效浓度降低，不易发挥抗肿瘤作用；或者存在屏障（如血 - 脑屏障等）药物难以进入；④肿瘤细胞病理类型不同，对化疗药物敏感性亦不同。

3.药物方面

目前 90% 以上的化疗药物在杀伤肿瘤细胞的同时，对正常细胞可产生明显的毒性作用。大多数药物对骨髓都有抑制作用，有些药物对心、肝、肾等器官有明显的损害作用，某些药物尚可抑制机体免疫功能，促进肿瘤播散和增加感染机会。

4.医生方面

未按治疗规范。根据内科治疗的适应证决定治疗，选择药物和方案不当，对治疗需要的时间或剂量缺乏了解，未能适当处理药物的不良反应，对综合治疗缺乏认识等。

应当承认，由于肿瘤化疗发展迅速，很多新的药物和治疗方法不断涌现，在制订治疗方案时会面对许多问题。所以医生需要对患者、肿瘤、药物三方面有特别深入的了解，在治疗过程中根据患者的具体情况和反应加以调节才能收到较好的效果。

（六）肺癌化疗时的辅助治疗

化疗药物的细胞毒性作用包括以下几种：①易对细胞增生较快的组织损伤，可产生骨髓抑制、胃肠道反应、脱发等；②部分药物有特有的毒性作用，如铂类的肾毒性较大，异环磷酰胺易引发出血性膀胱炎，蒽环类抗生素心肌毒性较大，氟尿嘧啶胃肠道反应较大；③可引发不育、第2原发肿瘤等。

因此要交替应用，给予不同的给药时间，给予不同的给药途径，可应用药物载体、药物前体，同时给予辅助治疗的一些药物。肺癌化疗时的辅助治疗药物包括：

1.细胞保护剂

（1）美司钠：是含半胱氨酸的化合物，本身无抗肿瘤作用，但美司钠半胱氨酸的巯基可与环磷酰胺等在体内产生的有毒代谢产物丙烯醛结合，形成无毒物质，由肾排出时，对膀胱黏膜无损伤作用，不易引发出血性膀胱炎，可应用于预防环磷酰胺、异环磷酰胺、曲磷胺等治疗时对泌尿道的毒性。一般在异环磷酰胺等用药时的0小时、4小时、8小时静脉推注，剂量是异环磷酰胺等剂量的60%。

（2）氯磷汀：1996年在美国上市，是选择性保护剂，对正常红细胞、血小板、肾脏、心脏、肺脏、神经系统有保护作用，可恢复化疗后的外周血细胞数量，对接受顺铂治疗的非小细胞肺癌患者，氯磷汀可减少顺铂的肾毒性；氯磷汀也能减少环磷酰胺、紫杉醇的肺毒性。

研究发现，由于氯磷汀能与顺铂很快形成复合物，两者不能同时或混合后注射，两者应间隔15分钟分开应用，以免影响治疗效果。氯磷汀一般给予500～600mg/m²，溶解于生理盐水50ml中，在化疗前30分钟静脉滴注，15分钟滴完。

（3）右雷佐生：1995年在美国上市，右雷佐生是消旋雷佐生的右旋异构体，能很快通过细胞膜，常可降低蒽环类抗生素如多柔比星的蒽环结构引发的心肌毒性。有学者报道，右雷佐生能应用于预防与治疗多柔比星引发的心肌毒性。

（4）谷胱甘肽：是体内的重要保护物质，能维持巯基酶的还原状态，保持酶活性；谷胱甘肽参与三羧酸循环与糖、脂肪、蛋白质代谢，增加能量，有辅酶作用；谷胱甘肽可保护红细胞膜，能防止溶血；谷胱甘肽可抑制脂肪肝的形成。给予环磷酰胺、蒽环类抗生素治疗前，可给予谷胱甘肽，首剂1500mg/m²，溶解于100ml生理盐水，在15分钟内静脉注射；在第2～5日可给予谷胱甘肽600mg，每日 1 次，肌内注射。顺铂治疗后，给予谷胱甘肽的剂量不要超过 35mg/m²。

（5）硫代硫酸钠：顺铂治疗前给予硫代硫酸钠 1.25～2.5g/m²，可减少胃肠道反应。

（6）促皮质素类似物：给予促皮质素类似物 ACTH4-9，可减少顺铂、紫杉醇、长春碱的外周神经细胞毒性。

2.造血生长因子（HGF）

（1）红细胞生成素（EPO）：是红细胞生长分化的调节因子，有 166 个氨基酸残基，分子量 34kD，能经细胞膜红细胞生成素受体，促进红细胞祖细胞增生、分化为红细胞，可促使骨髓释放红细胞，再转为成熟红细胞。红细胞生成素是含唾液酸的酸性糖蛋白，主要在体内由成人肾产生。正常人血清红细胞生成素水平为 14.9mU/ml。

重组的红细胞生成素在蛋白、糖的部分，与人体的红细胞生成素相同。应用时应注意：血中血红蛋白水平低于 100g/L 时，可给予红细胞生成素；血中血红蛋白水平低于 70g/L 时，可给予输血。EPO 经其受体，可活化 JAK2/STAT5、MAPK 通路，促增生；可活化 NF-kB 通路，抗凋亡。

红细胞生成素一般给予 100U/kg（最大可给予 10000U），每周 3 次，皮下注射，疗程 4～8 周。初始剂量无反应时，如红细胞比容提高不到 5%～6%，并且仍然低于 30%～33%时，可再给予 2000～10 000U，每周 3 次，皮下注射。目标为使血中血红蛋白水平达 120g/L（然后即停止治疗）。血中血红蛋白水平 2 周内上升值超过 10g/L（4%）时，红细胞生成素剂量应减少 25%。如红细胞比容超过 36%，应停止给予红细胞生成素。达到预期效果后，可每 4 周 1 次给予少量红细胞生成素，剂量为 25U/kg 左右，维持红细胞比容在 30%～33%。

红细胞生成素治疗的同时，应给予叶酸、维生素 B12。在患者抗肿瘤治疗完成后，即应停止红细胞生成素治疗，以免促进肿瘤生长、缩短患者生存期。有慢性肾衰竭时，高水平红细胞生成素可增加死亡风险。

（2）粒细胞—巨噬细胞集落刺激因子:体内的粒细胞—巨噬细胞集落刺激因子（GM-CSF），是多功能造血因子、糖蛋白、免疫刺激因子，能辅助抗病毒、抗肿瘤，主要由 T 细胞等在抗原、有丝分裂剂的刺激下产生，分子量 22kD。重组粒细胞—巨噬细胞集落刺激因子有 127 个氨基酸残基，是非糖基化蛋白质，分子量 14.4kD，重组粒细胞—巨噬细胞集落刺激因子的第 23 位氨基酸残基，被亮氨酸残基取代，能刺激粒细胞、单核细胞、T 细胞的增生、分化、成熟，对 B 细胞不影响，还能诱导造血干细胞增生，可使正常粒细胞、巨噬细胞、粒细胞—巨噬细胞增加。重组粒细胞—巨噬细胞集落刺激因子也能与红细胞生成因子、巨噬细胞集落刺激因子、粒细胞集落刺激因子等相互作用，促进巨核细胞、红细胞生长。

GM-CSF 调节免疫功能的作用与 G-CSF 不同，能增强中性粒细胞吞噬功能、趋化功能，能增强巨噬细胞的细胞毒作用。

重组粒细胞—巨噬细胞集落刺激因子皮下注射后，3~4 小时血水平达高峰；静脉注射时，血清除半衰期为 1~2 小时。可应用于治疗化疗后的白细胞减少。

重组粒细胞—巨噬细胞集落刺激因子，一般在化疗中止后 24 小时，给予 5~10μg/kg，皮下注射，每日 1 次，持续 7~10 日。粒细胞—巨噬细胞集落刺激因子应用后的不良反应有：发热、骨痛、肌痛、皮疹、腹痛、腹泻，少数有过敏反应、支气管痉挛、心力衰竭、室上性心动过速等。

（3）粒细胞集落刺激因子：重组的粒细胞集落刺激因子（G-CSF）1991 年在美国上市，有 174 个氨基酸残基（常为糖蛋白）或 175 个氨基酸残基（常为非糖基化蛋白），能与中性粒细胞细胞膜的相关受体结合，可适度刺激中性粒细胞祖细胞增生、分化、成熟，活化 JAK/STAT3 通路，促进表达 IL-4/10，抑制产生干扰素γ，TNF，IL-8/12，新生的中性粒细胞在给予重组的粒细胞集落刺激因子 1 日后进入血中，可恢复化疗后的外周血中性粒细胞数量。

重组的粒细胞集落刺激因子皮下注射时，血清除半衰期为 1.4 小时，较大剂量时，血清除半衰期为 5~7 小时。可在给予化疗药物结束后 24~48 小时开始应用，皮下注射或静脉滴注重组的粒细胞集落刺激因子时，每日 2~5μg/kg。

在化疗后中性粒细胞降低到 $1 \times 10^9/L$（白细胞在化疗后降低到 $2 \times 10^9/L$）以下时，可给予 $50 \sim 100mg/m^2$（25μg/kg）静脉滴注，每日 1 次。

（4）血小板生成素（TPO）：在化疗后血小板降低到 $100 \times 10^9/L$ 以下时，可给予每次 300U，每日 1 次，皮下注射。血小板升高到 $100 \times 10^9/L$ 后，即停止给予治疗。研究发现，在化疗后血小板降低到 $100 \times 10^9/L$ 以下时，也可给予白介素 - 11，剂量为 12.5~25mg/kg，每日 1 次，皮下注射。在造血细胞、血小板 TPO 经其受体 C-Mpl，能活化 JAK2/STAT3、PI3K、MAPK 信号通路，促进巨噬细胞增生、分化、形成血小板。

3.胃肠道反应止吐药物

（1）5-HT3 受体颉颃剂：①昂丹司琼：1991 年在美国上市，结构与 5-HT 相似，可选择性阻断中枢内神经元的 5-HT3 受体，能产生明显的止吐作用，一般昂丹司琼 8~12mg，在化疗前后给予，能止吐，作用比甲氧氯普胺强 100 倍，对顺铂、环磷酰胺、多柔比星等引发的呕吐有效，但昂丹司琼对晕动病及阿扑吗啡引发的呕吐无效；昂丹司琼一般可应用于化疗、放疗引发的呕吐；②托烷司琼：1992 年在荷兰上市，是高度选择性 5-HT 受体 3 颉颃剂，托烷司琼的作用与用途与昂丹司琼相同。盐酸托烷司琼胶囊 5mg/粒，盐酸托烷司琼注射液 5mg/ml。一般成人给予托烷司琼每日 5mg，溶于 100ml 生理盐水，第 1 日静脉滴注，第 2~第 6

日口服，可在化疗前后给予，能止吐。此外，还有阿扎司琼、格拉司琼、帕洛诺司琼等。

（2）多巴胺受体颉颃剂：可给予盐酸甲氧氯普胺（胃复安）、氯丙嗪能止吐。

（七）常用化疗药物

当前，肺癌的化疗药物主要有紫杉类（包括紫杉醇、多西他赛、多柔比星脂质体、白蛋白结合型紫杉醇及聚谷氨酸紫杉醇等）、吉西他滨、长春瑞滨、培美曲塞、依托泊苷、伊立替康、托泊替康及铂类等。这些药物的给药方式、疗效及毒副反应等与早期化疗药物相比有了很大进步。按照抗肿瘤药物的药理作用分类，可将抗肿瘤药物分为破坏 DNA 化学结构的药物、干扰核酸生物合成的药物、干扰蛋白质生物合成的药物筹类型。

1.破坏 DNA 化学结构的药物

（1）铂类药物 顺铂（cisplatin，DDP）：为第一代铂类母体化合物，属于细胞周期非特异性药物。其作用部位主要在 DNA 的嘌呤和嘧啶碱基，可抑制癌细胞的 DNA 复制过程，并损伤其细胞膜结构，为较强的广谱抗癌药物。不良反应主要有消化道反应、肾毒性、神经毒性、耳毒性、血液毒性及治疗诱导性耐药等，与其他抗肿瘤药物及放疗有协同作用。对光不稳定。24 小时血浆蛋白结合率为 90%。肾脏毒性是其常见且严重的毒性反应，也是其剂量限制性毒性，重复用药可有蓄积作用，加剧肾毒性，限制了 DDP 的长期广泛应用。DDP 产生的肾脏损害主要集中在近曲小管，常发生于给药后 7 ~ 14 日，一般剂量下损伤多为可逆性的，但剂量过大或用药过频，可导致药物在体内的蓄积，使肾小管损伤变为不可逆，导致肾衰竭，甚至死亡。因此，DDP 的剂量不宜超过 100mg/m²。当 DDP 剂量 >60mg/m² 时，必须同时进行水化和利尿处理。另外，研究发现，当 DDP 剂量少于 60mg/m²，治疗少于 3 ~ 4 周期时，疗效不佳；与支持治疗相比，以 DDP 为基础的化疗方案 1 年生存率提高了 10%，死亡风险下降了 27%，患者的生活质量显著改善，以 DDP 为基础的化疗方案较以卡铂为基础的化疗方案 1 年生存率提高 3% ~ 4%。卡铂（carboplatin，CBP）：为第二代铂类化合物，为细胞周期非特异性药物。其药理作用与顺铂相似，与顺铂存在交叉耐药。但肾毒性、耳毒性、神经毒性，尤其是胃肠道反应明显小于 DDP，主要不良反应是骨髓抑制，尤其是血小板减少。卡铂的药代动力学和顺铂有三点不同：一是血清蛋白结合率，卡铂仅 24%，而顺铂在 90% 以上；二是可超滤的非结合型铂半衰期，卡铂为 6 小时，而顺铂很短，血药浓度迅速降低；三是每日尿中药物排泄量，卡铂为 67%，而顺铂为 16% ~ 35%。应用卡铂时无须水化。对光不稳定，忌与铝器皿接触。奈达铂

（nedaplatin，NDP）：是日本开发的第二代铂类抗肿瘤药物，为细胞周期非特异性药物。对肺癌疗效和顺铂相当，奈达铂与其他铂类及非铂类无完全交叉耐药，对顺铂治疗失败的肿瘤仍然有效。SFDA 批准用于 SCLC 和 NSCLC 的化疗。有研究提示该药对肺鳞癌的疗效更好。奈达铂的毒性谱与顺铂不同，其剂量限制性毒性为骨髓抑制所致的血小板减少，骨髓抑制的发生率为 80%，血液学毒性较顺铂大，但肾毒性、耳毒性和胃肠道不良反应明显低于顺铂。该药 24 小时尿液排泄量为 44%，24 小时血浆蛋白结合率 7%。该药的水溶性为顺铂的 10 倍，临床应用无须大量水化，静滴完该药后仅需接着输液 1000ml 以上，以保证充足的尿量。存放或应用时，需避光，忌与铝器皿接触。奥沙利铂（也称草酸铂，oxaliplatin，OXA）：属于第三代铂类抗肿瘤药物，为细胞周期非特异性药物。有广谱的体外细胞毒性和体内抗肿瘤作用，对某些铂类耐药患者仍有作用。尽管 NCCN 指南等未将奥沙利铂列为肺癌标准治疗药物，但多个临床试验均显示其对 NSCLC，尤其是老年 NSCLC 患者疗效较好。奥沙利铂最显著的不良反应是导致外周感觉神经异常，神经系统毒性为剂量限制性毒性。该药 24 小时尿液排泄量为 50%，24 小时血浆蛋白结合率 75%，一般无严重的骨髓抑制或胃肠道反应及肾脏毒性、心脏毒性和严重的听觉损伤，无须水化，但其配伍禁忌较多，不宜与碱性药物或氯化物，包括任何浓度的氯化钠配伍使用。与铝接触后会降解，故不能用铝制容器盛装。洛铂（lobaplatin，LBP）：属于第三代铂类药物，为细胞周期非特异性药物，是近年来我国自主研发的具有广阔应用前景的抗肿瘤药物。该药抗癌谱广，抗癌活性强，疗效与顺铂相当甚至更好，毒副反应与卡铂相同，与其他抗癌药物少有交叉耐药，与顺铂无交叉耐药，但需注意，该药易产生耐药，使用时无须水化。LBP 24 小时尿液排泄量为 70%，24 小时血浆蛋白结合率 25%。LBP 不经肝脏代谢，药效学不受肝功能影响，不损害肾脏功能，肾功能受损导致洛铂半衰期延长，造成患者体内药物蓄积，药物蓄积导致血小板下降等不良反应增加，肌酐清除率可作为个体化用药剂量调整的工具。临床研究提示，LBP 联合紫杉醇化疗效果可能优于其联合长春瑞滨或多西他赛；LBP 单药对初治的 SCLC 有效率达 38%～42%，对鳞癌和腺癌疗效均可。目前，已批准的适应证为乳腺癌、SCLC 及慢性粒细胞性白血病，尚无 NSCLC 适应证，但关于洛铂治疗 NSCLC 的大规模临床试验已有报道。随着临床研究，尤其是多中心研究的日益增多，洛铂联合依托泊苷有望成为 SCLC 新的标准一线治疗方案。吡铂（picoplatin）：是一种针对铂类耐药而研发的新一代铂类药物。作用机制与顺铂相同，与顺铂、卡铂、奥沙利铂均无交叉耐药性，细胞毒性与顺铂相当，是具有空间位阻的铂配合物。迄今，Ⅱ期临床试验证实了吡铂对于铂类耐药及一线含铂方案化疗失败的 SCLC 二线治疗有生存获益。一项随机Ⅲ期临床研究比较了吡铂联合最佳支持治疗（best supportive care，BSC）和单纯 BSC 作为二线治疗在一线化疗 6 个月内复发或进展的 SCLC 患者。尽管主要研究终点 OS 未达到（主要原因可能为后续治疗中 BSC 组接受化疗的患者较多），但在无后续化疗的患者（n=294，P=0.0345）和在一线治疗后 45 日内出现复发/耐药的患者（n=294，P=0.0173）中有生存获益。Eckardt 等在 77 例顺铂治疗失败的 SCLC 患者中单用吡铂（150mg/m² 时，q3w）治疗，有效率及 PFS 等方面均获益，在可评价的 72 例患者中，部分缓解 3 例（4%），稳定 33 例（43%），进展 36 例（47%）；中位 PFS 为 9.1 周，中位 OS 为 26.9 周。在 2010 年 ASCO 年会上 Ciuleanu 报道的一项入组了 401 例 SCLC 患者的 Ⅲ 期随机临床研究（SPEAR），结果显示吡铂可延长耐药型复发 SCLC 患者的生存期，且耐受性良好。该药神经毒性和肾毒性更小，主要毒性反应为骨髓抑制，且为剂量限制性毒性反应，主要表现为中性粒细胞减少（发生率约为 20%），胃肠道反应轻微（发生率约为 27%）。以上显示，吡铂可以作为含铂一线方案治疗后进展的 SCLC 二线治疗。

总之，铂类药物作为化疗的常用药物，在肿瘤药物治疗中起柱石作用。尽管第二、第三代铂类药物的胃肠道反应较一代有所减轻，但血液毒性相对明显，尤其是血小板减少显著。三代铂类的抗肿瘤效价更高，疗效更好，不良反应更低，对于 DDP 耐药的 NSCLC 细胞株也有活性，但耐药现象已成为临床治疗的障碍，其耐药机制主要包括：DNA 修复能力增强、药物解毒增加、减少药物摄取积聚、机体对铂类 – DNA 络合物的耐受性提高等，涉及多种基因、蛋白和信号转导通路。因此，研发高效、低毒、不交叉耐药的铂类可能是未来的研发方向之一，如研发具有空间位阻的铂配合物、具有口服活性的铂配合物、修饰反式铂配合物及其他稀贵金属配合物等。

（2）拓扑异构酶抑制剂 拓扑替康（topotecan）：属半合成喜树碱的衍生物，拓扑异构酶 I 抑制剂。是 S 期细胞周期特异性药物，拓扑异构酶 I 可诱导 DNA 单链可逆性断裂，使 DNA 螺旋链松解而丧失复制能力，该药可与拓扑异构酶 I-DNA 复合物结合并阻碍断链重新连接。拓扑替康可通过血脑屏障，和放疗联用有协同作用。骨髓抑制，尤其是中性粒细胞减少是拓扑替康剂量限制性毒性反应，其他常见不良反应包括胃肠道反应、脱发、神经系统毒性等。在任何疗程中，如出现严重的中性粒细胞减少，下一疗程治疗剂量应减少 0.25mg/m²；也可先不考虑减量，而在下一疗程的第 6 日使用 G-CSF。由于骨髓抑制严重，故不适宜用于一线治疗。迄今，拓扑替康已经被全球 30 多个国家（包括美国）批准用于 SCLC 的二线治疗。鉴于拓扑替康的优异临床疗效，其口服胶囊也于 2007 年在美国上市，并和静脉制剂一样被推荐用于一线治疗后 2～3 个月及 3～6 个月复发的 SCLC 的二线治疗（单药）。拓扑替康在化疗敏感的复发 SCLC 的治疗有效率为 14%～38%，在化疗抵抗的 SCLC 的治疗有效率为 2%～11%。伊立替康（irinotecan，CPT-11）：属第三代化疗药物，半合成喜树碱的衍生物，特异性抑制 DNA 拓扑异构酶 I，从而导致肿瘤细胞 DNA 的合成障碍。CPT-11 的作用呈时间依赖性，并特异性作用于 S 期。常用于 SCLC 的一线治疗及挽救性化疗，也可作为晚期 NSCLC 维持治疗和二线药物单独使用。该药可通过血脑屏障，有较强的放疗增敏作用，与顺铂联合应用则显示协同增效作用。CPT-11 的不良反应较多，迟发性腹泻和中性粒细胞减少是剂量限制性毒性反应，其他常见不良反应为胃肠道反应、急性胆碱能综合征、全身性虚弱和乏力等。当使用 CPT-11 的患者出现第一次稀便时，立即进行抗腹泻治疗，首选盐酸洛哌丁胺胶囊，并注意维持水电解质平衡。当腹泻合并严重的中性粒细胞减少症时，需应用广谱抗生素预防性抗感染治疗。贝洛替康（belotecan，CKD-602，CamtobellTM）：是拓扑异构酶 I 抑制剂，属半合成喜树碱类似物 –（20s）-7-（2-异丙氨基）– 乙基喜树碱盐酸盐，易溶于水，可制成注射液，2004 年在韩国首次上市，用于治疗卵巢癌和 SCLC。剂量限制性毒性反应为骨髓抑制包括白细胞降低、血小板减少及贫血。虽然贝洛替康联合顺铂治疗广泛期 SCLC 有效，但是血液学毒性的发生率较高。所以，应用贝洛替康治疗时还需要注意患者的选择和不良反应的处理。目前正在进行贝洛替康联合顺铂与 EP 方案对比的Ⅲ期临床研究（COM-BAT 研究），结果可能会给我们带来更多有参考价值的信息。依托泊苷（etoposide，ETOP，VP-16，足叶乙苷）：为细胞周期特异性抗肿瘤药物，作用于晚 S 期或 G2 期，其细胞内作用位点是拓扑异构酶Ⅱ（DNA topoisomeraseⅡ），形成一种药物 – 酶 – DNA 三者之间稳定的可裂性复合物，致使受损的 DNA 不能修复。属于二代化疗药物。依托泊苷与顺铂联合主要用于 SCLC 的一线化疗、化放疗联合治疗、新辅助化疗及辅助化疗。剂量限制性毒性反应为骨髓抑制，主要为白细胞和血小板减少，常见不良反应为胃肠道反应、过敏反应、脱发、手足麻木、头痛、心电图异常及低血压等。依托泊苷可经过口服给药，软胶囊口服吸收后，血药浓度的达峰时间在给药后 1～2 小时。替尼泊苷（teniposide，vumon，VM-26）：是一种半合成的鬼臼脂素。通过与拓扑异构酶Ⅱ结合，阻滞 DNA 的合成；另外一条途径是与微管蛋白结合，抑制微管聚合，从而破坏纺锤丝的形成。主要作用于细胞 S 后期或 G2 期。本药的特点是抗瘤谱广，毒性低，抗瘤作用为依托泊苷的 5～10 倍，与依托泊苷有交叉耐药性。为中性亲脂性药物，可通过血脑屏障。在 NSCLC 及 SCLC 的一线治疗、二线化疗中均可使用，尤其合并脑转移患者可优先选择。毒副反应与依托泊苷相似。

（3）抗生素类 氨柔比星（amrubicin，AMR）为蒽环类药物，是一种嵌入型拓扑异构酶Ⅱ（topoisomeraseⅡ，TopoⅡ）抑制剂。其作用机制和多柔比星（阿霉素）略有不同，较传统蒽环类药物有更佳的抗癌活性，其通过抑制 TopoⅡ 的活性，最终导致 DNA 断裂而抑制肿瘤细胞增生。氨柔比星用于肺癌，尤其在 SCLC 的化疗中疗效突出，是近年来研究最多且最具前景的抗肿瘤新药之一。随着更多的临床研究，尤其是国际性、多中心研究的出现，该药联合顺铂有望超越 EP 方案而成为 SCLC 新的一线标准治疗方案。氨柔比星主要的不良反应为骨髓抑制（剂量限制性毒性）、恶心、呕吐、脱发及肝、肾功能损伤等。

2.干扰核酸生物合成的药物

（1）吉西他滨（gemcitabine，GEM）：是胞嘧啶核苷衍生物，作用机制和阿糖胞苷相似，其作为细胞代谢物在细胞内掺入 DNA，使肿瘤细胞阻滞于 G1/S 期，同时能抑制核苷酸还原酶和脱氧胞嘧啶脱氨酶，有自我增效的作用。主要用于 NSCLC 的一线、维持和二线治疗。吉西他滨联合顺铂治疗晚期 NSCLC 较单用顺铂能显著延长患者的 OS（9.1 个月 vs7.6 个月），提高了 ORR（11.1% vs 30.4%）和 1 年生存率（39% vs 28%）；与其他三代化疗药物相比，吉西他滨联合顺铂在延长晚期 NSCLC 患者 TTP 方面也有一定优势（mTTP 为 4.2 个月）同时，吉西他滨对鳞癌的优势更为明显。吉西他滨治疗 NSCLC 的 1 年绝对获益率可达 3.9%～5.1%。剂量限制性毒性是骨髓抑制，尤其是血小板减少较常见且严重，常有轻到中度的消化系统不良反应，如便秘、腹泻、口腔炎及发热、皮疹等，但粒细胞缺乏性发热和脱发较少。

（2）培美曲塞（pemetrexed，PEM）：是三靶点抗叶酸代谢药物。它通过破坏细胞内叶酸依赖性的代谢过程，抑制细胞复制，使细胞分裂停滞于 S 期，属于 S 期特异性药物。药理学研究表明，其可以抑制胸苷酸合成酶、二氢叶酸还原酶、甘氨酰胺核糖核苷酸甲酰基转移酶等 3 个叶酸依赖性关键酶，使其失活。这些酶参与胸腺嘧啶核苷（DNA）和嘌呤核苷（DNA 和 RNA）的生物合成，从而导致肿瘤细胞的叶酸代谢障碍，细胞生长停滞或凋亡。PEM 属于三代化疗药物，主要用于非鳞 NSCLC 的一线、维持及二线治疗，对脑转移的患者也有较好的疗效（ORR 为 28%），剂量限制性毒性反应为骨髓抑制，表现为中性粒细胞减少、血小板减少和贫血，但一般较轻；也可见恶心、呕吐、腹泻、便秘、肝功能指标一过性升高、肾功能损害、胸痛、发热、感染、口腔炎、咽炎、皮疹，但一般不良反应可耐受。由于高效低毒，尤其是有明确的获益人群（非鳞 NSCLC），改变了晚期 NSCLC 的治疗策略，在维持治疗新模式的确立中做出了关键性的贡献，故培美曲塞被誉为具有划时代意义的化疗药物。培美曲塞在治疗时必须应用叶酸和维生素 B_{12} 进行预处理，可预防或减少治疗相关的血液学毒性或胃肠道不良反应；地塞米松预处理可降低皮疹的发生率和严重程度。

3.干扰蛋白质生物合成的药物

紫杉类抗肿瘤药物紫杉醇（paclitaxel，TAX）：是植物类抗癌药物中效价较高的药物之一。通过促进微管蛋白聚合并抑制其解聚，保持微管蛋白稳定，抑制细胞有丝分裂。抗微管类药物对 G2 和 M 期敏感，有放射增敏作用。剂量限制性毒性是骨髓抑制，主要为中性粒细胞减少。常见的不良反应有过敏反应、神经毒性，心血管毒性为一过性心动过速和低血压较常见。紫杉醇是使用频率最高的三代新药之一。使用前应用地塞米松预处理防止过敏，在治疗过程中应观察是否有过敏发生。

鉴于紫杉醇的疗效和不良反应，对于紫杉醇的剂型改良已成为目前研究的热点。迄今，比较有代表性的改良剂型是白蛋白结合型紫杉醇（nanoparticle albumin bound paclitax-el，nabpaclitaxel，Nab-P）、多柔比星脂质体和聚谷氨酸紫杉醇（paclitaxel poliglumex，PPX）。

（1）Nab-P：是应用紫杉醇和人血白蛋白经高压振荡技术制成纳米微粒紫杉醇冻干粉剂，经生理盐水稀释后制备成注射用 Nab-P。Nab-P 利用白蛋白受体（gp60）/窖蛋白（caveolin-1）通路和化疗药物筛选的生物标志物——白蛋白特异性结合蛋白 SPARC（为一种富含半胱氨酸的酸性分泌蛋白，由肿瘤细胞或邻近的基质细胞产生）可实现将紫杉醇高效转运到肿瘤细胞内，使 Nab-P 在肿瘤细胞内积累。因此，Nab-P 具有靶向化疗作用，使更多的肿瘤缩小，无须预处理（去除聚氧乙基代蓖麻油），提高了紫杉醇的用量（较传统紫杉醇剂量提高了 70%，给药方法：100mg/m²，第 1、第 8、第 15 日或 130mg/m²，第 1、第 8 日或 200mg/m²，第 1 日），缩短了静脉滴注时间（从 3 小时缩短至 30 分钟）；尽管 Nab – P/卡铂方案较溶剂型紫杉醇并无 PFS 和 OS 优势，但其 ORR 为 33%，而溶剂型紫杉醇仅为 25%（P=0.005）；Nab-P/卡铂方案减少了感觉神经病变、肌痛、关节痛和中性粒细胞减少的发生等，但贫血和血小板减少发生率仍较高。基于以上结果，FDA 于 2012 年 10 月批准了 Nab-P 与卡铂联用一线治疗不适合根治性手术及放疗的 NSCLC；该方案对肺鳞癌的有效率明显优于非鳞 NSCLC（ORR 分别为 41% 和 26%）。

（2）多柔比星脂质体：采用特殊技术将药物包埋在直径为微米至纳米级的脂质微粒中，半衰期较紫杉醇延长了 2.2 倍，提高了患者对化疗的耐受性和剂量；由于脂质体的结构特性，多柔比星脂质体易被单核 – 巨噬细胞吞噬，加之肺内单核 – 吞噬细胞系统发达；多柔比星脂质体在淋巴结内的浓度更高，具有更强的抗淋巴转移作用；改良后的紫杉醇去除了有毒性的聚氧乙基代蓖麻油，降低了神经毒性、肾毒性和过敏反应，减少了面红、肌痛及关节痛等不良反应，骨髓抑制程度较轻。基于以上，多柔比星脂质体具有一定的靶向化疗作用，对淋巴结转移的抑制率更高，使发生淋巴结转移的 NSCLC 患者获益更多。在用多柔比星脂质体前仍需要进行预防过敏反应的预处理（在应用 30 分钟前内应静脉注射地塞米松 5 ~ 10mg，肌内注射苯海拉明 50mg，静脉注射西咪替丁 300mg）。其他常见的不良反应与普通紫杉醇相当。

（3）PPX：是紫杉醇与生物可降解聚谷氨酸聚合物的结合体。该聚合物能将更多更有效的活性化疗药物选择性地输送到肿瘤部位。与正常组织的血管不同，肿瘤组织的血管对聚谷氨酸分子是多孔性的。临床研究表明，PPX 能被肿瘤血管优先捕获，使更多剂量的化疗药物进入肿瘤，相对少的进入正常组织，故 PPX 比紫杉醇更有效且不良反应更少。尽管两项 Ⅲ 期临床试验 STELLAR 3 和 STELLAR 4 分别比较了卡铂/紫杉醇和卡铂/PPX，PPX 单药和长春瑞滨或吉西他滨的疗效和安全性，但研究并未显示出 PPX 的优势。随后，Lilenbaum 等对 STELLAR 3 和 STELLAR 4 进行了回归分析，发现白蛋白 < 3.5mg/L、出现胸外转移（不包括脑转移）、有两种并发症和吸烟史四项为生存预测因子。无上述因素者 MST 15.6 个月，而具有上述因素者 MST 仅为 3.1 个月，结果在单药和两药化疗方案之间未见明显差异。

（4）多西他赛（多西紫杉醇，docetaxel，DOC）：是人工合成的类紫杉醇药物。多西他赛作用与紫杉醇相似。在细胞内的浓度是紫杉醇的 3 倍，且药物滞留时间长，药物的作用呈时间和浓度依赖性。用于晚期 NSCLC 的一线、二线、维持治疗及放化疗联合治疗，多西他赛对鳞癌和腺癌的疗效无明显差异。该药的剂量限制性毒性是骨髓抑制，主要为中性粒细胞减少。其他毒副反应主要为过敏反应、体液潴留和水肿等，使用前需预处理。另外，由于静脉用多西他赛含有乙醇，故应用该药时可能导致患者发生酒精中毒或出现醉酒状态，应及时告知接受该药治疗的患者用药期间避免酒精摄入。

4.长春碱类及其衍生物

（1）长春新碱（vincristine，VCR）：为细胞周期特异性药物，主要抑制有丝分裂过程中的微管形成，使细胞分裂停滞于有丝分裂中期；干扰蛋白质代谢；抑制 RNA 多聚酶的活性；抑制细胞膜类脂质的合成和氨基酸在细胞膜的转运。VCR 的神经毒性较大，骨髓抑制和消化道反应较轻。用药期间应严格检查注射局部的血管及其对软组织的刺激作用，在瘦弱的患者中，可造成外周血管"枯树枝"样改变，应及时对症处理给药局部并更换注射部位。为提高 VCR 的疗效和减少毒性作用，有关长春新碱固体脂质纳米粒（VCR-sol-idlipid nanosparticles）的研究是近年药物剂型改进的热点。孙渊等开发的 VCR 脂质体剂型在动物体内及 MDA-MB-231 人乳腺癌细胞内的 IC50 较传统制剂高近 10 倍，有效提高了肿瘤局部的药物浓度，减少了药物的外周血管损害作用。

（2）长春瑞滨（vinorelbine，NVB）：其主要作用是与微管蛋白结合，使细胞在有丝分裂过程中微管形成障碍，作用近似 VCR，除了作用于有丝分裂期微管外，对轴突微管也有亲和力，因之可引起神经毒性，但较 VCR 要轻。NVB 属于代化疗药物，主要用于 NSCLC、乳腺癌等多种实体瘤的化疗。临床研究认为，长春瑞滨联合顺铂也是完全切除的 NSCLC 首选的辅助化疗方案。骨髓抑制为剂量限制性毒性反应，主要是中性粒细胞减少，多在 7 日内恢复，其他不良反应为便秘、恶心、呕吐和腱反射减弱。NVB 对静脉有刺激性，应避免漏于血管外，注药完毕后应再给生理盐水冲洗静脉。

（八）常用化疗方案

1.非小细胞肺癌常用的化疗方案

化疗应当充分考虑患者的病情、体力状况，评估患者可能的获益和对治疗的承受能力，及时评估疗效，密切监测并有效防治不良反应。

（1）新辅助化疗方案：对可切除的Ⅲ期 NSCLC 患者可选择 2 个周期的含铂两药方案行术前短程新辅助化疗，手术一般在化疗结束后 2～4 周进行。一些研究显示，N2 的患者接受新辅助化疗受益，而另外一些研究则显示只有早期的患者从新辅助化疗中受益。Scagiotti 等的Ⅲ期临床研究显示，ⅡB 和ⅡA 期患者接受吉西他滨联合顺铂的新辅助化疗能显著受益（HR=0.63）。随后的两项 Meta 分析也证实了新辅助化疗的受益。

完全切除的Ⅱ～Ⅲ期 NSCLC 患者，推荐含铂两药方案术后辅助化疗 4 个周期。具有高危险因素的 IB 期患者可以考虑选择性地进行辅助化疗。高危因素包括分化差、神经内分泌癌（除外分化好的神经内分泌癌）、脉管受侵、楔形切除、肿瘤直径＞4cm、脏层胸膜受累和淋巴结清扫不充分等。辅助化疗一般在术后 3～4 周开始，患者术后体力状况需基本恢复正常。

2003 年国际肺癌辅助治疗研究组（IALT）、2004 年的加拿大国立癌症研究院 JBR.10 研究、美国癌症和白血病 B 协作组 CALGB 9633 试验、2005 年国际试验联盟 ANITA 的试验均证实了肺癌患者术后辅助化疗较单纯手术治疗生存期明显延长。IALT 研究共有 1867 例术后患者入组，随机接受含顺铂的辅助化疗和观察，完全切除的患者接受化疗后 5 年生存率明显改善。JBR.10 试验中，482 例患者（T2NOIB，Ⅱ期）随机接受长春瑞滨联合顺铂化疗或者观察，前者的 OS（94个月 vs 73 个月）和无复发时间（未曾达到终点 vs 47 个月）明显延长，随访 9 年后发现Ⅱ期患者而不是 IB 期患者从中受益。LACE Meta 分析共纳入 4584 例患者，含顺铂的化疗方案 5 年生存受益率增加了 5%，不同化疗方案（长春瑞滨，依托泊苷或者其他）无显著差异。Ⅱ、Ⅲ期及 Ps 评分好的患者受益率更高。CALGB9633研究中 344 例患者随机接受紫杉醇/卡铂或者观察，中位随访时间 74 个月，辅助化疗组的 3 年生存率提高，但是 6 年 OS 两组无差别。因此，目前紫杉醇/卡铂仅推荐给不能耐受顺铂化疗的患者。

加拿大皇后大学的 Seymour 于 2014 年 ASCO 会议上报道了一项 LCAEBio 的

Meta 分析，对肺癌辅助化疗的疗效预测和预后标记物基于 4 项临床研究（JBR10、ANITA、IALT、CALGB 9633）的 1500 个样本进行了 Meta 分析，检测 ERCC1、MUCIN、Beta -TUBULIN、P27、FASL 等分子标记物是否是肺癌辅助化疗条件下的疗效预测和预后标记物。结果提示，尽管免疫组化疗法（IHC）检测 ERCC 1 等标记物简单、便宜，但单个临床研究的结果可能因为是错误的而将其他研究带入歧途。影响 IHC 检测结果分析的因素较多，包括固定方法、储存条件、应用组织芯片和单个切片的差别、长期保存还是新鲜切片等。因此，目前这些分子标记物还不能作为辅助化疗的预测和预后标记物。

目前常用的辅助和新辅助化疗方案如下：顺铂 50mg/m²，第 1、第 8 日；长春瑞滨 25mg/m²，第 1、第 8、第 15、第 22 日；每 28 日 1 个疗程，共 4 个周期。

顺铂 100mg/m²，第 1 日；长春瑞滨 30mg/m²，第 1、第 8、第 15、第 22 日；每 28 日 1 个疗程，共 4 个周期。

顺铂 75 ~ 80mg/m²，第 1 日；长春瑞滨 25 ~ 30mg/m²，第 1、第 8 日；每 21 日 1 个疗程，共 4 个周期。

顺铂 100mg/m²，第 1 日；依托泊苷 100mg/m²，第 1 ~ 第 3 日，每 28 日 1 个疗程，共 4 个周期。

顺铂 80mg/m²，第 1、第 22、第 43、第 64 日；长春碱 4mg/m²，第 1、第 8、第 15、第 22、第 29、第 43 日后每两周进行一次，每 21 日 1 个疗程，共 4 个周期。

顺铂 75mg/m²，第 1 日；吉西他滨 1250mg/m²，第 1、第 8 日，每 21 日 1 个疗程，共 4 个周期。

顺铂 75mg/m²，第 1 日；多西他赛 75mg/m²，第 1 日，每 21 日 1 个疗程，共 4 个周期。

顺铂 75mg/m²，第 1 日；培美曲塞 500mg/m²，第 1 日，每 21 日 1 个疗程，共 4 个周期（非鳞癌患者）。

如果患者不能耐受顺铂：紫杉醇 200mg/m²，第 1 日；卡铂 AUC=6，第 1 日，每 21 日 1 个疗程。

（2）同步放化疗和序贯化放疗：目前ⅡA 期患者的治疗方案仍有争议，这一期的患者接受放疗、化疗及手术均有可能。不可手术的ⅢA 和ⅢB 期接受放疗和化疗的联合治疗优于单独放疗，而同步放化疗又优于序贯化放疗。如若患者不能耐受同步放化疗，则序贯化放疗更为合适。目前临床常用的同步放化疗的化疗方案是依托泊苷联合顺铂，如若是腺癌的患者，可选用培美曲塞联合卡铂和顺铂。

同步放化疗中的化疗方案：

顺铂 50mg/m²，第 1、第 8、第 29、第 36 日；依托泊苷 50mg/m²，第 1 ~ 第 5 日，第 29 ~ 33 日。

顺铂 100mg/m²，第 1、第 29 日；依托泊苷，第 1～第 5 日，第 29～第 33 日；长春碱 5mg/（m²·W），共 5 周。

卡铂 AUC=5，第 1 日，培美曲塞 500mg/m²，第 1 日，每 3 周进行一次共 4 个疗程。

顺铂 75mg/m²，第 1 日，培美曲塞 500mg/m²，第 1 日，每 3 周进行一次共 3 个疗程。

序贯化放疗中的化疗方案：

顺铂 100mg/m²，第 1 日，第 29 日；长春碱 5mg/m²，第 1、第 8、第 15、第 22、第 29、第 36 日。

紫杉醇 200mg/m²，第 1 日（超过 3 个小时），卡铂 AUC=5，第 1 日（超过 60 分钟），每 3 周进行一次，共 2 个疗程。

（3）一线化疗：Ⅳ期的患者如有 EGFR 等驱动基因改变，可直接靶向治疗或者选用一线化疗。通常可受益于含铂化疗的双药联合方案，生存延长，有利于控制症状。目前常用的和铂类（顺铂或者卡铂）联合的化疗药物有紫杉类（紫杉醇、白蛋白紫杉醇、多西他赛），长春瑞滨，吉西他滨，长春碱，依托泊苷，培美曲塞。目前双药联合化疗到达一个平台期，总体有效率（ORR）为 25%～35%，PFS4～6 个月，中位生存时间 8～10 个月，1 年生存率 30%～40%，2 年生存率 10%～15%。而 PS 差的患者不能从化学毒性药物的治疗中受益。

目前 NSCLC 一线常用的化疗方案：顺铂/卡铂联合多西他赛，紫杉醇，吉西他滨，推荐行 4～6 个周期的疗程。NSCLC 的组织学类型对于选择化疗方案非常重要，培美曲塞只能用于非鳞癌、非小细胞癌的肺癌患者；贝伐珠单抗也推荐用于非鳞癌、非小细胞肺癌的另外一个选择治疗方案，既往的资料曾因担心脑出血的不良反应而禁用于脑转移患者，而随后研究显示贝伐珠单抗可用于治疗后的脑转移患者。ECOG 4599 研究中，878 个患者随机接受了紫杉醇/卡铂联合或者不联合贝伐珠单抗治疗晚期或者局部晚期的 NSCLC，联合贝伐珠单抗组的 OS 明显高于对照组（12.3m vs 10.3m，P=0.003），1 年和 2 年的生存率也明显提高。但在 AVAIL 研究中，贝伐珠单抗联合吉西他滨/顺铂未能获得总体生存期的受益。

在化疗过程中，如果出现疾病进展或者不可耐受的化疗毒副反应，应当停止原方案治疗，酌情选用其他化疗方案或治疗方式：如果出现美国国家癌症研究所常见不良反应事件评价标准（4.0 版），非血液学毒性≥3 级不良反应，血液学毒性 4 级不良反应，则下次的化疗剂量要减量 25%，或者换用其他的治疗方案。

晚期一线治疗的化疗方案如下：

NP 方案：长春瑞滨 25mg/m²，第 1、第 8 日；顺铂 75～80mg/m²，第 1 日；每 21 日 1 个疗程，共 4～6 个疗程。

TP 方案：紫杉醇 135～175mg/m²，第 1 日；顺铂 75～80mg/m²，第 1 日；每

21 日 1 个疗程，共 4～6 个周期。

TC 方案：紫杉醇 135～175mg/m²，第 1 日；卡铂 AUC=5～6，第 1 日；每 21 日 1 个疗程，共 4～6 个周期。

GP 方案：吉西他滨 1000～1250mg/m²，第 1、第 8 日；顺铂 75～80mg/m²，第 1 日；每 21 日 1 个疗程，共 4～6 个周期。

GC 方案：吉西他滨 1000～1250mg/m²，第 1、第 8 日；卡铂 AUC=5～6，第 1 日；每 21 日 1 个疗程，共 4～6 个周期。

DP 方案：多西他赛 75mg/m²，第 1 日；顺铂 75～80mg/m²，第 1 日；每 21 日 1 个疗程，共 4～6 个周期。

DC 方案：多西他赛 75mg/m²，第 1 日；卡铂 AUC=5～6，第 1 日；每 21 日 1 个疗程，共 4～6 个周期。

AP 方案（非鳞癌）：培美曲塞 500mg/m²，第 1 日；顺铂 75～80mg/m²，第 1 日；每 21 日 1 个疗程，共 4～6 个周期。

AC 方案（非鳞癌）：培美曲塞 500mg/m²，第 1 日；卡铂 AUC=5～6，第 1 日；每 21 日 1 个疗程，共 4～6 个周期。

贝伐珠单抗＋TC 方案：贝伐珠单抗 7.5mg/m²，第 1 日；紫杉醇 135～175mg/m²，第 1 日；卡铂 AUC=5～6，第 1 日；每 21 日 1 个疗程，其 4～6 个周期；之后贝伐珠单抗每 3 周维持治疗。

（4）二线和三线治疗：有驱动基因改变的患者，如果一线给予双药联合化疗，在疾病进展后可选用相应的靶向治疗方案，亦可进行二线化疗。非鳞癌的无 EGFR 突变的患者推荐使用培美曲塞（一线未曾使用过培美曲塞，PS0～2 分）；多西他赛可用于鳞癌或者非鳞癌 NSCLC 的二线治疗。雷莫芦单抗（Ramucirumab，IMC-1221 B，LY 3009806，Cyramza）也是 2015 年 NCCN 的更新版的推荐药物，联合或者单药多西他赛相比，总体生存明显升高（10.5 个月 vs 9.1 个月），但是由于该药在中国尚未上市，目前在国内尚不能使用。

二线治疗疾病进展后，如果 PS0～2 分，可选用之前未曾用过的培美曲塞、多西他赛、吉西他滨或者厄洛替尼，如果患者 PS3～4 分，则推荐最佳治疗支持（EGFR 突变的患者可以选用厄洛替尼）。

二线、三线治疗方案：

A 方案（非鳞癌）：培美曲塞 500mg/m²，第 1 日；21 日 1 个疗程。

D 方案：多西他赛 75mg/m²，第 1 日；每 21 日 1 个疗程。

（5）维持治疗：NSCLC 患者接受标准的一线化疗后，维持治疗能给病情稳定的患者带来进一步的临床获益。针对不同受益群体，优化维持治疗的方案和疗程，完善个体化治疗是 NSCLC 维持治疗的进一步发展方向。近年多项 NSCLC 维持治疗的相关临床研究进一步奠定了维持治疗在肺癌治疗中的地位。比较晚期非鳞癌 NSCLC 诱导治疗后培美曲塞维持与安慰剂维持治疗的Ⅲ期研究（PARAMOUNT）的最终数据，研究纳入 939 例ⅢB～Ⅳ期非鳞癌 NSCLC 患者，在培美曲塞联合顺铂（培美曲塞 500mg/m², 顺铂 75mg/m², 第 1 日，每 21 日 1 个疗程）诱导治疗 4 周期后，疗效评价为 CR/PR/疾病稳定（stable disease，SD）的患者共 539 例，按 2∶1 随机分组，其中培美曲塞组（500mg/m², 第 1 日，每 21 日 1 个疗程）359 例，安慰剂组（第 1 日，每 21 日 1 个疗程）180 例，两组均给予最佳支持治疗（best supportive care，BSC）。研究主要终点为 OS。PARAMOUNT 试验的最终结果显示，在非鳞癌的 NSCLC 患者中，培美曲塞维持治疗组与安慰剂组的 mOS 分别为 13.9 个月和 11.0 个月（HR=0.78，P=0.0195），表明培美曲塞继续维持治疗较安慰剂显著延长生存，并且不同亚组分析中也获得了一致的生存结果，是第一项证明继续维持治疗对于晚期 NSCLC 的病程有影响的研究，改变了该类患者的治疗模式。

非鳞癌患者目前同药维持治疗的药物有：贝伐珠单抗，培美曲塞，贝伐珠单抗联合培美曲塞（非鳞癌），吉西他滨；换药维持的推荐方案是培美曲塞或者厄洛替尼。而鳞癌的患者通常推荐吉西他滨作为维持治疗的药物。

2.小细胞肺癌常用的化疗方案

与 NSCLC 相比，SCLC 细胞的倍增时间明显短，生长比率明显高，更早发生全身广泛转移，虽对化疗和放疗均有高度的反应性，但易获得性耐药。SCLC 的治疗原则是以化疗为主，辅以手术和（或）放疗。SCLC 的全身化疗肯定能延长生存，改善症状，对初治的大多数患者可缩小病灶，但单纯化疗很少能达到治愈，由于耐药问题通常缓解期不到 1 年，因而综合治疗是达到根治的关键。

SCLC 分期是由退伍军人医院肺癌研究组（the veteran administration lung group，VALG）制订的，把 SCLC 简单地分为局限期（limited stage disease，LD）和广泛期（extenlive stage disease，ED）。LD 期为病变局限于一侧胸腔伴有区域淋巴结转移，后者包括肺门、同侧和对侧纵隔、同侧和对侧锁骨上淋巴结，但不能有明显上腔静脉压迫、声带麻痹和胸腔积液，即所有病灶能安全地被一个放射野囊括。ED 指超出此范围的病变。

LD 期 SCLC 的治疗原则是首选化疗或放化疗同步治疗,酌情加用颅脑预防性放疗（prophylactic cranial irradiation，PCI），酌情在化疗和放疗后手术切除受侵的肺叶以除去耐药的残存癌细胞，也可切除混合性肿瘤中其他类型的癌细胞。经有创检查明确为 T1N0M0 的 SCLC 患者也可进行手术治疗，术后辅以化疗。

ED 期 SCLC 的治疗原则是采用以化疗为基础的治疗，根据病情酌情加局部放疗，如骨、颅内、脊柱等处病变首选放疗以尽快解除压迫或症状。

复发 SCLC 的治疗原则是给予姑息性放疗或化疗以解除症状，如有可能尽可能参加临床试验，以便争取机会试用新药。

（1）小细胞肺癌的一线化疗：在20世纪70年代，CAV（CTX+ADM+VCR）成为SCLC的标准化疗方案，20世纪80年代中期，EP（VP-16+cDDP）方案作为一线化疗方案治疗开始显示出很好的效果，可使80%以上的SCLC达到完全或部分缓解。在此基础上，EP方案或是与其他方案交替，或是增加剂量强度，或是和造血干细胞移植/支持联合，或是增加第三种药物，都未能得到明显的生存获益，SCLC化疗疗效进入平台期。

近年来用于NSCLC的第3代新药含铂方案进入SCLC的治疗，但因未显示出明显的生存优势，仍未能取代EP方案的地位，多数第3代新药含铂方案用于二线化疗，仅CPT-11方案已进入ED期SCLC的一线治疗。目前IA期以后的LD-SCLC的一线标准治疗是4~6周期EP方案化疗，并尽可能在第一或第二周期时配合胸部同步放疗，或在化疗结束后有良好反应的患者可进行胸部放疗，RR可达到70%~90%，PFS为14~20个月，2年OS率为40%。对ED-SCLC，可给予4~6周期EP方案或CPT-11方案化疗，若远处转移灶达到CR、胸腔病灶缩小很明显也可进行胸腔放疗，单纯化疗的RR可达到60%~70%，PFS为9~11个月，2年OS率仅为5%。

CAV方案和EP方案　Evans 1985年报道31例患者接受EP方案化疗，LD期11例，其余的ED期患者中包括8例脑转移患者，结果43%达到CR，43%达到PR，PFS在LD期为39周，在ED期为26周，有疗效患者的MST在LD期为70周（28~181周），在ED期为43周（17~68周）。在毒性反应方面，胃肠道毒性轻微，但白细胞减少和血小板减少较普遍，有4例败血症，其中1例死亡，15例出现神经毒性并导致2例终止化疗。该作者认为EP方案较传统化疗有优势。

Johnson等证明CAV方案化疗后EP方案巩固治疗可增加生存率。这个于1993年的报道包括386例LD。在SCLC患者的Ⅱ期临床研究中，患者随机分为胸部放疗（tho-rack radiotherapy，TRT）组和单纯化疗组，所有患者接受CAV（CTX 1000mg/m²+ADM40mg/m²+VCR 1mg/m²，每21日1个疗程）×6周期，放疗组患者在第1和第2周接受10次共30Gy放疗，在第5周接受剩余的5次共15Gy放疗。对CAV化疗有反应的患者随机接受2周期的EP方案巩固化疗(Cddp 20mg/m²，第1至第4日 + VP-16 100mg/m²，第1~第4日)或观察。他们发现放疗组和非放疗组的CR率（46% vs.38%）和RR率（67% vs.64%）无显著性差异，但MST（14.4个月 vs.12.8个月）和2年OS率（33% vs.23.5%）在放疗组稍显优势，同时4度血液学毒性在放疗组明显多见，巩固化疗的患者MST（21.1个月 vs.13.2个月）和2年生存率（44% vs.26%）明显延长。他们认为CAV方案和同步TRT在LD患者未较单用CAV方案化疗显示生存优势，致命血液学毒性反而多见，CAV方案化疗（有或无同步TRT）后给予2周期EP方案巩固治疗可增加生存率。

其后的ⅠⅡ期临床研究未能证明EP方案较CAV有生存优势，但与TRT联合治疗时EP方案显示出更好的耐受性，很快EP方案成为最常用的SCLC化疗方案。2002年Sundstrom报道了436例患者随机接受EP和CEV方案比较的Ⅲ期临床研究，EP组为cDDP 75mg/m²，第1日+VP-16 100mg/m²，第1日，继之以口服VP-16 200mg/m²，第2～第4日，CEV组为CTX 1000mg/m²，第1日+E-ADM 50mg/m²，第1日+VCR 2mg/m²，第1日，均为5周期。另外LD患者在化疗第三周期接受同步TRT，CR患者接受预防性脑放疗。2年和5年OS率在EP组为25%和10%，显著高于CEV组（8%和3%）；在LD患者中，中位生存时间是14.5个月vs9.7个月；在ED患者中，两组生存率和生活质量无明显差异。

为了增加反应率，Ihde等进行了高剂量和标准剂量EP方案在ED期SCLC患者中的前瞻性研究。95例患者随机进入高剂量和标准剂量EP组，另外25例预计接受高剂量EP方案风险较大的患者直接进入标准剂量EP组。在第1～第2周期，标准剂量EP组为cDDP 80mg/m²，第1日+VP-16 80mg/m²，第1～第3日，每21日1个疗程，高剂量EP组为cDDP 27mg/m²，第1～第5日+VP-16 80mg/m²，第1～第5日，每21日1个疗程，第3～第4周期都接受标准剂量EP方案化疗。在5～8周期，已达到CR的患者接受标准剂量EP方案化疗，其他的接受CAV或者按体外药敏实验组合的其他化疗方案化疗。结果显示，尽管高剂量组的剂量增加了68%，但两组的CR率（23% vs.22%），MST（10.7个月vs.11.4个月）很一致。未随机患者的CR率为4%，MST为5.8个月。高剂量组白细胞减少、发热性白细胞减少及体重减少明显增加。此研究证明增加EP方案的剂量未能增加疗效，反而不良反应增加。

为了避免cDDP的毒性，CBP被用来代替cDDP，研究证实了这种替代未影响疗效。Skarlos等报道，患者随机接受EP：cDDP 50mg/m²，第1～第2日或CE：CBP 300mg/m²，第1日，均联合使用VP-16300mg/m²，第1～第3日，每21日1个疗程×6周期。有反应的LD期患者和达到CR的ED期患者大多数在第三周期接受TRT和预防性脑放疗。化疗周期延迟天数在EP和EC组分别为8日和9日，药物平均实际用量分别达到74%和80%。CR率分别为57%和58%，MST分别为12.5个月和11.8个月，无显著差别；EP组白细胞减少、中性粒细胞减少性感染、恶心、呕吐、神经毒性和高敏反应常见而且严重，显示CE不劣于EP。

因SCLC极易获得性耐药，在20世纪80—90年代人们曾尝试交替用两个化疗方案治疗。Roth等进行了EP、CAV及两者交替化疗的Ⅲ期临床研究，并在1992年公布结果。在该研究中，437例ED期患者接受12周EP方案、18周CAV方案或18周CAV/EP方案交替化疗，发现3组在有效率方面无显著差异，分别为61%、51%和59%，CR率分别为10%、7%和7%，MST分别为8.6个月、8.3个月和8.1个月，TTP在交替化疗组有延长趋势但与另外两组相比无显著差异，分别为4.3

个月、4.0 个月和 5.2 个月，两组患者在病情进展后进行的交替二线化疗均出现反应率低、生存时间短的特点。骨髓抑制是所有各组的限制性毒性。该研究认为 4 个周期 EP 和 6 个周期 CAV 在 ED 期患者中疗效相等，并且在一定程度上存在着交叉耐药，交替化疗未显示出较任一单独化疗方案更有优势，因而不应被用作标准治疗。

因 SCLC 对化疗有高度的反应性，在 20 世纪 80—90 年代人们亦曾尝试在造血干细胞支持下提高化疗药剂量来增加疗效。Smith 等给予 36 例 SCLC 患者传统化疗（VP-16+ADM+VCR）后再给予高剂量 CTX7g/m² 化疗，最初的 17 例同时接受了自体造血干细胞解救，除了 1 例治疗相关性死亡外，患者对治疗的耐受性良好，15 例患者在高剂量 CTX 化疗前仍有可测量病灶，其中 12 例（80%）再次获得治疗反应，但维持时间较短，中位时间为 9 周，14 例在高剂量 CTX 化疗前已达到 CR 的 LD 期患者，其中的 11 例（79%）平均总 PFS 也仅为 10 个月。该研究证明，传统化疗后高剂量 CTX 化疗是可行的并且可增加反应率，但无论在整体还是亚组分析都没有转化成生存获益。

Rizzo 等 2002 年报道了 22 个自体血和骨髓移植中心中 103 例 SCLC 患者接受自体造血干细胞移植配合高剂量化疗的结果。常用预处理方案为 CBP（CTX+卡莫司汀 + cDDP）（60%）和 ICE（IFO+CBP+VP-16）（28%）。从诊断到移植的平均时间为 6 个月（1～34 个月）。66% 在诱导化疗达到 PR 后、27% 在达到 CR 后接受移植。100 日死亡率为 11%。3 年 OS 率和 PFS 率为 33% 和 26%，负性影响因素为年龄超过 50 岁、ED 期、预处理方案不为 CBP 或 ICE。3 年 OS 率和 PFS 率在 LD 期和 ED 期差别明显（43% vs.10%，35% vs.4%），年龄超过 50 岁的患者死亡风险或进展风险加倍。该结果提示自体造血干细胞移植仅在年轻 LD 期 SCLC 患者中延长了生存期。

在 EP 方案联合放疗基础上增加第 3 个药物，如紫杉醇，未能显示生存获益。在 Et-tinger 等 2005 年报道的 LD-SCLC 研究中第 1 周期化疗为紫杉醇 135mg/m²23 小时静脉滴注，第 1 日 + VP-16 60mg/m²，第 1 日静脉滴注，随后 80mg/m² 口服，第 1～第 3 日，Cddp60mg/m²，第 1 日，同步 TRT1。5Gy 每日 2 次×15 日，第 2～第 4 周期单用化疗，但紫杉醇增至 175mg/m²23 小时静脉滴注，第 1 日。55 例患者入组，53 例可评价，主要毒性为 3 度和 4 度的中性粒细胞减少（分别为 32% 和 43%），3 度和 4 度食管炎（分别为 32% 和 4%），1 例死于急性呼吸窘迫综合征，另 1 例死于败血症。MST24.7 个月，2 年 OS 率为 54.7%，PFS 为 13 个月，2 年 PFS 率 26.4%，他们认为所用研究方案对 LD-SCLC 有效，但三药联合方案配合 TRT 不一定会比 EP 配合 TRT 改善生存率。

NSCLC 第 3 代新药方案：第 3 代新药方案也在 SCLC 中进行了研究。Lee 于 2009 年报道，ED-SCLC 或预后不良的 LD-SCLC 随机接受 GC(GEM+CBP,n=121)

或 EP 方案化疗（n=120），OS 未出现明显差异，MST 分别为 8.0 个月和 8.1 个月，中位 PFS 分别为 5.9 个月和 6.3 个月；3 度和 4 度骨髓抑制在 GC 组常见（贫血为 14% vs2%；白细胞减少为 32%vs13%；血小板减少为 22% vs4%），但未增加住院率、感染或死亡，2～3 度脱发（17% vs68%）、恶心（43% vs26%）在 PE 组常见；GC 组患者门诊治疗多见（89% vs66%），即 GC 和 EP 在 OS 和 PFS 上同样有效，毒性更可接受。

伊立替康方案：CPT-11 方案最早是用于 SCLC 的二线化疗方案。受其启发，Noda 等 2002 年完成了 CPT-11 联合 cDDP 与 EP 方案在 ED-SCLC 中的比较研究，这是一项多中心 I III 期随机研究，由此奠定了 CPT-11 联合 cDDP 在 ED-SCLC 中的一线治疗地位。此研究原计划入组 230 例患者，但因在中期分析时即已显示出两组之间的明显差异，故最后仅入组 154 例。MST 分别为 12.8 个月和 9.4 个月，2 年 OS 率分别为 19.5% 和 5.2%，严重的或威胁生命的骨髓抑制在 EP 组更常见，严重的或威胁生命的腹泻在 CPT-11 组更常见。

同样为了避免 cDDP 的不良反应，Hermes 比较了 CPT-11 联合 CBP（IC）与口服 VP-16 联合 CBP（EC）在 ED-SCLC 中的疗效。IC：n=105，卡铂 AUC 4+CPT-11 $175mg/m^2$，第 1 日，每 21 日 1 个疗程或 EC：n=104，CBP AUC 4+VP-16 口服 $120mg/m^2$ 第 1～第 5 日，每 21 日 1 个疗程（1/3 的患者因 PS=3～4 或年龄 > 70 岁减少了剂量）。OS 在 EC 组显著低于 IC 组，MST 分别为 8.5 个月和 7.1 个月，1 年生存率分别为 34% 和 24%。CR 分别为 18 例和 7 例，有显著差异。两组在 3～4 度骨髓毒性上无显著差异，3～4 度腹泻在 IC 组常见，QOL 差别较小，但 IC 组较 EC 组有姑息疗效延长的倾向，即 IC 可延长生存期并伴有 QOL 稍有改善，但不如 CPT-11 联合 cDDP 与 EP 间的差别明显。

（2）小细胞肺癌的二线化疗：在现行的放化疗模式下，90%～95%的 SCLC 患者一线治疗后可达到延长生存的目的，但大多数患者在或长或短的化疗暂停期后会复发，需要进行二线化疗，此时区分出患者对诱导化疗究竟是敏感还是耐药，对二线化疗方案的选择很重要。3 个月内复发的一般认为是耐药，要另外选择无交叉耐药的药物。SCLC 二线治疗虽较多，但有临床收益的结果少见，至今，所有化疗方案中并未发现反应率和生存受益有明显差异。其中最常见的是喜树碱类化疗药，该方案反应率和生存受益较安慰剂好，但与 CAV 方案相比毒性要强，CAV 或 CPT-11 化疗都优于最佳支持治疗。TPT 除了静脉使用外，口服用药也是一种选择。

喜树碱类：含喜树碱类方案在 SCLC 二线治疗中的研究较多。Masuda 1992 年报道了单中心、前瞻性、非随机对照 II 期临床研究，16 例患者一线接受含铂类强烈化疗后耐药或复发，其中 5 例接受过 Cddp+VCR+ADM+VP-16（CODE）诱导化疗，6 例接受过 EP 方案化疗和胸腔同步放疗，中位停止化疗时间为 7.3 个月

（1.9～15.1 个月）。患者接受 CPT-11 每周 100mg/m² 90 分钟静脉滴注，其后根据不良反应情况调整剂量。7 例对 CPT-11 有反应的患者中位 TTP 时间为 58 日，主要毒性为骨髓抑制、腹泻和肺毒性，提示 CPT-11 值得进一步研究。

Von Pawel 证明了 TPT 在复发 SCLC 的二线化疗中，和 CAV 方案在有效性上是相等的，并可得到严重症状的改善。患者接受 TPT1.5mg/m²，第 1～第 5 日，每 21 日 1 个疗程（n=107）或 CAV：CTX 1000mg/m²+ADM 45mg/m²+VCR 2mg，第 1 日，每 21 日 1 个疗程（n=104）化疗，反应率分别为 24.3% 和 18.3%，无显著差异；TTP 分别为 13.3 周和 12.3 周，中位生存期分别为 25.0 周和 24.7 周，均无显著差异；但在呼吸困难、缺氧、声嘶、疲劳、无力及对日常生活的困扰等症状改善上，TPT 更有优势。在不良反应上，4 度中性粒细胞减少分别为 37.8% 和 51.4%，4 度，血小板减少和 3～4 度贫血分别为 9.8%、17.7% 与 1.4%、7.2%，有显著差别，非血液学毒性主要为 1～2 度。

为了比较 TPT 的使用方法之间的疗效差异，一线治疗停止至少 90 日后复发的患者随机接受口服 TPT2.3mg/（m²·d）×第 1～第 5 日，每 21 日 1 个疗程（n=52）或静脉使用 TPT1.5mg/（m²·d）×第 1～第 5 日，每 21 日 1 个疗程（n=54），反应率分别为 23% 和 15%，MST 分别为 32 周和 25 周，两组在症状控制上相似。耐受性较好，骨髓抑制是主要的毒性，4 度中性粒细胞减少分别为 35.3% 和 67.3%，有显著性差异，超过 2 度的发热或感染与 4 度中性粒细胞减少有关，败血症分别为 5.1% 和 3.3%，非血液学毒性主要为呕吐（分别为 36.5% 和 31.5%）和恶心（分别为 26.9% 和 40.7%）。此研究提示口服 TPT 用于复发的、一线化疗敏感的 SCLC 在疗效上和静脉使用相似，4 度中性粒细胞减少降低，使用方便。

2006 年 O'Brien 比较了口服 TPT 二线化疗［2.3mg/（m²·d），第 1～第 5 日，每 21 日为 1 个疗程，n=71]与单纯最佳支持治疗（n=70）相比的疗效差别，发现 TPT 组生存时间延长，MST 分别为 25.9 周和 13.9 周，在治疗终止时间短的亚组（≤60 日）也保持了这种显著优势。TPT 组患者 7% 达到 PR，44% 达到 SD，QOL 恶化速度及症状控制较好。TPT 组的毒性主要为血液学毒性，4 度中性粒细胞减少 33%，4 度血小板减少 7%，3～4 度贫血为 25%。4 度感染分别为 14% 和 12%，败血症 4% 和 1%，其他 3～4 度事件包括呕吐分别为 3% 和 0，腹泻分别为 6% 和 0，呼吸困难分别为 3% 和 9%，疼痛分别为 3% 和 6%。TPT 组中的 4 例（6%）因毒性死亡，分组后 30 日内任何原因死亡率分别为 13% 和 7%。另一个 II 期临床研究也证明，口服 TPT 用于治疗一线治疗敏感的复发 SCLC，在疗效上与静脉使用相似。

紫杉类：紫杉醇已被证明在耐药的实体瘤中有效，如耐铂类的卵巢癌、耐蒽环类的乳腺癌，而且在 SCLC 的一线化疗中也被证实有一定疗效。Smit 等尝试把紫杉醇单药用于一线化疗后 3 个月内复发的 24 例患者，紫杉醇 175mg/m² 超过 3

小时静脉滴注，每 21 日 1 个疗程，并按上一周期出现的不良反应情况调整后续周期中的剂量，21 例患者的疗效可评价，2 例患者在化疗早期死亡，2 例患者因毒性死亡，无达到 CR 病例，7 例达到 PR（29%），7 例达到 SD，MST 为 100 日，共 4 例患者出现致命毒性。类似的结果可见于之前 Smyth 1994 年的报道，28 例患者的 PR 率为 25%，TTP 3.5～12.6 个月。

吉西他滨：Masters 2003 年报道了 GEM 在二线治疗耐药或复发的 SCLC 的 Ⅱ 期临床研究，方法是患者按对一线化疗的反应分为顽固性耐药组（n=20）和敏感组（n=26），中位年龄 60 岁，中位 PS 评分为 1。患者接受 GEM 1000mg/m^2，第 1、第 8、第 15 日，每 28 日 1 个疗程，主要的 3～4 度血液学毒性为中性粒细胞减少（27%）、血小板减少（27%）。主要的 3～4 度非血液学毒性为肺（9%）和神经毒性（14%），客观反应率 11.9%，其中 1 例（5.6%）在顽固性耐药组，4 例在敏感组（16.7%）。总中位生存期 7.1 个月，研究认为 GEM 二线治疗 SCLC 作用有限，但毒性较低，可考虑进一步做和其他化疗药或靶向药联合的研究。

（3）小细胞肺癌的辅助化疗：SCLC 的手术治疗：SCLC 的手术治疗限于 T1-2N 0 M 0 的患者，在确定手术治疗前患者需经过以下流程：经胸、上腹强化 CT 及脑 CT 或 MRI 检查确定临床分期为 T1-2N 0 M 0 后初步考虑手术切除的可能性，必须进一步行 PET-CT 检查排除远处转移后，再采取有创手段进行纵隔淋巴结病理分期，这些有创手段包括纵隔镜、纵隔切开术、支气管镜或食管镜下超声引导淋巴结穿刺活检术、电视胸腔镜术等。若排除纵隔淋巴结转移，才可行肺叶切除术并纵隔淋巴结清扫或取样活检，术后辅以全身化疗，手术病理若显示纵隔淋巴结为阳性，则行全身化疗并纵隔同步放疗。

SCLC 手术治疗的争议：20 世纪 60 年代以前，外科手术是所有肺癌的标准治疗；20 世纪 70 年代以后认识到 SCLC 是全身性疾病，手术治疗被放弃；20 世纪 90 年代以后，随着化疗和放疗疗效的提高，手术在 SCLC 中的地位重新被审视。1999 年的一个 Ⅱ 期临床试验结果显示，术前或者术后化疗都是可行的，5 年 OS 率因原发灶范围不同在 10%～50% 波动。2008 年 Lim 回顾性分析了 1980—2006 年间接受手术的 59 例 SCLC 患者的结果。患者分期，情况 Ⅰ A（n=9），Ⅰ B（n=21），Ⅱ A（n =0），Ⅱ B（n =13），ⅢA（n =9），ⅢB（n=1），中位随访时间 2.8 年（0.79～8.65 年），结果发现 1 年和 5 年 OS 率分别为 76% 和 52%，不同 T 和 N0-2 分期未导致明显差别，提示 Ⅰ～Ⅲ期的 SCLC 患者有必要重新评估肺切除和淋巴结清扫作为主要治疗的可能，此时采用 TNM 分期筛选能手术者是很有用的。

SCLC 的辅助化疗方案：辅助化疗方案可选择 EP 或 CE 方案，均用 4～6 个周期。

EP 方案：cDDP 60mg/m^2，第 1 日 + VP-16 120mg/m^2，第 1～第 3 日，每 21 日 1 个疗程。

cDDP 80mg/m², 第 1 日 + VP-16 100mg/m², 第 1 ～ 第 3 日, 每 21 日 1 个疗程。

CE 方案: CBP AUC5 ～ 6, 第 1 日 + VP-16 100mg/m², 第 1 ～ 第 3 日, 每 21 日 1 个疗程。

三、生物免疫及靶向治疗

(一)肿瘤中的抗血管生成作用

1.血管生成研究的发展

1971 年, Folkman 在肿瘤研究中的一项革命性理论中提出: 和其他组织一样, 肿瘤在增长到 2mm 之前也是通过弥散的方式获得氧气和营养物质的。进一步的增长和其后的转移有赖于新生血管的供应, 有关血管的形成, 无论是生理性的还是病理性的, 宿主都是通过各类促血管和抗血管生成的因素而达到平衡的。其中, 血管内皮生长因子(VEGF)是最强的和特异的促血管内皮细胞的分裂原, 在维持内皮细胞生存和促使循环中的内皮细胞前体迁移到新生血管处都起着关键性的作用。最初 VEGF 是由增加血管的渗出、增加腹水的渗透性而被发现的, 其后发现不仅在原发肿瘤的血管形成和生长中起作用, 而且在新的转移病灶早期事件中有着关键性的作用。近来, 发现 VEGF mRNA 在包括肺癌的大部分人类肿瘤都有上调, 并与不良预后相关。Yuan 等研究了 NSCLC 中不同的 VEGF 等位体, 发现 VEGF-189 与瘤内微血管高密度相关并与短生存期和早期术后复发相关。VEGF-121 也有类似表现, 而 VEGF-165 和 VEGF-206 却没有预测价值。目前有三种膜相联等位体被发现, 它们分别由不同的配体所激活而起到不同的作用。VEGFR-1 也叫 ims 样酪氨酸激酶 1, 对于 VEGF 有最高的亲和性, 但只能诱导有限的激酶活性。VVEGFR-2 也叫区域激酶或胚胎肝微小酶, 与内皮细胞增殖和趋化性最相关。VEGF-1 和 VEGF-2 在乳腺癌、卵巢癌、肺癌和脑胶质瘤中都有发现, 表明它们在这些癌肿中所起的作用和可能成为新型研发药物的靶目标。VEGF-3 也叫 fms 样酪氨酸激酶-4, 似乎主要调节淋巴管生成。

2.抗 VEGF 的单克隆抗体

在诸多的抗血管生成研究中, 第一个成功的范例是抗 VEGF 的单克隆抗体贝伐单抗(bevacizumab, Avastin)。贝伐单抗是在鼠源单抗 A4、6.1 的基础上发展起来的重组人源化单抗, 将抗原联接部位嵌合到人 IgG 1 恒定区的框架上并进一步调整氨基酸残基而达最适抗原结合状况。最终产物为 93%氨基酸来源于人同源序列，7%来源于鼠。静脉输注后能够联接并中和所有 VEGF-A 等位体而不联接到其他生长因子上。贝伐单抗进入血液后的清除半衰期是 21 天。尽管有一部分是鼠源的，但并未（在用药者体内）发现产生抗贝伐单抗的中和抗体。与多种化疗药物联合使用时也未发现药理学上的互相干扰作用。

在一项与化疗联合使用的Ⅲ期前瞻性随机对照研究中，发现在晚期转移性结直肠癌中能够提高生存期和有效率。本研究中有 412 名病人接受了 IFL（5-Fu，CF，CPT-11）加安慰剂治疗，403 名接受了 IFL 加贝伐单抗（5mgkg，每 2 周）的治疗。中位生存期为 15.6 个月 vs20.3 个月（P<0.001），有效率为 35% vs 45%，均有利于贝伐单抗组。这一结果令人信服，因此 FDA 在 2004 年 2 月批准了贝伐单抗用于转移性结直肠癌的一线治疗。在肺癌研究中，一个随机的多中心的Ⅰ期研究中有 99 名ⅡB 期和Ⅳ期的 NSCLC 病人入组。单纯化疗组方案为卡铂[AUC 6mg/（ml·min）] 加紫杉醇（200mg/m²），每 3 周 1 次。化疗加贝伐单抗组为同样剂量的化疗加低剂量（7.5mg/kg）或高剂量（15mg/kg）贝伐单抗，每 3 周 1 次。观察的终点目标是 TTP 和有效率。结果显示：高剂量贝伐单抗加化疗组与单纯化疗组相比，有效率为 31.5%vs18.8%，中位 TTP 为 7.4 个月 vs 4.2 个月。中位生存期略有增加，从 13.2 个月到 14.2 个月。对照组中 19 名病情进展者允许交叉进入高剂量贝伐单抗单药组，未见有效的病例，但有 5 名病人曾一次性测量病情稳定且 1 年生存率为 47%。

在耐受性和安全性方面，Ⅰ期研究未显示出剂量限制性毒性，与化疗合用时也未出现毒性的协同现象。不良事件主要有高血压、血栓形成、蛋白尿和鼻衄，但都不严重。延期 1 年的观察见有深静脉血栓发生，但在抗凝剂的帮助下还在维持治疗，未见其他未预见的不良事件出现。主要的耐受性方面的考虑是出血问题，表现为 6 例发生咯血和吐血，5 例发生在低剂量贝伐单抗组，其中 4 例死亡，似乎都与肿瘤相关。一般这些肿瘤都位于中心部位而且邻近大血管，肿瘤的类型为鳞癌且观察到坏死和空洞的形成。因此，在随后的Ⅲ期随机临床研究中有咯血病史和鳞癌组织学类型的病人不能入组。

2005 年美国东部肿瘤协作组（ECOG） 在 ASCO 年会上发布了 ECOG 4599 号Ⅲ期随机临床研究的结果。在本研究中用的是Ⅱ期中的高剂量贝伐单抗即 15mg/kg，每 3 周 1 次，配合紫杉醇（200mg/m²）和卡铂（AUC6）。结果显示中位生存期与单纯化疗组相比为 12.5 个月 vs 10.2 个月（P=0.007）；无进展生存期为 6.4 个月 vs 4.5 个月（P<0.0001）；有效率为 27.2% vs 10.0%（P< 0.0001）。各项指标均是贝伐单抗组好。结论为贝伐单抗加上 PC 方案化疗后在非鳞癌性 NSCLC 中能够改善生存期、无进展生存期和有效率，略微增加一些包括咯血在内的严重出血的倾向。由于 PCB 方案将晚期转移性 NSCLC 的治疗中位生存期提高到了 12.5 个月，已成为 ECOG 新的标准方案。

3.VEGFR 受体酪氨酸激酶抑制剂（TKIs）

迄今为止，对若干种 VEGFR 酪氨酸激酶抑制剂都进行了研究。实际上，大多数都不是选择性地针对 VEGFR，它们还同时能抑制其他 TK。如 SU 5416 是针对 VEGFR-2 和 C-Kit 的，SU 6668 是针对 VEGFR-2、PDGF 和 FGF 受体的。大都因为不能耐受的毒副作用而停止了研发。

ZD 6474 是个口服的 VEGFR-2 抑制剂，较少程度上也能抑制 EGFR，这 2 个 TK 受体的 IC50 分别为 0.04μm 和 0.5μm。此外，还能对抗 PDGFRβ 和 FGFR-1。它在抗血管生成和抗肺癌的裸鼠模型上都显示出剂量相关性的效应。在 I 期研究中，随着剂量的升级，有血小板减少、腹泻和皮疹等发生。在 49 名病人中 7 名发生无症状的 QT 间期延长。在剂量为 400mg/d 时，3 名病人中 1 名出现了 3 度谷丙转氨酶升高，1 名出现 3 度高血压。因此，该剂量被认为是超过了最大的耐受剂量（MTD）。ZD 6474 的半衰期为 72～167h（中位 96h）。在日本进行的另一项 I 期研究中，18 名入组病人中 9 名是 NSCLC，在剂量为 200mg/d 和 300mg/d 时有 4 名达到 PR。在剂量分别减到 100mg/d 和 200mg/d 维持治疗时仍然有效。目前，ZD 6474 100～300mg/d 正在进行 II 期和 III 期的临床研究。

4.血管生成的内源性抑制剂

最初有人曾设想原发性肿瘤可以通过产生一种抗血管生成的物质如内皮抑素（endostatin）和血管抑素（angiostatin）来抑制肿瘤自己的生长和转移。内皮抑素可以抑制内皮细胞的增殖，从而增加肿瘤细胞的凋亡。I 期临床研究中曾经试图用一系列的替代性生物学的终目标来监测肿瘤的变化，如系列肿瘤活检；血清取样进行离体的内皮细胞增殖生物测定；采用各种手段进行血流定量的测定等。I 期临床研究中通过静脉给药的剂量范围为 16 - 600mg/m²·d，药物耐受性较好。未看到剂量限制性毒性，表现为线性药代动力学的特点，在一小部分病人中还观察到肿瘤缩小和长时间的稳定。由于某些原因，这个药物未能继续在西方国家发展。

我国在这一药物的进一步发展上作出了杰出的贡献。孙燕教授等组织了用国产的内皮抑素 YH-16 的 I～III 期临床研究。其中 III 期随机临床研究入组了 493 名 IIIB 期和 IV 期的 NSCLC 病人，分别加入长春瑞滨加顺铂（NP）案组和 NP 加 YH-16 组。有效率为 19.5% vs 35.4%（P=0.003），中位 TTP 为 3.6 个月 vs6.3 个月（P<0.001）。II、IV 度的中性粒细胞下降、贫血、恶心、呕吐等毒副作用 2 组相似，并未因加入 YH-16 而增加。随着随访时间的延长，中位生存期、1 年生存率等数据都将很快得出。本研究说明内皮抑素可以与化疗药物 NP 方案发生协同或相加作用，TTP 的如此延长在国际大型 III 期 NSCLC 的研究中尚属少见，非常

可能会转化成生存期上的优势，使 NSCLC 的治疗有实质上的进步。

5.环氧化酶-2 的抗血管生成作用

环氧化酶-2（COX-2）是由细胞因子、生长因子、癌基因和肿瘤启动子（promoter）等诱导而生成的，在正常组织中一般检测不出。在 NSCLC 中，COX-2 的表达增高，常常是预后不好的肿瘤性标志物。COX-2 能诱导产生若干种前列腺素，而后者又能促进肿瘤血管生成和抑制凋亡。COX-2 抑制剂塞来昔布（celecoxib, celebrex）在最近的临床研究中证明与紫杉醇、卡铂联合应用作新辅助化疗，能够增加早期 NSCLC 的切除率和临床及病理的有效率。一项 II 期的临床研究显示塞来昔布与多西他赛联合作为复发性 NSCLC 的二线治疗有 15.4% 的有效率和 23.1% 稳定率。塞来昔布与吉西他滨、顺铂联合应用在 19 名 IIIA、IIIB 期 NSCLC 病人中有 16%（3/19）的 CR 率，37%（7/19）的 PR 率和 37%（7/19）的稳定率，只有 2 名（占 10%）病人病情进展。9 名病人其后进行了根治性手术，其中 2 名达到病理学的 CR。5 名进行了根治性放疗，放疗后有 1 名又可以进行根治性切除。目前本研究还在继续入组中，以观察该方案在新辅助治疗中的作用。

6.联合抗血管生成和其他靶向药物的治疗

由于肿瘤的进展、转移和血管生成依赖于多种生长因子的激活通路和基因的改变，因此，同时阻断若干种信号传导通路有可能起到治疗的作用。最近，有学者用贝伐单抗和 Tarceva 对一组 NSCLC 病人进行了 VEGF 和 EGFR 双阻断的尝试，发现在 40 名可评价的病人中，PR 率为 20%，SD 率为 25%。在 I 期研究中也未发现剂量限制性的毒性，因此可能是一个安全有效的非细胞毒性药物的联合治疗方案。由于是在复治的病人中取得的疗效，值得进一步深入研究。

血管的直接抑制，如内皮抑素对于瘤床内的微血管内皮细胞的作用可以防止他们对各种内皮细胞分裂素的应答和反应。间接的抑制，如 EGFR 酪氨酸激酶抑制剂又可以抑制肿瘤本身内皮细胞分裂素，如前血管因子 bFGF、VEGF、TGF-0 等。最近的一些临床研究都倾向于同时靶向肿瘤细胞和肿瘤相关的血管内皮细胞具有最好的临床效果。因此，联合靶向治疗是目前研究的热点课题。

（二）酪氨酸激酶受体抑制剂

1.酪氨酸激酶受体（EGFR）的生物学特征

人类基因组编码干预与各种疾病有关的 500 多种蛋白激酶，其中包括肿瘤。伊马替尼（imatinib， Gleevec，STI 571）的研究在慢性粒细胞性白血病和胃肠间质性肉瘤中取得了令人信服的突破性进展。证明了酪氨酸激酶受体（RTK）的确可以成为新型抗肿瘤药的靶目标。现在，这一理论已扩展到其他细胞表面的酪氨酸激酶系统如血管内皮生长因子受体（VEGFR）和表皮细胞生长因子受体（EGFR）。

EGFR 是 HER（human epidermal receptor）家族成员中的一个。该家族包括 4 个受体，分别叫 EGFR（HER 1/Erb B1）、HER 2（Erb B2）、HER 3（Erb B3）和 HER4（Erb B4）。HER 家族成员之间的功能是密不可分的，迄今还在不断探索中。如，目前 HER 2 没有已知的配体，它和其他家族成员的异源二聚体一但被其他配体激活后能形成很高的细胞增殖指数。HER3 虽然有配体，但缺乏酪氨酸激酶的活性。因此，像 HER2 一样，若无其他家族成员的配合不能独立发挥作用。

EGFR 是一个 170 000 的跨膜糖蛋白，由氨基端形成细胞膜外的配体结合区和跨膜的螺旋结构以及细胞内的含于胞质中的主区。EGFR 的酪氨酸激酶成分实际上还在这个主区内。EGFR 的内源性配体至少有 6 种，包括 EGF、TGF-α、肝素联接性 EGF、表皮调节素（epiregulin）、双向调节因子（amphiregulin）和β细胞素（betacellulin）。其中，TGF-α和 EGF 是在对肿瘤的作用中研究得最多的。在配体结合时，EGFR 与 HER 家族的其他成员形成同源二聚体或异源二聚体，导致酪氨酸激酶成分的激活和羟基端酪氨酸残基的自动磷酸化反应。这些磷酸化了的酪氨酸起了一个胞浆内信号分子的联接点作用，并激发了一系列复杂精细的下游网络，其中包括 STAT 3、PI 3、Ras/MAP 激酶等信号通路。这样，配体联接和其后胞浆内运作过程的最终结果就是信号从细胞表面到核内的转导以及所形成的细胞增殖、分化、迁移、黏附，抗拒凋亡、延长生存和增加基因转录。

2.小分子酪氨酸激酶抑制剂

虽然胞浆内复杂精细的反应过程尚未完全明了，阻断 EGFR 酪氨酸激酶从而打破胞浆内信号链反应可以干扰肿瘤细胞的生长和增殖。这方面，目前已研发了很多奎那唑啉或嘧啶的小分子化合物。其中，吉非替尼（gefitinib, Iressa, ZD1839）和厄罗替尼（erlotinib, Tarceva, OSI 774）在临床上是研究得最多的。多个 I 期临床研究显示，体内药物代谢半衰期的情况适合每日 1 次的给药方式。最常见的毒副作用是 I 或 II 度的皮疹和腹泻、恶心。吉非替尼的剂量限制毒性（DLT）是在 700mg/d 时的 II 度腹泻，停药后可逆转，少数病人观察到一过性肝脏酶类的升高。因此，II 期研究是在 250mg/d 和 500mg/d 两个剂量组中进行的。厄罗替尼的毒副作用与吉非替尼相似，推荐进一步临床研究的剂量是 150mg/d。

II 期临床研究，吉非替尼是在两项大型 IDEAL（Iressa Dose Evaluation in Advanced Lung Cancer）试验中进行的。每项都有 200 名病人随机进入 250mg/d 组和 500mg/d 组。IDEAL1 是在日本和欧洲进行的，更多地用于一、二线化疗失败的情况。有效率 2 个剂量组分别为 18.4% 和 19.0%，疾病控制率（有效加稳定）

为 54% 和 51%，中位生存期为 7.6 个月和 8.0 个月；1 年生存期为 35% 和 29%。虽然未看到疗效和剂量的关系，但毒副作用显然在 500mg/d 组更加明显。亚组分析中，发现腺癌和细支气管肺泡癌更有效，女性病人更有效（P=0.017）。IDEAL 2 是在北美进行的研究，主要用于病人二线或更多线化疗失败的情况。其中有 25% 的病人用过四线或更多线的化疗。2 个剂量组的有效率分别为 11.8% 和 8.8%，疾病控制率为 42% 和 36%，中位生存期为 6 个月。观察到的另一个现象是：吉非替尼的疗效似乎不受以前化疗的影响，甚至以前的化疗越多疗效越好。如二线有效率是 8%，三线有效率是 10%，而四线有效率为 150%。目前，还无法解释这些现象。在吉非替尼的研究中，有一项大型Ⅲ期随机对比研究（ISEL，Iressa Survival Evaluation in lung Cancer），对一线或二线化疗失败的病人进行了吉非替尼和安慰剂的对比研究。全球 28 个国家 210 个中心共 1692 名晚期病人参加了研究。研究的终目标是生存期，次目标有到治疗失败时间（TTF）、有效率（RR）和生存质量（QOL）等。出人意料的是：与安慰剂组对比未能看到吉非替尼在生存期上的优势。吉非替尼与安慰剂组的中位生存期为 5.6 个月 vs 5.1 个月，1 年生存率为 27% vs 22%（P=0.11）。即使把腺癌单独进行统计，2 组对比也是 6.3 个月 vs 5.4 个月，31% vs 17%，P= 0.087，仍无统计学意义。但在亚组分析中看到，东方人（HR=0.66，P=0.001）、从不吸烟者（HR=0.67，P=0.012）与整个群体比有明显的优势。因此，使用吉非替尼时群体选择的异源性值得重视。Lee 等甚至专门在 37 名从不吸烟的晚期肺癌病人中用吉非替尼作一线治疗，有效率为 69%，无进展生存期为 33 周，预计的 1 年生存率为 73%。这些数据均远远超过当代的一线化疗方案。可见，针对性地选择治疗群体能够最大程度地发挥某一特定分子靶向药物的作用，也给病人带来最大的益处。

中国医学科学院参加的阿斯利康公司 EAP 研究资料统计，截止到 2004 年 12 月 91 例晚（Ⅳ）期患者随访结果，作为三线和二线治疗的有效率为 26.4%，稳定率为 27.5%，合在一起的临床受益率为 53%。与我国的临床注册研究和日本学者的研究结果大致相间。经我们随访 12 个月的 54 例病人，中位生存期为 11.7 个月，1 年存活率为 48%，都是目前国际上少有的好效果。中国其他单位的研究也证实了吉非替尼可能对亚洲人有独特的疗效，其原因还需进一步做深入的分子生物学等方面的研究。据调查，EGFR 的突变率对疗效有重大的影响。亚洲人的突变率比西方人高，女性的突变率也高于男性。近来，有人对吸烟状况与突变率的关系也做了深入调查。Phanm D 等在 265 人中发现从不吸烟者的 EGFR 突变率可达 51%，吸烟在 15 包 1 年（即 1 天 1 包连续 15 年或等额值如 2 包 7.5 年）以下者的突变率为 30%～46%，在 16～75 包/年者的突变率为 9%～10%，在 75 包/年以上者为 0。因此，吸烟造成 EGFR 突变率的下降，而下降者疗效就不好，预后也不好。这一倾向性不仅表现在对靶向性药物治疗上，也表现在对化疗的疗效上。这些发现，为我们宣传戒烟提供了有力的证据。另一项多国多中心参与的Ⅱ期临床研究对比了吉非替尼和多西他赛在二线晚期 NSCLC 中的作用，有效率为 15.2% vs 12.7%，疾病控制率为 82.6% vs 63.6%，2 组没有统计学上的差别，但在耐受性和毒副作用上吉非替尼更有优势。因此，在二线治疗上形成对标准化疗方案的强劲挑战。

另一项大型期临床研究（BR 21）是与 ISEL 相似的厄罗替尼的研究。虽然在有效率上与 ISEL 中的吉非替尼相似（9% 比 8%），但在总生存期上与安慰剂对比明显超出（HR=0.70），1 年生存率为 31% 比 22%（P<0.001）。为何这两种酪氨酸激酶阻断剂会有这样的差别，曾有多种原因的分析，但无最终结论。有一点，即群体的不一致性是值得注意的。在 ISEL 研究中，仅有 18% 的病人对最后一次化疗方案有效，而 BR21 中这一比例为 38%。ISEL 中 45% 入组者是肿瘤进展者，而 BR21 中是 28%。此外，两项研究中病人来源的地域分布也是不一样的，有可能不同的环境影响因素和其他因素影响了结果。

令人非常关注的一个问题是：酪氨酸激酶抑制剂与化疗方案合用是否会有更好的效果？两项大型的Ⅲ期随机临床研究回答了这个问题。INTACT（Iressas in NSCLC Tial Assessing Combination Terapy）入组了 1093 名晚期初治的病人，随机进入吉非替尼 250mg、500mg 和安慰剂组，同时使用顺铂/吉西他滨化疗方案。中位生存期分别为 9.9 个月、9.9 个月和 11.1 个月，完全没有提高。INTACT2 将 1037 名病人随机分入同样的 3 组加卡铂/紫杉醇方案，中位生存期分别为 9.8 个月、8.7 个月和 9.9 个月，也完全没有任何益处，无协同或相加作用的原因迄今尚无明确的解释。一些专家认为同步使用化疗和吉非替尼可能有颉颃作用，因而最好是续贯使用。另一些人更倾向于由于未能区分生物学上对 RKT 抑制剂有效的亚群，而在一个未选择性的群体中使用冲淡了这一作用的益处。就像曲妥珠单抗在乳腺癌病人中的使用一样，若不检查 HER-2 的表达就可能会误以为无效。近来 EGFR 突变和基因表达数量的研究直接影响到吉非替尼的疗效，就说明了这一问题。

厄罗替尼在另外 2 项大型Ⅲ期研究 TRIBUTE 和 TALENT 中也未能证明与卡铂/紫杉醇方案和顺铂/吉西他滨方案联合应用有何好处。

3.单克隆抗体 EGFR 抑制剂

西妥昔单抗（etuximab，Erbitux，C225）是针对 EGFR 的一种 IgG 1 单克隆抗体。EGFR 的配体如 EGF、TGF-α一旦结合到受体上就能激活下游信号传导通路而使肿瘤生长和增殖，对化疗、放疗的抗拒、增加转移的倾向，表现为很差的临床预后和短生存期。通过阻断 EGFR，西妥昔单抗可以防止信号传导通路的激活，从而阻止肿瘤细胞的生长。此外，它还可以通过抗体依赖性细胞介导的细胞毒性（ADCC）作用引发细胞免疫效应。

西妥昔单抗的给药方式为：首剂 400mg/m² 2 小时以上静脉点滴，以后每周 250mg/m² 1 小时静脉给药，每次给药前都应进行抗组织胺的预处理以防止过敏反应。

Lilenbaun 等观察了西妥昔单抗在 66 名复发转移的 NSCLC 病人至少是二线以上治疗中的作用。其中，13 名从未吸烟，38 名是三线或更多线的治疗。总有效率为 5%，疾病控制率为 35%，中位 TTP 为 2.3 个月，中位生存期为 8.1 个月，1 年生存率为 41%。最常见的不良反应为皮疹，占 91%，但Ⅲ度仅占 6%。其他Ⅲ、Ⅳ度的不良反应有呼吸困难（15%）、疲倦（14%）、感染（9%）、头痛（6%）、背痛（5%）和肺炎（5%）。

在一项随机对照的Ⅱ期临床研究中，Rosell 等观察了西妥昔单抗加或不加 NP（NVB 25mg/m²，iv 1、8 天，PDD 80mg/m² iv 第 1 天，每 21 天为 1 周期）方案在一线治疗 NSCLC 中的作用。86 名病人随机进入 2 个组，每组 43 人。经过确认后的有效率 2 组分别为 35% vs 28%；无进展生存期（PFS）分别为 4.8 个月 vs 4.2 个月；中位生存期为 8.3 个月 vs7.0 个月。Ⅰ、Ⅳ度皮肤不良反应为 12% vs 0；中性粒细胞下降为 50% vs 37%。这一研究为 2004 年开始的大型Ⅲ期研究（FLEX）进行了初步的探索，表明西妥昔单抗与化疗可能有相加或协同作用。

在二线治疗中，Kim 等在 54 名 NSCLC 病人中，用西妥昔单抗加标准的多西紫杉醇（75mg/m² iv 每 3 周 1 次）。发现有效率为 22%，中位 PFS 为 2.6 个月，说明在二线治疗中与化疗可能有协同或相加作用。最常见Ⅲ度不良反应为痤疮样皮疹 20%，疲倦 19%，过敏反应 7%，发热和寒战 7%。西妥昔单抗已经被美国、欧洲、拉丁美洲和亚太地区的很多国家批准为晚期转移性结直肠癌失败予伊立替康化疗后，与伊立替康联合用药，这一点是很值得我们重视的。说明该单抗可以逆转对化疗的耐药，使肿瘤细胞对化疗药又重新敏感起来，从而发挥与化疗药的协同作用。随着对 NSCLC 研究的不断深入，我们也希望西妥昔单抗能够在这一领域发挥其独特的作用，使 NSCLC 的治疗更上一层楼。

（三）晚期 NSCLC 的免疫治疗：从二线走向一线

免疫检查点抑制剂正在快速地改变晚期非小细胞肺癌（non-small cell lung cancer，NSCLC）的治疗格局，特别是作用于程序性凋亡因子 1 受体（programmed death-，PD-1）及其配体（PD-L1）的单克隆抗体。短短 18 个月，已经有 3 个 PD-1/PD-L1 抗体，进入晚期 NSCLC 的二线治疗。Nivolumab、Pembrolizumab、Atezolizumab 分别凭借 CheckMate017、CheckMate057、KEYNOTE010 及 OAK 研究获得晚期 NSCLC 二线治疗的适应证。这些大型、Ⅲ期随机对照研究在含铂两药方案化疗失败的晚期 NSCLC 中比较 PD-1/PD-L1 抗体与多西他赛，结果表明

Nivolumab、Pembrolizumab、Atezolizumab 在缓解率（overall response rate， ORR）、无进展生存时间（progression-free survival，PFS）或（及）总生存（overall survival，OS）上明显好于标准二线化疗多西他塞，由此奠定了 PD-1/PD-L1 单抗在晚期 NSCLC 二线治疗中的地位。

自 70 年代起，含铂化疗一直是晚期 NSLC 的标准一线治疗。因为化疗的疗效有限且不良反应明显，而且治疗手段匮乏，对于野生型患者而言，一线治疗并未获得突破性进展。随着 PD-1/PD-L1 单抗在晚期 NSCLC 的二线治疗中得到认可，应用于一线治疗的相关研究正在火热进行中。目前已有两项亚期随机对照研究公布了结果，多项大型Ⅲ期临床研究仍在入组中。本文就 PD-1/PD-L1 抗体在晚期 NSCLC 一线治疗中的现状、未来的发展方向进行全面阐述。

1.单药的一线治疗

多项Ⅲ期随机对照研究的结果显示，在未经选择的人群，PD-1/PD-L1 抗体二线治疗晚期 NSCLC 的缓解率（overall response rate，ORR）约在 14.0%～20%，mPFS 3.5～4.0 个月，mOS9.2～13.8 个月。这样的疗效与标准二线治疗药物多西他塞 7%左右的近期缓解率相比，均表现出优越性。但是，在晚期 NSCLC 的一线治疗中，含铂两药方案的 ORR 达 25%～35%；如果想超越这个疗效，势必要用生物标志物来收集有效的治疗人群。到目前为止，主要的策略是用 PD-L1 的表达来筛选患者。为此，一些Ⅲ期临床研究进行了相应的探索。在 KEYNOTE 001 研究中，Pembrolizumab 单药治疗晚期 NSCLC 的 ORR 为 24.8%；但在 PD-L1 表达≥50 的初诊人群（n=27），ORR 上升到 58%，24 个月 mOS 达到 61%。在 CheckMate 0.12 研究中，52 例晚期 NSCLC 患者一线接受 Pembrolizumab 单药治疗，ORR 23%，mPFS 3.6 个月：在 PD-L1 高表达（D-L1≥50%）人群（n=12），ORR 高达 50%，mPFS8.3 个月，1 年生存率 83%。2016 年 ASCO 会议上报道了抗 PD-L1 抗体 Durvalumab（MEDI4736）治疗初诊晚期 NSCLC 患者的安全性和临床活性 121，共入组 59 例患者，其中 PD-L1 高表达患者 49 例，Durvalumab 治疗剂量 10mg/kg q2w，全组患者的 ORR 为 27%，PD-L1 高表达患者的 ORR 为 29%，PD-L1 低表达 1 阴性患者的 ORR 为 1%；1%患者出现了≥3 级的药物相关不良事件，安全性可控。2016 年 WCLC 会议报告了一项Ⅱ期研究（BIRCH 研究），评价 Atezolizumab 治疗 PD-L1 表达的未经化疗的晚期 NSCLC。入组 138 例 PD-L1 表达[TC2/3 化和（或）IC2/3]阳性患者，在 TC3 或者 IC2/3 的患者，ORR25%，mPFS7.3，mOS 23.5 个月；在 TC3 或者 IC2/3 的患者：ORR 34%，mPFS7.3，mOS26.9 个月，评价 Atezolizumab 对比化疗一线治疗 NSCLC 的Ⅲ期临床研究正在进行中。

最引人关注的是两项Ⅲ期随机对照 KEYNOTE-024 和 CheckMate026 研究，分别在 PD-L1 阳性人群中比较一线含铂化疗方案与 Pebolizumab 或 nivolumab 研究。将目标人群定位在 PD-LI 表达≥50%的晚期 NSCLC，入组 305 名患者，所有受试者被随机分配至 pembrolizumab 组（20mg/3 周，静脉滴注）和含铂化疗组。研究发现，pembrolizumab 组的中位 PFS 为 10.3 个月，明显长于化疗组 的 6.0 个月（HR=0.5，P<0.001）；ORR（45% vs 28%，P=0.001）和 mOS（中位 mOS 两组均为达到，HR 0.6，P=0.005）均显著优于化疗组。Pembrolizumab 治疗组 3～4 级不良反应的发生率明显低于多西他塞（26% Vs 51%）。同时，Pembrolizumab 可显著改善患者的健康相关生活质量（Health-Related Quality of Life， HRQOL），可使患者的症状和功能得到改善或维持在较高水平，显著延长至疾病恶化时间。基于 KEYNOTE-024 研究的结果，FDA 已批准 Pembrolizumab 作为 PD-L1 表达 TPS≥50%的晚期 NSCLC 新的标准一线治疗。

与此形成鲜明对照的是 CheckMate 026 研究，其设计与 KEYNOTE-024 研究相类似，主要不同的是入组人群，以 PD-L1 表达≥1%的Ⅳ期初诊 NSCLC 作为研究对象，以 PD-L1 表达≥5%的患者作为评价疗效的目标人群，共 541 例患者进入分析，结果 Nivolumab 未达到预设的主要研究终点，mPFS 对比单纯化疗未显示出优势（4.2 vs 5.9 个月，P=0.25），两组的 ORR（26% vs 33.5%）和 OS（14.4 vs13.2 个月，HR1.02）亦无统计学差异。这两项对照强烈的研究证明单药的 PD-1/PD-L1 抗体要达到较高的疗效，势必要富集优势人群。相比 PD-1/PD-L1 抗体的单药治疗，免疫联合治疗则可以通过协同、叠加等效应提高疗效，扩大受益人群。

2.PD-1/PD-L1 抗体联合化疗

细胞毒药物具有多方面的正向免疫调节作用，降低免疫抑制性细胞的数量和活性，增加肿瘤抗原递呈，激活和诱导树突状细胞成熟，增加效应 T 细胞功能，诱导肿瘤细胞 PD-L1 表达，等等。前期研究表明化疗联合 PD-1/PD-L1 抗体具有协同抗肿瘤作用。KEYNOTE-021 C 队列研究采用 pembrolizumab 2 或 10mg/kg Q3W 联合卡铂/培美曲塞治疗晚期、初诊非鳞 NSCLC，入组 24 名患者，ORR 71%，mPFS 10.2 个月，中位 mOS 未达到；1 例患者因 3 级表皮坏死导致治疗中断，无预期外毒副作用，无治疗相关死亡。KEYNOTE-021 G 队列研究一项Ⅱ期的随机对照研究，旨在未经化疗的晚期非鳞 NSCLC 患者中比较 Pembrolizumab 联合卡铂+培美曲塞与单纯化疗，筛选了 219 例患者，123 例患者可评价疗效，Pamhralimmab 联合化疗组相比单纯化疗组明显提高了 ORR（55% vs 29%，P=0.0016），显著延长了 mPFS（13.0 vs 8.9 个月，P=0.01，HR0.53），两组的 mOS 无明显差异。在 PD-L1≥50%的亚组人群，联合治疗组的 ORR 高达 80%，显著高于化疗组的 35%。联合治疗组≥3 度的治疗相关不良反应发生率高于化疗组（39% vs 26%），但总体不良反应可耐受，不良反应谱可管理。这是首个评价 PD-1/PD-L1 抗体联合化疗对比单纯化疗的 Ib 期随机对照研究。目前，Pembrolizumab 联合化疗已获 FDA 突破性治疗药物资格。其他 PD-1/PD-L1 单抗，如 nivolumab 和 Atezolizumab 均进行了与化疗联合的相关研究。前期报道的Ⅰ期研究显示 nivolumab 和 Atezolizumab 联合含铂方案化疗一线治疗晚期 NSCLC 的缓解率分别达 47% 和 64%，这些Ⅰ期研究的结果显示 PD-1/PD-L1 抗体联合含铂方案化疗的近期疗效具有可比性，在晚期 NSCLC 的一线治疗中有望超越单纯化疗；是否能如愿斩获一线治疗的适应证，仍需大样本的Ⅲ期随机对照研究。现阶段多个 PD-1/PD-L1 抗体均有多项相关Ⅲ期随机临床试验正在入组中，以评估这些联合模式在晚期 NSCLC 一线治疗中的作用。

3.PD-1/PD-L1 抗体联合 CTLA-4 抗体

除了联合化疗，另一种引人关注的组合是 PD-1/PD-L1 抗体联合靶向细胞毒 T 淋巴细胞相关抗原 4（cytotoxic T lymphocyte-associated antigen-4，CTLA-4）抗体。CTLA-4 通路对于淋巴结部位的 T 细胞活化起作用，CTLA-4 抗体能使 T 细胞活化增殖能力变强，并且使 T 细胞分化为效应 T 细胞，如细胞毒性 T 淋巴细胞（CTL）。CTLA-4 和 PD-1 这两个抑制剂会在不同的环节和不同阶段对 T 细胞功能进行加强。临床前研究提示两者联合可放大 checkpoint 阻断作用，在免疫微环境中，充分恢复 T 细胞杀伤肿瘤细胞的效能。CheckMate 012 研究是一项多中心Ⅰb期临床研究，分别评价 Nivolumab 单药、Nivolumab 联合 Ipilimumab 的不同给药方式治疗未经化疗的晚期 NSCLC，联合治疗组 77 例患者可评价疗效，总体 ORR 43%，mPFS 为 8.0 个月，2 年生存率 44%，mOS 21.8 个月。Nivolumab 联合 Ipilimumab 的疗效在 PD-L1≥1% 人群，ORR 57%，mPFS 达 12.7 个月；在 PD-L1≥50% 亚组，ORR 高达 92%，mPFS 13.6 个月。Nivolumab 联合 Ipilimumab 治疗的不良反应可耐受，不良反应谱同既往报道，NIVO 3 Q2 周 +IPI 1 Q12 周治疗组（n=38）的不良反应发生率稍高于 NIV0 3 Q2W+IPI 1 Q6W 治疗组（n=39），3～4 级毒性的发生率分别为 42% 和 31%，延长随访后未发现新的安全性问题或治疗相关死亡。CheckMate 012 研究结果证明，Nivolumab 联合 ipilimumab 在 PD-L1≥1% 的人群显示出良好疗效，其疗效随着肿瘤细胞 PD-L1 表达的增高而增强。此结果鼓励在晚期 NSCLC 的一线治疗中开展 Nivolumab 联合 ipilimumab 的进一步研究。目前Ⅲ期随机对照研究 CheckMate227（NCT02477826）已经在进行中。

PD-L1 抗体（durvalumab）联合 CTLA-4 抗体（tremelimumab）的Ⅰb期研究在 102 例初诊的晚期 NSCLC 中进行，sAE 的发生率达 36%，约 28% 的患者中断治疗。基于前期研究的安全性及临床资料，在剂量扩增研究中，推荐治疗剂量 durvalumab 20mg/kg 加 tremelimumab 1mg/kg，每 4 周 1 次；在 63 例可评价疗效的患者中，ORR23%。Durvalumab 联合 tremelimumab 对比含铂两药化疗一线治疗初诊晚期 NSCLC 的Ⅲ期随机对照 MYSTIC 研究（NCT02453282）和 NEPTUNE

研究（NCT02542293）正在入组中。

4.PD-1/PD-L1 抗体联合其他药物

肿瘤血管生成与肿瘤的免疫抑制相互促进,相互影响。临床前研究显示 VEGF 通过不同的机制在免疫抑制调节中发挥着重要的作用, 同时免疫抑制细胞对肿瘤血管生成具有促进作用,因此抗血管生成治疗联合免疫治疗具有协同效应。临床数据显示:贝伐珠单抗联合干扰素、CTLA-4 抑制剂取得了较好的临床疗效, 且耐受性良好。目前多个贝伐珠单抗联合免疫治疗（Checkpoint 抑制剂及疫苗）的研究正在开展,尤其是贝伐珠单抗联合化疗及 Atezolizumab 的随机对照研究已进入Ⅲ期临床,结果值得期待。

靶向药物是驱动基因阳性患者的主要治疗手段,与 PD-1/PD-L1 抗体的强强联合是否能达到增效作用? TATTON 研究评价 osimertinib 联合 durvalumab 治疗 EGFR 突变的晚期 NSCLC, A 组 23 例为 EGFR-TKI 治疗失败患者, B 组 11 例为初诊患者,结果发现联合治疗在 A 组有 6 例（26%）患者出现间质性肺炎, 2 例为 3/4 级;B 组有 7 例（64%）患者出现间质性肺炎, 3/4 级 3 例。一项 I 期、开放性、多中心研究（NCT02040064）评价 Tremelimumab 联合吉非替尼在 ECFR 突变的 NSCLC 患者中安全性、耐受性和临床疗效,针对吉非替尼与厄洛替尼治疗失败的 IV 期 NSCLC 患者,共入组 20 例,至少接受 1 个剂量 Tremelimumab 治疗, 17 名患者可评估疗效及安全性,无 CR 和 PR 患者, DCR 62% ,联合用药的不良反应谱与单药一致。鉴于 PD-1PD-L 抗体在 EGFR 突变患者中的疗效偏低,结合一些小样本的初步研究结果, PD-1/PD-L 抗体联合 EGFR TKIs 可能有较高的间质性肺炎发生率。该联合治疗模式受到一定质疑,现阶段正在进行的主要是 I 期探索性研究。

T 细胞的活化受抑制性和刺激性受体双重调节作用,如 PD-1、CTLA4 抑制 T 细胞的活化,刺激性分子激活增强 T 细胞受体的信号通路。0X40 促进抗原依赖性效应 T 细胞的活化并调节抑制 T 细胞。0X40 激动剂具有双重作用机制,刺激效应 T 细胞、调节抑制性 T 细胞。0X40 激动剂 MOXR0916 是一种人工合成的 IgG1 抗体,临床前研究证明 0X40 激动剂和 PD-L1 抑制剂联合具有互补效应。在 2016 年 ASCO 会议上,报道了 0X40 激动剂 MOXR0916 联合 PD-L1 抑制剂 Aeolizumab 治疗晚期实体肿瘤患者的剂量递增 I b 期研究,结果显示饱和剂量的 MOXR0916 在与 Aeolizumab 联合使用时耐受良好,未达到剂量限制性毒性。

5.预测疗效的生物标志物

在 PD-L1 表达 TPS≥50% 的晚期 NSCLC 中, Pembrolizumab 单药一线治疗的疗效已经得到确认,目前 NCCN 指南已推荐其用于此类患者,但一些关键问题随之而来。首先关于 PD-L1 高表达的 cut-off 值问题，TPS>50%已经得到认可。TPS≥25%是否可行？目前已有针对 PD-L1 表达 TPS≥25%人群的相关研究。第二，关于 PD-L1 的检测问题，如何对不同的检测试剂、检测平台、检测对象进行标准化评估？蓝印计划的研究结果显示，检测 PD-L1 表达的常用三种抗体 22C3、28-8 和 SP263，在检测率上有高度的一致性，是否这三种抗体及其检测平台的结果可以互相通用？第三，由于 PD-L1 表达≥50%的人群只占约 30%的肺癌患者，是否在占比高达 70%的 PD-L1 低表达或者不表达人群，PD-1/PD-L1 抗体在一线治疗将就此失去机会？答案显然是否定的，免疫联合治疗为这类患者带来了希望，其中主要是 PD-1/PD-L1 抗体与化疗或者是 CTAL4 抗体的联合。第四，是否有其他的生物标志物可用于筛选免疫检查点抑制剂的有效人群？目前，肿瘤突变负荷（tumor mutation burden，TMB）已渐渐进入大家的视线。

TMB 定义为基因组中体细胞突变的数目，目前通常用的是每一段碱基上面有多少变异数。随着时间的积累，体细胞突变数会增加，胚系突变也会增加，所以衰老本身就是肿瘤的高危因素。除了衰老，还包括一些外源性的诱变因素，比如吸烟紫外线暴露等，能够引起 TMB 的增加。此外，维持基因组稳定与 DNA 修复机制相关的基因，比如说 BRCA1、BRCA2、TP53，这些基因突变亦能够导致体细胞突变频率增加。错配修复能力的减弱导致超突变或微卫星不稳定性，同样会引起 TMB 的增加。TMB 主要的生物学意义在于反映了突变的量。突变可能导致基因产物发生变化，从而导致蛋白水平发生变化。突变产生新抗原，而这些新抗原的表位人体本身是不存在的。如果这时候能够激发机体的免疫系统，就有可能利用免疫反应来攻击肿瘤细胞。

目前，二代测序（NGS，next generation sequeneing）是主要的检测 TMB 的技术手段。TMB 有许多的 cut-off 值，一个重要的原因就是随着 NGS 所测序列的范围不同，得到的结果就不同。大致可以将 NGS 分为 3 类，全基因组测序（wholegenome sequencing）、全外显子测序（WES，Whole-exome sequencing）和靶向测序（Targeted gene panels）。靶向测序根据所选定的靶基因范围可能是只测几个基因，也可以检测几十个基因或者几百个基因。有研究显示靶向基因测序与全外显子测序（WES）有很好的关联性。

2015 年 Rizvi 等在 Science 杂志上发表了一项研究，该研究选取了 pembrolizumab 治疗 NSCLC 研究（PD-L1 未选择人群）的两个队列的患者来进行全外显子测序（WES），入组患者 34 例。高 TMB 定义为>200 非同义突变/每个样本。此研究发现持续临床获益（DCB，定义为 PR 或 SD 持续超过 6 个月）患者的非同义突变负荷（中位值：299）比无持续临床获益（NDB）患者的非同义突变负荷（中位值：127）显著增高（P=0.0008）。而高 TMB（n=17）的 mPFS 比低 TMB（n=17）的 mPFS 更长（HR 0.19，95% CI 0.08~0.47，log-rank P-0.0004）。

从这项研究结果来看，似乎突变负荷越高，疗效越好。2016 年世界肺癌大会上报道了 TMB 和 Atezolizumab 治疗晚期 NSCLC 疗效的相关性，其结果与此相似。

在 2017 年 AACR 上报道了 Checkmate-026 研究的探索性分析的结果：TMB 对于 nivolumab 一线治疗Ⅳ期或复发性 NSCLC 临床疗效的影响。该研究的 TMB 分析是采取全外显子测序。方法为将肿瘤组织 DNA 和血液来源的胚系 DNA 分别做全外显子测序，得到肿瘤组织和胚系的外显子数据，然后从这两者当中得到体细胞错义突变，两者数据能匹配的就是最后的 TMB 数据。TMB 的阈值根据总的错义突变数目来设定。分为低 TMB：<100 个突变；100≤中 TMB<242 个突变；高 TMB≥243 个突变。最后有 312 （58%）名患者可以用来做 TMB 分析。

结果发现，在高 TMB 人群中，nivolumab 组的 mPFS（n=47）明显高于化疗组（n=60），分别为 9.7 个月和 5.8 个月（HR=0.62，95%CI：0.38 ~ 1.00）。而在低/中 TMB 人群中，mPFS 的结果在 nivolumab 组（n=111）和化疗组（n=94），分别为 4.1 个月和 6.9 个月（HR-1.82，95%C1：1.30~2.55）。两个人群是相反的结果，在 ORR 中两个人群也看到了类似相反的结果。但在 OS 中，两个 TIMB 人群都没有在 nvoumab 组和化疗组之间观察到显著性差异。

Checkmate 026 还分析了不同吸烟状态下 TMB 的分布情况，表明目前吸烟和以前吸烟人群的 IMB 比从不吸烟的 TMB 要高。这点和我们之前对于吸烟和 TMB 的认知是相符的。 checkmate 26 还对 TMB 与 PD-L1 表达的相关性做了分析，表明 IMB 与>1%P-LI1 患者肿瘤中的 PD-L1 的表达没有相关性。将 TMB 和 PD-L1 表达整合起来分析，分为高 TMB 同时 PD-L1≥50%、高 TMB 同时 PD-L1 表达 1% ~ 49%、低/中 TMB 同时 PD-L1≥50%、低/中 TMB 同时 PD-L1 表达 1% ~ 49%四个人群。发现高 TMB 同时 PD-L1≥50%的人群 （n=16），nivolumab 治疗的 ORR 为 75%，疗效远远高于其他 3 个人群。

这项探索性研究的结论认为：①CheckMate026 研究是第一项证明高 TMB 病人接受 PD-1 单药治疗有更好获益的Ⅲ期研究，这是迄今最大的评估 TMB 获益人群的研究。②在这项探索性分析中：Nivolumab 组若不考虑 PD-L1 水平，高 TMB 病人 mPFS 更久；高 TMB 人群，Nivolumab 对比化疗显著改善 ORR 和 mPFS；高 TMB 同时 PD-L1≥50%的患者从 nivolumab 治疗中最获益。但两组 OS 结果相似。③目前的研究表明 TMB 越高，临床获益越多。TMB 作为免疫检查点抑制剂的疗效预测因子正越来越引起大家的关注。

5.小结

基于 KEYN0TE-024 研究的结果，PD-L1≥50%的晚期、野生型 NSCLC 的一线治疗模式已经发生改变，推荐 Pembrolizumab 单药作为一线治疗；相信不久的将来，会有多个 PD-1/PD-L1 抗体进入可供选择的行列。对于 PD-L1 低表达或者不表达的人群，主要的解决之道是联合治疗。目前报道的 PD-1/PD-L1 抗体联合其他药物的临床研究均为Ⅰ/Ⅱ期，普遍存在样本量小、随访期短、入组人群可能有选择偏倚等缺陷。基于前期研究的良好结果，多种模式的免疫联合治疗在进一步探索中。在晚期 NSCLC 的一线治疗中，众多大型、Ⅲ期随机对照的临床研究正在如火如荼进行；如 CheckMate227 研究、KEYNOTE-189 研究、IMpower130 研究、IMpower131 研究、MYSTIC 研究、NEPTUNE 研究等等。这些研究聚焦在晚期 NSCLC 的初诊患者，选择不同的 PD-L1 表达人群，将回答 PD-1PD-L1 抗体联合化疗、CTLA4 抗体或者抗血管生存药物等作为一线治疗的可行性、适用人群及不同联合模式之间的差异性。相比 PD-1/PD-L1 抗体的单药治疗，免疫联合治疗扩大了受益人群，提高了疗效，是未来的发展方向。但是，免疫联合治疗仍有许多问题亟待解决：如最佳的联合搭档、最合适的给药方式、不良反应的管理、生物标志物的筛选、药物经济学等等。可以预见，Pembrolizumab 一线治疗 PD-L1 高表达人群仅仅是即将来临的新的免疫治疗策略的前奏，晚期 NSCLC 一线治疗的格局将会发生革命性的变化。

（隋博文）

第四章 肺癌治疗后的副作用与治疗

第一节 肺癌的放射性损伤

在肺癌的放射治疗中，不可避免地使部分正常肺组织受到一定剂量的照射，造成不同程度的放射损伤。正常肺组织放射损伤所产生的并发症——急性放射性肺炎和晚期放射性肺纤维化，是限制胸部肿瘤放射治疗剂量的因素。随着肺癌同期放化疗的应用，适形放射治疗的应用——放疗剂量的提高，放射性肺炎成为肺癌放疗中突出的临床问题。放射治疗是一把双刃剑，放射线在杀灭肿瘤细胞的同时也能导致正常组织损伤。理解和认识肺的放射性损伤，权衡（balance）肺的放射性损伤和肿瘤局部控制的关系，使两者处于一个最佳的平衡状态，是要面对的重要临床课题。近年来对放射性肺炎近乎到了"谈虎色变"的程度，这其中有两个方面的原因：一是对放射性肺损伤认识的增加，以往由于不认识放射性肺炎，往往将其误诊为肺部感染，因此临床医生认为以前很少或没有遇到放射性肺炎；二是随着治疗强度的增加，化疗的应用，同期放化疗和三维适形放疗照射剂量的提高，放射性肺炎的发生率也必然增加。放射性肺炎是一个"不可避免的治疗并发症"，放射性肺损伤就如化疗、放疗中的骨髓抑制那样常见、重要和不可避免，问题的关键是如何将其控制在一个可接受的程度。放射性肺炎的早期诊断、预防和治疗则更为复杂。放射性肺损伤的研究包括放射物理学方面的研究、生物学研究和临床研究，试图从不同方面探讨肺损伤的诊断、预防和治疗。

放射物理学是研究分析受照射肺组织的剂量体积分布（dose volume histogram，DVH）与放射性肺炎发生的相关性。Graham 分析了 99 例肺癌 3DCRT 治疗的病人临床放射性肺炎与 DVH 的关系。单因素分析显示 V20（≥20Gy 的肺体积比例）、Veff、全肺平均剂量、肿瘤原发部位（上叶 vs 下叶）与≥II 级的放射性肺炎相关，多因素分析仅 V20 为放射性肺炎独立的相关因素。V20 可以从 DVH 中直接得到，应用方便，是治疗计划比较和评价的指标，也可以用这一指标作为剂量提高研究的分组参数。在肺癌的临床 3D CRT 中推荐，若 V20<25%，肺炎的危险性很小，可以提高剂量并比较放心地实施计划。当 V20 大于 25%小于 37%时需要修正计划，采用不同方法降低 V20，如改变照射野、非共面照射、减少或不做淋巴区预防照射或缩小靶区范围等（最后一项只能是不得已而为之）。如 V20>35% ~ 40%，则放弃治疗计划，因所有致命性的肺炎均发生在 V20≥35%的病例。

分子生物学研究进展使得对放射性肺损伤和化疗药物所致肺损伤的发生机制有了一定的认识。细胞的损伤是在照射后即刻发生的，并由此引起一系列细胞因子的合成增加，通过细胞内和细胞间的信息传递和信号放大，启动临床上可见的和不可见的病理生理过程。

Rubin 等研究肺照射后细胞因子的变化，发现照射后 IL-1β、TGF、IL-6、TNFO 的水平升高。进一步的研究显示，上述细胞因子的 mRNA 水平随照射时间变化，提示这一变化在肺的延迟反应中起一定的作用。从分子生物学角度，肺的放射性损伤表现有以下特点：①细胞因子的放大效应，当作为靶细胞的肺 II 型细胞和内皮细胞受照射后，释放促炎性细胞因子-IL -1β、IL-6、TNFO，诱导巨噬细胞释放促纤维化因子（TGFβ、PDGF），继而通过系列自分泌和旁分泌过程刺激成纤维细胞增生和合成细胞基质蛋白。②遗传因素导致内在放射反应性的差异。在临床实践中常能遇到，给予相同剂量和相似体积的照射，放射反应的发生时间和程度则有很大的差别，也就是说放射反应存在个体差异。产生这种差异的原因比较容易理解为遗传异质性的存在，但在人体难以证实。在小鼠则发现放射敏感性不同的两个品系，C57BL/6 和 C3H/HeJ。前者对放射敏感而后者对放射耐受。在受到相同剂量的照射后，两者在细胞因子表达水平和最终的纤维化程度均有不同。③放射性肺炎是由炎性因子介导的急性自发性免疫样反应。目前认为放射性肺炎是一种淋巴细胞性肺泡炎，可能是一种超敏反应的部分结果。炎性因子引起炎性细胞的趋化和激活，并使信息放大增强。

新的研究结果对放射性纤维化的不可逆转性这一概念提出挑战。脂质过氧化物歧化酶是第一个对已形成的放射性纤维化有效的药物。在应用牛 Cu/ZuSOD 和人重组 MnSOD 对猪皮肤纤维化的研究中显示了良好的效果。居里研究所的临床研究，局部表面应用 Cu/Zu SOD 治疗乳腺纤维化，每天 2 次连用 6 个月获得了一定的效果。SOD 确切的作用机制尚不清楚，离体研究显示 SOD 能够下调肌纤维母细胞对 TGF β1 的分泌。

研究认为血管紧张素转化酶抑制剂[angio-stensine converting enzyme（ACE）inhibitor]具有抗纤维化作用。ACE 抑制剂阻断血管紧张素 I 转化为血管紧张素 II，后者能够使细胞外基质的合成增加降解减少。上述作用部分是通过调控 TGF β表达实现的。实验研究证明 ACE 抑制剂对放射引起的肺和肾损伤具有保护作用。

在肺癌的放射治疗中，常规放射治疗，中、重度（≥Grade2）的放射性肺炎的发生率为 2% ~ 9%，放疗合并化疗的病例其发生率为 10% ~ 20%。文献报道的放射性肺炎一般指有明显临床症状（symptomatic）的病例。一些著者将≥3 级（Grade3）的放射性肺炎称为严重的（severe）放射性肺炎。放射性肺炎相关的临床因素有以下方面：年龄、性别、一般状况、治疗前肺功能、是否接受化疗等。对放射性肺损伤的预测和肺耐受剂量的判断，需要综合考虑物理、生物和临床等多方面的因素。

常见有放射性肺炎到肺纤维化、放射性食管损伤、放射性心脏损伤和放射性脊髓炎等。

目前，采用精确放疗技术，同时进行精确的靶区勾画和治疗，可将脊髓受照射剂量严格控制在脊髓耐受剂量范围内，可完全避免脊髓损伤。

一、放射性皮炎

是肿瘤放疗中不可避免的皮肤反应。放射线造成的皮肤损伤是热毒过盛，邪热蕴结于皮肤所致。多从烧烫伤论治，治则宜清热解毒，泻火凉血，兼敛疮止血，以外用药物为主。

（一）中药外治

中药外治法治疗放射性皮炎主要是依据火热毒邪伤阴的病因病机，具体治疗可分为油剂、膏剂、汤液、掺药等剂型。近年来中医对放射性皮炎发病机制的阐释及治疗方案的实施都得到普遍认可，且中药外治种类丰富，费用低廉，对放射性皮炎的防治有确切的疗效。

1.溃疡油

国家名老中医李佩文教授自拟清热解毒、止痛敛疮的溃疡油，主要药物有：生黄芪、当归、红花、紫草、大黄、炉甘石等，与植物油同熬，使用时用无菌棉签蘸取少许溃疡油，均匀涂抹于患处（超出 1 cm 范围，厚约 2 mm），并加盖无菌纱布，每次 1h。王小璞临床选取 40 例放射性皮炎患者，将其随机分为观察组（放疗加用溃疡油）20 例和对照组（单纯放疗）20 例，结果发现溃疡油能够提高放疗患者皮肤对放射线的耐受性，降低皮损程度，延长损伤出现时间，从而证明溃疡油可有效防治急性放射性皮肤损伤，且未见毒副作用。此外，赵瑞莲等通过检测外周血指标的变化，来探究溃疡油防治放射性皮炎的作用机制，发现复方溃疡油能早期抑制促炎因子白细胞介素-6（IL-6）、肿瘤坏死因子-α（TNF-α）、IL-1、IL-8 的产生和释放，同时降低抑炎因子 IL-10 的下降速度，后期促进表皮生长因子（VEGF）的产生，从而达到延缓皮肤炎症发生、提高痊愈速度的目的。

2.复方紫草油

紫草在中医外科可谓是常用药，味苦，性寒，有凉血活血、清热解毒之功，《名医别录》载"疗腹肿胀满痛，以合膏，疗小儿疮及面齇"，《药性论》言"治恶疮、瘰癖"。现代药理学证实紫草主要成分紫草醌和乙酰紫草醌及其富含的维生素 E、亚油酸、紫草素等成分，具有抗菌消炎的作用，可对大肠杆菌、金黄色葡萄球菌、绿脓杆菌及皮肤真菌等起 到抑制作用，局部应用可消肿止痛、止痒，促进创面愈合。逯敏等采用复方紫草油（甘草、黄柏、黄芩、黄连、紫草各 60g，研粉过 80 ~ 100 目筛，冰片 10g 研粉，用芝麻油浸泡 1 周后搅匀）治疗 Ⅱ ~ Ⅲ度放射性皮炎 32 例，并与红霉素软膏治疗的 30 例作对照。用药 3d 后，复方紫草油组疼痛缓解总有效率 100%，红霉素软膏组为 80%；用药 7d 后复方紫草油组创面愈合情况总有效率 96.8%，红霉素软膏组为 76.7%。组间比较均有统计学差异（$P < 0.05$）。可见复方紫草油对放射性皮炎的疼痛缓解和皮损修复都具有良好效果。

3.山茶油

茶油为山茶科植物油茶种子的脂肪油，虽为食用油，然确有很高的药用价值。早在《农政全书》就有记载其能"疗疮疥，退湿热"，《本草纲目拾遗》中亦有言"润肠清胃，杀虫解毒"。《岭南草·药志》可见"治小儿脸部生癣：茶油涂患部，日涂数次；治汤火伤：茶油、鸡蛋清、百草霜，共搐细，搽伤处"的描述。同样，现代药理研究也证明山茶油能够清热止痛、抗炎抗菌、抗肿瘤等。其中含有的角鲨烯是一种抗氧化剂，可缓解皮炎症状，对人类免疫系统有疗效，因此也常用于肿瘤放射治疗后的皮炎。林惠芳等用茶油外涂治疗 Ⅰ 级以上放射性皮炎 20 例总有效率 95%，优于对照组湿润烧伤膏治疗的总有效率（60%），疗效满意。袁红娟将进行放疗的 100 例恶性肿瘤患者随机分为对照组和观察组，将高山茶油均匀涂抹在观察组患者照射野皮肤周围（超出 2 cm，厚度 2mm），每日 3 次，从第 1 次放疗开始直至结束，结果观察组皮肤损伤、疼痛程度明显低于对照组，且平均愈合时间亦少于对照组，差异均具有统计学意义（$P < 0.05$）。

4.凉血解毒膏

张家凯采用院内自制凉血解毒膏防治放射性皮炎。凉血解毒膏由生大黄、紫草、芦荟、地榆、芙蓉叶、蒲公英、大青叶、冰片组成，具有清热解毒、凉血行瘀、消肿止痛之功效。临床研究发现凉血解毒膏不但能够降低放射性皮炎的发生率，减轻患者局部痛感，而且可以预防中重度放射性皮炎的发生，提高放疗患者照射区皮肤对射线的耐受度。

5.湿润烧伤膏

湿润烧伤膏是临床上治疗各种烧烫伤的常用药，是由黄连、黄芩、黄柏、地龙、罂粟壳和麻油等组成的中药膏剂，能够清解热毒，通络止痛，燥湿敛疮生肌，可直接涂抹于创面上。其内含有多糖、脂类、蛋白质等营养成分，既能祛腐生肌，还能够有效抑制瘢痕的增生，除去坏死上皮组织，改善创面及周围皮肤血液循环，促进创面皮肤的修复。吕伟华等对出现放射性皮炎（面积：2 cm×2 cm ~ 6 cm×8cm）的 36 例患者采用湿润烧伤膏外涂，厚度约 1 mm，每日 1 ~ 2 次，用后疼痛改善明显，创面愈合情况良好，且受试者明显感觉外涂膏药后创口未见痒感，这对保护创口不受二次伤害很有意义。郭艳红等发现湿润烧伤膏的早期使用可以预防放射性皮炎的发生，提高放射区域皮肤的耐受性，延缓反应发生的时间，减轻皮炎的发生程度，使得放疗得以继续进行。

6.放射防护膏

祖国红等将自制的具有清热解毒、祛湿止痒、养血润肤作用的放射防护膏（主要成分为白鲜皮 30g、苦参 15g、紫草 3g、当归 30g、甘草 15g、白芷 15g、血竭 3g、冰片 3g 等）用于乳腺癌术后放疗的患者，随机分为 4 组，分别为未用药组、放射防护膏组、皮疾灵组及比亚芬组。照射前将 药物涂抹于照射野，范围超过 3 cm，厚度约 1 mm，每日 2 ~ 3 次，从放疗开始用至结束后 2 ~ 3 周。结果发现放射防护膏组在 Ⅱ级及以上皮肤反应发生率、持续时间、反应面积上较其余 3 组效优，差异具有统计学意义（P < 0.05），且初步制定了放射防护膏制剂质量标准草案，并提出放射防护膏可能是防治并减轻放射性皮炎的有效替代制剂之一。

7.康复新液

康复新液现常被用于溃疡、烧烫伤等治疗上，其为从美洲大蠊干燥虫体中提取有效成分而制成的中药溶液，其主要成分包括多元醇类及多种氨基酸，具有通利血脉、祛腐生肌、促进肉芽组织增生和血管新生、改善黏膜创面微循环、促进组织修复再生等作用。冯志平等选取患有放射性皮炎的鼻咽癌患者 73 例，随机分为对照组（36 例）和观察组（37 例），2 组患者均给予甲紫溶液、复方鱼肝油氧化锌软膏外涂等常规治疗，疗程 4 周。观察组加用康复新液浸透纱布后湿敷患处，每日 3 次。结果发现：观察组与对照组总有效率分别为 94.6%、97.2%，差异有统计学意义（P < 0.05）。虽然观察组的总有效率低于对照组，但治愈率更高（40.5% 与 8.3%）。且观察组患者的 RTOG 皮炎分级明显改善，可见加用康复新液治疗鼻咽癌患者放射性皮炎可有效缓解皮炎症状，且安全性较高。

8.三黄液

三黄液是以黄连、黄芩、黄柏或大黄等清热解毒、祛湿消肿止痛的中草药为主药配制成的中药外用液。王文玉等将 107 例放射性皮炎患者随机分为实验组（55 例）和对照组（52 例），实验组取三黄液（大黄、黄连、黄柏）均匀涂抹于放疗后的皮肤表面，每日 6 次，对照组未给予任何干预。结果发现实验组Ⅱ度以上放射性皮炎发生率 38.2%，明显低于对照组的 82.7%，差异有统计学意义（P < 0.01）；产生Ⅱ度以上放射性皮炎的射线剂量实验组 71.4%发生于 40 Gy 以上，而对照组 72.1%发生于 40Gy 以下，差异具有统计学意义（P < 0.05）。王姝理等用三黄液联合芦荟汁防治放射性皮炎，临床试验证明疗效显著，且取材方便、操作简单。

9.虎杖煎剂

林赛妹等采用虎杖制剂（虎杖、蒲公英、丹皮、乳香等）浓煎后湿敷（每日 4 ~ 6 次，每次敷 15 ~ 20 min）治疗放射性皮炎 50 例，与对照组采用局部皮肤常规护理治疗的 48 例作比较。结果：治疗组总有效率为 88.0%，平均痊愈时间（4.70±0.95）d；对照组总有效率 64.6%，平均痊愈时间（6.60±1.31）d，差异有统计学意义（P < 0.01），可见自制虎杖煎剂湿敷治疗放射性皮炎有较好的疗效。

10.掺药

姚礼珑以"清热活血解毒法"治疗急性放射性皮炎，采用自身对照试验，选取乳腺癌术后出现急性放射性皮炎患者 30 例，具体药物为金银花、生大黄、地榆炭、槐花炭、马齿苋、乳香、没药等，先由医院制剂室加工为粉末，再以 1∶2.5 比例加入蜂蜜制成，用时将制备好的药物涂抹于患处，并以纱布外敷。结果发现试验区放射性皮炎的有效率及治愈率分别为 93.3%、60.0%，明显高于对照区的 33.3%、20.0%，瘙痒及红斑症状亦明显减轻（P < 0.05），说明"清热活血解毒"法对急性放射性皮炎疗效确切，可降低放射性皮炎分级，加速愈合。王俐用金黄散联合维生素 E（将大黄、黄柏、姜黄、白芷、厚朴、天花粉等药打粉后与维生素 E 油按 1∶2.5 比例稀释后）治疗急性放射性皮炎，并与西药比亚芬对照组作比较，均每日涂抹 2 次，分别于放射治疗前后 5 ~ 8h，超出范围 1cm，厚度 2mm。结果发现金黄散联用维生素 E 能有效减轻患者症状，减少创面炎性渗出，缩短愈合时间，其治疗效果不逊于比亚芬。中国人民武装警察部队河南省总队医院的自制剂疮疡灵主要成分为麝香、珍珠、冰片、葛根、白芷等，有散剂和膏剂两种剂型。袁惠芳等选取 126 例乳腺癌放疗患者作为研究对象，随机分为试验组（给予疮疡灵）和对照组（给予复方醋酸地塞米松软膏），每组 63 例，观察 2 组患者放射性皮炎的发生率、发生程度及生存质量。结果试验组与对照组的有效率分别为 90.5%、65.1%，且试验组患者生存质量明显优于对照组，差异有统计学意义（P < 0.05）。

11.其他

彭瑞娟等利用现代技术将中医外科验方紫草液制成紫草液喷雾剂（主要成分为紫草、黄连、黄柏、大黄、川芎、冰片等），研究发现紫草喷雾剂能够快速在皮肤表面形成药痂,喷射在创面后 3～5 min 即可形成一层透明药膜,使水肿消退,阻断污染、细菌感染和外来刺激,促进创面愈合。实验发现采用紫草喷雾剂外喷（100 例）,放疗后并发Ⅲ度及以上放射性皮炎发生率为 3%,因Ⅲ度及以上放射性皮炎而被迫中断放疗的发生率为1%,而且实验用紫草液喷雾剂每支售价仅 10 元,价廉效佳,易于患者接受。芦荟,味苦,性寒,《本草经疏》言其"寒能除热,苦能泄热燥湿"。新鲜芦荟中含有丰富的活性酶、氨基酸、维生素、多糖类化合物等,具有杀菌消炎、清除内毒素和自由基的作用,同时芦荟中含有的胶黏液体具有防治溃疡,促进伤口愈合,刺激细胞生长和止血的作用,药用价值高。李菲菲等研究结果提示对于一些放疗剂量在 50Gy 及以下的放射性皮炎患者,可考虑使用自制鲜芦荟汁治疗,取材容易,疗效确切,且经济负担小。

（二）西药外治

1.比亚芬

又称三乙醇胺,它作为巨噬细胞的刺激因子能够刺激成纤维细胞增生,加速了胶原的合成,具有深部的水合作用,使损伤的皮肤迅速增加水分吸收,改善和预防照射后皮肤的干燥,提高了患者的舒适感,同时也加速了创面愈合。比亚芬曾广泛应用于干性和湿性脱皮的患者,也可降低皮炎所致感染的发生。观察组在第一次放射治疗前 4h 涂抹比亚芬乳膏,以后 3 次/d 至放疗结束,对照组当发生重度放射性皮炎时停止治疗并涂比亚芬乳膏,观察组和对照组分别为 92% 和 38%,减轻了放疗所造成的痛苦,使用安全方便。

2.乳酸依沙吖啶溶液

外用杀菌防腐剂具有杀菌、抑制细菌繁殖、控制感染的作用,对革兰阴性细菌和阳性细菌具有较强的杀灭作用,在局部炎症减轻的同时也缓解了局部紧绷、灼热感,改善并减轻了放射性皮炎局部的疼痛.

二、放射性食管炎

较常见,多为一过性,常于放射治疗开始 2 周左右出现,是胸部肿瘤接受放射治疗时出现的剂量限制性反应。常规分割照射时的发生率为 3%,加速超分割照射时发生比率有所增加。放射线致使食管损伤,表现吞咽不适、进食后胸骨后灼痛、食之难下、呕吐痰涎、舌红苔黄、脉数等。常见证型有:热毒炽盛、胃阴不足、痰瘀交阻等。治宜清热解毒、滋养胃阴、清化痰热、活血化瘀等。方剂有:

白虎汤、麦门冬汤、益胃汤、半夏厚朴汤等。

放射性食管炎的治疗方法是对症治疗。有食管炎症状的患者需要持续的支持治疗，当出现吞咽困难的感觉时（1级），应该开始予以低酸和温和不刺激的饮食。应嘱患者避免进食咖啡、热饮、辛辣食物、柑橘类水果和果汁或番茄制品。此外，也可以应用1∶1∶1的利多卡因、氢氧化铝-碳酸镁、苯海拉明混合制剂餐前口服以利于吞咽。因为食管炎患者食管下括约肌张力降低，胃食管反流可以用质子泵抑制剂和调整饮食来处理。碳酸钠的碱性性质可以用来治疗反流性食管炎并防止白色念珠菌感染。一旦疼痛加重，则可能只能进流食（2级），需给予更强的口服镇痛药物（氨酚羟考酮、吗啡和长效阿片类制剂等）以控制疼痛并保证充足的营养。高能量的口服营养制剂有助于保证能量摄入、减少肌体质量下降和改善贫血。如果经口摄入水分明显减少（通过问诊发现、出现直接性低血压、尿量减少），应及时给予静脉补液以防止进入脱水—经口摄入不足—脱水的恶性循环。当门诊患者发生2级放射性食管炎时，简单的处理办法是给予患者每1~2天静脉输液1次。当尽管给予最佳口服药物镇痛治疗患者仍不能吞咽时（3级），则需住院给予静脉补液和静脉药物镇痛治疗。食管炎非常严重以致一点也不能吞咽时（4级），则需要放置鼻饲管行肠内营养或给予肠外营养并暂缓放疗。对于蠕动功能不正常的患者，可以使用促动力药如甲氧氯普胺。弥漫性食管痉挛的治疗包括硝酸盐、钙离子通道阻滞剂和抗胆碱能药物。预后放射性食管炎通常是自限性的，给予对症及支持治疗后好转。典型的晚期食管损伤是在放疗结束3~8个月后发展为食管狭窄，从而出现吞咽困难。慢性炎性反应部位可以发展成辐射诱发癌，辐射引起的食管鳞癌可以发生在放疗后数十年。有报道认为，放疗与食管癌密切相关，潜伏期为3~45年。在一项对因乳腺癌接受放疗的200 000例女性患者跨度达20年的研究中，治疗后≥10年的患者发生食管鳞癌的相对风险是治疗后≤5年患者的5倍。这些研究提示，对放射性食管炎患者密切临床随访的重要性。

三、放射性肺炎

精确放疗时代已经不多见，多发生在肺组织受照射 DT 30~40Gy/3~4 周后，到放射治疗结束后2个月达高峰。约15%左右的病人因遗传等因素对放射线高度敏感，仅照射 DT 20~25Gy 也会产生此并发症。肺司呼吸，为娇脏，不耐寒热。辐射热毒直中脏腑血络，毒瘀壅肺，肺失濡养，宣肃失职。表现为咳嗽、咳痰或干咳无痰、偶咳血丝痰、胸闷胸痛、咽燥口渴、呼吸困难等。常见证型有：气阴两虚、阴虚内热、痰热壅肺、毒瘀互阻等。治宜补气生津、养阴清热、化痰祛瘀、活血化瘀等。

四、放射性口鼻干燥症

放射线属火毒之邪，邪热亢盛，煎灼口鼻腔津液。表现为口咽干燥难忍、鼻干唇燥、口渴饮冷、肌肤干燥、干咳无痰、发热心烦、大便干结、小便黄赤、舌质红苔黄干、脉细数等。常见证型有：阳明炽热、气阴两虚、肺燥津伤等。治宜清热除烦、益气养阴、生津润燥止渴等。方剂有：白虎承气汤、一贯煎、清燥救肺汤等。

五、放射性心脏炎

精确放疗时代临床上已经少见，就不细说了。主要是指瓣膜损害和心脏传导异常。临床上表现不同、出现的时间早晚不定，通常是亚临床的。表现为心电图ST段改变、心肌收缩力减弱及血压变化等。某些化学治疗药物如阿霉素类可以增加射线对心脏的损伤。治疗时应尽量避免两者同时使用。

（乔　虎）

第二节　肺癌化疗术后副反应及治疗

肺癌是肺系最常见恶性肿瘤，化疗是主要治疗手段之一，但其毒副反应较多，中西医对其认识及防治各有不同，尤其实践已证明中医药防治化疗毒副反应凸显特色和优势，所以中医药疗法辅助肺癌化疗具有重要临床价值。

一、局部反应

药物在静脉注射时可引起严重的局部反应。

（一）静脉炎

表现为所用静脉部位疼痛、发红，有时可见静脉栓塞和沿静脉的皮肤色素沉着等。

当刺激性强的发疱性药物，如蒽环类、长春碱类抗肿瘤药等，漏入皮下时可造成局部组织化学性炎症，出现红肿疼痛甚至组织坏死和溃疡，经久不愈。多数化疗药物包含刺激性药物成分，浓度高、pH值低、刺激性大，经外周中小静脉输注时，由于血管直径狭窄，血液流速慢，行程较长因而导致化疗药物与管壁接触时间长，刺激强度大，而化疗性静脉炎是由于输入化疗药物后化学性损伤造成的静脉血管壁纤维细胞增生，内皮细胞破坏，血管壁不同程度的炎性改变导致受累血管出现红肿、疼痛、血管变硬以及条索状等炎症表现。西医治疗除物理方法外，多选择50%硫酸镁，但其易受温度影响在被服和皮肤表面形成结晶，对皮肤产生刺激，给患者带来不适感，严重者可选择局部封闭。

1.化疗性静脉炎的病因病机

现代医学认为引起化疗性静脉炎的因素很多，主要有药物因素、医务人员操作因素和患者自身因素等。虽然医务人员操作造成的机械损伤，以及患者自身血管体质等因素是化疗性静脉炎发生的重要原因，但最根本的是药物因素，如化疗药物的毒性、浓度、pH 值等。刺激性化疗药物会在注射部位或沿静脉走行处出现炎症、疼痛、肿胀或静脉炎，导致注药静脉疼痛、肿胀、红斑，后期形成管壁硬化和色素沉着，但一般为自限性，在停药后一段时间自愈，不会引起长时间的不良反应。从中医辨证角度来看，化疗性静脉炎可归属为中医"恶脉""脉痹"等范畴。中医认为引起化疗性静脉炎的药物多为辛热之品，在特定条件下可转化为火热毒邪，易耗伤阴血津液，阴血津液遇热煎熬，则易产生瘀血痰浊，从而气血受阻。故其病机主要是由经脉创伤、火热毒邪外侵、气血瘀滞，致使热、毒、痰、瘀相互博结，阻于脉络所致。通过运用通利血脉、促进血行、消散瘀血的药物，可以改善末梢循环，增加局部血流量，增加血液流速，解除血管痉挛，减轻血细胞聚集，进而调整组织缺血所致营养失调和代谢障碍。而根据"泻热毒，宁血络"的理论，运用性质寒凉、具有清解热毒作用的药物，可以减轻热毒药物对机体造成的损伤，故临床治疗化疗性静脉炎的处方用药多选择具有活血化瘀及清热解毒功效的药物。

2.化疗性静脉炎的中药防治

（1）复方红花酊：复方红花酊主要由红花、当归和赤芍等活血化瘀类药物组成，具有活血化瘀、改善局部组织血液循环的作用，使用复方红花酊湿敷注射部位不仅可以大大减少静脉炎的发生，同时对已发生的静脉炎有很好的治疗作用。

（2）活血通络膏：沿静脉走向外敷具有活血通络、消肿止痛作用的活血通络膏，能够明显降低静脉炎发生率。活血通络膏由大黄、乳香、没药、血竭等药物组成，具有破瘀散结、疏通脉络、镇痛抗炎、改善化疗药物对静脉的刺激作用，能够有效地保护血管。

（3）六味醇：当归 10g、红花 10g、血竭 15g、川牛膝 12g、玄参 10g、冰片 10g 研制成粉末，浸泡于50%酒精 300ml，3～5 天，制成六味醇。在注入诺维本后立即在穿刺处血管近端周围至血管远端 10 厘米范围内，取六味醇药液局部涂抹，能使静脉炎的发生率明显下降。

（4）复方紫草合剂：将复方紫草合剂倒在浸过 50 %硫酸镁纱布条上覆盖患处，现代药理研究发现紫草和甘草具有较强的抗炎及抗变态反作用，能抑制毛细血管通透性，影响细胞内的生物氧化过程，降低细胞对刺激的反应性；紫草还能加速上皮细胞生长，局部应用可促进创伤愈合，所以该制剂具有很好的防治化疗性静脉炎作用。也有用紫草、赤芍、丹参、川芎等提取物，研制成中药制剂护脉膏，用于预防化疗药物引起的静脉损伤。

（5）云南白药：治疗由长春瑞滨加顺铂、泰素加甲氨蝶呤加氟尿嘧啶引起的静脉炎，将云南白药 1.0 g 与盐酸山莨菪碱 10mg 调成糊状，敷于患处。

（6）如意金黄散：取如意金黄散适量，以食醋或芝麻油调成糊状外涂治疗静脉炎，具有十分确定的疗效。

（7）清营汤合双黄酊：在静脉穿刺滴注化疗药物前 3h 始每隔 6h 在患者穿刺部位周围外涂双黄酊，自化疗当天给予服用中药汤剂清营汤加减 1～2 疗程。清营汤加减，预防静脉炎效果明显。

（8）牛黄解毒片：在静脉滴注化疗药的同时，将牛黄解毒片 15～20 片去糖衣捣碎加 50%酒精调至糊状，在穿刺部位上方，沿血管走行方向外敷。

（9）痰结散：药物制作及使用方法：治疗组所用药物为痰结散，其来源于秦子舒医师临床经验总结，组成为赤芍 30g、山慈菇 30g、全蝎 18g、威灵仙 30g、僵蚕 30g、乳香 18g、没药 18g、冰片 9g，八味中药打粉研磨过筛（80 目）去渣，以黄酒和蜂蜜调成糊状，做成 5 cm 方形药饼，外敷患处，用弹性绷带及玻璃纸固定，每日 2 次，6 h～8 h/次。对照组 72 h 所用药物均为 50%硫酸镁 500mL，湿敷（以浸透纱布而不滴水为宜）穿刺点上方静脉，面积 5cm×20cm，每日 3 次～4 次，每次 30min。

（10）物理联合中医药治疗：物理治疗与中医药治疗联合应用是指利用光照、微波照射等物理治疗联合应用中医药的方法。用冰土豆片结合氦氖激光照射治疗化疗性静脉炎，有效率达 96.6%。将红花注射液 20 ml 均匀浸润消毒纱布，在消毒纱布上涂抹凡士林，高温加热消毒，冷却后贴敷于发病部位，贴敷面积略大于发病部位，然后用电磁波照射，总有效率 94.1%。

中医认为静脉炎病因主要是辛热有毒药物损伤机体，导致局部热毒炽盛，热盛肉腐，脉管腐烂，毒聚血凝，表现为脉管及局部组织红、肿、热、痛等急性炎症反应。静脉炎后期或体质虚弱病人，阴血津液为热毒耗伤，此时以津血不足、血行不畅，局部紫暗、结节疼痛等较为明显。治疗上除活血化瘀、消肿止痛外应辅以温通血脉药物，还可联合光照等物理疗法，旨在改善局部组织血液循环的作用。

二、全身反应

（一）骨髓抑制

大多数化疗药物均有不同程度的骨髓抑制，常为抗肿瘤药物的剂量限制毒性。骨髓抑制在早期可表现为白细胞尤其是粒细胞减少，严重时血小板、红细胞、血红蛋白均可降低，不同的药物及其不同剂型对骨髓抑制作用的强弱、快慢和长短不同，不同患者耐受化疗的程度不一，所以反应程度也不同，患者可因骨髓抑制出现疲乏无力、抵抗力下降、易感染、发热、出血等相应的临床表现。

随着现代生物技术的发展，防治骨髓抑制的西药已被广泛研发运用。现代医学多着眼于造血过程的某一因素、某一环节，个体差异大，缺乏整体性，主要手段包括：造血细胞集落刺激因子：主要包括粒细胞集落刺激因子、促血小板生成素、重组人白介素－11等。但此类药物很容易加速耗竭造血干细胞，大量长期使用会导致真性红细胞增多和慢性粒细胞白血病等发病风险，并刺激某些肿瘤细胞生长并转移、抑制细胞免疫功能；成分输血，有严格适应症，副反应较多，如发热、血源性感染等风险；升血药物，如利血生、鲨肝醇、咖啡酸片等，但此类药对造血系统的刺激作用慢；其他还有小剂量激素疗法，如地塞米松，但疗效不可靠，副反应大，而且可能刺激肿瘤进展；脐血输注、胚胎干细胞移植等技术要求高，费用昂贵，限制其广泛应用。总之，目前许多西医治疗方法对化疗后骨髓抑制有效，为行化疗的恶性肿瘤患者提供了有力的保障，但远期疗效不稳定、毒副反应明显、价格昂贵等缺点突出，而中医药的特色就是整体观念、辨证论治，从整体出发，方药灵活加减，扶正抗癌，减轻化疗药毒对骨髓损伤，增强恶性肿瘤细胞对化疗药物敏感性，保证化疗顺利完成，延长患者的生命，提高其生活质量。

1.病因病机

中医古籍无骨髓抑制的病名记载，但现代中医学者根据化疗后的临床表现：发热，头晕，面色苍白，失眠多梦，纳呆，恶心呕吐，腰膝酸软，发热及出血倾向，身软乏力等，将其归属于中医学"虚劳""血劳""血证"等范畴。虚、毒、瘀贯穿于癌瘤病程始末，三者相互并存，相互交织，相互影响，互为因果，"正气内虚，毒瘀并存"是癌瘤病机的关键所在。化疗作为一种药毒催化着"虚→毒、瘀→虚"这一恶性循环，"虚"以脾肾二脏亏虚、气血亏虚为主。化疗作为一种药毒，不但与癌毒裹结，加重毒聚之势，而且在其"以毒攻毒"治疗恶性肿瘤的同时，加重瘀毒互结的病理过程和脾肾亏虚。

2.治疗原则

中医理论认为，脾胃为气血生化之源，《灵枢·决气》有"中焦受气取汁，变化而赤，是谓血"之说；《景岳全书》云："血即精之属也。肾为水脏，主藏精而化血。"故肾精充足与否直接影响到骨髓造血的潜能。化疗药物作为一种药毒，中伤脏腑经络则各自为害，脾胃先受，气血生化无源，最终气血亏损，血不归肝而肝不藏，肝不藏则心不行，心不行则肺不治，最终五脏皆可病也，可见，脾肾亏虚为此症的关键，防治骨髓抑制应以扶正固本、健脾补肾为要，兼以填精补髓、滋补肝肾、益气生血、益气养阴、补肾养心之法，达到五脏安和。此外，临床医家还提倡活血利化瘀水、化痰散结，以推陈出新，解骨髓之毒。

温针灸关元、气海、足三里（双）、膈俞（双）穴能够有效降低化疗药物引起的骨髓抑制，抑制化疗后白细胞下降，缓解临床症状。

3.方药运用

归脾汤合六味地黄丸加减治疗晚期肺癌化疗骨髓抑制，有着独特的优势。健脾补肾膏方能减轻化疗后骨髓抑制，改善主要临床症状，而且服药期间无明显毒副反应。槐花汤、化疗解毒汤以及"扶正解毒祛瘀方"，药用黄芪30g，太子参15g，姜黄15g，郁金10g，蜂房15g，白花舌蛇草15g，夏枯草10g，生牡蛎30g，并随证加减，都能收到良效。故中医药治疗晚期肺癌需采用扶正培本法，治宜补虚扶正、培本固元、益气补血、健脾补肾，最终达到扶正驱邪的目的。

（二）胃肠毒性

大多数化疗药物可损伤增殖旺盛的胃肠道黏膜细胞，引起胃肠道反应，表现为口干、食欲缺乏、恶心、呕吐，有时可出现口腔黏膜炎或溃疡，腹泻、胃肠道出血及腹痛也可见到，化疗药的神经毒性可导致便秘、麻痹性肠梗阻，抑制胃肠蠕动的止吐药物如 5-羟色胺 3（5-hydroxytryptamine 3，5- HT3）受体颉颃药阻断迷走神经激活从而阻断呕吐反射，胃肠蠕动受抑制，也可导致便秘、麻痹性肠梗阻。CPT-11 对乙酰胆碱酯酶的抑制作用可引起急性腹泻，在用药 24h 内发生，给予阿托品治疗后症状可消失。

恶心和呕吐是肺癌化疗最常见的不良反应，在没有预防性应用止吐药物的情况下，高达80%的患者会出现。

中医通过辨证，以理气活血法治疗化疗性恶心呕吐，温阳活血法治疗化疗性腹泻，效果较好。有研究者治疗化疗引起的消化道不良反应以健脾益气、养阴降逆为主要原则，以寒热并举、辛开苦降的半夏泻心汤，合用四君子汤加减，以健脾益气、恢复脾胃升清降浊功能，取得了良好的临床效果。在减轻顺铂引起的消化道不良反应方面，研究者在足三里、内关穴注射艾迪注射液，可取得较好的效果。另有研究者认为，放化疗前早期使用中药调理脾胃，不仅可发挥中药"治未病"的优势，也能有效地缓解化疗引起的恶心呕吐、腹泻、食欲不振等反应，以提高患者接受化疗的耐受性。益气养阴中药协同化疗药使用，能明显改善乏力、气喘、口干等临床症状，减轻化疗的消化道反应，增强患者对化疗的耐受性，从而使患者能顺利完成化疗周期，提高患者治疗的依从性。可见中医药在放化疗引起的消化道反应中具有较好的治疗效果，而且应用广泛。

（1）放化疗性呕吐：恶心呕吐是化疗过程的主要临床症状之一。放化疗性呕吐属癌瘤导致脾胃本虚，放化疗外邪更伤脾胃，致脾失健运，痰热中阻，升降失司，浊阴上逆，以至呕吐。《景岳全书·呕吐》中指出"呕吐一证，最当详辨虚实"，故化疗患者呕吐应首辨虚实。临床上，呕吐实证可分为药邪犯胃、痰饮内阻，虚症可分为脾胃气虚、脾胃阳虚、胃阴不足等。故防治化疗所致呕吐应以健脾理气和胃、滋阴降逆为关键。尹璐等应用香砂六君子汤加减配合化疗，发现香砂六君子汤可明显缓解中晚期胃癌术后患者腹痛、腹胀、纳差、乏力等症。唐星等运用苏叶黄连汤联合足三里穴位注射防治顺铂引起的恶心呕吐，疗效显著。柳卫实验研究发现，黄连苏叶汤治疗湿热中阻型呕吐有效好效果。

（2）放化疗性腹泻：中医认为放化疗致使脾胃不和，水谷不化，湿从内生，湿热毒邪流注大肠，大肠分清泌浊的功能失司而致腹泻。也有学者认为放化疗患者脾胃虚弱，运化失职，化疗药物或理化刺激导致正气亏损，日久伤肾，肾不暖脾，脾失温煦，水谷不化，引发腹泻，又称肾泄。据以上认识，放化疗性腹泻治疗当以益气健脾、淡渗利湿、健脾温肾、抑木扶土为主。韩广强等自拟柴胡芪苓汤（柴胡、黄芩、大腹皮、厚朴、太子参、砂仁、茯苓、猪苓、白术、车前子、山药、薏苡仁、炙甘草）治疗伊立替康所致的腹泻，可明显减少腹泻次数。李利亚等观察四神丸加味对化疗所致腹泻的疗效，结果治愈率75%，有效率100%。

（3）放化疗性口腔溃疡：放化疗后口腔黏膜溃疡属中医口疮范畴，其病机符合阳热怫郁的特点，放化疗直伤口腔黏膜，致热毒深伏经络，郁热盛，则发为口腔炎。其病变在脾、胃经，早期多实，中晚期虚实夹杂。认为"透法"是该病的关键治法，应贯穿治疗始终，以清胃散治疗化疗性口腔溃疡，疗效显著。陈亚蓓等认为化疗药属"药毒"之邪，热毒之品致体内阴阳平衡失调，脏腑气血紊乱，热毒伏火循经上行，灼伤津液，而发口腔溃疡，以火针浅刺皮部治疗该病疗效显著。

（4）放化疗性便秘：便秘是放化疗后常见副作用。中医认为肿瘤患者自身正气虚损、邪气外盛，放化疗药毒性峻烈，更伤内脏正气，致脾虚运化失司，津液失运，大肠失去濡养，故大便秘结，治疗应以益气补血合并润下药物治疗。杨宇等采用麻子仁丸加减以润肠泄热、行气通便，疗效可靠。王彩琴等认为化疗患者临床辨证以虚秘为主，应以益气升阳、调补脾胃为原则，应用补中益气汤加味治疗，疗效满意。

（5）放化疗性食欲不振：食欲不振亦是放化疗后常见的副作用。患者自觉胃脘部饱胀不适，纳呆少食等，属中医痞满范畴。放化疗致食欲减退，由于药毒或理化刺激伐本以伤脾胃正气，致使运化失健，故益气健脾为主要治法，补助正气，使气血阴阳生化有源。李佳汝等采用加味枳术颗粒治疗，能明显改善肿瘤患者食欲状态。李永浩用异功散加独脚金治疗 62 例化疗食欲减退肿瘤患者疗效显著。邱文斌运用参苓白术散加味治疗化疗食欲不振患者，收到满意效果。

祖国医学认为，放化疗造成脏腑损伤主要病位以脾胃为主，患者脾气衰弱，脾胃升降失司。脾胃升降逆从反作，故见腹痛下利不止，肠鸣辘辘，升降逆乱，气机不畅，多致气滞化热，痰湿停滞，寒热并见，则见腹泻或者便秘；脾胃气机受损，胃气上逆，则见恶心、呕吐。中医在治疗上诉病症具有很好的效果。中药汤剂是治疗的主要选择，恶心、呕吐以健脾化痰益气、和中降逆为治则。现代临床研究显示中医经方，诸如香砂六君子汤、旋覆代赭汤、吴茱萸汤、小半夏汤、小柴胡汤对肺癌化疗引起的迟发性恶心、呕吐具有很好的效果；除了传统汤剂外，中医外治法显示出了较好疗效。中医的针刺，如：中脘、胃俞、内关可以减轻症状；艾灸、隔姜灸、耳穴压籽等对预防及减轻恶心呕吐症状也具有较好效果；穴位贴敷及穴位注射在肺癌患者中可以减轻化疗引起的呕吐。

肺癌放化疗导致的腹泻主要在于脾虚与湿盛，治以补脾益肾、渗湿止泻。方用参苓白术散加减、甘草泻心汤加减、四神丸加减；研究显示中药可以降低肺癌患者化疗后通透性，减轻腹泻；针灸可选脾俞、章门、中脘、天枢、足三里等；艾灸也具有可观的临床效果。肺癌化疗导致的便秘主要是由于气机不畅、津液亏虚所致，以补气养血、润肠通便为治疗原则。常用方剂有麻子仁丸、四磨汤加减。

（三）免疫抑制

机体免疫系统在消灭体内残存肿瘤细胞上起着很重要的作用，化疗药物一般多是免疫抑制药，对机体的免疫功能有不同程度的抑制作用，当免疫功能低下时，肿瘤不易被控制，反而加快复发或转移进程。免疫功能低下，患者也易出现感染或原有感染重新活动或加重。

（四）肾毒性

部分化疗药物可引起肾损伤，主要表现为肾小管上皮细胞急性坏死、变性、间质水肿、肾小管扩张，严重时出现肾衰竭，患者可出现腰痛、血尿、水肿、小便化验异常等。

肾脏能生成尿液，清除体内代谢产物及某些废物、毒物，同时保留水分及其他有用物质，对维持机体内环境的稳定、保持新陈代谢的正常进行具有重要作用。由于不少化疗药物是经过肾脏进行排泄的，因此，肾脏很容易受到抗肿瘤药物的损害。

随着医学的进步，化疗药物的品种也越来越多，但是与此同时，关于化疗导致肾脏毒性的报道也逐渐增多。抗肿瘤药对肾脏的损害有两种机制：

（1）直接肾毒性作用。

（2）引起肿瘤细胞急剧破坏，导致肿瘤溶解综合征。

抗肿瘤药物可导致患者出现肾小管功能障碍、肾内梗阻、急性和慢性肾功能衰竭、溶血性尿毒症综合征等，轻者出现尿频、排尿困难，严重者甚至出现不可逆的肾功能衰竭。下面介绍临床常见的可能导致肾脏毒性的药物，以引起广大患者的注意。

1.烷化剂

环磷酰胺和异环磷酰胺可引起出血性膀胱炎和膀胱慢性纤维化，患者首先表现为尿频、排尿困难等尿道刺激症状，继而约有 7%~53% 的患者可出现镜下血尿，0.6%~15% 的患者出现肉眼血尿。

2.抗代谢药

甲氨蝶呤容易在尿中形成结晶，并沉淀于远端肾单位，堵塞肾小管、肾盂，引起肾内梗阻或结晶体性肾病变，导致急性肾功能衰竭。甲氨蝶呤在常规剂量（70毫克/平方米）使用时，一般不引起肾毒性。大剂量甲氨蝶呤（>200毫克/平方米）是某些类型的白血病和淋巴瘤的一线治疗方案之一，但大剂量甲氨蝶呤导致肾损害发生率为 2.5%，且老年患者因肾功能减退，更易发生肾毒性。

3.抗肿瘤抗生素

在抗肿瘤类抗生素中，丝裂霉素导致肾毒性发生的可能性最大，约 4%~6%。丝裂霉素肾毒性的发生与免疫复合物形成，及其对血管上皮的直接损伤有关。在产生肾毒性的同时，患者往往伴有微血管病变性溶血性贫血。这一综合征被称之为溶血性尿毒症综合征，患者表现为血中肌酐升高、血尿、尿蛋白及贫血。

4.铂类化合物

铂类化合物有很多，包含顺铂、卡铂、奥沙利铂、奈达铂等。其中，顺铂的毒性最大，卡铂肾毒性较小，奥沙利铂几乎不引起肾毒性。顺铂所致的肾毒性的特征为肾小管间质损伤，血清肌酐水平升高，临床表现为多尿、尿酸化功能障碍等，用药后 24 小时即出现肾小管上皮细胞变性，第 3~7 天变性坏死较为明显，第 10~14 天恢复。

5.肾毒性的治疗

顺铂几乎因其肾毒性而被淘汰，直到 1977 年 Cvitkovic 等提出大量水化可防止急性肾衰的发生。迄今为止，水化仍然是目前临床上最常用的防治顺铂肾毒性的方法。水化是指每平方米体表面积 24 小时尿量在 3000ml 以上，临床上多采用 24 小时输入 1~4 升生理盐水，保持较高的细胞内和细胞外液体积，防止肾小球滤过率下降，这样也可降低药物与肾小管的接触时间。并建议加用高渗盐水，原理是大量氯离子能稳定顺铂分子上的氯基，抑制顺铂在细胞中水解发生毒性作用。用药前后大量补液并利尿可稀释肾小管中顺铂的浓度，减少肾小管与顺铂的接触时间，使消除相半衰期缩短，铂排出加快，减低肾毒性。但 24 小时内需输入 3~4 升液体，对病人尤其是老年人或有潜在心肺功能不全者难以承受。另外动物实验发现，水化同时使用速尿，不仅没必要，甚至可能有害。另外还有微量元素、巯基调节、抗氧化剂等治疗方法。

近年来，中医药在预防和治疗顺铂引起的肾损害的研究中，已取得较大进展。正日益显示出其减毒增效的优势。张晓春认为顺铂引起的肾损害属中医"药毒"范畴。根据中医理论，一般肿瘤患者大多为正虚邪盛，而顺铂药毒似属中医热毒，一方面可以驱邪，另一方面又易耗气伤阴，损伤肾气，而致邪未去，正愈虚，从而形成恶性循环，使化疗不能顺利进行而中断治疗。因此针对病机，采用益肾解毒的方法，使用中药来解化疗药的肾毒性。自制益肾解毒胶囊（由生大黄、西洋参、白花蛇舌草等按一定比例组合而成），将观察患者随机分为观察组（含顺铂化疗方案 + 益肾解毒胶囊）和对照组（含顺铂化疗方案），观察顺铂化疗期间尿微量白蛋白与肌酐的比值（MAB/C）、尿 N-己酰-β-D-氨基葡萄糖苷酶与肌酐的比值（NAG/C）及血 BUN、SCr 的变化。于化疗前和化疗开始后第 14 天各检查 1 次。试验期为 2 个周期，每周期 4 周。观察第 14 天各检查 1 次。试验期为 2 个周期，每周期 4 周。观察结果表明，治疗组 MAB/C、NAG/C 的水平均明显低于对照组，所以益肾解毒胶囊可减轻顺铂引起的肾损害，其机理值得进一步研究。周世文等以十全大补加减方对 DDP 的肾毒性防治效果进行了观察，结果对小鼠腹腔注射 DDP（5mg/kg，连续 5 天）所致的尿素氮（BUN）、肌酐（Cr）含量升高和乳酸脱氢酶（LDH）活性升高有显著的降低作用，对 BUN 和 Cr 的降低效果剂量以每只小鼠 0.8ml/d（生药 1g/ml）为最好，而对 LDH 的降低以 1.0ml/d 为最佳，说明了本品能明显抑制 DDP 的肾毒性反应。高丽萍等以人参、黄芪、白术、茯苓、当归等益气补肾中药组方，治疗大鼠实验性顺铂肾损害，发现该组中药可减轻顺铂所致肾小管组织细胞损伤，并使血清 BUN 含量明显降低。麦国本等以北黄芪、党参、炙甘草、厚朴、藿香、猪苓、泽泻、扁豆、薏苡仁、大黄等制成健脾利湿颗粒治疗与顺铂方案化疗同时服用，发现肾损害和消化道反应都明显减少。陈跃亮采用扶正祛邪的原则治疗顺铂化疗所致的肾损害，自拟芪益汤（黄芪、丹参、益母草、三七、茯苓、薏苡仁等）以补益肾气、活血祛瘀、利水排毒为目的，临床观察40例顺铂化疗的肾损害患者，总有效率92.5%。杨书良等通过实验观察了益气补肾中药对大鼠顺铂肾毒性的抑制与颉颃作用，结果显示可明显抑制DDP对肾的毒性，从而延长大鼠的寿命；并且应用中药次数越多，预防效果越好，生存率越高。程剑华等以健脾益气利水汤（方由黄芪、白术、桂枝、茯苓、泽泻、猪苓、党参、甘草组成）口服配合顺铂化疗，并同时与水化治疗对照，结果表明中药组治疗后血BUN、Cr、血β2微蛋白、尿NAG酶下降，明显优于水化组。葛信国、王缨等根据扶正祛邪的治疗原则和益肾排毒的治疗大法，采用院方制剂中药保元排毒丸作为顺铂化疗的肾保护剂，明显改善了肾功能。

（五）肝损伤

化疗药物引起的肝反应可以是急性而短暂的肝损害，包括坏死、炎症，也可以由于长期用药引起肝慢性损伤，如纤维化、脂肪性变、肉芽肿形成、嗜酸性粒细胞浸润等。临床可表现为肝功能检查异常、肝区疼痛、肝大、黄疸等。

1.现代医学对药物性肝损伤的认识

药物性肝损伤（Drug-Induced Liver Injury，DILI）是指由于治疗所使用药物剂量的本身及其所产生的代谢产物直接损伤肝脏细胞或由药物所诱发过敏反应而引起的肝脏损伤，其中90%以上为急性DILI，多发生在药物应用后的5~90天。化疗药物导致的肝损伤虽然在停药后有一定的自愈性，但恢复缓慢，不仅影响化疗疗效，而且恢复后可能错失最佳治疗时机，严重者甚至导致死亡。

（1）诊断标准：目前对于药物性肝损伤的诊断还没有统一、公认的标准。在临床工作中主要是通过监测患者的转氨酶和胆红素的数值来判断有无发生药肝，然而这种方法特异性较差，反映不出肝损伤的严重程度，从组织学中也无法鉴别出肝损伤的类型及其原因，往往组织学中所显示的肝损伤程度要重于临床症状和实验室检查结果。由于不同研究所使用的药物性肝损伤的诊断标准不同，也是导致药物性肝损伤发生率各有差异的原因。目前应用最广的药物性肝损伤诊断标准是RUCAM评分表，但其有一定的局限性。相关前瞻性研究与专家组均认为RUCAM评分法诊断出药物性肝损伤的阳性预测值较低。到目前为止，我们仍需不断地完善与充实更为积极有效与精准的因果关系判断方法。

（2）机制与分型：DILI是指由于治疗所使用药物剂量的本身及其所产生的

代谢产物直接损伤肝脏细胞或由药物所诱发过敏反应而引起的肝脏损伤，也称作药物性肝炎。其发病机制目前尚不十分清楚，但是多种机制参与该发病过程的理论现已被广泛接受。包括细胞膜损伤和平衡破坏、胆汁瘀积和胆小管损伤、细胞色素 P450 酶的诱导抑制及遗传多态性、线粒体损伤及免疫机制的参与等。DILI 临床分型现多使用医学科学国际组织委员会（CIOMS）的药物性肝损伤的分型标准：

①肝细胞损伤型：丙氨酸氨基转移酶（ALT）大于 2 倍正常值上限，或者丙氨酸氨基转移酶（ALT）升高倍数/碱性磷酸酶（ALP）升高倍数大于等于 5。②胆汁瘀积型：ALT 大于 2 倍正常值上限，ALP 升高，且 ALT 升高倍数/ALP 升高倍数小于等于 2。③混合型：ALT 大于 2 倍正常值上限，ALP 升高，且 ALT 升高倍数/ALP 升高倍数介于 2 至 5 之间。

对于恶性肿瘤患者，DILI 是化疗药物较常见的不良反应之一。由于年龄不同，肝损伤类型的分布也有所不同。中青年患者容易发生肝细胞型肝损伤，多表现为发热、小便黄染及肝区胀痛等；而老年患者则易发生胆汁瘀积型肝损伤，多见黄疸及肝区胀闷疼痛。临床中对于药肝合并有黄疸（胆红素≥3 倍正常值）并没有胆管梗阻的情况下的患者，其死亡率较高。而对于肝细胞型，胆汁瘀积型相对预后是良好的，但是因为胆管细胞不及肝细胞再生过程快，所以该型缓解所需时间较长，多要数月。混合型患者的死亡率最低，临床多具有急性肝炎和胆汁瘀积两种病症。

抗肿瘤化学药物大多为细胞毒类药物，在杀伤肿瘤细胞的同时，对正常细胞、组织、器官不可避免地产生损伤和不良反应。化学药物性肝损伤临床上主要分为胆汁瘀积型、肝细胞性坏死型、肝内血管损害型以及肝细胞脂肪变性型等。实验室检验指标主要是血清谷丙转氨酶（ALT）的升高，抗氧化物指标即还原型谷胱甘肽水平及超氧化物歧化酶等活性降低及组织学病理学的改变。如伊马替尼这种分子靶向药物会发生 Ⅲ～Ⅳ 度转氨酶升高及 Ⅲ～Ⅳ 度胆红素的升高，其病理机制是导致肝细胞的局灶坏死及炎症细胞的浸润，并有因发生严重肝损伤而死亡的病例。抗肿瘤药物之间的相互作用可以使药物性肝损伤的发病风险增加，如多烯紫杉醇是抗微血管药物，与卡培他滨或吉西他滨等类 DNA 合成酶类抑制剂联合应用会使这种风险增加 1.47 倍。

（3）治疗原则：为了降低 DILI 发病率，应重点在于防治，尽量避免使用对肝细胞毒性大的药物；而对患有 DILI 病史的患者应依据其既往肝功能损伤程度来调整化疗药物的使用及剂量的应用；对于合并有其他肝病的高危人群应高度提高警惕，化疗过程中和化疗后要密切监测肝功能指标，一旦发生肝功能异常应及时停止药物使用并积极保肝治疗。

（4）常用保肝药物：①解毒类保肝药物：此类药物可以增强肝脏的还原氧化

水解等化学反应进行解毒的功能，因其提供葡萄糖醛酸或者是巯基，或者经过络合重金属的作用将有毒物质转变成成水合物，通过尿液或胆汁排出体外，使有毒害的物质对肝脏的损伤减少并起到保护肝脏的作用。代表药物有硫普罗宁、还原型谷胱甘肽等等。熊金蓉等应用还原型谷胱甘肽（GSH）预防采用紫杉醇联合顺铂或卡铂方案治疗62例肿瘤患者，化疗结束后7天复查血常规和肝肾功能。第2周期化疗后预防治疗组ALT异常发生率较对照组明显降低。杨三强等观察血液系统恶性肿瘤患者在化疗时并发的药物性肝损害使用硫普罗宁后，其预防和治疗作用疗效显著。②促肝细胞再生类药物：此类药物能使受到损伤的肝细胞功能和酶活力恢复正常，并加速肝脏细胞的修复能力，从而促进肝脏细胞的快速再生。代表药物有多烯磷脂酰胆碱和促肝细胞生长素等。苏渊金等通过观察多烯磷脂酰胆碱在预防乳腺癌术后辅助化疗的护肝作用，发现化疗后治疗组ALT、TBIL均低于对照组，表明多烯磷脂酰胆碱对于乳腺癌术后化疗所致的药物性肝损害有显著作用。③促进能量代谢类药物：该类药物的主要作用是保持肝脏细胞代谢时所需要使用各种酶的活性，并且能够促进肝细胞的能量代谢。代表药物主要包括有门冬氨酸钾镁、维生素类和辅酶类等。刘谢添对多种肿瘤常规应用首选方案化疗过程中使用天门冬氨酸鸟氨酸预防肝损伤，结果表明治疗组保肝作用效果显著。④利胆类保肝药物：此类保肝药物能够减轻胆汁的瘀积和停滞，因其有可以促进胆汁的分泌作用。代表药物如腺苷蛋氨酸和熊去氧胆酸等。

2.中医学对药物性肝损伤的认识

（1）病因病机：由于化疗药物导致的肝损伤在中医学的范畴中并无明确界定，但按照症状及体征，可归属于"胁痛""黄疸"等范畴。化疗药物性肝损伤的中医基本病因病机主要有肝气失于疏泄，肝气郁滞或侵犯脾胃，正虚邪盛，湿热内蕴肝胆或肝脾失之升降而致不和；或因邪毒未尽除，致正邪相搏，久之肝体受损，肝之络脉失和，故中医辨证基本治疗多是以疏理肝气、清利肝胆、调和肝脾、滋补肝肾阴虚为主。

（2）治疗中药单体及复方制剂：伴随着现代医学的兴起，祖国医学结合现代医疗技术不断发展，许多中药通过现代技术研究，已可知其有效成分的作用机制。现代药理学研究证实，中医药在药物性肝损伤防治进展中研究发现，在解毒保肝类、降酶、利胆等方面，很多中药及有关中药成分均有药理作用，临床治疗化疗药物引起的药肝，有良好效果。治疗的单味药多以含有机酸类、生物碱类、环烯醚萜类、黄酮苷、多糖等活性成分的中药为主。

①有机酸类：王辉等通过对异甘草酸镁预防胃癌化疗后肝损伤的临床研究，发现异甘草酸镁可减轻化疗药物的肝脏毒性，对防治化疗药物引起的肝损伤有一定作用。王宝利等研究表明异甘草酸镁注射液对妇科恶性肿瘤患者行辅助化疗后

所引起的肝功能损伤有显著减轻作用，并能使化疗药物性肝损害的发生率明显降低。薛洪源观察阿魏酸钠能够对抗抗结核药物如异烟肼（INH）和利福平（RFP）所引起的肝脏指数、ALT 水平、肝匀浆中的丙二醛（MDA）含量，及细胞色素 P450 酶与亚型 P4502E1 活性的升高，可以增加肝匀浆中谷胱甘肽（GSH）的含量。病理学上，阿魏酸钠对肝细胞的变性和坏死有明显的减轻作用。②生物碱类：苦参碱具有抗炎、抗病毒、保护肝功能、提高机体免疫力的作用。研究发现在抗肝损伤活性过程中粗叶悬钩子总生物碱醋酸乙酯的部位要比正丁醇部位有明显优势。同样氧化槐定碱有明显的保护肝损伤作用。王青蓝分析苦参素葡萄糖注射液在肝血管瘤化疗后，研究组中的 ALT、AKP 和 γ-GT 含量明显低于对照组，表明苦参素葡萄糖注射液能起到预防化疗药物性肝损害的功效。周劲光动物实验表明岩黄连总碱对 CCl4 所致急性肝损伤具有保护作用。③环烯醚萜类：肖小华等观察栀子环烯醚萜类对肝损伤小鼠的保肝作用，结果表明栀子环烯醚萜类 30.8、41.1mg/Kg 时能显著降低肝损伤小鼠血清 ALT、AST。李迪等动物实验表明草苁蓉环烯醚萜对 GalN 诱导的小鼠急性肝损伤具有保护作用，可提高肝组织抗氧化活性。萨可佳动物实验表明龙胆苦苷有效部位对 CCl4 所致小鼠急性肝损伤具有明显保护作用，其机制可能与龙胆苦苷有效部位的抗脂质过氧化作用和阻止抗氧化酶活性降低有关。④黄酮苷：喻松仁研究发现葛根总黄酮能减轻对肝细胞的病理性损害，显著降低由 CCl4 所导致的大鼠血清中 AST、ALT 及透明质酸（HA）含量的升高（P＜0.01）；其病理机制可能是与其清除氧自由基、抗纤维化和抗脂质过氧化的作用有关。王新华发现黄芩苷对于肝细胞的变性和坏死以及炎症活动的程度有明显减轻作用；黄芩苷对保护抗结核药物所致肝损伤的作用可能是与其能抑制 TNF-α 蛋白表达有关。⑤多糖：孙延鹏等研究发现因使用卡介苗（BCG）及脂多糖（LPS）所导致的小鼠免疫性肝损伤的肝脏指数、脾脏指数及血清中 ALT、AST 的活性，在使用山药多糖后均可降低，并能够降低 MDA 的含量，增加 GSH 含量和 GSH-Px 活性，表明山药多糖能够保护因 BCG 和 LPS 诱导的小鼠免疫性肝损伤的作用。刘娟在地塞米松诱导的肝损伤动物模型实验中发现当归多糖能降低血清 ALT、AST，减轻肝组织损伤。⑥中药复方：现代研究表明，诸多成方如茵陈蒿汤、甘露消毒丹、龙胆泻肝汤、逍遥散小柴胡汤等均对肝损伤有一定改善作用。

李保义等通过观察茵陈蒿汤加味治疗 DILI 的临床疗效，结果为观察组治愈率 95.23%，显著优于对照组，且治疗后观察组症状评分低于对照组，AST、ALT、TBIL 均低于对照组。黄智芬等研究发现茵陈蒿汤可能通过改善肝脏微循环减少肠道毒素吸入、减轻肝细胞炎症反应、促胆汁和胆红素分泌及排泄、疏通肝内毛细胆管等作用来治疗 DILI。邓厚波等观察在总疗效与肝功能方面，治疗组甘露消毒丹加减治疗肝病合并药物性肝损伤，均明显好于对照组（P＜0.05 或 P＜0.01）。

魏晓冬等观察龙胆泻肝汤加减治疗药物性肝炎肝胆湿热证，治疗组总有效率达96.67%，对照组总有效率为80.00%，两组总有效率相比较，差异具有显著性（P＜0.05）。张宁等用逍遥散干预肝损伤小鼠，并观察小鼠血清内源性代谢物的变化，结果显示给药组小鼠血清中 ALT 和 AST 显著降低，肝组织匀浆中 SOD 明显升高。刘晓斌等通过动物实验认为加味小柴胡汤对大剂量醋氨酚所诱导的化学性肝损伤具有显著的保护作用，其机制可能与调节体内的免疫应答功能等有关。刘应柯等研究加味小柴胡汤对顺铂诱导的大鼠肝 BRL 细胞凋亡的干预作用，通过采用体外培养细胞的方式，结果表明顺铂组较空白组细胞凋亡率明显升高，且抑制细胞凋亡基因的表达下调，而诱导细胞凋亡基因的表达均显著上调，而应用加味小柴胡组大小剂量皆接近空白组水平。

此外，也有许多经验方及成药对肝损伤有较好疗效。如姚勇伟等运用疏肝健脾方防治应用大剂量甲氨蝶呤化疗后导致肝损伤的骨肉瘤患者的临床观察表明，治疗组保肝、降酶的作用显著优于对照组。顾文静等自拟补肝方对乳腺恶性肿瘤患者接受化疗、内分泌治疗时同时使用，有效减轻了药物所致的肝损害，保证了抗肿瘤治疗的顺利进行。曹烨华采用红花、赤芍、丹参、川芎、槟榔、郁金等治疗药物性肝损伤患者，有效率达93%。胡广银等选用疏肝又健脾类药物，如柴胡、川芎、炒白术、茯苓等治疗化疗后肝损伤，同样取得很好疗效。石阳等临床观察表明复方苦参注射液对化疗药物所致 DILI 具有较好疗效。刘淑媛等观察表明得力生注射液中的主要成分人参皂甙、黄芪甲皂等能减少化疗药物性肝损伤的发生率。其他成药还包括益肝灵、护肝片、舒肝宁注射液、健肝乐颗粒、黄芪胶囊等等。

（六）心脏毒性

临床可表现为心律失常、心力衰竭、心肌综合征（患者表现为无力、活动性呼吸困难、发作性夜间呼吸困难，心力衰竭时可有脉快、呼吸快、肝大、心脏扩大、肺水肿、水肿和胸腔积液等），心电图出现异常。多见于蒽环类和紫杉类化疗药。

随着医疗水平的进展，尤其是抗肿瘤综合治疗方案的优化及新型抗肿瘤药物的不断研发，癌症幸存者比例和总人数呈现出稳定并增加趋势。然而，在接受过抗肿瘤药物治疗的癌症幸存者人群之中，抗肿瘤药物心脏毒性及其潜在风险逐步增加，心脏毒性相关不良事件已经成为导致患者死亡的最主要因素。抗肿瘤药物心脏毒性临床表现主要包括：左心功能不全、心功能衰竭、高血压、心律失常等，严重时可以导致心源性猝死。虽然心源性猝死概率很低，但由于接受抗肿瘤药物治疗时所产生的心脏毒性为不可逆性的心肌细胞损伤，慢性心功能不全以及不同程度的心律失常可严重影响患者的生存质量。因此，如何有效预防和管理抗肿瘤药物的心脏毒性反应、改善癌症幸存者的生存质量、有效延长生存期，是当前亟须解决的临床难题。

1.不同类别抗肿瘤药物心脏毒性临床研究进展

现代临床常用抗肿瘤药物，根据其成分及药理作用机制的不同，可大致分为如下类别：蒽环类药物、抗代谢类药物、抗微管类药物、烷化剂以及靶向药物。靶向药物可根据其结构及作用靶点的不同，进一步分为两类：小分子量蛋白激酶抑制剂和单克隆抗体。

在全部类别的抗肿瘤药物中，蒽环类药物是心脏毒性最为明确、发生率最高、心脏毒性事件程度最为严重的抗肿瘤药物。基础实验及临床研究均对蒽环类药物心脏毒性进行了多维度的研究。

靶向药物是近年来最受关注的新型抗肿瘤药物，是未来抗肿瘤治疗药物的主要发展方向。随着靶向药物在临床的普及应用，其在药物研发的基础实验阶段并未被探测到的心脏毒性反应，逐渐成为靶向药物最主要的不良反应。究其具体原因与机制，考虑与其作用于非目标靶点的信号通路相关。

2.中医药防治抗肿瘤药物相关心脏毒性研究进展

中医认为，化疗药物乃为毒邪，毒邪伤人，称之为"药毒"。化疗药物所致心脏毒性，临床表现可根据损伤程度不同而不尽相同。损伤初期，症状为胸闷、心悸、气短、乏力，乃为药毒伤人，心脾之气受损。脾气不足，运化失司，不能运化水谷精微为精气而输布四肢百骸。心气失养，则见以上症候。而严重心脏毒性时间发生时，则可见胸痛如锥、遍身汗出、喘促不畅等，甚或猝死。此乃中医的阳脱之证。现代临床研究中，临床医学家常以益气养心活血为法，具体如下：

（1）炙甘草汤：炙甘草汤是临床经典方剂，其以炙甘草为君药，甘温益气，辅以人参、桂枝、生姜、麦冬、生地、阿胶、大枣、麻仁，温补兼通，温阳育阴兼顾。郭连英等以炙甘草汤干预阿霉素新辅助化疗的乳腺癌患者，观察组 30 例，空白对照组 30 例，以超声心动相关指标、中医症候为评价标准。结果显示：中医症候学方面，观察组显著高于对照组，差异有统计学意义；超声心动相关指标方面，观察组优于对照组，差异有统计学意义。龙惠东等观察炙甘草汤干预蒽环类药物化疗治疗乳腺癌患者心脏毒性的研究，研究共纳入病例 60 例，炙甘草汤干预组 30 例，对照组 30 例。结果显示：化疗后心肌损伤标志物方面（cTnI、LDH、AST、CK、CK-MB）两组具有显著性差异，炙甘草汤干预组无显著异常。

（2）参麦注射液：近 10 年关于参麦注射液干预化疗药物心脏毒性的较高水平研究主要关注于心电图、心肌酶及心功能分级方面。统计结果显示：参麦注射液可以有效地预防心律失常、ST-T 改变及 QT 间期延长的发生，其中对于传导阻滞型心律失常无防治疗效；在心肌酶方面，参麦注射液可以有效地降低 LDH、CK-MB、cTnT 的异常表达与升高。刘琦等进行一项以参麦注射液预防乳腺癌患者进行 FAC 方案的相关心脏毒性研究，研究纳入参麦组 22 例，空白对照组 20 例，以心电图、心功能、cTnT、LVEF 为观察指标。结果显示：参麦组心电图异常发生率 22.7%，低于空白对照组的 55%；LVEF 方面，两组化疗后均呈现下降趋势，但参麦组化疗后与空白对照组相比较具有统计学差异，干预组同期出现蒽环类药物的心脏毒性，但参麦注射液减低了其严重程度。

（3）参芪扶正注射液：参芪扶正注射液是临床常用的中药注射液，由人参、黄芪组成，主要药性成分包括黄芪多糖、黄芪皂苷，具有益气扶正的功效。陈恕之等根据蒽环类药物心脏毒性反应相关症候学分析，给予参芪扶正注射液进行干预，与空白组、右丙亚胺组进行对照，研究共纳入 121 例受试者。结果显示：心电图异常方面：参芪扶正注射液组略高于右丙亚胺组；LVEF 方面，参芪扶正组及右丙亚胺组均具有一定的保护作用，效果不显著。

（4）参附注射液：沈娜等以血液系统肿瘤患者为目标人群，观察参附注射液对蒽环类药物在此分层人群中的心脏毒性保护作用。研究以心电图及心肌酶谱为观察指标。结果显示：观察组心电图异常发生 4 例，对照组发生 15 例，两组间比较有统计学差异；心肌酶方面，观察组及对照组在化疗后心肌酶均有为上升趋势，但是化疗后组间比较具有统计学差异，提示参附注射液在心脏保护方面具有一定的作用。

吴小红以乳腺癌患者为目标人群，观察参附注射液对蒽环类药物相关不良反应的保护作用。研究纳入 79 例中晚期乳腺癌患者，均以含表阿霉素方案进行化疗 6 周期，参附注射液组 45 例，对照组 34 例，以超声心动图为主要观察指标，结果显示化疗前后两组在 LVEF 方面均有下降，在 SVI、FS 均下降，LVDd、LVDds 方面均上升，提示蒽环类药物对两组患者均产生心脏毒性反应，但是组间比较显示：参附注射液组相比较，以上指标均具有统计学差异，提示参附注射液虽不可完全防止心脏毒性的发生，但对其具有一定的保护作用。

（七）肺毒性

肺毒性是放化疗治疗肿瘤过程中的重要毒性之一，化疗诱导的肺疾病（CLD）是指某些化疗药物通过多种病理生理机制引起的肺部损伤。这些病理生理变化可引起间质性肺炎、肺纤维化、超敏综合征、毛细血管渗漏综合征等，其他还有肺泡出血、细支气管闭塞性机化性肺炎（BOOP）、胸膜渗出、支气管痉挛、nSt-腺病（肺门淋巴结肿大）、静脉闭塞等。常见致毒药物有博来霉素、阿霉素、环磷酰胺、更生霉素、丝裂霉素、甲氨蝶呤、卡氮芥等。放射性肺损伤是指放射线对肺实质所造成的病理学改变，如肺毛细血管的损伤、肺泡上皮细胞破坏、表面活性物质缺乏、肺泡渗出增加等，早期为渗出性炎症，晚期发展为肺间质纤维化。

放化疗所导致的肺毒性根据其临床症状表现特点看，属中医"咳嗽""喘证""肺胀""肺痿""肺痹"。证属本虚标实，本虚为肺肾气阴两虚，标实为痰热瘀蕴肺。基本病机为外感邪气（风邪、湿邪、燥邪等）或久病内伤，肺络痹阻，日久成瘀，损伤肺气，肺气久虚，久病及肾，肺肾气虚，血脉瘀滞。

1.诊断标准

没有症状能明确提示发生肺毒性，其诊断一般依据患者的用药史、放疗时间和主、客观症状（症状、胸部 X 线表现、肺功能异常）的因果关系。患者一般有低热、刺激性咳嗽、咳少量白色黏液样痰、胸痛、气短等非特异性呼吸道症状。严重者有高热、胸闷、进行性呼吸困难、不能平卧、剧烈咳嗽、咯血痰、喘憋或发绀症状。胸部体征可有局部实变征，湿性啰音、胸膜摩擦音和胸水体征。晚期肺纤维化患者肺底部可闻及干性啰音（爆裂音），有杵状指和慢性肺心病体征。X 线胸片上有肺间质浸润则表现为弥漫性组织样密度影，肺泡浸润则表现为结节样斑点。开始时，X 线改变表现为两肺间质性浸润，尤以下肺野为著。进展期患者产生广泛的间质和肺泡浸润，表现为两肺弥漫性网状结节状阴影，有时甚至表现为肺叶实变。CT 扫描可显示较平片更为广泛的间质和肺泡受侵犯，对转移性结节有时亦能辨别。限制性通气功能障碍和 CO 弥散功能（DLco）降低是肺损伤最常见的肺功能异常。纤支镜检查辅助支气管肺泡灌洗（BAL）可从生化、微生物、细胞分析以及组织病理等多方面诊断本病。

2.中医治疗

（1）夹感发作期：①气虚风寒犯肺：证见咳嗽喘息，咳声重浊，痰稀色白，咽痒鼻塞，胸膈满闷，恶寒发热，头痛流涕，舌红苔薄白，脉浮数。治以疏风散寒，宣肺平喘。方选止嗽散合玉屏风散加减。②阴虚燥热伤肺：证见咳嗽喘息，咳声高亢，痰黏色黄，咽燥声嘶，气短胸憋，发热口干，头痛胸痛，舌红苔黄燥，脉浮数。治以清肺化痰，疏风润燥。方选清燥救肺汤或桑杏汤加减。咯吐白黏痰，呼多吸少，动则喘憋气短加重，舌暗红苔白腻脉细滑。治以补肺益肾，化痰平喘。方选金水六煎加减。③气阴两虚瘀喘：证见喘息进行性加重，呼多吸少，稍动则气短喘憋尤甚，咯吐少量白黏痰，难以咳出，面色发绀，神倦纳呆，腰膝酸软，舌紫暗有齿痕苔白，脉细涩或细滑。治以益气养阴，化痰活血。方选保肺汤加减。

（2）重症多变期：①阳虚水泛：证见喘息进行性加重，呼多吸少，动则尤甚，咳吐清稀涎沫，心悸胸闷，下肢浮肿，腰膝酸软，唇甲发绀，舌暗淡边有齿痕苔白滑，脉沉细弱。治以温阳补气，化瘀利水。方选真武汤合补肺汤加减。②阴阳两虚：证见喘息进行性加重，呼多吸少，动则尤甚，咳吐清稀涎沫，心悸气短，腰酸肢冷，五心烦热，咽干盗汗，面唇爪甲发绀，舌暗红边有齿痕苔白滑或少苔，脉细弱。治以大补阴阳，活血化痰。方选参蛤散合右归饮加减。

3.西医治疗

放化疗所造成的肺毒性以间质性肺炎、肺纤维化多见，对肺纤维化的西医治疗常规采用大剂量肾上腺皮质激素，连用数周，并辅以抗生素、支气管扩张剂等，必要时予以吸氧对症处理，在急性症状被控制后，肾上腺皮质激素要在几周内逐步减量，突然停药会导致症状复发和肺损伤加重。而肾上腺皮质激素副作用大，并降低免疫力，易加重感染，不利于肿瘤患者的恢复。

（1）抗纤维化治疗：①秋水仙碱：体外研究证实秋水仙碱可抑制成纤维细胞增殖、趋化、迁移和胶原沉积，减少肺纤维化患者肺泡巨噬细胞释放成纤维细胞因子和纤维连接素，秋水仙碱还可抑制微管的功能，阻止成纤维细胞前胶原向胶原的转换，减少胶原沉积，此机制可能是抑制胶原的分泌所致而非影响 I 型、II 型胶原 mRNA 表达。虽然体外试验已证实它可以抑制胶原合成和成纤维细胞增殖，但它对细胞因子白介素-1（IL）、白介素-6（IL-6）、肿瘤坏死因子-a（TNF-a）、血小板源生长因子（PDGF）、转化生长因子-G（TGF-8）作用很弱，故限制了它的作用。②干扰素γ诱导蛋白（IP-10）：IP-10 能够诱导 IFN-Y 的生成，有研究表明它可以抑制纤维原细胞的迁移，减少纤维原细胞的沉积。③吡非尼酮（Pirfeni-done）：该药是通过抑制肺血管通透性的增加及炎细胞聚集而起到明显的抗炎作用，并抑制转化生长因子β（TGF-β）基因的转录，进而起到抗纤维化的作用。

（2）细胞因子治疗：①干扰素γ（IFN-γ）：IFN-γ是一种具有多种生物学效应的细胞因子，能够抑制细胞增殖、调节免疫及抗纤维化。临床实验中观察到IFN-γ和低剂量泼尼松龙联用能够有效提高肺活量、动脉血气指标，改善呼吸困难等症状，且效果优于单用糖皮质激素；同时发现 IFN-γ和低剂量泼尼松龙联用组患者血中一些 II 型细胞因子水平下降，由此进一步阐明 IFN-γ治疗肺纤维化的关键在于调节体内 I 型和 II 型细胞因子的平衡。②肝细胞生长因子（HGF）：在肺成纤维细胞分泌的众多生长因子中，HGF 是调节肺泡内皮细胞平衡的关键因素，它可以增加 II 型肺泡内皮细胞的移动和分裂，限制肺纤维化的进展。

（3）抗氧化治疗：①还原型谷胱甘肽（reduced glutathione GSH）：GSH 含有巯基，一方面可通过巯基与体内自由基结合，加速自由基清除；另一方面可以中和氧自由基，避免活性氧和氧自由基产生过氧化脂质，从而减少或避免细胞的损伤，并可促进正常细胞蛋白质的合成，起到保护正常细胞的作用。N-乙酰 L-半胱氨酸（NAC）是目前研究最多的抗氧化剂，它是抗氧化物谷胱甘肽的前体，可刺激细胞谷胱甘肽合成系统。而肺纤维化以低谷胱甘肽为特征，氧化剂含量较高。NAC可以清除 OH HOCI 以及减少细胞因子的产生。NAC 治疗纤维性肺泡炎患者可以提高其肺功能，使蛋氨酸水平下降，蛋氨酸减少提示肺泡表面的抗氧化能力提高。②氨磷汀：WR272 是目前最有前途的放射性肺损伤预防药物之一，在体内代谢活性产物为 WR1065，其作用机制为可以清除辐射和某些细胞毒性药物产生的自由基，起到细胞保护作用。③褪黑激素：褪黑激素是松果体分泌的具有很强抗氧化作用的激素，可以直接清除氧自由基、过氧自由基的活性氧，还能通过与次氯酸反应解除其对过氧化氢酶的毒性、抑制一氧化氮和酶活性，间接减少活性氧，抑制 X 射线引起的脏器氧化损伤。

（4）抗凝治疗：纤维化性肺病伴随有炎症和血管的损伤，大量的组织因子和凝血酶原激活物暴露于血液中，血管内皮细胞的损伤激活凝血途径。因此，肺泡炎或纤维化的情况下，肺泡灌洗液（BALF）中凝血酶水平升高，抗凝血蛋白 C 减少，而凝血酶除了在凝血中有作用外，它也是一个潜在的成纤维细胞丝裂原，通过诱导血小板衍生生长因子（PDGF），直接刺激肺成纤维细胞和平滑肌细胞原胶原的产生。因此，肺纤维化患者促凝和抗凝因子的不平衡可能导致高凝状态，导致纤维生成的下游效应。

（5）ACEI 和他汀类药物治疗：现在对于 ACEI 和他汀类药物在各脏器调节局部纤维增生的药理作用越来越受到重视。卡托普利能使肺组织羟脯氨酸水平下降并减轻肺组织内皮细胞受损，减少渗出，减轻肺纤维化。另外，血管紧张素可上调致纤维化细胞因子 TGFB1 的表达，正常肺成纤维细胞不产生血管紧张素，肺纤维化发生过程中的肺成纤维细胞可产生血管紧张素，且血管紧张素可介导肺泡上皮细胞的凋亡，使损伤区域不能形成上皮层，从而导致该区域永久纤维增殖，卡托普利可完全抑制血管紧张素的上述作用。他汀类药物抑制 3—羟基 3—甲基戊二酸单酰辅酶 A 还原酶，减少细胞外基质的合成。

总的来说，目前对肺纤维化的治疗还没有重大突破。尽管人们对肺纤维化的发病机制有了不少新的认识，但其发病机制复杂，多阶段不同启动，在纤维化形成过程中正负反馈交叉调节，人们对此的了解远远不够。抗纤维化治疗只着眼于发病环节上的某一点可能是其疗效不佳的主要原因之一，我们应当加强对多环节、多靶点的治疗研究。今后，药物仍将是治疗肺纤维化的主要措施，安全、有效及特异性靶向药物被认为是最有前途的，其中细胞因子颉颃剂是该领域的研究热点。另外，一些辅助治疗如抗凝治疗也日趋受到重视。

（八）神经毒性

化疗是一种治疗恶性肿瘤的重要手段，疗效显著，但化疗药物在消灭肿瘤细胞的过程中，常常会无差别地损坏正常细胞，其对周围神经或自主神经造成损伤而产生的感觉障碍被称为"化疗后周围神经病变（CIPN）"。该不良反应呈剂量限制性，成为制约化疗药物应用的重要因素。

毒性产生的靶点主要有中枢、外周神经以及感受器。其表现形式多种多样，最常见的主要起源于四肢末端，呈对称性的感觉异常、弱化或缺失，患者多自感烧灼、刺痛和麻痹等。

美国食品药品监督管理局（FDA）指出，约有70%的患者在接受奥沙利铂化疗后受到不同程度的周围神经病变的困扰。Mols F等通过对多篇文章进行Meta分析后发现，患者生活质量KPS评分与病变水平呈负相关。患者可能因难以耐受CIPN症状而拒绝化疗，间接影响患者疾病预后及生存期。因此，目前国内外越来越多的研究者开始关注CIPN的患者，不断追求患者生活质量的提高。本文对国内外相关文献进行分析，归纳CIPN的产生机制，总结了中西医应对CIPN的预防与治疗方法，为进一步探索CIPN的发生机制以及临床上预防、评估和诊疗CIPN提供借鉴。

1.抗肿瘤化疗药物致神经毒性产生机制

容易产生周围神经毒性的药物主要有铂类化疗药物、微管蛋白抑制剂、沙利度胺、硼替佐米等。在化疗后第一个月CIPN患病率为68.1%，三个月为60%，化疗结束后六个月仍有30%的患者继续遭受着周围神经病变的困扰。因此，化疗所致周围神经病变是一个不容忽视的、影响患者生活质量的重要问题。本文总结了易产生神经毒性的抗肿瘤化疗药物种类及其产生机制，具体如下。

（1）铂类化疗药物的神经毒性：铂类药物产生的神经毒性程度常由累积剂量决定。病变常始于手脚末端，主要表现为感觉异常（皮肤表面灼烧、寒冷、刺痛感以及肌肉痉挛疼痛）、感觉弱化（麻木无知、触感不明显）以及感觉消失（浅感觉、深腱反射消失）等。治疗虽停，损伤难复，缠绵日久，被称之为"滑翔反应"。

Mcwhinney SR认为，铂类药物的神经毒性有急慢性之分，其严重性通常为：顺铂＞奥沙利铂＞卡铂。轴突表面离子通道（Na^+、Ca^{2+}等）的异常多是铂类急性毒性的产生原因。例如，奥沙利铂可通过直接或间接调节离子通道，延长通道开放时间而使感觉神经元兴奋性提高；而其代谢产物草酸根离子可与体内游离钙离子迅速螯合形成沉淀，造成强直痉挛和肌肉高张。

关于奥沙利铂的慢性神经毒性的机制，多数学者持蓄积致毒论。Holmes J等提出，铂类药物损伤神经的主要位点可能为脊髓根中心神经元，蓄积于外周神经系统，蓄积量到达阈值后方呈现周围神经毒性。Mckeage MJ等提出铂类化疗药物的神经毒性主要针对外周神经系统和背根神经节（DRG），而对中枢神经系统的副作用较弱。其产生机制可能是奥沙利铂影响了神经元内 RNA 的合成，干扰了中心法则的传递，蛋白质翻译受阻，导致神经元畸形，轴突传导功能受损，从而导致了肢体的麻木。McDonald ES 等通过体内外实验发现铂类药物会与 DNA 发生水合作用，其产物可造成背根神经节细胞受损凋亡，进而引起轴突的衰萎，功能缺失，产生神经毒性。Takimoto CH 等则认为量变引发质变，慢性神经病变的发生是因急性毒性日积月累所致。

（2）微管蛋白抑制剂：微管蛋白抑制剂主要有紫杉类和长春花碱类。目前，紫杉醇是一种广泛使用的新型抗肿瘤药物，其抗肿瘤机制是通过促进微管蛋白的凝聚，阻碍细胞有丝分裂，最终实现抗肿瘤细胞增生的效果，然而其抗肿瘤机制是一把导致神经毒性的双刃剑。实验证明，紫杉醇易蓄积于背根神经节，较周围神经浓度高，可能会影响背根神经节、外周神经节细胞以及小胶质细胞的活化，影响微管结构的形成，阻扰轴突的电传导及递质释放，引起神经营养供能和信号传导障碍。紫杉醇类为剂量依赖性周围神经毒性，Nabholtz 等研究显示，紫杉醇剂量超过一定的阈值时，周围神经病变发生率可提升至 70%。神经毒性发生率与其累积剂量呈正相关，当剂量超过 200mg/m² 时，发生 IV 级感觉神经病变的概率增大。紫杉醇所致 CIPN 轻者会发现手足、四肢麻木等异常，使用高剂量化疗药物的患者更容易发展为严重的神经源性疼痛（如关节痛、肌肉酸痛等）。

长春花碱类作为微管蛋白抑制剂，其神经毒性的发生机制与紫杉醇类大同小异。长春碱类神经毒性有强烈剂量依赖性。长春花碱类化疗药物通常表现为周围神经损害：先于手，后为足，慢慢出现精细动作障碍和行走受限。微管蛋白与可溶性调节器的聚合作用可被微管蛋白二聚体阻碍，而长春碱类药物与微管蛋白聚体有较强亲和力，使微管蛋白结构变化，可溶二聚体聚合成微管过程受阻，造成轴突微管缺失不全，信号转导运输系统受到损伤，从而产生周围神经病变。

（3）沙利度胺：沙利度胺具有抗肿瘤新生血管的作用，是其抗肿瘤机制亦可能是其损伤周围神经的机制。沙利度胺抗血管生成的同时，减少了背根神经节的血供，影响了轴突的营养供应和能量代谢，可能导致神经营养因子失活，表现出感觉神经的异常，并呈现剂量限制性毒性。以四肢末端为主的周围神经出现异常，并伴有运动和位置觉减退。

（4）硼替佐米：硼替佐米为治疗多发性骨髓瘤和淋巴瘤的常用药物之一。其治疗恶性肿瘤机制主要包括激活线粒体凋亡途径，达到抑制肿瘤细胞增生的目的，而该凋亡途径可能会有损伤周围神经系统的潜在毒性。动物实验表明，硼替佐米可造成坐骨神经中施万（Schwann）细胞和髓鞘轻度到中度的病理变化，轴突也随之变性。在背根神经节（DRG）中也观察到硼替佐米可造成线粒体和内质网形态功能受损，从而导致卫星细胞胞浆内空泡化。最大耐受剂量时，硼替佐米可显著降低感觉神经传导速度（SNCV），但是可以在随访期结束时完全恢复。另外，硼替佐米会引起 A8 和 C 神经纤维的生理学异常和特定功能改变，出现机械性超敏和功能性脊髓后角宽动态范围神经元异常，引发神经毒性。

2.西医治疗

西医常用的对症治疗 CIPN 药物的主要分类如下。

（1）抗氧化剂和细胞保护剂：研究表明，急性外周神经病变的发生往往与脂质、蛋白质、DNA 的氧化有关。由于其损坏神经细胞，可运用还原剂颉颃化疗药物所致氧化反应引起的外周急性神经病变。临床上常用抗氧化剂谷胱甘肽、硫辛酸、VC 以及细胞保护剂氨磷汀、依达拉奉等以降低化疗药物在背根神经节内的蓄积，清除游离氧自由基，降低其对周围神经元及神经纤维的氧化破坏。

陈庆丰等对使用还原型谷胱甘肽的病例进行研究，发现治疗组中周围神经病变的发生率较对照组显著降低（13.64% vs 46.15%），说明谷胱甘肽对 CIPN 防治效果佳。Gascinu S、Milla P 等亦发现，在应用奥沙利铂前使用谷胱甘肽可有效降低外周神经病变发生率，且不影响奥沙利铂的抗肿瘤效用。Gedlicka 等研究发现 α-硫辛酸作为自由基清除剂，可颉颃化疗药物对神经细胞的氧化反应，从而减轻周围神经毒性症状。氨磷汀（阿米福汀）作为目前广泛使用的细胞保护剂，拥有强大的清除自由基、抗细胞氧化作用。Penz M 等认为氨磷汀在保证化疗疗效的同时可缓解含铂化疗方案产生的神经毒性。王芬等评价了氨磷汀对 86 例胃肠道肿瘤患者使用奥沙利铂所致神经毒性的作用，亦认为氨磷汀可明显改善奥沙利铂所致周围神经毒性，且对化疗的近期疗效无影响。

（2）神经递质再摄取抑制剂：度洛西汀和文拉法辛作为抗抑郁药，是神经递质选择性再摄取抑制剂。研究表明，其对神经疼痛有治疗作用，可缓解 CIPN。

度洛西汀常用于糖尿病周围神经病变的治疗，对 CIPN 亦有一定治疗效果。一项 I Ⅱ 期临床研究试验结果表明，度洛西汀 5 周疗程的治疗对降低周围神经病变发生率与安慰剂治疗组相比效果显著。Durand 等样本量为 48 例的 I Ⅱ 期临床研究结果显示，服用文拉法辛的患者相较安慰剂组 CIPN 病变程度低，生活质量提高。宋敏等通过动物实验发现其机理，文拉法辛可有效抑制奥沙利铂诱发的神经病理性疼痛，机制可能与促使背根神经节 μ、κ、δ 阿片受体高表达有关。

（3）钠离子通道阻滞剂：抗癫痫类药物有通过可选择性作用于离子通道，阻断离子依赖性动作电位的快速发放，调节电压依赖性离子通道，影响神经元能量代谢，可减轻化疗药物所致的急性神经毒性。Argyriou AA 等在临床试验中证明，使用奥沙利铂同时口服奥卡西平（卡马西平衍生物），周围神经毒性的发生率试验组（31.2%）较安慰剂组（75%）明显降低。Eckel F 等发现卡马西平与奥沙利铂合用，治疗组中奥沙利铂累积剂量明显高于对照组，且神经毒性多小于 I 度，而对照组易发生 III 度以上的神经毒性。加巴喷丁是新一代抗癫痫药，与传统药物相比效果更为显著，不良反应减少。有研究表明，在有神经毒性症状的患者的治疗中添加巴喷丁治疗，疗程结束以后均康复。

（4）钙镁合剂：钙镁合剂在临床防治奥沙利铂相关神经毒性方面应用较为广泛。现有研究认为，草酸盐在背根神经节积蓄可导致慢性神经毒性的发生。目前，临床上有许多使用钙镁合剂（草酸盐螯合剂）来治疗 CIPN 的案例。钙镁合剂通常由葡萄糖酸钙和硫酸镁组成，属离子通道调节剂，可通过调节细胞内离子浓度，引起细胞膜超极化，控制离子通道的转运，影响神经元的营养代谢。Gamelin 等研究在奥沙利铂用药前用钙镁合剂，治疗组外周神经毒性的发生率远低于对照组（4%vs31%）。在周礼鲲等纳入了 16 个临床研究的 Meta 分析表明，钙镁合剂在预防周围神经毒性作用方面较安慰剂显著，其认为钙镁合剂需在奥沙利铂滴注前用药才可发挥预防作用，且使用剂量应大于 1g。 Wen F 等经 Meta 分析认为，钙镁合剂对于降低 CIPN 急慢性神经毒性均有作用。

（5）神经营养剂：神经营养剂主要包括维生素类和脂肪酸等，在保护神经传导的功能上有着不可或缺的作用。其影响髓鞘的生理代谢，保护神经髓鞘的完整。因此，被广泛应用于临床防治化疗后周围神经毒性。

目前，甲钴胺被广泛应用于防治周围神经毒性，其改善周围神经细胞的机制为：进入神经细胞，可提高氨基酸合成酶的活性，利于修复髓鞘损伤，改善神经传导。魏晓晨等对于维生素类药物预防 CIPN 的 Meta 分析中总结，维生素 E 可缓解铂类或紫杉醇所致周围神经毒性。相反，使用甲钴胺更能降低奥沙利铂或长春新碱所致周围神经毒性。周华东等亦认为维生素 B 族和 E 族对早期 CIPN 有较好的疗效。韩灵敏等对 146 例胃肠道肿瘤化疗患者使用神经节苷脂防治周围神经病变进行了疗效观察，认为单唾液酸四已糖神经节苷脂可缓解铂类诱导的 CIPN，有效减轻神经病变程度。

3.中医治疗

（1）中医理论认识：在我国传统中医理论中，化疗所致周围神经毒性可归属于"痹证""寒痹""痿证"等范畴。早期患者气血不足，气滞血瘀，四末气血不荣，以致麻木疼痛，证属"痹证"；病程日进，逐渐发展，后期气血不荣，肢体废用，肌肉痿软，归属"痿证"。化疗药物亦有寒热之分。热性化疗药物易损伤人体气阴，肿瘤病人正虚邪盛。化疗多次，气阴两伤，气虚则血行推动无力，血行不利则筋肉失荣致痛。寒性化疗药物则损伤阳气，尤其脾肾之阳，正气生化之源。阳损则阴无以生，阴阳俱衰，气血失荣。且寒性余毒易于沉积，阻滞四末、经络，经气闭塞，感觉减弱。化疗后周围神经毒性病机复杂，乃各类邪气（虚、寒、湿、瘀、毒……）兼杂而致，并非单一因素可成。罹患肿瘤，正气本虚，气滞血瘀日久，再遇化疗之大毒，峻伤气血，戕伐正气，更犯虚虚之弊，邪毒留滞，皮肉筋脉失荣以致肢端麻木疼痛。

（2）中医治法：中医应对 CIPN 的治法主要包括：辨证中药内服、中成药制剂、针刺治疗、外洗等等。①中药方剂：魏晓晨等对补阳还五汤预防 CIPN 的疗效进行了系统评价，认为补阳还五汤能有效预防 CIPN 的发生，降低 CIPN 的发生率，且安全性较好。杨兵等亦证明补阳还五汤对于改善外周神经毒性疗效确切。张晓东等研究了桃红四五汤加味治疗奥沙利铂后 CIPN 的临床疗效，治疗组效果优于对照度（神经毒性发生率 45.83% vs 86.95%）。魏海梁等临床发现八珍汤对 CIPN 有明显改善作用。张丽红等观察了加味八珍汤的临床功效，试验组中 CIPN 的发生率较单纯化疗组降低明显。黄菊等验证化疗结束后内服十全大补汤，6 个月疗程结束，治疗组的痊愈率相较对照组明显升高。邹善思等临床试验证明黄芪桂枝五物汤加味可减少 CIPN 反应发生率。周焱冰等观察阳和汤加减可降低奥沙利铂周围神经毒性的发生率。白晶等选用通脉四逆汤加味组较对照组周围神经病变率显著降低（40.6% vs 83.3%）。吴海良等采用当归四逆汤加味，可预防性地减少奥沙利铂神经毒性的发生率。李道明等发现黄芪五味汤同步化疗应用可使患者周围神经毒性发生率较对照组显著降低，中重度神经病变减少。②中成药：熊邵权等通过实验研究得出参附注射液可减轻紫杉醇的外周神经毒性，认为其可提高血清中神经生长因子（NGF）的水平，促进外源性 NGF 逆转运至神经元，利于神经元的修复及轴突再生。有文献报道，参附注射液具有温阳通络之功，在临床中使用对于防治 CIPN 亦有疗效。方凤奇等通过对 96 例应用含铂方案化疗的患者使用参麦注射液，并进行临床观察，发现其对铂类所致的神经毒性疗效显而易见。崔慧娟等针对奥沙利铂化疗所引起的神经毒性的患者，采用黄芪注射液，临床结果表明其能保护 NGF，降低其病症复发的可能，耐受性好。徐某等研究了丹红注射液和甲钴胺对于铂类化疗后周围神经毒性的疗效，发现丹红组有效率明显高于甲钴胺组。③针灸：针灸作为我国医学治疗方法中的瑰宝，近年来逐渐受到关注，用于改善 CIPN，功效卓著。针灸有疏经通络、平调阴阳之功，能调动人体机能进行自身调节，无副反应，作用安全。针刺可以微观、双向调节神经细胞内离子浓度，影响离子通道的运输，增强神经元抗氧化能力，清除细胞内外多余自由基，恢复细胞正常运作，改善周围神经病变。田艳萍等将 21 天的针灸疗程与妥乐平对于周围神经毒性的改善作用进行临床观察，选取手足阳明经上多个配穴，施以泻法后留针，再选取特定穴位施以温针灸，可显著降低神经毒性分级，提高患者的生活质量。王刚等采用针刺结合补阳还五汤加味治疗 32 例化疗后外周神经毒性患者，其有效率高于维生素组。韦海霞等选取 60 例肿瘤患者使用电针艾箱灸治疗周围神经病变，认为其可减轻紫杉醇化疗副作用，且为治疗增效。闫昱江等对比了 75 例周围神经毒性的恶性肿瘤患者西药组和针刺组的疗效差异，结果证明针刺组总有效率高于西药组。许炜茹等对比了针刺治疗紫杉醇和顺铂诱导周围神经病变的有效率（88.2% vs 38.5%），认为奥沙利铂化疗方案针刺效果不如紫杉醇，紫杉醇对于中重度毒性分级的患者亦有良好疗效。④中药外洗：李霞等研究证明，相较甲钴胺口服，中药内服配合外洗效果更优。李勇等将自拟中药外洗方应用于60例CIPN的患者，总体有效率高达91.1%，仅有少许皮疹等不良反应。娄彦妮等采用温经通络外用洗浸方，起效时间短，症状缓解明显，有效率为93.3%，治愈率为83.3%。在其基础上，采用该方进行扩大样本量的多中心临床研究，证明中药组总有效率、疼痛缓解率均优于对照组。王建楠等对比了祛麻煎和甲钴胺对于CIPN的临床疗效，中药外洗较对照组有效率高。钱一丹研究了鸡血藤浸洗方对于化疗所致周围神经毒性的疗效，结果表明鸡血藤浸洗方可有效缓解CIPN。

4.结语与展望

CIPN是化疗所致的常见不良反应，很多化疗药物的限制毒性，影响了化疗药物的应用及进程，与患者的生活质量呈负相关，是一个值得探讨且亟待解决的问题。关于化疗药所致周围神经毒性，中医、西医都有许多理论研究和治疗方法，虽然观点不一，众说纷纭，但是在临床应用过程中都取得了一定的成效。为了验证其有效性，还需要大量的随机、对照、双盲试验研究。最终以实验数据为依托，进一步挖掘其生理病理、作用机制，应用于临床。我国医学在改善化疗所致周围神经毒性方面有着独特的优势，方法多样，效果显著，拥有广阔的应用前景。中华民族的文化瑰宝历久弥新，在当今的医疗形势下亦值得我们进一步挖掘，发挥中医药特色，立足于患者的切身感受，研究出简、便、廉、验的中医药防治化疗周围神经病变的方案。

（九）脱发及其他

脱发是肿瘤患者治疗后最为常见的不良反应，对患者造成一定的心理困扰，在女性患者中的影响更为明显和突出。化疗药物、针对头颈部及中枢神经系统的放射治疗、靶向药物、免疫检查点抑制剂、内分泌治疗等都可能导致脱发。其中，化疗是导致脱发率最高的治疗方式。既往研究中约77%的肿瘤患者将脱发视为痛苦的症状，恐惧不安，甚至失去治疗信心。因此，减少肿瘤患者化疗药物所致脱发（chemotheragy induced alopetia，CIA）的发生率及减轻脱发程度成为肿瘤规范治疗中亟须解决的问题，但国内外的肿瘤治疗指南及规范对CIA的预防及治疗尚无明确共识。有鉴于此，本文将就肿瘤患者CIA的发生机制及影响因素、物理及药物干预、基因研究的进展进行综述。

1.肿瘤患者 CIA 的发生机制

（1）肿瘤患者CIA的直接机制：肿瘤患者CIA的发生机制尚未能明确阐述，

有研究认为化疗药物对毛囊的直接作用可以导致脱发。毛囊是皮肤内的附属器，毛发的生长经历生长期、休息期和退化期，周而复始，终身循环和再生。通常高达 90%的头皮毛发处于生长期，CIA 主要作用于生长期毛囊，生长期毛囊的主要特征是上皮室发生增生，鳞茎基质细胞为了形成毛干显示出最大的增殖活性。而化疗药物可能引起鳞茎基质细胞有丝分裂活动突然停止，导致已角化发干的近端部分减弱、变窄，从而发管破裂，引起脱发，此时脱发迅速且量大（80%～90%），并且常发生在化疗后的几天到几周内。另外，也有研究假设 CIA 是药物对高度增殖的基质角质形成细胞以及滤泡色素系统直接产生毒性的结果，研究认为生长期的毛基质和真皮乳头有丝分裂率较高，此时期的毛基质和真皮乳头对化疗药物非常敏感，一些化疗药物可能导致毛球体积减小，毛囊快速凋亡，从而导致脱发。但如果毛囊处于晚期生长期（以较低的有丝分裂率为特征），则化疗可能加速其向正常生长期的过渡，此时对脱发的影响较小。此外，有研究认为，多个信号分子参与毛发周期的调控，包括声波刺猬蛋白（sonic hedgehog，SHH）、缺口蛋白、骨形态发生蛋白和 Wnt （Wingless/Integrated）信号通路。这些信号分子在脱发发病机制中的确切作用尚不清楚，一项动物研究显示，3～7 周大的小鼠皮肤中 SHH 基因短暂过度表达，可以导致环磷酰胺化疗诱发脱发后毛发的再生加速。通过对这些途径的深入研究及了解可能有助于制订更好的策略，减轻脱发程度或促进患者头发再生。

（2）肿瘤患者 CIA 的间接机制：人类头皮的毛囊内含有大量的雌激素和雄激素受体，随着年龄增长，无论是女性还是男性均可能因为体内激素水平异常改变而出现脱发。临床上较多的此类研究是在乳腺癌患者中进行的，针对男性肿瘤患者化疗后激素改变导致脱发的研究较少。国外学者在乳腺癌患者中进行的研究认为，患者经化疗及内分泌治疗后体内激素水平改变，可能会影响毛囊区域外根鞘中雄激素受体的表达，从而影响雄激素与雄激素受体结合，使得毛发生长周期改变、生长环境异常，导致脱发。此外，用于乳腺癌治疗的芳香化酶抑制剂（来曲唑、阿那曲唑、依西美坦）可引起雌激素水平降低从而导致脱发。选择性雌激素受体调节剂（三苯氧胺）可引起雌激素效应减少，使毛囊进入静止期，干扰毛发生长的正常周期，抑制毛囊的增殖，导致毛发生长受到抑制。

2.肿瘤患者 CIA 的影响因素

（1）化疗药物对脱发的影响：CIA 的发生率及脱发程度取决于药物的类型及作用机制、药物剂量和给药时间、给药方式。①药物类型及作用机制对脱发的影响：化疗是恶性肿瘤综合治疗模式中最为常用的手段，其中紫杉类及蒽环类化疗药导致的脱发率高达 80%左右。CIA 通常发生在第一次化疗后的 1～3 周内，此后随着化疗周期数的增加逐渐加重，甚至可能发展为永久性脱发。不同类型化疗药物的作用机制不一样，作用于细胞周期的时限不一样，导致脱发的发生率也有所不同。抗微管药物属于细胞周期特异性药物，干扰细胞有丝分裂，此类药物治疗后患者脱发率约80%；烷基化剂属于细胞周期非特异性药物，对各时期的细胞均有杀伤作用，此类药物治疗后患者脱发率约60%；拓扑异构酶抑制剂属于细胞周期特异性药物，干扰脱氧核糖核酸（deoxyribonucleic acid，DNA）的合成，此类药物治疗后患者脱发率约60%～100%；抗代谢药属于细胞周期特异性药物，作用于核酸合成期，此类药物治疗后患者脱发率约10%～50%；蒽环类药物属于细胞周期非特异性药物，抑制DNA和核糖核酸（ribonucleic acid，RNA）合成，此类药物治疗后患者脱发率高于紫杉类等其他药物，脱发率约80%～100%。②药物剂量及给药时间对脱发的影响：高剂量药物化疗后，可能在1～2周内出现脱发，发根变薄或收缩，随后出现弥漫性的脱发。低剂量化疗后，发根可能只有节段性变薄或变窄，头发折断及脱落较少。多药联合化疗比单药化疗CIA发生率更高，多西他赛单药治疗实体瘤时脱发率达54%，紫杉类与蒽环类的双药方案治疗乳腺癌时脱发率可达80%～100%，而环磷酰胺、甲氨蝶呤、氟尿嘧啶三药联合方案或氟尿嘧啶、多柔比星、环磷酰胺三药联合方案治疗乳腺癌时脱发率可高达90～100%。另外，随着化疗周期数的增加，CIA发生率逐步增高，多柔比星单药治疗4周期时脱发率达50%，而多柔比星单药治疗6周期时脱发率最高可达100%。此外，给药时间长，化疗药物在毛囊中的浓度过高，也会明显增加脱发发生概率。③给药方式对脱发的影响：给药方式不同，导致脱发的概率和程度也有所不同。静脉注射化疗药通常能使更多的药物进入人体组织发挥抗肿瘤作用，增加化疗药物对全身的毒性反应，导致更迅速和更广泛的脱发，而口服治疗往往经过消化道的首过效应，减少药物的活性及毒性，可能导致更少的脱发。有研究观察到，肿瘤患者口服化疗药后脱发发生率约10～50%，而静脉化疗后患者脱发发生率60～100%。

（2）综合治疗模式对脱发的影响：①化疗药物与靶向药物联合治疗对脱发的影响：靶向治疗药物，包括表皮生长因子受体抑制剂、鼠类肉瘤滤过性毒菌致癌基因同源体B1抑制剂等，易导致患者发生继发细菌感染。在继发细菌感染后，患者也可能会出现脱发，发生率约15%～30%。由于作用机制不同，化疗药物与靶向药物联合后通常会加重脱发。有研究显示，人表皮生长因子受体2（human epidermal growth factor receptor 2，HER-2）阳性的乳腺癌患者化疗联合抗HER-2靶向治疗，前期因毛囊细胞受到化疗药物损害而迅速出现脱发，此后与靶向药物毒性反应叠加导致脱发率增加，脱发程度加重，化疗药物与靶向药物联合治疗后脱发发生率最高达100%。②化疗药物与内分泌联合治疗对脱发的影响：有研究对紫杉烷辅助化疗序贯辅助内分泌治疗的乳腺癌患者进行观察，发现化疗期间，化疗药物攻击生长期毛囊的毛球，导致生长期脱发，此后球蛋白抗原暴露破坏了球蛋白周围的免疫区，产生炎性物质，同时残留的毛囊和潜在的末级纤维束闭塞，导致毛发生长循环受阻，以至于辅助使用雌激素受体颉颃剂或芳香化酶抑制剂时进一步加重脱发。化疗药物与内分泌药物联合后，脱发发生率约2%~25%。③化疗药物与免疫治疗联合对脱发的影响：免疫检查点抑制剂，包括抗细胞毒性T淋巴细胞相关蛋白-4、程序性细胞死亡蛋白-1受体，可引起毛囊抗原的炎症反应激活，毛囊环境中免疫耐受的不平衡，最终导致脱发，脱发发生率约2~27%。免疫检查点抑制剂在肿瘤患者治疗中应用时间不长，目前尚缺少针对化疗与免疫检查点抑制剂联合治疗导致脱发的观察性研究数据。④化疗药物与放疗联合治疗对脱发的影响：接受放射治疗的头颈部及中枢神经系统恶性肿瘤患者，采用光子放射治疗或质子放射治疗引起毛囊的急性损伤，导致照射部位区域脱发，发生率为75%~100%，但范围较局限。针对头颈部或中枢神经系统的局部放疗与化疗联合可能导致更为严重的脱发，由于既往研究观察内容的局限性，缺少化疗与放疗联合治疗导致脱发的研究数据。

3.CIA 的防治现状及进展

（1）物理干预在预防 CIA 中的作用：头皮止血带是一种特殊的止血带，由头带和注气球组成的充气止血带和由扁平、条形橡胶带组成的头皮扎条构成，将它紧贴住头皮区域，以阻断表面血流，从而减少输送到毛囊的药量。头皮止血带在血浆药物浓度达到峰值时使用，即从最后 10 分钟输液到停药后 10 分钟。有研究显示长春新碱、环磷酰胺和阿霉素诱导的肿瘤患者通过止血带预防 CIA 有一定疗效。但是，由于施加的高压会导致患者头痛、恶心等不适，因此临床上很少推荐使用。

头皮冷却治疗在预防 CIA 中的作用：近年来已有 30 多个国家，在肿瘤患者化疗期间使用头皮冷却预防 CIA。英国、法国、荷兰和加拿大部分地区将头皮冷却作为 CIA 预防的常规干预措施，其中荷兰实体肿瘤患者头皮冷却的使用率高达80%。但在美国，头皮降温的效果和安全性没有得到共识，直到近期，美国食品药品监督管理局（FDA）才批准头皮冷却治疗可用于 CIA 预防。在我国，头皮冷却治疗也没有作为常规手段用于 CIA 预防。头皮冷却疗法作用机制尚未完全清楚。有研究认为，低温状态下可减少头皮血流灌注，使头皮皮层毛囊中细胞代谢活性下降，有可能导致化疗药物毒性降低，从而减少 CIA 发生率。19 世纪 70 年代人们已开始采用装有冰块的软袋降低头皮温度，1977 年有研究针对乳腺癌化疗患者使用软冰袋等简易方法进行头皮冷却治疗，脱发率小于 50%，无严重不良反应发生。如今国外医院多采用现代头皮冷却装置实现头皮低温。最近的一项荟萃分析认为，头皮冷却是唯一能显著降低 CIA 发生风险的干预措施。一项研究评估使用"dignicap"现代头皮冷却装置预防 CIA 的效果，对早期乳腺癌患者化疗期间使用头皮冷却预防 CIA，头皮冷却系统温度设置在 3℃，5%患者未发生脱发，30%患者出现 1 级脱发，30%患者出现 2 级脱发，而未接受头皮冷却干预患者均发生不同程度脱发。另一项使用现代头皮冷却装置的研究分析了"paxman"冷却装置在乳腺癌化疗患者中的作用，发现化疗前使用头皮冷却系统的患者中 2～4 级脱发的发生率为 49.5%，未使用头皮冷却系统患者 2～4 级脱发的发生率为 100%。头皮冷却系统治疗的患者仅出现轻度头痛、恶心、头皮疼痛等，未发生严重不良反应。国内也有学者使用普通冰帽冷敷预防乳腺癌新辅助化疗患者脱发，认为化疗期间佩戴冰帽持续头部冷敷可以显著降低化疗后脱发率，使用安全，患者治疗依从性好。

然而，头皮冷却预防 CIA 在临床推广中也存在一些争议，有研究认为头皮冷却治疗有导致头皮转移的风险，可能会影响生存。为了进一步了解 CIA 对生存的影响，有研究将头皮冷却治疗用于接受化疗的早期乳腺癌患者，结果认为头皮冷却治疗组与非头皮冷却治疗组的中位总生存相似（6.3 年 vs8 年，P＞0.05）。一些研究为了验证上述结论做了进一步探索，认为化疗期间头皮冷却帽不会导致脑组织的损害，也不会增加脑转移的发生率。也有研究认为，头皮冷却方法尚未在临床上常规推广使用，临床经验不多，应尽量避免用于血液恶性肿瘤（淋巴瘤、白血病）、冷凝集素病、冷球蛋白血症和创伤后冷损伤患者及肝功能不全患者。

（2）药物治疗在防治 CIA 中的作用：人们在药物防治 CIA 方面也进行多项研究。新型脂质体化疗药物的使用，减少脱发发生率。局部使用米诺地尔、比马前列素和骨化三醇已经在人类受试者中进行了初步探索，需要完成进一步Ⅲ期临床研究确定其在防治 CIA 方面是否有可重复性及显著的改进。此外，苯妥英钠、细胞因子、细胞周期调节剂、细胞凋亡抑制剂预防 CIA 的研究是在动物模型中完成的，需进一步研究证实其疗效。

新型脂质体化疗药物，采用脂质体技术与化疗药物结合，具有使药物靶向网状内皮系统，体内分布呈现肿瘤靶向性，进入正常组织的剂量减少，大大改善了现有抗癌化疗药物的药代动力学特性。在提高疗效的同时，明显减轻化疗毒副反应，CIA 发生率明显下降。脂质体阿霉素广泛用于恶性肿瘤化疗，研究认为脂质体阿霉素与普通阿霉素相比，其疗效相当，化疗反应明显减轻，用药期间脱发减少，脱发程度减轻。

局部使用米诺地尔是雄激素性脱发的一线治疗和斑秃的二线治疗，其在防治 CIA 方面的数据非常有限，目前仅有两项随机临床试验。一项研究评估了米诺地尔预防阿霉素化疗固体肿瘤患者脱发的效果。尽管米诺地尔耐受性很好，但与安慰剂相比，它不能阻止严重脱发的发生。另外一项研究纳入接受氟鲁拉西林、阿霉素和环磷酰胺辅助化疗的乳腺癌患者，发现局部米诺地尔不能预防脱发，但加速了脱发后毛发再生，故认为局部使用米诺地尔可促使毛发再生。

比马前列素是一种前列腺素类似物，能促进斑秃患者睫毛生长。一项随机试验对特发性或化疗导致的睫毛脱落患者进行研究，比马前列素眼液治疗患者有37.5%的患者未发生睫毛脱落，而对照组有18.2%的患者未发生睫毛脱落，研究认为外用比马前列素可预防化疗导致的睫毛脱落。

骨化三醇（1，25-二羟维生素 D3）对角质形成细胞有影响，通过在 G0/G1 间期细胞周期停滞抑制 DNA 合成，引起细胞分化，抑制增殖细胞核抗原 ki67 表达，抑制细胞生长。研究表明，局部骨化三醇预处理对细胞因子诱导的 CIA 有保护作用，骨化三醇能预防 CIA，但不会影响化疗疗效。然而，在另一接受蒽环素和环磷酰胺化疗的乳腺癌患者中，局部骨化三醇对预防 CIA 无效。

苯妥英钠是一种常用的抗惊厥药物，会诱发不必要的毛发生长。有研究观察苯妥英钠对环磷酰胺治疗大鼠脱发的影响：在给予苯妥英钠治疗的大鼠组中，观察到生长期缩短，生长期不同阶段毛囊数量增加。研究表明，口服苯妥英钠有助于预防化疗诱导的大鼠脱发，但仍需要进一步研究支持苯妥英改善脱发的机制，并评估其在预防 CIA 临床治疗中的潜力。

白细胞介素 1（IL-1）：在调节炎症和免疫对感染的反应中起到作用，而与核糖体相关的天然膜泡（natural membrane vesicles associated with ribosomes，imuvert）是一种具有从黏质杆菌衍生的免疫刺激特性生物反应调节剂，已被报道用于保护新生大鼠免受细胞周期特异性药物（即阿拉比胞嘧啶）诱导的 CIA 的影响。imuvert 和 IL1 都能诱导多种细胞因子或生长因子的释放，提示 imuvert 是通过 IL1 发挥作用。这些药物在新生大鼠实验模型中有预防 CIA 的应用前景，但还未在临床上进行 CIA 预防试验。

细胞周期蛋白依赖激酶 2（cyclin-dependent ki- nase 2，CDK2）抑制剂：在细胞周期从 DNA 合成前期（G1）向 DNA 合成后期（G2）的过渡过程中起关键作用，可阻断从 G1 晚期向 DNA 合成期（S 期）的进展，降低头皮毛囊细胞对化疗药物的敏感性，减少依托泊苷、5-氟尿嘧啶、紫杉醇、顺铂和阿霉素诱导的毛囊细胞凋亡。在新生大鼠中，局部应用 CDK2 抑制剂可减少应用部位依托泊苷介导的脱发率达 50%，在阿霉素和环磷酰胺联合诱导的 CIA 中减少脱发率达 33%，但此类药物还需要在人体中进行临床试验进一步验证。

细胞凋亡抑制剂（caspase-3）：是细胞凋亡的关键介质，许多化疗药物可以刺激 caspase-3 的活化途径。研究表明局部注射 M50054（caspase-3 抑制剂）可降低依托泊苷诱导的新生大鼠模型 CIA。进一步的实验还没能阐明该方法是否可以预防人类化疗后的 CIA。

（3）基因治疗在预防肿瘤患者 CIA 中的作用：多靶铁螯合剂 M30［5-（N-甲基 N-丙二醇胺基甲基）-8-羟基喹啉］是一种新型的抗氧化剂，在一系列疾病中对氧化应激具有保护作用。既往研究认为多靶铁螯合剂 M30 有预防和治疗阿尔茨海默病、帕金森病和其他神经退行性疾病的作用。有研究发现多靶铁螯合剂M30可防治肿瘤患者CIA，通过动物模型分析全基因组微阵列，观察到与正常皮肤相比，环磷酰胺治疗后的皮肤7722个基因发生了显著的转录变化，其中有3422个基因上调，4300个基因下调。研究进一步观察到多靶铁螯合剂M30恢复了抗环磷酰胺转录上调和下调的基因。研究结果表明，多靶铁螯合剂M30对C57BL/6小鼠环磷酰胺诱导的脱发具有预防作用，经多靶铁螯合剂M30处理的小鼠脱毛后毛发能正常生长。

这些结果为支持流行病学数据提供了新的信息，表明多靶铁螯合剂M30或许是防治环磷酰胺引起脱发的一种有前景的治疗策略，并且肿瘤坏死因子受体超家族成员19（tumor necrosis factor receptor superfamily member19，TNFRSF19）、切除修复交叉互补基因2（excision repair cross-complementing 2，ER-CC2）、层黏连蛋白5（laminin5，LAM5）、组织蛋白酶L（cathepsin L，CTSL）和周期基因1（period1，PER1）有可能参与了环磷酰胺引起脱发的病理学，这些基因在环磷酰胺引起的脱发中具有独特的预防作用。然而，需要进一步的研究验证多靶铁螯合剂M30对CIA防治的作用及多靶铁螯合剂M30补充剂使用的安全性问题。

4.中医治疗

（1）中医内治法：①滋补肝肾、益气养血法：化疗药物被视为大毒之品，易损伤人体正气，导致肝肾亏虚，气血虚耗，且发为血之余，头发的生长全赖于精和血。肾为癸水主藏精，肝为乙木主藏血，精血相生，乙癸同源，共为毛发生长之必需物质，故常采用滋补肝肾、益气养血之法，预防和治疗化疗后脱发。李香凤对采用AC-P方案（阿霉素＋环磷酰胺＋紫杉醇）化疗的乳腺癌患者在化疗药物应用当日开始应用首乌饮（制何首乌30g、枸杞子15g、菟丝子15g、墨旱莲15g、女贞子15g、桑葚10g、黑芝麻15g、黄芪10g、人参5g、黄精15g、当归10g、丹参10g，直至AC 4个周期的化疗结束，显示首乌饮具有防治化疗致脱发的作用。田春桃等自拟生发饮（党参、黄芪、制首乌、黄精各30g，熟地、女贞子、旱莲草各20g，茯苓、当归各15g，甘草5g）治疗化疗后脱发，取得较好疗效。李建昌等1121采用活力苏口服液（由黄芪、淫羊藿、枸杞、丹参、黄精等组成）联合甲羟孕酮治疗包括化疗后脱发在内的多项化疗不良反应，结果显示与对照组相比治疗组脱发等化疗不良反应的发生率明显降低。吴文乾等对小儿恶性生殖细胞瘤术后化疗的患儿，采用化疗前3d开始服用参芪散，取其益气养血之功，以减低化疗不良反应。结果与对照组相比，治疗组在脱发程度、白细胞减少程度、恶心呕吐次数方面均有所下降。以上均说明滋补肝肾、益气养血法可有效防治化疗后脱发。②滋补肝肾、养血祛风法：化疗常致肝肾虚损、脾胃损伤、气血亏虚，阴血亏虚则内生燥风，故化疗后脱发可辨为血虚肾虚为本、邪风为标之本虚标实证，故用滋补肝肾、养血祛风之药治疗。杨大雅等于化疗开始时给患者加服天麻首乌片（由天麻、首乌、女贞子、旱莲、当归、熟地、丹参、蒺藜、白芍、白芷等组成）至化疗结束后半个月，以预防化疗后脱发，有效率与对照组相比有显著性差异。王惠杰等对接受行阿霉素联合化疗的患者在化疗停药后第 3 天开始服用凉血祛风、补肾养血之中药汤剂（黑芝麻 15g、桑叶 10g、防风 10g、升麻 10g、何首乌 10g、生地 12g、当归 8g、赤芍 10g、陈皮 8g、蕲蛇 15g、鸡血藤 20g、紫草 9g、蔓荆子 10g、炙甘草 5g），连用 7d，对照组给予维生素 C 及复合维生素 B 治疗。结果治疗组轻度脱发的发生率明显增高，而严重脱发的发生率则明显降低，说明补肾养血祛风法能有效预防或降低化疗药物致脱发。③凉血解毒、滋肾养血法：化疗药物被视为热毒之邪，使用化疗药物后，邪毒瘀于发根，迫血妄行，血热风动，风动则发落。头发的生长又与精血有密切关系，故临床采用凉血解毒治其标、滋肾养血治其本的方法预防和治疗化疗后脱发。宋广文等给治疗组患者于化疗前 1d 开始口服凉血解毒中药（生地 30g、赤芍 20g、丹皮 20g、鳖甲 30g、连翘 30g、葛根 30g、蛇蜕 6g 等），至化疗结束后第 3 天改服滋肾养血中药（制首乌 40g、菟丝子 30g、熟地 30g、黄芪 20g、当归 15g、女贞子 15g、旱莲草 15g、川断 10g、牛膝 10g 等），至下次化疗前 1d，结果治疗组表现为轻微脱发，对照组表现为中重度脱发。证实序贯使用凉血解毒及滋肾养血中药可有效防治化疗后脱发。杨雁鸿等采用清热凉血解毒与补肾生精等中药配伍制成中药胶囊（由制首乌、菟丝子、生地、升麻、蛇蜕、地龙、菖蒲、赤芍、丹皮、川芎、女贞子、旱莲草、银花、连翘、竹叶等组成）防治化疗后脱发，对各方案化疗的患者均于化疗前 3d 开始连服此胶囊 14d，结果治疗组总有效率 66%，对照组总有效率 833%，提示凉血解毒、补肾生精中药可起到防治化疗后脱发的作用。④其他治法：符惠娟等考虑患者化疗后气阴两伤，湿热内蕴，且大病后思想压力大，故取法益气养阴，清热利湿，配以疏肝解郁，治疗 1 例恶性淋巴瘤化疗后脱发的患者，拟方为猪苓散合小柴胡汤加减（猪苓 30g、茯苓 30g、泽泻 15g、阿胶 12g 烊化、生地 30g、柴胡 10g、黄芩 10g、半夏 6g、党参 10g、甘草 3g、连翘 30g、干姜 6g、大枣 10 枚），四诊，复化疗，脱发不甚，且生出新发。

（2）中医外治法：对化疗患者予中药煎剂外涂，药物渗透至发根毛囊部位，使生发细胞得到充足的养分，对抗化疗药物对头发毛囊部位的损伤，以预防或减轻化疗致脱发。外治法不存在口服中药难咽、恶心、呕吐等现象，患者易于接受，临床应用简单、方便。李福莲等对采用 EFC 方案（表阿霉素＋氟尿嘧啶＋环磷酰胺）化疗的乳腺癌患者于化疗前 2d 开始在发根涂抹自制中药洗剂（何首乌、黄精、肉苁蓉、当归、白芍丁香、熟地、黑芝麻、鸡血藤、太子参、皂角、菟丝子、生姜汁），2 次/d，连用 10d，观察 6 个化疗周期，结果干预组 I 级脱发的发生率显著高于对照组，而 II、III 级脱发总发生率则显著低于对照组。对照组在化疗第 2 周期即发生中度以上脱发，而干预组在第 4~6 周期才开始出现 Ⅱ 级脱发。证实益气养血之中药外洗具有预防和治疗化疗后脱发的作用。

5.实验研究

研究表明在小鼠和大鼠化疗脱发模型中，茶多酚对环附酰胺引起的脱发均具有显著的预防作用。在大鼠化疗脱发模型中，茶多酚能显著减轻环磷酰胺诱导的毛囊细胞凋亡，阻止毛囊退行并延长毛发生长期。表明茶多酚能显著减少环磷酰胺诱导的脱发，并能促进毛发的再生；同时，在体外 0.1mg/L 和 10mg/L 时茶多酚显著抑制阿霉素对毛囊的毒性，而高浓度茶多酚（≥100mg/L）对毛囊则不具有保护作用。吴贤杰等观察不同浓度的米诺环素对阿糖胞苷诱导的小鼠触须毛囊损伤的保护作用，结果证实浓度在 0.3× 10~6mol/L 以上的米诺环素能阻止阿糖胞苷对毛囊生长长度的抑制作用，延长化疗药物损伤后毛囊在体外的生长时间，表明米诺环素对阿糖胞苷诱导的毛囊损伤有保护作用，可能成为预防化疗后脱发的有效药物。吴贤杰等研究不同浓度他克莫司对阿糖胞苷诱导的小鼠触须毛囊损伤的逆转作用，证实他克莫司对阿糖胞苷诱导的毛囊损伤有修复作用，是治疗化疗后脱发的潜在药物。赵玉磊等利用化疗后脱发 C57BL/6 小鼠动物模型，观察黄芪、女贞子、人参（各药浓度 0.2g/mL）混合煎剂对环磷酰胺诱导的脱发的影响，发现其对化疗脱发有一定的防治作用，且中药组小鼠比对照组小鼠毛囊内凋亡细胞明显减少，可认为黄芪、女贞子、人参混合煎剂能减缓生长期受化疗药导致的毛囊内细胞的凋亡损伤，推迟由环磷酰胺所驱动的生长期毛囊提前进入退行期。张兴洪将首乌、黄芪、女贞子、川芎 4 味中药的混合煎剂与阿霉素同时给药，发现中药煎剂不能减轻阿霉素对猪毛囊真皮鞘细胞增殖的抑制作用，当剂量继续增大时反而与阿霉素协同抑制细胞增殖；而如果先给中药煎剂处理细胞，然后再给予阿霉素，中药煎剂中等剂量可减轻阿霉素对猪毛囊真皮鞘细胞增殖的抑制作用。实验结果显示先行给予适当剂量的中药煎剂处理猪毛囊真皮鞘细胞，可以减轻阿霉素对其的损伤，证实上述四味中药的混合煎剂对化疗后脱发有一定的防护作用。

6.总结及展望

CIA 是癌症治疗中最为常见的副作用之一，大多数肿瘤患者化疗期间都会脱发。CIA 给肿瘤患者带来极大的困扰，有效防治 CIA 可进一步提高患者的治疗依从性。脱发过程受多种因素影响，因此 CIA 的发生机制目前尚未能明确阐明，但是，通过对改变化疗药物选择或改变给药方式、给药时间、探索最佳适宜人群等影响因素干预，可能进一步减轻化疗药物对脱发的影响。近期，物理干预在 CIA 防治中取得一定疗效，头皮冷却治疗被认为是安全有效的 CIA 防治手段，但仍然缺乏相关指南及规范的临床治疗。而药物干预 CIA 也处于研究阶段，需要进一步深入研究确定药物的疗效及安全性。此外，在肿瘤精准治疗时代，针对 CIA 的基因治疗取得初步进展，寻找更有效的防治肿瘤患者 CIA 的相关基因将成为今后研究探索的方向。

对化疗后脱发的防治，传统经典的方法是头置冰帽法或头皮止血带法，此方法虽可防止化疗药物循环至毛囊，减少化疗药对毛囊的损伤作用，但是有学者担心这些方法会因降低头皮、头颅和脑的血药浓度而引起肿瘤转移。动物实验虽取得一定成果，但与临床应用尚有一定差距。近年来中药对化疗增效减毒的作用日益受到重视，研究也逐步深入，中药防治化疗后脱发取得较满意疗效，且在安全性分析方面也显示中药在达到防治化疗后脱发目的同时，不会增加甚至会降低化疗的其他毒副作用。但中药防治化疗后脱发的研究仍然较少，缺乏大样本随机对照研究，尚需进一步深入研究，以找到针对各种化疗方案引起脱发的中药给药种类、剂量、时间等的最佳方案，以达到更好的临床疗效。

7.其他

化疗药还可引起听力减退、皮疹、面部或皮肤潮红、指甲变形、骨质疏松、膀胱及尿道刺激征、不育症、闭经、性功能障碍、男性乳腺增大等不良反应。

（李　雨）

第三节　肺癌的免疫疗法副作用

在过去的十年里，肿瘤治疗的领域发生了巨大的变化。从传统的细胞毒化疗药物、小分子抑制剂，到免疫检查点抑制剂治疗，呈爆发式发展，肿瘤治疗的模式将不会再一成不变。然而，这些进展同时也伴随着新的毒性和疾病。由于免疫检查点抑制剂治疗的毒性与免疫系统的过度激活直接相关，其副作用与化疗和（或）小分子治疗明显不同。此外，化疗和小分子药物的相关副作用通常在停药后自行消除，而免疫检查点抑制剂治疗的毒性可能会延迟发作，并在停药后持续数月。因此，早期识别和干预免疫检查点抑制剂治疗的副作用是降低不良反应发生率和死亡率的必要条件。虽然免疫检查点抑制剂治疗的三个主要类别（CTLA-4 抑制剂、PD-1 抑制剂和 PD-L1 抑制剂）针对免疫系统的不同靶点发挥作用，但它们的不良反应谱是相似和重叠的，因此免疫相关不良事件（immue-related adverse events，irAEs）的治疗在不同药物类别中具有一定的普遍性。irAEs 通常按器官系统分类。然而，对免疫相关不良事件的处理（除少数特例之外）是一种平衡机体免疫系统功能的行为，旨在抑制免疫反应以逆转特定的不良反应，同时也不会失去对肿瘤的疗效。irAEs 最常累及的器官是胃肠道、皮肤和内分泌系统。肺、神经系统、血液系统和心脏的发生率较低，但往往更严重。

（一）胃肠道

胃肠道的免疫相关不良事件通常为腹泻、结肠炎和自身免疫性肝毒性（Beck 等，2006；Bertrand 等，2015；Eigentler 等，2016；Hodi 等，2014；Huffman 等，2017；Kim 等，2013；Kottschade 等，2016）。腹泻、结肠炎最常见于 CTLA-4 抑制剂单药治疗和与 PD-1 抑制剂的联合治疗中（Hodi 等，2010；Postow 等，2015；Robert 等，2011，2015a、b；Wolchok 等，2013）。发生率从单一 CTLA-4 抑制剂治疗的 30%（任何级别）到联合 CTLA-4 抑制剂/PD-1 抑制剂治疗的约 50%（任何级别）不等（Hodi 等，2010；Postow 等，2015；Robert 等，2011，2015a、b；Wolchok 等，2013）。值得注意的是，这种性质的胃肠道副作用在单独 PD-1 抑制剂治疗中并不常见，其中不到 20% 的患者出现腹泻、结肠炎（Robert 等，2015a、b；Co，2014），症状表现从大便数量的轻微增加、腹泻，到脱水并需要住院治疗。虽然致命性的肠穿孔罕见，但其强调了早期肠道毒性识别和治疗的必要性（Larkin 等，2015；Eggermont 等，2015）。仔细评估患者的排便习惯对于早期发现和干预胃肠道毒性至关重要。临床医生应同时评估患者排便次数和粪便的黏稠度，临床重要提示信息包括：便血、黏液便、发热、腹痛和（或）脱水迹象（低血压、虚脱）。大多数 1 级腹泻患者（排大便次数每 24 小时增加不超过 4 次）可采用保守方法进行治疗（Kottschade 等，2016），其中包括清淡饮食（BRAT 饮食），增加液体量，同时密切监测粪便量有无增加。

临床医生应谨慎并尽量避免使用止泻药，因为这些药物可掩盖症状恶化，且对任何潜在的结肠炎均没有疗效。1 级腹泻患者通常可以在严密观察下继续进行免疫治疗。2 级以上腹泻患者需要进行干预，通常可使用激素（激素剂量≤10mg 泼尼松或等效物）以防止症状进一步加重。对 2 级腹泻患者应进行持续激素治疗，直到症状恢复到 1 级及以下。3 级或更重的腹泻患者可能需要停止治疗，但以下例外：由于 CTLA-4 抑制剂药物通常更容易引起腹泻，恢复到 2 级以下并停止使用类固醇药物的患者可以重新尝试单药 PD-1 抑制剂治疗，包括那些在双药联合时出现腹泻的患者。对于 3 级或更高级别的腹泻患者，或任何级别的激素难治性腹泻患者，应由消化科医生进行评估，并通过乙状结肠镜和（或）结肠镜检查来评估结肠炎的程度，并评估是否需要使用生物调节剂来治疗腹泻（Kottschade 等，2016）。

肝毒性是 T 细胞浸润导致肝细胞炎症的直接结果（Weber 等，2013）。如果不治疗，自身免疫性肝炎会导致肝功能衰竭，最终死亡。患者在常规肝功能检测（routine liver function tests，LFTs）中常表现为无症状的转氨酶升高和（或）高胆红素血症（Weber 等，2013）。每次输注免疫检查点抑制剂治疗前，应根据以下实验室检查数值对患者进行评估：谷草转氨酶（AST）、谷丙转氨酶（ALT）、碱性磷酸酶、总胆红素和直接胆红素。此外，出现腹痛、极度疲劳和（或）黄疸的患者也应立即进行自身免疫性肝炎的评估。所有患者均应排除引起上述症状的其他原因，特别是肿瘤肝转移进展。免疫检查点抑制剂相关肝毒性的处理措施概括如下：1 级，在免疫检查点抑制剂治疗期间每周仔细监测 LFTs。2 级及以上，在应用免疫检查点抑制剂的同时加用激素治疗。同时每周监测 2 次 LFTs，直到恢复至 1 级及以下。一旦 LFTs 稳定和（或）开始下降，可以逐渐减少激素，并继续频繁监测 LFTS。因为自身免疫性肝炎可以重新出现，症状缓解后再次使用免疫检查点抑制剂治疗时需要仔细监测 LFTS。患有 3 级或更高级别的自身免疫性肝炎在激素治疗后复发的患者应咨询肝病学家进行进一步治疗（Huffman 等，2017）。

（二）皮肤

皮肤毒性是免疫检查点抑制剂治疗最常见的免疫相关不良事件。患者通常会出现斑丘疹，类似于药物反应，经常出现严重瘙痒（Hodi 等，2003）。值得注意的是，患者可在没有肉眼可见的皮损情况下出现瘙痒症状。皮疹更常见于 CTLA-4 抑制剂治疗（单药治疗发病率约 40%，联合治疗发病率高达 70%），单药 PD-1 抑制剂或 PD-L1 治疗的发病率约为 25%（Postow 等，2015；Wolchok 等，2013；Ibrahim 等，2011； Weber 等，2012）。皮肤毒性的分级和后续治疗通常是基于皮损累及的体表面积（body surface area， BSA）。1 级皮疹患者（BSA<20%）通常可以保守地使用抗组胺药和局部类固醇治疗。只要症状没有恶化和（或）病变明显增加，可以继续谨慎应用免疫检查点抑制剂治疗。对于出现 2 级皮疹（BSA20%～50%）的患者，治疗应包括添加低剂量激素（0.5～1mg/kg 泼尼松或等效物），并暂停免疫检查点抑制剂，直至改善到 1 级及以下，同时类固醇剂量已逐渐减少到 10mg 泼尼松或等效物。虽然口服类固醇可以迅速清除皮疹，但应注意的是，类固醇剂量的迅速减少可能导致皮疹急性反弹。3 级（BSA>50%）及以上的皮疹和（或）对激素不敏感的皮疹患者应提高激素的剂量，并转诊至皮肤科治疗。对于 3 级及以上的皮肤毒性的患者，一般应立即停止免疫检查点抑制剂治疗。对于有水疱样病变、发热、口腔黏膜或生殖器区域病变的患者，应立即进行评估，以排除更严重的情况，包括重症多形红斑（Steven's Johnson 综合征）或中毒性表皮坏死松解症。

（三）内分泌毒性

内分泌系统的免疫相关不良事件通常分为两类，一类涉及甲状腺，另类涉及垂体。性腺—肾上腺（pitutary-gonadal-adrenat，PGA）—轴（Bertrand 等，2015；Larkin 等，2015；Gonzalez-Rodriguez 和 Rodriguez- Abreu，2016）。内分泌系统疾病的诊断可能很难分类，因为许多患者会出现全身性症状（如疲劳、轻度头痛等）。因此，这类免疫相关不良事件常被误诊。此外，患者可能因其他免疫相关不良事件使用激素，使与内分泌相关的免疫相关不良事件在这段时间内被掩盖，仅在激素逐渐减少（例如继发性肾上腺功能不全）时才变得明显，而其病因（例如免疫相关不良事件与长期使用类固醇）几乎不可能被识别（Beck 等，2006；Ryder 等，2014）。

甲状腺功能异常可分为两种：甲状腺功能亢进和甲状腺功能减退。最常见的情况是常规监测患者甲状腺功能，出现无症状的促甲状腺激素（TSH）降低，以及高游离 T 和（或）T3。一些患者会有短暂时心动过速，这需要暂时应用低剂量 β受体阻滞剂。通常，这一阶段的甲状腺炎将在 4～6 周内自行消退，甲状腺功能可恢复至正常水平，不需要进一步干预（Kottschade 等，2016；Ryder 等，2014）。然而，部分患者可出现明显的甲状腺功能减退（定义为 TSH>10mIU/L）。出现明显甲状腺功能减退和（或）出现症状性甲状腺功能减退的患者应开始甲状腺激素替代治疗（Kottschade 等，2016；Ryder 等，2014）。通常，左甲状腺素的起始替代剂量为 1.6ug/kg，无症状和（或）已有心脏病的患者可在稍低剂量下开始。

在免疫检查点抑制剂治疗期间，患者应每 3～6 周检查 1 次甲状腺功能，并根据需要调整左甲状腺素的剂量，使 TSH 值保持在 0.5～4mIU/L 的正常参考范围内（Kottschade 等，2016；Ryder 等，2014）。孤立性自身免疫性甲状腺炎患者可以继续接受免疫检查点抑制剂治疗，几乎不影响治疗周期。

PGA 轴功能障碍通常表现为垂体炎（Ryder 等，2014；Corsello 等，2013）。垂体炎患者通常会出现急性严重头痛、恶心，可能表现为呕吐和深度疲劳。考虑到这些症状与急性颅内转移性疾病的相似性，临床医生应进行细致的鉴别诊断。垂体炎的诊断通常基于皮质醇水平早晨减低甚至无法检测到和低促肾上腺皮质激素水平（Corsello 等，2013）。在这些情况下，建议患者使用磁共振成像（MRI）来排除颅内疾病和其他免疫治疗相关的神经系统疾病（如脑炎），MRI 也有助于诊断垂体功能障碍；但是，在进行 MRI 检查时，应要求影像科医生对垂体进行特定的成像，因为这些检查通常不是常规检查的一部分。需要注意的是，在垂体炎的急性期，大约 75% 的患者在 MRI 成像上会出现垂体的信号增强或体积增大（Corsello 等，2013）。治疗这种免疫相关不良事件的中心理念是减少垂体炎症，从而减轻相关症状。大多数患者需要使用 1mg/kg 以上剂量泼尼松（或等效物）来缓解症状，有些症状严重的患者起始剂量高达 2mg/kg，并可能需要住院治疗（Kottschade 等，2016）。然而，与其他免疫相关不良事件不同的是，大剂量激素可在 1～2 周内缓解垂体炎的急性症状，此后激素可更快速地减至生理替代水平

（前提是不存在其他免疫相关 不良事件）（Kottschade 等，2016）。不幸的是，大多数患者会遗留永久性继发性肾上腺功能不全，需要终生接受糖皮质激素替代治疗。值得注意的是，应在急性期暂停使用免疫检查点抑制剂；直到患者症状缓解，同时泼尼松的剂量逐渐减少至较低且无症状复发，再恢复使用免疫检查点抑制剂。虽然罕见，但这些药物可导致原发性肾上腺功能不全（肾上腺危象）（Hodi 等，2010；Corsello 等，2013；Brahmer 等，2012； Hamid 等，2013）。这是一种危及生命的紧急情况，需要立即识别和治疗，以减少发病率和病死率。患者应该立即停止使用免疫检查点抑制剂，直到症状消失、电解质正常、类固醇用量逐渐减少。

（四）肺毒性

虽然不是常见的免疫相关不良事件，但肺毒性发生和进展迅速并导致严重的不良事件，甚至死亡。肺毒性或肺炎（通常表现形式）起始较为隐匿，初始仅表现为轻微咳嗽和运动时轻微呼吸困难，但可迅速发展为低氧血症，伴有明显的呼吸衰竭（Postow 等，2015；Wolchok 等，2013；Larkin 等，2015）。由于免疫检查点抑制剂相关肺损伤常被误诊为细菌性肺炎，人们对这种免疫相关不良事件往往认识错误、治疗不足。标准的胸部平片检查通常会发现肺野有些小的变化和（或）实变，因此患者常被诊断为肺炎。患者随后常接受不适当的抗生素治疗，并经常继续使用免疫检查点抑制剂。肺炎的实际发病率在不同的恶性肿瘤以及不同的治疗方案中有所不同（Hodi 等，2010、2014；Postow 等，2015；Robert 等，2015a、b；Wolchok 等，2013；Larkin 等，2015；Hamid 等，2013；Ribas 等，2013；Sznol 等，2017；Topalian 等，2012）。肺炎在单一 PD-1 抑制剂治疗中往往比单一 CTLA-4 抑制剂治疗中发病率更高（Hodi 等，2010； Postow 等，2015；Robert 等，2015a、b；Wolchok 等，2013；Larkin 等，2015；Sznol 等，2017）。免疫检查点抑制剂联合治疗往往有更高的发生率。此外，在原发性肺癌患者和（或）既往肺辐射患者中的发生率似乎更高（Postow 等，2015；Wolchok 等，2013；Sznol 等，2017；Brahmer 等，2015）。

对怀疑患有肺毒性的患者，应检查以下内容：系统的呼吸系统病史（评估可能影响诊断的其他因素）、脉搏血氧测定、胸部横断面放射学图像（如 CT 扫描）、肺功能测试以及支气管镜检查排除感染性疾病（Kottschade 等，2016）。然而，应注意的是，在发现放射浸润或间质性炎症的情况下，尤其是对有症状的患者，在等待病原学检查结果时，不应停用激素，因为这些患者在停用激素后会经历严重的快速恶化（Kottschade 等，2016）。对于具有 1 级肺毒性（仅限放射线检查结果）的患者，通常可以在仔细监测的情况下继续接受免疫治疗，包括更频繁的胸部横截面成像检查。2级或更高肺毒性的患者应停止免疫治疗，并使用全身性激素，应密切监测患者的呼吸状态和缺氧情况。血氧饱和度异常的患者应住院治疗，并接受大剂量激素静脉注射（甲泼尼龙500~1000mg/d），直到呼吸状态改善（Kottschade等，2016）。

激素难治性或激素不能迅速改善的患者应进行支气管镜检查，以便进一步明确诊断（Kottschade等，2016）。一旦泼尼松逐渐减少至每日10mg，2级毒性患者可再次接受免疫检查点抑制剂治疗。3级或4级肺毒性的患者不应接受进一步的免疫检查点抑制剂治疗，因其可能会加重呼吸系统损害。

（五）肾毒性

在免疫检查点抑制剂治疗期间，患者很少会出现肾毒性。肾毒性通常表现为急性间质性肾炎。肾毒性的发生率相对较低，从单一PD-1试验中的约1%到接受双检查点抑制剂治疗（PD-1抑制剂和CTLA-4抑制剂）的患者中的3%~4%（Fadel等，2009；Izzedine等，2014；Voskens等，2013）。常规监测包括基线和每次免疫检查点抑制剂治疗前的血清肌酐水平。肌酐水平的升高可能是反映肾毒性的早期指标，应密切监测。肌酐轻度升高（1级）的患者通常可以继续免疫检查点抑制剂治疗，并需要频繁监测每周肌酐水平。2级或以上肾毒性的患者应停止治疗，并转诊请肾脏病学家进行进一步的检查和考虑肾活检以排除急性间质性肾炎。患者应开始服用激素以防止肾损害加重（2级：泼尼松0.5mg/kg；3级或4级：泼尼松1~2mg/kg），直到肾毒性等级降至2级或更低后，在密切监测肾功能的基础上谨慎恢复使用免疫检查点抑制剂。

（六）神经毒性

虽然罕见（1%以下），但神经毒性可能十分严重并危及生命。即使在中断免疫检查点抑制剂治疗后，这些毒性仍可能出现。神经毒性可从周围神经病变或神经炎到脑炎和格林-巴利综合征（acute inflammatory demyelinating polyneuropathy，AIDP；急性炎症性脱髓鞘性多发性神经病）（Sznol等，2017；Bompaire等，2012；Bot等，2013；Hunter等，2009；Johnson等，2013；Wilgenhof和Neyns，2011）。这些神经毒作用和许多中枢神经系统转移的临床表现类似，因此必须在尽快排除中枢转移后考虑免疫检查点抑制剂的相关神经毒性作用，并在诊断成立后要紧急干预，以防止出现严重不良事件和（或）死亡。神经毒性的治疗取决于其类型和严重程度，应与神经疾病学家合作进行。1级周围神经病变（peripheral neuropathy，PN）患者应密切观察，2级PN患者应停止治疗。3级或4级PN患者应永久停止治疗。发生严重神经毒性（如AIDP）的患者应永久性停止免疫检查点抑制剂治疗。

（七）眼毒性

文献报道了采用免疫检查点抑制剂治疗后不良事件为葡萄膜炎、鼻出血、虹膜炎、结膜炎和眼眶炎症，最不常见的是葡萄膜炎（Brahmer 等，2012；Abdel-Rahman 等，2017；Robinson 等，2004；Wolchok 等，2010）。患者出现任何眼部症状（即眼睛疼痛、光线不耐受或视力变化）应立即咨询眼科医生进行适当的检查和治疗。对于那些在没有其他症状（即疼痛）的情况下只有轻度干眼症的患者，建议使用润滑滴眼液，症状有任何变化时应告知医生。那些眼毒性更严重的患者可能需要使用局部激素滴剂和（或）眼内注射。很少有患者需要口服激素治疗。

（八）风湿毒性

文献中最近的病例报告显示，接受免疫检查点抑制剂治疗的患者可出现类似于风湿病样综合征的副作用。症状包括口干和眼干（类似 SICCA 综合征）、炎性关节炎和银屑病（Szmol 等，2017；Fadel 等，2000 由于这些综合征相对罕见，应将患者转至风湿病学科进一步诊断和治疗。虽然一些症状较轻的患者可以谨慎地继续免疫检查点抑制剂治疗，但其他患者则需要停止并使用激素或其他免疫调节剂进行干预。

（王兆胤）

第四节　日常生活巧防癌

"癌症之生，必经癌前之变"，在日常生活中，注意生活细节可起到防癌症的目的。

1.摩擦皮肤

人的皮肤下存在一种组织，平时处于休眠状态，当用毛巾摩擦皮肤后，受到刺激的皮肤组织细胞就会从休眠状态活跃起来，逐步发展演变为网状细胞。网状细胞具有免疫功能，可以增强人体的抵抗力。

2.勤于开窗

地面及许多建筑材料都会释放致癌气体——氡及其子体（氡衰变的物质），开窗可使室内空气中的这类致癌物质降到最小密度，从而达到减少氡及其子体对人体的伤害。

3.吞咽唾液

近年来日本医学专家在研究中发现，唾液中的过氧化物具有抑制癌物质的特殊功效，所以他们建议"一口饭咀嚼 30 次"可充分发挥唾液的作用，提高自我保健功能。

4.适当饮茶

茶叶中有一种叫 ECCG 的茶碱，可以阻断致癌物质亚硝胺的合成，同时也有抑制亚硝胺的致癌作用。

5.合理睡眠

癌细胞是细胞分裂过程产生的不正常细胞。细胞分裂多在睡眠中进行，合理睡眠有利于机体控制细胞不发生变异。

6.全力戒烟

香烟中的许多化学成分和放射性元素都能致癌，放射性元素与烟草中的毛点结合，并在肺内沉积，形成放射性热点，是肺癌的发源地。

7.总结

虽然免疫检查点抑制剂为肿瘤患者提供了新的希望，但与这类药物相关的毒副作用与迄今为止在肿瘤治疗中所阐述的任何不良反应完全不同。免疫相关不良事件是独特的，因为它们是免疫系统操和刺激的直接结果，其处理与化疗和（或）小分子抑制剂不同，与其他抗肿瘤药物的副作用不同，通常不能通过简单的停药或剂量调整来解决免疫相关不良事件，并且常需要激素或其他药物的干预来抑制免疫反应。随着免疫检查点抑制剂在实体肿瘤和血液恶性肿瘤中的迅速推广和应用，早期识别并适当处理免疫相关不良事件以防止长期发病是至关重要的。

（李丰池）

第五章　肺癌的康复与护理

第一节　食物疗法

食物被现代科学家认为是对付癌症的最有力武器之一，正确的饮食能有效地阻止和预防癌症。癌症的发生需要一段相当长的时间，一般从一个突变细胞生长为一个恶性肿瘤所经历的时间平均为 20 至 30 年。在这漫长的岁月里，在你不经意中，你的饮食可能慢慢发挥它防治癌症的作用。

肺癌病人宜选用牛奶、鸡蛋、瘦肉、动物肝脏、豆制品、新鲜的蔬菜水果等等，可以尽可能增加病人的进食量和进食次数，饮食方面应挑选营养丰富、易消化吸收的食物如新鲜肉类、蛋类、奶制品、豆制品、新鲜蔬菜和水果等，对刺激性食物及烟酒等应尽可能避免。

针对肺癌病人咳嗽、咳血等症状，中医有许多养阴润肺和止咳止血、收敛的药方和食方，例如养阴润肺的食物有杏仁、海蜇、百合、荸荠等，而藕节、莲子、柿子、鸭梨、山药、百合、银耳等都有止咳、收敛止血的作用。

肺癌病人大多身体虚弱，机体免疫力差。各种富有营养的食品，如牛奶、鸡蛋、鱼类、肉类、家禽类、海产品类、各种豆类、豆制品类、花生米、红薯、胡萝卜，以及蘑菇、香菇、木耳、大蒜、洋葱、芹菜、菠菜、大白菜、卷心菜、苹果、橘子、香蕉等各种新鲜蔬菜和水果都是适合肺癌患者的。

（一）水果和蔬菜

美国伯克利加州大学归纳了全世界近年来有关此项的研究后，得出结论，吃水果和蔬菜量最多的一组人是吃得最少的一组人，发生癌症的风险率的 50%，其中最突出的是洋葱和大蒜，它们含有 30 多种抗癌物，可以对抗亚硝胺、黄曲霉素等的致癌作用，能预防胃癌、肺癌和肝癌等多种癌症。另外番茄和西瓜中的番茄红素也有明显对抗单氧的致细胞癌变的作用。

（二）大豆

大豆已被发现至少有 5 种抗癌成分，它可以对抗由雌激素介导的致癌过程，如乳腺癌动物试验中，大豆中的蛋白酶抑制剂，可以完全阻断结肠、口腔、肺、肝脏、胰腺、食道的癌变过程。同样，大豆中的植物固醇和皂角可以抑制结肠癌细胞的增殖和分化，刺激正常免疫阻断宫颈癌和皮肤癌细胞的生长，并在人类身上得到最终证实。食物抗癌，因其营养丰富、服用方便、副作用小、抗癌效果显著而深受广大癌症患者的欢迎，科学家们亦孜孜不倦地研究，努力揭示食物的抗癌原理和寻找更广阔的抗癌天地。

（三）大蒜

美国科学家通过试验证明，大蒜含有机硫化合物，具有防治癌症的作用。伊利诺斯技术研究所病理生理研究小组，最近利用大蒜中发现的一种叫二硫化二烯丙基的有机硫化合物，对 100 只仓鼠进行了试验。首先把仓鼠分为三组，第一组对有机硫化合物没有任何接触；第二组坚持经常食用有机硫化合物；第三组只限于嗅到大蒜的气味。然后，他们让这三组仓鼠都接受一种叫甲基亚硝基脲的致癌物质的影响。第二组的发病率约 14%，第三组癌症发病率比第一组低许多，但比第二组要高。

专家们认为，大蒜中至少含有 60 种不同的化学物质，而且无毒性，其中许多物质是硫化物。大蒜的防癌作用在于有机硫的反应性，即硫原子易与其他致癌物质的分子产生反应，从而改变致癌物质的性质。

日本教授研究表明：经过特殊加工的大蒜提取液对肝、肺、皮肤的癌症有抑制作用。在大蒜中含有一种当受到外部刺激时，为保护自身而产生防御的物质。

（四）含硒丰富的食物

食用研究表明，吸烟会导致人体血液中的硒元素含量偏低，而硒是防癌不可缺少的一种微量元素（微量元素食品）。如果体内硒缺乏，肠道、前列腺、乳腺、卵巢、肺的癌症及白血病发病率会增高。因此，吸烟者宜常补充含硒丰富的食物，首推芝麻、麦芽、蘑菇、大蒜，其次是蛋类、酵母、金枪鱼，再次是动物肝脏、肾脏等。

（五）补充维生素

抽烟会使身体中储备的抗氧化素、维生素快速消耗，而身体中的氧化物质又随之增加，如果不能及时补充就会造成过氧化作用。因此，吸烟的人特别需要补充抗氧维生素，如胡萝卜素、维生素 C、维生素 E 等。

（六）喝茶

烟雾中的一些化合物可以导致动脉内膜增厚，胃酸分泌量显著减少及血糖（血糖食品）增高等。茶叶中含有茶多酚、咖啡碱、维生素 C 等多种成分，能够对这些物质起到分解的作用，又可利用茶叶的利尿作用，减少毒物在体内的停留时间。

（七）降低胆固醇的食物

因为吸烟可使血管中的胆固醇及脂肪沉积量加大，大脑供血量减少，易致脑萎缩，加速大脑老化等。所以最好少吃含脂肪酸的肥肉，相应增加一些能够降低或抑制胆固醇合成的食物，如牛肉、鱼类、豆制品及一些高纤维性食物，如辣椒粉、肉桂及水果和蔬菜等的皮壳。

（八）碱性食物

多吃碱性食物，可减少吸烟者对尼古丁的吸收。可以多吃水果、蔬菜、大豆等碱性食物，以 降低尼古丁的吸收率。同时，这些碱性食物还可刺激胃液分泌，增加肠胃蠕动，避免在吸烟者中较为常见的消化不良、腹胀及高脂血症等的发生。

（九）不宜食用

目前有多种研究结果表明，煎炸、烟熏以及烧烤食品是公认的不健康食品，对各类癌症的发生均具有促进作用。这些不健康食品完全使食物丧失了它本身的营养价值还产生了许多有害物质，如糖及脂肪会产生强致癌物质苯并芘，蛋白质和某些氨基酸经高温油炸后，产生一种热解衍生物二氮，致癌作用比苯并芘强 100 倍。此外，这些食品中丙烯酰胺的致癌性是香烟的 10 倍以上。另外，经常吃高胆固醇食物也会增加患癌的概率，作用机制是食用过多的胆固醇后，引起胆酸增加，在肠内细菌的作用下，将这些物质转化成致癌物，所以应该避免多吃动物内脏和动物油。根据流行病学研究，一般的术语"盐"包括在烹调时盐的总量，也包括盐处理，包括盐和盐的食物。Meta 分析提示喜欢吃咸食（即高盐饮食）和腌制食品是肺癌发病的危险因素，高盐饮食会促进幽门螺旋杆菌的繁殖，改变黏液的黏度，从而加剧 N-亚硝基化合物的暴露（已知的致癌物质）。而腌制食物中含有较多的亚硝酸盐，亚硝酸盐与氨基酸和低胺类反应，可形成亚硝胺和亚硝酰胺类致癌物质，从而增加癌症发病的风险。

（朱泽锴）

第二节　肿瘤病人如何进行自我调节

病人在被确诊为肿瘤时通常会产生各种复杂的心态，甚至悲观绝望，但多数人能正确认识，勇敢而理智地面对疾病，争取时间，积极配合治疗。病人的心态，对治疗及康复至关重要。但并不是所有的病人从一开始都有良好的心态，大多数都需要一个调整的过程。在调整过程中别人的鼓励和帮助是一方面，更重要的是自我心理调节。包括以下几点：

（一）敢于面对现实，树立战胜疾病的信念

人的一生中谁都难免会得这样、那样的疾病，无论是大病小病，都应坦然面对，就如同面对敌人一样，要有勇于战胜疾病获得胜利的决心。如果在各种挫折下丧失了信心，精神也被打垮，那么即使是有希望治愈的疾病，也会收效甚微。所以对患者来说，生命每延续一天，就有一线希望，其信心和精神就决不能垮。

（二）提高心理素质，善于自我调节

多数情况下病人的心理状态是复杂而有矛盾的，既留恋美好的生活，对未来抱有希望，又不堪忍受疾病的折磨。对患者而言，越是病情严重的时候，越需要顽强的毅力，鼓足精神与病魔斗争，乐观的生活态度是每个病人都应有的。况且癌症不再是绝症，早期癌症完全可以治愈，即使晚期病人仍有很好的治疗方法，有的可以长期带瘤生存。因此，患者完全可以减轻心理压力，调节好自己的心理状态，看电视、听音乐，做自己高兴做的事，都可以使身心放松。保证良好的心理状态，吃好、睡好、休息好才能够增强自身的抗癌能力，有利于疾病的康复。

（三）了解一些有关知识，正确认识肿瘤

了解目前医学界对肿瘤防治的发展。近年来，人类为征服肿瘤做出了巨大努力，并取得了明显的成效，肿瘤不再是绝症。当今社会，科学技术发展迅速，我们应改变过去对肿瘤的看法，认识到肿瘤只是人类疾病的一种而已。肿瘤的后果并不比心肌梗死、中风、尿毒症等严重。然而，人们对肿瘤的心理压力却远远超过了这些疾病。许多治愈后的肿瘤病人可以正常地工作、生活。

（张园园）

第三节　家庭成员的照顾和体贴

（一）正视现实，勇挑重担

当病人诊断明确后，家属首先要经受住这意外的打击，不要惊慌失措，应尽快从医生那里了解患者的真实情况，并配合医生选择最佳的治疗方案；同时鼓励病人接受治疗，争取最好的治疗效果，尽力使病人感受家庭的温暖，增强与疾病做斗争的信心。

（二）尽量为病人营造一个良好的周围环境

如果病人能承受了解病情的刺激，则应在适当的时间坦率地将病情告诉病人，以便调动病人自身的积极性，更好地配合治疗。

（三）在治疗期间，家庭成员肯定要付出极大精力

大家不要互相推诿、埋怨，而要加强谅解，互相帮助，共同克服困难。

（四）在医生的指导下，作好病人家庭护理工作

合理安排病人的饮食、起居，努力学习和掌握一定的医学护理知识。

（五）减轻压力

长期的繁重劳动和精神压力，可能会使家属产生情绪不稳定，如烦躁、灰心、失望等，家庭关系也可能会变得复杂起来。由于家属的顶撞或态度冷淡，都可能给病人带来烦恼、抑郁等消极情绪，甚至拒绝治疗，这时家属要充分理解病人的心情和痛苦。在病人病情恶化时，家属更应给病人以精神支持，使病人得到心灵上的安慰。总之，在肿瘤病人整个诊治和康复过程中，家属所起的作用决不小于医生和护士。病人从家属那里可以得到各种各样的帮助和支持，家属们用永恒的爱心与同情心给痛苦中的病人以希望和勇气，他们对医生来说是最好的助手。

（六）肿瘤患者治疗过程中和治疗后不良反应建议服用以下汤药

1.龙眼大枣汤

龙眼肉、大枣加水适量炖 1 小时，和盐姜调味，吃肉喝汤。功效：健脾补中、滋阴生血，适用于肿瘤化疗后造血系统抑制。

2.天麻莲子牛奶汤

天麻 5 克，奶粉 50 克，莲子 15 克，先将天麻、莲子加适量水煮 20 分钟，去渣取水，冲入奶粉即可。功效：健脾养胃，补虚生血，适用于肿瘤化疗后纳差、眩晕症等。

3.虫草炖鸡

冬虫夏草 15 克，黄芪 20 克，天麻 10 克，母鸡 1 只。母鸡宰杀后去毛及内脏，将黄芪、冬虫夏草、天麻入鸡腹，精盐、生姜、葱调味，加水适量炖 2 小时，食肉饮汤。功效：补虚健脾，滋阴生血，适用于肿瘤化疗后体质虚衰、乏力、气短、眩晕等症。

4.茯苓清蒸鳜鱼

茯苓 15 克，鳜鱼 150 克，加水及调料同蒸至熟烂即成，吃鱼喝汤。功效：健脾利湿、益气补血，适用于化疗后气血亏损。

5.人参茶饮

生姜 10 克，人参 5 克，绿茶 30 克，开水一杯，浸泡 5 分钟，温服。功效：消食开胃、止呕止泻，适用于化疗后呕吐、腹泻等症。

6.白芷炖燕窝

白芷 9 克，燕窝 9 克，冰糖适量。将白芷、燕窝隔水炖至极烂，过滤去渣，加冰糖适量调味后再炖片刻即成，每日 1~2 次，具有补肺养阴、止咳止血作用。

7.白果蒸鸭

白果 200 克，白鸭 1 只。白果去壳，开水煮熟后去皮、蕊，再用开水焯后加入杀好去骨的鸭肉中，加清汤，笼蒸 2 小时至鸭肉熟烂，可经常食用，补虚平喘、利水消肿。适于晚期肺癌患者喘息无力、全身虚弱、痰多者。

8.五味子炖肉

五味子 50 克，鸭肉或猪瘦肉适量。五味子与肉一起蒸食或炖食，并加入调料。肉、药、汤俱服，补肺益肾、止咳平喘，适宜于肺癌肾虚证患者。

9.莲子鸡

莲子参 15 克，鸡肉、猪肉适量。莲子参与肉共炖熟，适当加入调料即可。经常服用，补肺、益气、生津，适用于肺癌患者气血不足者。

10.冬瓜皮蚕豆汤

冬瓜皮 60 克，冬瓜子 60 克，蚕豆 60 克。上述食物入锅加水 3 碗煎至 1 碗，再加入适当调料即成，去渣饮用。功效：除湿、利水、消肿。适用于肺癌患者有胸腔积液者。

11.蜂蜜润肺止咳丸

露蜂房、僵蚕各等份，蜂蜜适量。将 3 味药研末，炼蜜为丸。每日 2 次，每次 6 克。功效：润肺化痰、散结消肿。适用于肺癌患者咳嗽明显者。

12.甘草雪梨煲猪肺

甘草 10 克，雪梨 2 个，猪肺约 250 克。梨削皮切成块，猪肺洗净切成片，挤去泡沫，与甘草同放砂锅内。加冰糖少许，清水适量小火熬煮 3 小时后服用。每日 1 次，具有润肺除痰作用，适用于肺癌患者咳嗽不止。

13.冰糖杏仁糊

甜杏仁 15 克，苦杏仁 3 克，粳米 50 克，冰糖适量。将甜杏仁和苦杏仁用清水泡软去皮，捣烂加粳米、清水及冰糖煮成稠粥，隔日一次。具有润肺祛痰、止咳平喘、润肠等功效。

14.白果枣粥

白果 25 克，红枣 20 枚，糯米 50 克。将白果、红枣、糯米共同煮粥即成。早、晚空腹温服，有解毒消肿等作用。

15.萝卜蜜膏

萝卜 1000 克，蜂蜜 100 克，明矾 10 克。将萝卜洗净，用擦刮刀擦刮成细丝绞汁。把萝卜汁放在锅内先以大火后以小火煎煮至较稠黏时加明矾（以水溶化），调匀后再加蜂蜜。至沸停火，待冷装瓶备用。每次一汤匙，每日 3 次，空腹时食用。可治疗肺癌患者伴有咳血者。

（七）边饮酒边吸烟致癌概率更大

很多人已经意识到，吸烟是致癌的重要因素。但专家提醒，饮酒同样与多种癌症相关，应控制饮酒量。据专家介绍，酒精可促使癌细胞生长，还能帮助致癌物质渗入细胞膜。长期饮酒除了对肝脏有直接毒害作用外，还可以对机体免疫功能产生影响研究显示，饮酒与多部位的癌症发生有关，目前已经证明可能与饮酒相关的癌症有胃癌、肝癌等9种。癌症在大量饮酒者中的发病率增高是由酒精的毒性所引起的，与酒精种类无关，不仅是白酒，只喝葡萄酒或啤酒同样不能保护人体免受酒精的毒害。另外，饮酒同时吸烟的致癌可能性更大。专家指出，对饮酒者而言有两点值得注意：一是饮酒的酒精含量宜低不宜高；二是健康人可适量饮酒，但必须控制饮酒量。另外，妊娠期间孕妇饮酒会导致婴儿患酒精综合征致精神紊乱等其他疾病，因此要绝对禁止。

肺癌的病因除生物学因素、理化因素外，心理社会因素在癌症的发生、发展中也有一定的作用。世界卫生组织已将癌症明确确定为一种生活方式疾病，认为不良的生活方式，如缺乏运动、应激、嗜好烟酒、不良饮食习惯等均可使人易患癌症。尽管目前尚无心理社会因素直接引起癌症的确切证据，但有足够的证据证明：具有某些行为或情绪特征的人癌症的发病率较高；癌症的发生与某些负性生活事件有关；急性的情绪反应和不适当的应对方式可影响癌症患者的免疫功能与内分泌系统，从而影响所患癌症的发展和转归；采用心理干预的方法有助于延长患者的平均存活期。

（廖俊伍）

第四节　肺癌的心理治疗与康复

（一）肺癌患者的常见心理反应

虽然肺癌的治疗方法已有较大发展，但离真正攻克肺癌尚有很大距离，患上癌症就意味着已踏上缓慢而痛苦的死亡之路。因此，每个肺癌患者都可能产生严重的心理反应，心理反应的强度或表现形式与患者的性别、年龄、文化程度、生活经历、对医学知识的了解程度、个性心理特征等有直接的联系。

1.诊断时的常见心理反应

肺癌患者在被确诊时可产生错综复杂的心理反应。

（1）否认：患者在得知诊断结果后早期存在的一种心理防御反应，怀疑诊断结果，四处求医，反复检查，企图推翻诊断事实，不愿接受他人的帮助与支持，压抑不良的情绪反应，照常生活、工作或学习。

（2）焦虑与恐惧：患者在得知诊断结果后几乎无一例外地出现焦虑、恐惧心理，整日忧心忡忡、坐卧不宁、易怒失眠、胃纳下降，害怕丧失工作、生活能力，害怕缓慢且痛苦的死亡。

（3）愤怒：患者往往对外界的一切均不满意，充满敌意，稍不遂意即大发雷霆，甚至对他人的幸福、健康、愉快也出现嫉妒。

（4）抑郁：在认识到确诊后，患者常表现出闷闷不乐、郁郁寡欢或极度悲哀、痛苦的情绪，甚至产生消极观念与行为。

（5）孤独：患者常认为自己已成为家庭与社会累赘，不愿与他人、社会接触，自我封闭、冷漠、少语，常感到孤独无助。有少数肺癌患者常寄希望于医生或亲友的努力，希望有奇迹发生。另有少数患者可产生幻觉、妄想等精神病性症状。

2.治疗时的心理反应

（1）放射治疗时的心理反应：由于患者常对放射治疗的有关知识缺乏基本的了解，而又过分注意放射治疗引起的不良反应或受他人的暗示影响，故在放射治疗过程中往往会产生焦虑、恐惧、抑郁等不良情绪。因放射治疗而产生的局部组织破坏、色素沉着等，也往往使患者对放射治疗的疗效产生猜疑，担心所患肺癌发生转移或出现放射病等。

（2）化疗时的心理反应：化疗是治疗肺癌的常用方法，但因所用药物的直接影响或与毒性作用的共同作用，患者在化疗一段时间后往往表现出焦虑紧张、恐惧、抑郁或疑虑等心理反应。如在化疗前已对化疗有恐惧、担心的患者往往会使化疗后的心理反应更为严重。

（3）手术时的心理反应：患者除有一般手术患者的紧张、恐惧外，往往还对手术的成功与否或危险性等表现出过分的担忧。术前，患者往往担心手术的成功率的高低，能否彻底根治所患癌症。术中，则担心会扩散或发生转移，并出现恐惧及忧心忡忡。术后，患者因自身受到伤害，可因此而悲伤哭泣，严重者可有明显的抑郁焦虑情绪，甚至产生悲观厌世的想法。

3.肺癌晚期患者的心理反应

因受到肺癌的折磨，各种治疗所产生的不良反应及身体衰竭的影响，晚期患者的心理反应更为强烈与复杂。一般来说，晚期患者从得知诊断到最终死亡，通常会经历以下 5 个阶段的心理变化过程。

（1）否认期：当患者开始得知自己患了肺癌之后，其最初的心理反应为焦虑、恐惧，但很快从剧烈的情绪反应中冷静下来，并借助否认机制来应对确诊所带来的痛苦与震荡，不相信自己已患绝症的事实，怀疑诊断的正确性，甚至四处求医、反复检查，希望得到否认的结论，忌讳他人谈论任何有关自己患病的任何问题，更不愿谈论与后事有关的事情。

（2）愤怒期：当所有的检查结果均一致地认定患者患有肺癌，以致无法再否认下去时，患者代之而来的心理反应是愤怒。患者开始怨天尤人，诅咒命运的不公，迁怒家人或医护人员，甚至出现报复性的行为，放纵或不加抑制，如挥霍无度、性生活无节制等。

（3）协议期：协议期又称讨价还价期，此阶段一般持续时间比较短。此时患者心理上已接受了自己患病的事实，但对治疗的结果心存侥幸，与命运"讨价还价"，通过求神拜佛、积德行善，希望"好人有好报"；或者四处寻医问药，寻找所谓偏方或秘方，以祈求治疗上有奇迹发生。

（4）抑郁期：当尽了一切努力，依然未见病情有任何好转甚至持续恶化时，患者开始变得抑郁、沮丧、失落、绝望，此时患者郁郁寡欢、懒言少语、不愿见人、茶饭不思、夜不能寐，严重者出现轻生观念甚至自杀行为。

（5）接受期：当治疗已回天乏术，死亡逐渐临近的时候，患者反而变得超脱，对死亡不再感到恐惧，并在心理上已逐渐接受自己将死的事实。此时，患者开始着手安排自己的身后事，主动出门会客，见一见自己想见的人，做一些自己最想做的事，充分享受生命的最后时光，同时立好遗嘱，托付家人，尽量让自己死后不留遗憾。

（二）肺癌患者的心理治疗

对肺癌患者实施综合性的治疗，可提高肺癌治愈率，提高生活质量和药物治疗疗效。心理治疗作为一种重要的辅助治疗手段，应贯彻在诊断、治疗乃至康复的全过程中。

有许多癌症患者的心理应激反应不需要应用药物（仅指针对心理反应而言），只予以适当的心理治疗就可纠正。但如存在严重的焦虑、抑郁或幻觉、妄想等精神神经症状，必须以适当的对症药物治疗，否则将不利于原发病的治疗，对患者的生活、工作、社会交往和治疗会有明显的影响。

1.一般性心理治疗

一般性心理治疗又称支持性心理治疗（supportive psychotherapy）和支持疗法，是临床上最为常用的心理治疗方法之一。方法简便，容易操作，且无须特殊的治疗设备。一般性心理治疗是医生给予患有癌症并处于强烈的急性情绪反应、精神即将崩溃的患者提供心理方面的支持，以达到使患者保持心理平衡的目的。支持性心理治疗没有固定的模式，但在内容上通常包括以下几个方面。

（1）信息披露：信息披露即借助解释等干预技术将确切的诊疗信息告知患者。在诊疗的早期，应根据患者的个性特征与应对方式，选择适当的时机及方式将有关诊断与治疗的信息告诉患者，有利于患者充分了解自己的病情，进入相应的疾病角色，对其主动参与或积极配合治疗有充分准备，也有利于良好医患关系的建立。在诊疗的中后期，医生应该将诊疗过程中发现的新问题、遇到的新情况及疗效的最新评估结果及时而且有策略地告知患者，以满足患者对其病情的知情权，从而有利于消除患者因为无知而带来的不安、恐惧情绪。

（2）情感支持：情感支持即在治疗的全过程给予患者情感上的支持。医生借助理解、共情、鼓励等咨询技术表达对患者的关切和支持，让患者意识到在其与肺癌作斗争的过程中并不是在孤军奋战。

（3）技术支持：技术支持即在诊疗的整个过程中给予患者提供全方位的技术支持，包括对患者提出的医学问题予以详细而且通俗易懂的解答，对治疗过程中随时出现的不适或并发症给予正确、及时的处理，同时帮助患者了解并提高自己对医学技术资源的利用能力。

（4）社会支持：社会支持即动员一切可以动员的社会力量，为患者提供症后的生活支持，包括帮助患者重新定位自己的生活目标、解决其生活及工作上面临的困境、协助其实现未了的心愿等，以消除其后顾之忧。

（5）死亡教育：即帮助患者正确认识自我之死和他人之死，理解生与死乃人类自然生命历程的必然组成部分，树立合理、科学、健康的死亡观，并将这种认识转化为珍惜生命、珍爱健康的强大动力，从而消除对死亡的恐惧，对自己即将到来的死亡做好心理上的准备。

一般性心理治疗要有针对性，应分阶段、分步骤进行，应与其他的治疗手段结合起来进行。

2.认知疗法

认知疗法（cognitive therapy）为一种根据认知过程会影响情绪和行为的假设，通过一定的方法与手段改变患者的不良认知，从而促使其心理和生理方面好转或治疗的治疗方法。有研究发现，癌症患者，无论有抑郁还是无抑郁情绪，均存在不同程度的功能失调性认知模式，包括完美化、强制性、寻求赞许、依赖性等。此外，绝对化、以偏概全、过度延伸、极端化夸大、个人中心化等也是患者常见的非理性信念。借助认知疗法技术，纠正上述不良的认知模式或非理性信念，可加强患者的心理适应能力，减轻或消除焦虑、抑郁等不良情绪，改善与外界的情感交流与接触。认知疗法是近些年发展起来并证实对患者的心理康复有较好疗效的治疗手段。

（1）认知疗法的常用技术：改变患者的现实评价。患者因患癌症而产生的惊恐、惧怕、焦虑、紧张等心理反应，往往出现感知歪曲而影响对现实环境的客观评价，导致对自身认知评价不符合客观现实。要达到治疗的有效性，必须让患者明了：患者对自身或现实的感知因在病态的影响下并不能完全或真正地反映现实，而仅仅是接近现实；患者对自身或现实感知的解释和评价完全依赖于认知过程，而认知的正确与否往往受到个性特征、生活经历、文化程度、心理或生理障碍等的影响。

（2）改变患者的价值观念：患者的价值判断，常常基于以下原则：①危险—安全原则：患者对自己现实处境的评估予以绝对化，认为只有100%有把握的事情才是安全的，否则就是危险的；②快乐—苦原则：患者将快乐与痛苦绝对化，非此即彼，认为达到目标则快乐，达不到目标就痛苦；③应该—不应该原则：患者凡事均与道德评判挂钩，认为做得好是该的，而做得不好则是不应该的。持上述价值观念的患者，常常因为现实达不到其期望的要求，或者自己做的不如想象的完美而感到焦虑、悲观、自责乃至痛苦。

在对患者实施认知疗法时，应纠正患者过高评估肺癌给自身带来的危害和过低评估自身的应对能力的错误观念；对治疗目标的设置，应符合客观现实；提高患者对治疗的信心，明确自身的不良认知带来的不良后果，从而建立起正确的疾病观和治疗观，以缓解不良情绪和病态心理的影响。癌症患者的"应该""不应该"等想法，往往对治疗产生较大的影响。医生应根据患者的具体情况，分析患者"不应该""应该"想法的不现实性，使其认知符合现实，从而更好地面对现实，积极主动地配合必需的治疗。

（3）具体步骤：①建立求助的动机：建立求助的动机即帮助患者认识、了解其目前所存在的不合理的认知模式，以及这些不合理认知模式带来的不良后果，进而帮助患者探讨这些不合理认知模式产生的根源，并进一步评估矫正这些不合理认知模式所能达到的预期结果，从而让患者建立起求助的动机。②示范与指导：治疗师通过给予指导、说明和认知示范等技术让患者发展新的认知和行为来替代适应不良的认知和行为。③认知训练：先用想象的方式或模拟一定的情境来练习处理问题，之后通过布置家庭作业的形式，让患者练习将新的认知模式用到现实的生活情境中，以替代旧有的、不合理的认知模式。④改变有关自我的认知：作为新认知和训练的结果，要求患者重新评价自我形象、自我效能及自我在处理认识和情境中的作用。例如在练习过程中，让患者自我监察行为和认知。⑤结合行为纠正技术：结合行为纠正技术即在进行认知疗法时，应根据患者的具体情况安排必要的行为纠正技术，如阳性强化法、系统脱敏疗法等，以增加治疗效果。

认知疗法的时间以3～6个月为宜，每周1次，每次持续时间30min。对癌症患者使用认知疗法，有助于减轻患者的紧张、焦虑和抑郁情绪，减轻患者对化疗或放疗的不良反应，改善患者的不良心理状况，提高对治疗的依从性，改善生活质量。

3.行为治疗

行为治疗（behavior therapy）又称之为行为矫正（behavior modification），是一种根据"学习原则"，将治疗的重点放在外显的行为或可描述的心理状态，以改变患者的不良情绪和行为等的心理治疗方法。研究表明，不良的行为模式包括不健康的饮食习惯、吸烟、酗酒、缺乏运动、不良的应对方式等，既是癌症发生及复发的危险因素，也是影响疗效、病后生活质量及生存率的重要因素。相反，针对上述不良行为的矫治，有利于改善癌症患者的疾病预后、提高患者病后的生存质量及生存率。行为治疗关注的是患者存在的问题，并不侧重于追溯患者以往的经历。尽管行为法的种类繁多，但其共同的特征均为：①医生仅针对患者当前存在的问题进行治疗；②医生把特定的行为作为目标行为，需要改变的行为是心理症状的表现，可以是外在的，也可以是内在的；③治疗技术一般均从实验发展而来；④医生应根据不同患者不同的具体情况，选用适合该患者的行为治疗方法。

（1）行为治疗时应遵循的基本原则：①了解患者产生行为异常的主要原因，并将其确定为行为治疗的主要目标。②向患者说明行为治疗的意义、目的及方法。③根据不同患者的不同情况，选择不同的行为治疗方法。④治疗中需根据患者的病情变化，予以鼓励、表扬等阳性强化，或予以阴性刺激（如疼痛刺激或批评等）。⑤及时根据病情变化，调整治疗方案。⑥鼓励患者坚持治疗，将已获得的效果加以巩固，强化适应性行为，消除异常行为。⑦在行为治疗过程中，在确立目标行为后，应坚持循序渐进，反复实践与练习，方可取得较好的治疗效果。

（2）常用的行为治疗方法：①系统脱敏疗法：系统脱敏（systematic desensitization）是按照因患者而异设定的治疗程序，诱导患者暴露出导致恐惧、焦虑等不良情绪的情境，通过肌肉放松技术来对抗异常的情绪状态，从而达到消除不良情绪的目的。具体步骤如下。a.建立与恐惧或焦虑有关的境遇层次：按照使患者产生恐惧或焦虑的原因或事件，并按设定的等级层次详细记录，从小到大排序。b.放松训练：放松可使患者产生与恐惧或焦虑相反的心理和生理效应，达到心境平静的目的。在系统脱敏中最常采用的是渐进性放松技术，放松训练以隔日1次，每次20min左右为宜。c.分级脱敏训练：在放松治疗完成后，可让患者进行想象脱敏和实地适应训练。想象脱敏训练在肌肉完全放松下进行，让患者从最低层次开始，想象引起恐惧或焦虑的情境，如效果良好，则向较高一层次行进，直至达到在想象最高层次的导致恐惧或焦虑情境时，也不会产生情绪变化或仅有轻微反应。d.实地适应训练：在想象脱敏取得成功后再进行实地适应训练。实地适应训练是系统脱敏治疗成功与否的关键步骤，实地适应训练的情境也应由低层次逐渐向最高层次过渡，循序渐进。②冲击疗法：冲击疗法（flooding therapy）又称为满灌疗法、快速脱敏疗法和暴露疗法，是一种让患者直接接触导致患者出现恐惧或焦虑的情境，不允许患者逃避，坚持至恐惧或焦虑症状消失的快速行为治疗方法。③生物反馈疗法：生物反馈疗法（biofeedback therapy）是一种利用仪器对患者在通常情况下不能觉察的内脏生理功能（如呼吸、心率、血压等）进行转换成为能觉察到的信号显示出来，以帮助患者自我控制与调节这些活动，达到治疗目的的心理治疗方法。根据使用仪器种类的不同，生物反馈疗法可以分为：肌电生物反馈、皮电生物反馈、皮温生物反馈、心率与血压生物反馈、脑电生物反馈等。④模仿疗法：模仿疗法（modeling therapy）是一种利用患者自身所具有的学习新行为的能力，帮助患者克服不良的行为，从而获得适应性行为的心理治疗方法。⑤自信训练：自信训练（assertiveness training）是一种培养患者坦率、直接与真诚地表述自己的情感与思维，以增强自信，避免不良情绪的心理治疗方法。自信培训的目的是使患者通过训练在社会交往中能恰当地与他人接触，能用对方接受的方式来表达自己的意见或思维，同时也不会贬低或伤害他人。在开始训练时应让患者认识到自己无信心的社会交往行为的危害及希望能培养和得到的新行为。然后根据患者的具体要求，让患者大声讲话，毫无保留地阐述自己的意见或观点。通过反复训练，使患者能逐渐恢复自信。⑥厌恶疗法：厌恶疗法（aversion therapy）是一种运用惩罚性的刺激，通过直接或间接想象，以达到使患者减少或消除不良行为方式的心理治疗方法。a.想象厌恶法：在治疗中，让患者将想象中的不良行为或欲望与医生口头描述的一些厌恶情绪联系在一起，使患者产生厌恶反应，以达到治疗目的。b.电击厌恶法：将一定强度的电击与患者习惯的不良行为（或情绪）联系在一起，当患者的行为反应在想象中出现时就予以电击。电击的次数与强度应根据患者的具体情况而定，并事先征得患者的同意。电击1次后需休息数分钟，每次治疗的时间以20min为宜。c.药物厌恶疗法：利用有催吐作用的药物，在患者出现不良的欲望或行为时，使者产生呕吐反应，从而消除不良的欲望或行为。由于厌恶疗法是一种惩罚性的心理治疗手段，在使用时应严加控制而不能滥用。在治疗中应注意：在治疗前，医生应向患者解释治疗的全过程及可能会发生的心理、生理的不适体验，在征得患者同意后才可开始治疗；因厌恶疗法对患者可能有一定的刺激作用，甚至存在一定的危险性，在征得患者同意后如有必要需征得患者家人的同意；在进行治疗的同时，需设法帮助患者建立起适应性行为；在进行治疗的同时，可适当运用奖（积极强化）和罚（消极强化）相结合的方法，以消除不良的欲望和行为。⑦强化疗法：强化疗法（reinforcement therapy）又称操作性行为疗法，是一种应用各种强化手段以增强或提高患者的适应性行为，消除或减轻患者的不良情绪或行为的心理治疗方法。a.行为塑造：是通过正性强化手段使患者形成或建立起恰当的适应性行为。由于这种适应性行为在患者身上可能从未形成过，故等待患者自己出现这种行为是不现实的。所以，在治疗的最初阶段，只要患者的行为稍与治疗目的相接近就应予以奖励，以后则根据具体情况逐渐提高要求，并不断地给予强化，直至患者最终达到治疗目的所要求的适应性行为为止。在治疗时，应注意：制定所期望的最终行为；重视最初（起点）行为的选择；选择适当的行为塑造步骤；合理选择强化物，此种强化物对患者而言应是非常有意义的，而非泛泛而定；治疗应循序渐进。治疗应按计划好的步骤进行，每一步骤应相近，否则会使患者对治疗失去信心，无法达到行为塑造的目的。b.代币法：又称代币治疗。这种方法利用代币的正性强化刺激，给患者一定数量的代币筹码来奖励患者出现的适应性行为。在治疗中，当患者出现适应性行为时就给予筹码；如出现不良行为（如不配合治疗或不遵医嘱），就予以处罚，交出或扣除筹码。c.消退疗法：是一种停止患者不良行为的强化，从而使不良行为逐渐消失的行为治疗方法。实施消退疗法时应注意与正性强化相结合，并注意选择实施消退疗法的环境，以避免患者在治疗时因受环境干扰而影响疗效。d.正退化疗法：又称为阳性强化法，是一种完全采用奖励的手段，使患者建立起适应性行为的心理治疗方法。在进行正强化疗法时应注意的事项有：选择患者能完成需要强化的行为；选择对患者有重要意义的强化物；需要强化的行为一旦出现，就及时予以奖励；在最初阶段，可视患者的具体情况，选择间隔强化或部分强化，以使其逐渐固定。⑧放松疗法：放松疗法（relaxation therapy）又称为放松训练，是一种通过一定的肌肉训练步骤，使患者能有意识地控制自己的心理生理活动，从而改善心理或生理功能的紊乱状态，达到治疗目的的心理治疗方法。通过放松治疗，患者能有意识地控制肌肉的紧张度，松弛紧张的情绪，使心情平静下来，减轻或消除紧张、焦虑、恐惧等不良情绪。

在进行放松治疗前应将放松治疗的方法与目的告诉患者，以取得患者的配合，否则会影响治疗效果。

4.合理情绪疗法

合理情绪疗法（rational emotive therapy）是认知疗法的一种类型，但也掺杂了行为治疗的一些方法，故又称之为认知行为疗法

合理情绪疗法的治疗目的是"最大限度地减少当事人的自毁信念，使他获得

一个更现实、更远大的生活哲学"，在进行治疗时，应对患者指出，其目前存在的不合理、非理性的思维是情绪异常的根源，要减轻或消除异常的情绪就需要建立起现实的、理性的思维。合理情绪治疗的目的不仅仅是针对患者的症状，更重要的是把握住患者的思维，让患者能用现实的、理性的思维去分析、对待目前所面临的一切。

（1）治疗步骤：①心理诊断：医生以理解、同情、关注与尊重的态度与患者进行交流，探讨患者所关注的问题，确定患者存在何种不合理、非理性的思维和不适当的情绪或行为。②领悟：帮助患者发现并认识不适当的情绪或行为的原因，并让患者认识到不适当的情绪或行为是患者存在的不合理、非理性思维所引起的。③修正：通过医生的分析，让患者认识到其目前存在的不合理、非理性的思维是不现实的、不客观的、不合逻辑和毫无意义的，因此而产生的不适当的情绪或行为也是不适当的，以使患者能以理性的思维去替代非理性的思维。④再教育：帮助患者消除存在的不合理、非理性的思维，同时共同探讨与症状有关的可能存在的不合理、非理性的思维，并展开辩论，使患者在治疗过程中已学习到的现实的、合理的思维能得到强化，以理性的思维去面对现实、面对疾病，从而达到新的治疗效果。

（2）基本治疗技术：医生运用科学的方法，合理的质疑或解答，对患者存在的有关所患疾病、对他人或环境的不合理思维等进行质疑，以改善或消除这些不合理的思维。①质疑提问：医生对患者的不合理、非理性思维进行提问，对质疑提问，患者并不会轻易放弃自己的观点，总是设法为自己的观点进行解释或辩解。因此，为达到治疗目的，医生应不断地重复辩论内容，使患者真正感到无法再强词夺理，从而认识到存在的不合理、非理性思维的不现实性，分清不合理与合理、非理性与理性思维的区别。②夸张提问：医生针对患者存在的不合理之处，有意地提出一些夸张的问题。在患者回答问题的过程中，医生应及时发现并抓住患者回答的不合理之处发问，使患者能逐渐认识到自己的思维是非理性的和不符合逻辑的，从而让患者放弃存在的不合理、非理性的思维。

（3）合理情绪想象技术：合理性情绪想象（rational emotive imagery）是由医生对患者进行指导，帮助患者通过想象，消除不合理、非理性思维，建立起理性思维的方法。

合理情绪想象的具体操作步骤为：①让患者在想象中进入自己曾产生过的不适当的情绪反应或认为最难忍受的情境中，体验在此种情境中所产生的强烈的不良情绪反应；②帮助患者减轻或消除此种不适当的情绪反应，并能体验适当的情绪反应；③中止想象，并让患者叙述自己的想象和情绪反应；④根据患者所述，强化合理的思维，纠正不合理、非理性的思维。

合理情绪疗法的目的是让患者改变或消除不合理、非理性的思维，并以符合逻辑的理性思维取而代之。在治疗过程中，需要患者的密切配合与努力，而这种配合与努力除了在与医生的会谈中进行外，还必须持续至其他的时间。因此，需给患者布置认知家庭作业，让患者能更全面地掌握会晤内容，逐渐学会自己对不合理、非理性的思维进行改正，直至以符合逻辑的理性思维将原有的不合理、非理性的思维取而代之。

医生布置的认知家庭作业主要包括：①列出不合理、非理性思维的顺序表；②按列表的先后顺序，与不合理、非理性思维进行争辩；③详尽地自我回忆发病经过，了解自己的不合理、非理性思维，并按先后顺序进行自我争辩。在下次会晤时，医生应详尽了解患者执行所布置的认知家庭作业的情况，以了解患者存在哪些问题，更好地、有针对性地对患者进行治疗。

5.催眠疗法

催眠疗法（hypnotherapy）是一种用催眠的方法使患者的意识范围变得极度狭窄，借助医生的暗示性语言，使患者的心理和生理障碍得以消除的心理治疗方法。通过积极暗示，可控制患者的心理、生理状态和行为，达到消除或治愈患者的心理或生理障碍的目的。

（1）催眠疗法的操作步骤：①治疗前的准备：医生要详细了解患者的病史、个人史、个性特征和家族史等有关详细情况，准备好适合治疗用的房间，并进行暗示敏感测试，以确定患者受暗示的程度。在治疗前，医生必须向患者表明催眠疗法的性质、目的、要求、具体方法与步骤，以取得患者的同意和合作。②催眠诱导：催眠诱导的基本方法是语言诱导，医生在治疗中使用的诱导性语言，在任何时候均必须准确、清晰、简单、坚定，如使用含糊不清或模棱两可的语言则难以使患者进入催眠状态中。

（2）催眠疗法的种类：①言语暗示加视觉刺激法；②言语暗示加听觉刺激法；③言语暗示加皮肤感觉刺激法；④药物催眠等。

催眠法较适用于有身心疾病、焦虑情绪、失眠、功能性头痛等患者，作用快，疗效较好，但疗效难以巩固。实施催眠疗法的要求较高，且只能在暗示性较高的患者身上使用，而不能广泛使用。

6.暗示治疗

暗示治疗（suggestive therapy）是一种指患者不经过逻辑判断，自觉且信任地接受医生灌输的理念而取得疗效的心理治疗方法。医生在专业上的权威性、知识水平和治疗能力是进行暗示治疗和决定治疗成功与否的重要条件。患者的个性特征及其情绪状态对能否接受暗示和接受的程度有重要作用。

（1）暗示疗法的种类：接受心理暗示的程度取决于患者的气质与个性特征、

思维方式、性别、年龄、受教育程度及生活经历等。在临床上常用的方法包括以下几种。①觉醒状态下的暗示治疗：a.自我暗示：是一种由患者通过自己的认知、言语、思维等心理活动，改变和调节心理、生理状态，达到治愈所患疾病的心理治疗方法。在自我暗示的作用下，患者把某种观念或信念等暗示给自己，然后通过想象，相信与之相应的情境或事实已存在或已出现。在自我暗示时，医生应要求或启发患者发挥自我意识和自身积极暗示，避免出现增加患者心理负担和影响身心健康的消极暗示，使患者的心理活动能向对治疗有利的方向发展。b.他人暗示：即由医生对患者进行暗示，医生向患者灌输使患者不经过逻辑思维而接受的观点或信息，患者则毫无排斥或不加批判地接受医生的观点或信息，从而调节自己的心理状态，改善心理、生理功能，治愈疾病。②催眠时的暗示：在患者催眠状态下，医生可用语言去启发患者回忆已被患者遗忘了的发病的病因、经过等，了解隐藏在患者内心深处的恐惧、悲观等情绪与痛苦，以利于明确诊断和治疗。

在暗示治疗前，医生应对患者的基本情况（如病史个性特征、受教育程度、生活经历等）及目前主要存在和需要解除的症状等有较详尽的了解。暗示性越强的患者治疗效果也越好，反之亦然。

（2）暗示治疗的方法：常用的方法包括以下几种：①语言暗示：通过语言，将暗示的观点或信息传达给患者，从而产生治疗作用。②操作暗示：通过躯体检查、仪器检查、手术、电刺激等方法给患者带来心理、生理活动的变化，从而产生治疗作用。③药物暗示：医生给患者使用某种药物，利用药物的作用或不良反应进行暗示，以达到治疗的目的。

在暗示治疗中，语言暗示是最基本的或最重要的。因此，医生在治疗中应对自己的言行举止十分注意，否则会给患者带来消极暗示，使病情加重。

7.家庭治疗

家庭治疗（family therapy）是一种医生通过与患者家庭中的所有成员有规律的接触与交谈，使患者家庭内部发生一些变化，从而获得家庭成员支持，使患者的临床症状逐渐减轻或消失的心理治疗方法。

家庭是社会组成的一个特殊群体，由于家庭成员朝夕相处，因此家庭中任何成员的思维与行为方式，均受到家庭中其他成员的影响，不论是正面的影响或是负面的影响均是如此。

（1）家庭治疗的原则与特征：家庭治疗时，单纯依赖说理的方法不可能起到治疗作用，所以治疗中需注意感情和行为的影响，以理解、关心、坦诚等方式来解决存在的问题。

家庭治疗时，应关心的是患者现在存在的问题及其诱发因素，而不是沉溺在回忆过去发生的事件之中。家庭治疗时，医生只提出帮助患者的建议或解决问题的方法，供家庭成员在解决问题时进行参考，绝不能由医生包办一切。

家庭治疗时，应坚持以家庭为整体的观点，坚持重视家庭成员的观点与看法，以人际关系分析家庭成员间的相互作用与影响，并以整体的观念去了解家庭成员的行为。

（2）家庭治疗的类型：常用的家庭治疗的类型有以下几种。①危机性家庭治疗：危机性家庭治疗（crisis family therapy）是指患者在出现危机时，医生将对患者有重要影响的家庭成员动员起来，共同努力去改善或消除患者的危机状态。患癌症，对患者是明显的心理刺激，无疑会给患者带来巨大的心理压力和痛苦，从而陷入心理危机之中。此时，如医生能根据患者的具体情况，给予患者危机性家庭治疗，将给患者以后的治疗及预后和提高生活质量等带来极大益处。②结构性家庭治疗：结构性家庭治疗（structural family therapy）为评价家庭中功能障碍的结构，纠正家庭结构上的问题，以促使家庭功能改善的心理治疗方法。③分析性家庭治疗：分析性家庭治疗（analytic family therapy）是一种将精神分析的方法运用到家庭系统中的心理治疗方法。④行为家庭治疗：行为家庭治疗（behavioral family therapy）是一种运用行为疗法来减轻或消除家庭成员中出现症状的成员（患者）在社会交互作用中出现的适应不良行为和不良情绪的心理治疗方法。⑤策略性家庭治疗：策略性家庭治疗强调的是解决家庭中出现的某个具体问题，并建立起有步骤的治疗程序。

（3）家庭治疗的适用范围：在家庭成员中患有严重疾病（如患癌症）时，或因家庭受到重大的失败或挫伤时，应考虑予以家庭治疗。

8.疏导疗法

疏导法（dredge therapy）又称言语疗法，是一种以医生通过语言对患者"阻塞"的心理进行疏通、引导，从而达到减轻或消除患者心理、生理功能障碍为目的的心理治疗方法。疏导疗法是临床上最为常用的心理治疗方法之一。

（1）疏导疗法的方法：疏导疗法分为三个阶段。①疏通期：医生在创造良好疏导环境的基础上让患者具体地、真实地讲出自己的病态心理活动或异常行为的表现，逐渐通过正确的分析、认识自我，使患者恢复自信心，激发出患者求治和生存的欲望，逐渐减轻或消除患者的病态心理和异常行为。②矫正期：利用其他的心理治疗手段（如行为疗法、认知疗法等），并进行适当的言语疏导，使患者的病态心理或异常行为减轻或消除。③引导期：在取得家庭或社会支持的同时，使患者恢复良好的心理状态和建立起适应性行为，并对所取得的成效加以巩固。④疏导疗法的实施步骤。⑤了解情况：在治疗前，医生应对患者的具体情况（如个性特征、发病诱因与经过、生活经历、家族史等）有较为全面的了解。除外，医生还应对患者目前所患的疾病类型、严重程度、治疗方式、有关的实验室检查结果及可能预后等全面地进行了解。⑥对患者介绍：医生根据患者的具体情况，向患者介绍目前所患疾病及心理状况的特点和如何进行治疗。此为疏导疗法最为重要的环节，所以医生应不厌其烦地反复对患者进行讲述，直到患者认同为止。⑦患者反馈：医生在每次对患者进行有关情况的介绍后，均应让患者对自己的感受写出书面材料。患者的反馈应及时、详尽、真实和具体。⑧指导：在前三个阶段所取得成效后，医生应对患者予以鼓励，并根据患者的具体情况，循循善诱，让患者对自己所患疾病及不良的心理情况有良好的认识，并有实际行为对此进行纠正。

9.气功疗法

气功疗法（Qigong therapy）是一种涉及人的心身互相作用的复杂生命现象，利用主观意识进行自我调节的心理治疗方法。气功疗法分为静功和动功两类。静功采用站、坐、卧姿势，运用松、静、闭、息等方法锻炼精、气、神。动功包括太极拳等，用拍打等方法锻炼筋骨、肌肤和脏腑。不论是内功还是外功，只要使用得当，均可起到"调心""调身""调息"的作用，使心身松弛、情绪稳定，身心功能平衡。

（三）心理治疗的一般原则

对癌症患者进行心理治疗是一项技术性和专业性较强的工作，如能很好地贯彻治疗原则，在治疗中即可收到良好的效果。如不然，则会影响到患者的康复，甚至加重患者的病情。

1.心理治疗前的一般准备

（1）必要的体格检查与实验室检查。

（2）必要的心理测查。患者的原发疾病确诊后，如患者出现心理问题或需了解患者存在哪些心理问题及严重程度，则需进行心理测查。在临床上，常用的心理测查范围包括性格、情绪、心理症状、应付方式、认知态度等，具体内容依需要而定。

（3）心理治疗的环境要求。一般要求有独立单间，布置较为舒适、幽雅。心理治疗时一般不允许第三者在场。

2.心理治疗方法的选择

迄今为止，心理治疗作为临床上治疗疾病的重要手段，方法与种类繁多，如何选择适宜患者的心理治疗方法，完全取决于患者所患疾病的类型、严重程度以及个性特征、受教育程度、职业、生活经历、对医学知识的了解等具体情况。

目前，尚无一种专门针对某种心理问题有独特疗效的心理治疗方法。在临床上（尤其是国内），往往为两种或两种以上的心理治疗方法联合使用，如在一般性支持疗法的基础之上合并使用认知疗法或行为疗法等。

3.在心理治疗时需注意的问题

（1）心理治疗可视为传统治疗方法的重要补充。对癌症患者而言，存在的心理问题可采用必要的心理治疗方法和药物进行治疗。在对患者进行手术、放疗、化疗的过程中，医生应充分考虑到这些行之有效的传统治疗方法的心理效应，顺势进行或配合心理治疗，可收到仅依赖传统治疗方法无法取得的疗效。

（2）医生的良好言行是心理治疗的重要环节。医生在治疗过程中的言行举止均可对患者的心理状况产生影响，对患者的病情甚至转归造成巨大影响。权威性的、有说服力的暗示或解释有积极的作用，其效果有时远甚于用药。

（3）心理治疗与家庭及社会支持的关系。癌症患者因身患严重疾病，情绪处于极度沮丧、悲哀之中，甚至产生厌世的念头，且对患者家庭经济状况、工作等也造成极大影响。此时，仅靠医生进行相关治疗是不够的，还需要依靠患者家庭及社会的支持与配合，才能有效地缓解患者的不良情绪等心理症状，使患者配合治疗。

（4）心理治疗的疗程。选择心理治疗的方法因患者而异，所需的治疗时间也因患者而异。一般而言，一周 2~3 次，每次 20 ~ 30min 较为合适。

（5）对医生的要求。对一般性心理治疗而言，因要求的专业性不高，故对医生并无特殊的要求。而除此之外的诸如行为治疗、认知疗法等则需要医生有较为熟练的心理学知识和受过一定的专业培训，不熟悉、不了解的心理治疗方法，不可施予患者身上。

（李　璐）

第五节　肺癌手术的术后护理

（一）麻醉后护理

全身麻醉后应平卧、保持头偏向一侧，以保持呼吸道通畅。如果出现痰液积聚导致呼吸困难时应及时吸出；如遇缺氧时及时吸氧；呕吐后及时清除口腔内呕吐物，防止误吸。密切观察血压、脉搏、呼吸。

椎管麻醉后应去枕平卧 6 小时，注意血压、脉搏、呼吸，并注意观察麻醉平面消失情况和下肢活动情况，腰麻后要注意有无头疼、恶心、呕吐等情况。

（二）术后体位

麻醉清醒后，根据手术部位取适当卧位，颈、胸、腹、盆等部位均取半坐卧位，以利引流。颅脑手术后，取头高脚低位，有利于头部静脉回流，防止颅内压增高和脑水肿。四肢手术一般平卧并应抬高患肢。选择体位时，要分清主次，权衡利弊，根据病情随时调整。无论何种体位都要注意病人的舒适安全。

（三）各种引流管的护理

引流是外科处理的基本技术之一，肿瘤根治性手术切除范围广，术后均需放置引流，如胸腔引流、腹腔引流、淋巴结清扫术后引流、胃肠减压、留置导尿等，正确引流可以减少感染的发生和扩散，有利于吻合口的愈合。护士应该经常观察、挤压引流管，保持其通畅，防止堵塞或引流管被压、扭曲等，观察并准确记录引流液的颜色、性质及量。引流管要妥善固定，长短适中，以病人在床上能自由翻身活动、不易拉出为标准。

（四）止疼药应用

术后麻醉作用消失，病人切口疼痛，护士应按医嘱及时给予止疼药，解除疼痛。

（五）术后饮食护理

术后一般禁食，从静脉点滴补充营养。禁食结束后，能经口进食者，应鼓励早进食，以易消化、富营养的饮食为主，一般少量多餐。胃、肠手术后，须等待肠鸣音恢复，能自动排气后方可进食，一般由流质饮食逐步增加；结肠造瘘瘘口开放后，即可进流质饮食或少渣饮食，应避免过多的纤维素和导泻食物，少食易产味和易产气的食物。同时要协助病人摸索饮食规律，养成定时排便的习惯。

（六）早期下床活动

术后无禁忌，可早期开始活动，早期活动能使呼吸加快，有利于呼吸道分泌物咳出，预防肺部并发症，促进肠蠕动，减轻腹胀，预防肠黏连，也可增加食欲，促进血液循环，促进切口愈合，避免静脉血栓形成等。

（李丰池）

第六节　肺癌疼痛的分级与护理

（一）癌痛的分类

（1）肿瘤直接引起的疼痛，约占83%。

（2）肿瘤治疗引起的疼痛，约占11%。

（3）肿瘤间接引起的疼痛，约占1%。

（二）癌痛的分度

0度：无疼痛。

Ⅰ度（轻）：轻微疼痛，可以忍受，能正常生活，非阿片类止疼药即可完全缓解。

Ⅱ度（中）：阵发性或持续性疼痛，不可忍受，饮食、睡眠及日常活动都受到一定干扰。

Ⅲ度（重）：剧疼难忍，不能正常饮食、睡眠及日常活动，伴有植物神经功能紊乱。

Ⅳ度（极重）：因疼痛可使病人休克昏迷，甚至死亡。

（三）常用的止痛药物

1.阿司匹林

最常用的非阿片类药物，对轻、中度疼痛有效，但需足量，每次至少0.6g，4小时1次，可以连用几个月。副作用主要有：过敏反应、胃肠道反应及影响凝血功能。

2.消炎痛栓

为非甾体类抗炎解热镇痛药，具有解热、消炎及镇痛作用，肛塞，50mg/次，每日2~3次。此药使用方便，能减少胃肠道刺激，对有进食困难及剧烈恶心、呕吐的轻、中、重度癌痛病人均有较好疗效。

3.意施丁

为非甾体类消炎镇痛药，有抑制前列腺素合成的作用。不良反应主要有：恶心、呕吐、消化不良、胃烧灼感、胃炎及腹泻；头疼、眩晕、困倦；骨髓抑制；

皮肤过敏反应。

4.可待因

是弱阿片类药物，30mg 的止痛效果相当于 650mg 阿司匹林，用于中、重度疼痛。

5.奇曼丁、路盖克、强痛定

为弱阿片类药物，用于中度疼痛。

6.吗啡、杜冷丁

为强阿片类止痛药，用于中、重度疼痛。主要副作用有恶心、呕吐、嗜睡、便秘等。

（张园园）

第七节　肿瘤病人休养期间的生活安排

癌症病人在医院接受治疗，当各种症状趋于稳定后，便可回家休息。而如何在家照顾这些病者，对他们的家人来说是一种挑战。其实只要能体谅和明白病者的需要，同时给予关怀和支持，一定能达到事半功倍的效果。

（一）个人卫生

癌症病人大多无传染性，除肝癌活动期，与癌症患者共住或共食亦无须担心。家人在照顾患者时，只需注意个人卫生便可。如身体状况许可的话，病人可常沐浴，使他们感到清洁和舒服，理发、洗头、剪指甲等定期进行。口腔清洁亦很重要，病人每天饭后要漱口，假牙最好每次进食后清洗及每日浸洗。

（二）饮食营养

肿瘤病人常因情绪波动、病情进展及抗肿瘤治疗等而产生许多不良反应，最多的是食欲不振、味觉异常。若再伴有恶心、呕吐，消化吸收则更成问题，如不及时采取措施进而会发生营养不良，使病人体重下降，抵抗力降低，导致感染，其至发展成恶病质。因此在抗肿瘤治疗前、中、后各时期必须重视营养护理。饮食不足或体重下降的病人，需要高热量和高蛋白质的饮食，这些食物包括：

（1）面包、馒头、米饭、麦片、蛋糕、饼干都是碳水化合物，提供给病人需要的热量、纤维、维生素和矿物质。

（2）新鲜的蔬菜和水果含有丰富的维生素、矿物质和纤维素，带皮生食或略煮即食之，可以保存更多的维生素。

（3）肉类、豆类、坚果、牛奶等是蛋白质的来源，提供了各种维生素、矿物质和热量。

（4）如病情无须特别限制饮食，病人每天的食谱最好以均衡为主。少食多餐，无须忌口亦不可偏食。在胃口好时可多吃一些，但不可过量，胃口不好时亦不可勉强进食，平时要多补充水分如清水、果汁等。

由于病情的进展或放疗药物治疗的反应，病人可有恶心、呕吐、口腔炎、便秘或腹泻等现象，这会直接影响病人的食欲，甚至对食物有厌恶感。这时家人应尽量营造舒适的进食环境，让病人能放松心情，并且拥有充裕的时间进食，最好有家人陪伴一起进食，可增进他们的食欲。

进食前先漱口，可驱除令人不悦的味道，增进食欲。如有恶心、呕吐持续的病人，应请医生给予止吐药，止吐药最好在饭前半小时服用。进食前，最好尽量避免让病人嗅到烹调时发出的气味，以免令病人有恶心的感觉。病人亦要避免进食肥腻、油炸食物，进食前后要稍作休息，进食时，应尽量避免平卧。而口腔破损的病人，应定时用漱口水漱口，尤其在饮食后，以保持口腔清洁。

冷冻食物和饮品可以减轻口腔疼痛的程度，避免进食太咸、太多香料或太粗糙坚硬的食物。如因治疗的反应而令唾液分泌减少，可多饮水，即使每次只饮几口，也可保持口腔湿润；进食一些湿润的食物，既容易进口也可防止口干。

要预防便秘，一定要增加纤维摄入量。纤维丰富的食物有新鲜的蔬菜、水果等，适量的活动有助于肠道保持正常的蠕动，帮助排泄，也可在医生的指导下服用药物。当有腹泻情况时，应暂时减少或避免进食水果和蔬菜等高纤维食物，要多喝水，避免奶类饮料，如腹泻不止，应及时就医。随着病情加重，病人体力逐渐衰弱，此时可以进流质饮食，如鲜牛奶、藕粉、蛋花汤等，现成的全营养奶类饮品比较方便食用，可在一般药房中买到。常见的有安素等，它们均含适量的热量、蛋白质、维生素和矿物质，病人可选用其中一种，替代正餐或可将少量奶粉加入甜品、菜肴或汤水中，以增加营养。

（三）睡眠

肿瘤病人要保证充足的睡眠，失眠要进行处理。如白天小睡太多，可致晚上不能入睡。这样白天可鼓励患者多活动，如散步等。疼痛是最常见的失眠原因，定期服用止痛药和给予患者关心和安慰都可帮助患者入睡，如患者焦虑不安或者害怕不能入睡，家人可陪伴，睡前喝杯热牛奶，用温水洗脚可助眠；最后各种方法无效，可请医生帮助入睡。

（四）疼痛处理

疼痛的来源可能是癌症本身引起的，也可能是治疗引起的，部分患者可以没有任何疼痛，但有的病人可能是连续性疼痛，并随病情的加重而增加，因此必需借助止痛药，以减轻疼痛。有些患者不希望应用止痛药，尽量忍受痛苦，直至不能忍受时，才服用止痛药。其实，这样做并不妥，因为持续的疼痛会消耗患者的精力，影响睡眠、进食及活动，从而对身体造成影响。正确的服药方法是定时服药，尽量口服，按阶梯给药，因人而异。当然用药要在医生的监护下进行，家人多关心体贴患者，有助于减轻患者的忧郁，从而减轻疼痛。对于长期卧床者，每两小时为他转换姿势一次，做一次简单的手脚活动或按摩，可减轻因长期卧床引起的不适。

（五）预防褥疮

体弱而长期卧床的病人，容易因身体受压而血液循环受阻，形成褥疮。最常发生的部位多在骨头隆突处，如尾骨部位、足踝、臀两侧。最初，受压部位皮肤有红损、破皮现象，如不及时处理，皮肤颜色会变黑紫，然后开始溃烂。由于病人的体质较差，溃烂的皮肤愈合非常困难，所以预防褥疮比治疗褥疮更为重要。每两小时为病人翻身一次，以免某一部位长期受压，在受压部位下，垫以棉垫或气圈，以减轻受压程度。适当地按摩受压部位，可有助于血液循环。床单要平整、无皱褶，减少对皮肤的刺激。一旦褥疮形成，应尽快请教医护人员，及时护理溃烂的皮肤。

（叶卓莘）

第八节　建　议

（1）提高身体素质，防止癌症复发。

（2）现代文明的发展给大自然带来了破坏和污染，化学药物、噪音和人造物质充斥于生活的各个领域，这些都影响着人类的健康。因此多与大自然接触，回到大自然中生活，对健康有益。

（3）在风和日丽、春暖花开或秋高气爽的季节里，去爬山，可以使人心旷神怡。此运动不但陶冶情操、增强体质，同时沐浴在阳光下接受一次紫外线的照射，能增强抗癌能力，当然要量力而行。

（4）按自己的体力挑选大小适合自己的风筝去郊外、旷野或公园放。这样不但促进全身的气血畅通，又帮助人们忘记一切烦恼，使身心处于放松状态，促使大脑分泌脑肽素，此物质具有止痛和兴奋作用。

（5）在幽静的湖旁，依山傍水，碧波荡漾，放线钓鱼，凝神静坐，待鱼上钩，一旦得鱼，则心中产生收获的喜悦，这种良好的心情有助于健康，注意避免劳累。

（6）养花、种菜能够锻炼四肢协调动作，可以令人身心健康。

（7）饮食上应注意事项：①不偏食。②避免饱餐。③减少高脂肪的饮食，应多吃鱼、瘦肉、去皮家禽及低脂肪的食品。④多吃新鲜蔬菜和水果。⑤限制盐的摄入，不吃储存过久的食物，有添加剂的食物少吃或不吃；烧烤和熏肉只限于偶尔食之。⑥多吃蘑菇、萝卜、葱、菜花、芦笋、大蒜等，这些食物具有抗癌作用。⑦多吃红枣、桂圆、红豆、芡实，这些食物具有生血功能。

（8）患者的临终关怀。①临终关怀的概念：临终关怀是为生命即将结束的病人及其家属提供全面的心理照护。②临终关怀组织成员：包括医生、护士、心理学家、营养学家及志愿人员，而病人和家属是这个组织的服务中心。③临终关怀的组织类型：a.在医院中为临终病人设立专门的病房。b.建立独立的临终护理院、安宁中心，开展对临终病人护理。c.根据病人愿望留在家中者，专业人员到家中实施家庭护理直到死亡，并协助料理后事。d.病人住在家中，直到将近死亡再移入医院实施临终关怀。④临终关怀的宗旨：以照护为主，维护病人的权利与尊严，重视临终关怀的生存质量。⑤临终关怀的目标：使临终病人人生最后的生存质量得以提高，能够舒适、安详、有尊严、无痛苦地走完人生的最后旅程。⑥临终关怀的特点：对象为临终病人，提供整体照护，人道主义关怀理念，家庭式温暖，全天候服务。⑦临终关怀的基本原则：以照护为主的原则、全方位照护的原则、人道主义原则、适度治疗的原则。

（李丰池）

第六章 "龙江医派"对肺癌的认识

第一节 肿瘤的概念

肺癌，是一种严重危害人类健康的疾病。防范肺癌、抗击肺癌工作近年来不仅为龙江医派工作者所重视，也成为龙江广大群众极为关心的问题。这是由于近年来医学在治疗其他多种疾病方面都取得了巨大成就，而在治疗肺癌方面所取得的进展到目前还不够显著。

新中国成立以来，在党的领导下彻底消灭了天花、鼠疫、霍乱、回归热等一些严重传染病，积极地控制了各种地方病的发展蔓延，并随着人民福利事业的不断增长，居住条件的改善和城乡广泛地开展了经常性的爱国卫生运动，采取了各种相应的预防措施，并在医疗实践中发掘和应用了一些有效的药物、方剂，从而也显著地减少了一些慢性病、结核病、血吸虫病等的发病率。很自然的，在这些伟大成就的衬托下就更加突出了因恶性肿瘤而造成的死亡率。因此说，征服肿瘤是广大医务人员的光荣任务，防癌抗癌是现代中西医药研究工作中的重要课题之一。

现在在群众中比较普遍地流传着这样一种看法：癌症似乎是最近一二十年内才出现的一种绝症，但是事实并非如此。人类与各种肿瘤斗争的历史，已经有数千年之久了。例如在埃及、希腊、印度以及俄罗斯等国的古代文献中，都能找到有关肿瘤的记载。在一些埃及的木乃伊体中还曾发现有骨癌症状。"瘤""癌"等症见于我国古代文献记载的时间更早。如在《说文》《尔雅》《正字通》等书上说：肿是痈，瘤是流，因血流聚所生肿瘤。并说是息肉，瘤疣二病，似同实异，与肉偕生为疣，病而渐生为瘤。已认识到息疣、赘疣与肿瘤有着密切的关系，而气血流聚所增生的组织则是肿瘤发生的原因。又如在殷墟甲骨文中记载有"瘤"的病名；《周礼》医师章中说："设疡医下士八人，掌肿疡、溃疡之祝药（外敷药）剧杀之齐（腐蚀的药剂）。"说明我国远在公元前十二世纪的周代即已认识到肿疡、溃疡、疮疡病的不同，其中所说的"肿疡"有可能包括恶性肿瘤在内。《山海经》中已明确地记载有抗瘤药物，至后代医籍中有关肿瘤的论述则更为丰富。如果我们仔细地学习历代医家的精湛著作，可以清楚看到不仅在肿瘤名称和症状上有极其朴实而确切的描述，并且对各种肿瘤的发病原因、病理机制、辨证论治和预后等方面也都有许多宝贵的论述。

目前虽然还没有切实可靠的治恶性肿瘤的方法，但是通过实践证明恶性肿瘤也并不是完全的"不治之症"。近年来广大医务人员在党的中医政策光辉照耀下，应用中医中药和民间药方治疗癌症，已经取得了很大成绩。不少癌症患者经过中医药治疗后，不仅改善了症状、抑制了肿瘤的发展恶化，而且延长了患者的生命，也有因此获痊愈的事例。现在全国各地在这方面已取得的先进经验，展示了应用中医药进行防癌、抗癌的无限广阔前途，并为广大医务人员进一步发掘祖国医学伟大宝库中关于恶性肿瘤防治的经验和理论，寻找抗癌和治癌的药物、方剂提供了线索。

在现代医学（西医学）中，肿瘤学已形成一独立分支，而祖国医学对肿瘤的治疗虽有悠久历史和极大潜力，近年也多有成功报道，但迄今尚无系统的中医肿瘤学专科文献。龙江医派根据中医理论，并结合龙江本土特色及龙江各个医家的临床体会，介绍一些对肺癌的初步认识，目的仅是提供研究线索，为祖国医学新的分支——中医肿瘤学的创立提供点滴资料。

祖国医学典籍中有关肿瘤的名称有"瘤""癌""岩""癥"等数种。特别是对于癌、岩、癥症的记叙，与现代医学中描述的恶性肿瘤的症状、病程及预后极为吻合。肺癌可以相对地分为"良性肿瘤"和"恶性肿瘤"两类。

一、良性肿瘤

一般来说，对人体的正常生理状态不产生有害影响的、发展很慢、不扩散转移的称为良性肿瘤，如赘疣、息肉等。巢元方著《诸病源候论》一书在"瘤候论"中对良性的生长特性叙述得非常清楚："瘤者，皮肉中忽肿起，初梅李大，渐长大，不痛不痒，又不结强，言留结不散，谓之为瘤。不治，乃致堰大，则不复消，不能杀人，亦慎不可辄破。"但是一些良性瘤亦可转化为恶性肿瘤。如齐德之著《外科精义》谓："诸瘿、瘤、疣、赘等至年衰皆自内溃，理于壮年可无后忧也。"指出了一些良性肿瘤年久可内溃而恶化，壮年时期不可忽视。对良性肿瘤治疗时亦当注意。薛立斋论疣谓："疣属肝胆少阳经，风热血燥，或怒动肝火，或肝客淫气所致。盖肝热水涸，肾气不荣，故精亡而筋挛也。宜以地黄丸滋肾水以生肝血为善，若用蛛丝缠螳螂蚀著艾灸，必多致误。大抵此证与血燥结核相同，故外用腐蚀等法，内服燥血消毒，则精血愈虚，肝筋受伤，疮口翻突开张，卒成败毒。"张景岳亦谓："瘤赘既大，最畏其破，非成脓者，必不可开，开则牵连诸经，漏竭血气，最难收拾，无一可治。"这些都说明了对于良性肿瘤（疣、瘤、痣、息肉等）的治疗，极须审慎，不可无把握地轻易付诸刀针灸蚀，否则易引起恶化成癌。

二、恶性肿瘤

本文指癌症，潜伏期较长，初起时形如结核，后则坚硬如石，并不作痛，故常使人疏于警惕，一般在数年以后才开始溃烂，只流血水，而无脓液，其痛彻心，患处翻花，凹凸如岩石之状，所以叫作癌（岩或嵓）。当溃烂后发展、恶化较快，不仅能扩及和破坏周围的正常组织，后期可随同血液、淋巴循环转移至身体的其他部位形成新的癌核。所以在癌症初期忽视治疗，当晚期肿瘤溃烂或广泛转移时，就会变成难治之症了。因此，古人通过临床实践，对恶性肿瘤是有极高的警惕性的，非常重视早期发现和及时治疗，并正确地总结了恶性肿瘤的不良预后。可见我国古代在临床实践中已深刻地观察到恶性肿瘤的预后不良。也正是由于这样一些原因，在世间就形成了一种概念，认为癌是不治之症。医生遇到癌症，每感踌躇棘手，爱莫能助；患者听到癌症，谈虎色变，闻而生畏。其实癌也并非完全"不治之症"，如果在早期患病阶段，患者能及时就医，特别是患有所谓"癌前症状"（即可以发展成癌的疾病，如长期不愈的溃疡、各种慢性炎症，反复多次的创伤以及前述的各种良性肿瘤等）的患者能够"治疗得法，可带疾终天"。同时对于恶性肿瘤患者的调养护理亦应特别注意，宜"慎饮食起居，及六淫七情""断厚味""能怡养保摄，可以冀其久延"。

本文仅就肺癌病因（内在精神、外在病邪、内因外因的长期作用及年龄等），病理（气血瘀滞、痰瘀凝结、火毒内蕴及脏腑功能失调等学说），辨证（辨病机阴阳、辨善恶人体、辨病所经络、辨病态脉息），论治（清疏利气、活血化瘀、益气养血、和胃镇逆、润肠通便、止血定痛）和护理（精神、饮食、起居）等各方面作简要介绍。在编写过程中，虽然力求严谨，但由于水平所限，谬误之处一定很多，诚恳地希望读者们批评指正。

（逄兴超）

第二节　肺癌的病因病机

恶性肿瘤的发病原因，不论在祖国医学或现代医学中，目前均尚未能明确肯定。但从祖国医籍对癌、瘤、嵓、痕、积、聚等症的认识，结合临床四诊以及从现代有关肿瘤病因科研实验报道资料中，分析归纳之，可以探讨出一些线索。综述如下：

一、内在的精神因素

龙江医派认为内伤七情在肺癌的病因中占有重要地位。怒、喜、忧、思、悲、恐、惊，是人的七种不同情志变化。七情太过或不及，都会导致人体生理上的一系列变化，而发生疾病。对于肺癌的生长、发展也必须考虑到情志的影响，情志的过或不及必然会影响肺癌的发生、发展。《内经》谓："百病生于气，怒则气上，喜则气缓，悲则气消，思则气结，恐则气下，惊则气乱，寒则气收，热则气泄，劳则气耗。"这是百病发生的原因，当然肺癌亦不例外。

二、外界的病邪因素

龙江医派认为六淫之邪——风、寒、暑、湿、燥、火，为四时不正之气。凡人得六淫之邪，可以积聚在体内，待日久后或待内伤发病。这一病因学说观点，是以《内经》中的人体与外界环境的关系为其理论基础的。如《内经》以虚邪贼风为疾病发生原因。《内经》"九针论"谓："八风之客于经络之中，为瘤病者也。""刺节真邪篇"谓："虚邪之入于身也深，寒与热相搏，久留而内着……邪气居其间而不反，发为筋瘤……肠瘤，……昔瘤，……骨疽，……肉疽。""水胀篇"则谓："肠覃何如？岐伯曰：寒气客于肠外，与卫气相搏，气不得营，因有所系，癖而内着，恶气乃起，息肉乃生。其始生也，大如鸡卵……"对于积聚的病因，亦认为是风寒之邪所致，如《灵枢·百病始生篇》："积之始生，得寒乃生，厥乃成积也。"又如《诸病源候论》谓："积聚者，由阴阳不和，腑脏虚弱，受于风邪，搏于腑藏之气所为也。"这里所说的"虚邪""寒气"，都是指外来的致病因素而言，为六淫中之一部分，至于燥、火之为病，亦有阐述。如《灵枢·痈疽篇》谓："热气淳盛，下陷肌肉，筋髓枯，内连五脏，血气竭，当其痈下，筋骨良肉皆无余，故命曰疽。"刘完素认为："疮疡者，火之属。"可见外界的病邪因素是肺癌发生、发展的诱因之一。

应当指出的是，随着科学的发展，人类生活的客观环境因素在不断地改变。因此，龙江医派认为不可停滞地、狭隘地理解"六淫之邪"的内容。如现代一些可以致癌因子，都属于外因病邪范畴。

三、饮食、起居、生活不节的内外因素

龙江医派认为人以胃气为本，借助胃来接受水谷营养，以维持人体的正常生理功能。如果饮食不节，寒温不适，过度的饥饱劳碌，暴饮暴食，则脾胃受伤，

使其运化功能失调，便可产生疾病。李东垣尤为推崇此说，更进一步发挥《内经》的学说，认为内伤脾胃是一切疾病发生的根源。关于饮食不当可以致病方面，张路玉谓："好热饮人，多患膈症。"何梦瑶亦谓："酒客多膈病，好热饮者尤多。"喻嘉言亦有同样见解："过饮热酒，多成膈症。"这与现代医学论述的病因基本一致，即长期的机械性刺激能促使癌瘤形成。

上述各种因素，虽不能肯定都是肺癌的主要致病原因，但至少可以认为是与肺癌有关的诱因。

（张园园）

第三节　恶性肿瘤的病理

由于肿瘤学在祖国医学领域中，至今尚未形成一个独立分支，因此，有关肺癌的发病机制——肿瘤病理学，目前尚无专科文献，但散于历代各家著作中，有关肺癌的发病机制理论却是很多的。有解释为"营卫失调"的，如《内经》谓："营气不从，逆于肉理，乃生痈肿。"有解释为"血气郁结"的，如《三因方论》谓："气血凝滞，结瘿瘤。"有解释为"浊气痰滞"的，如高锦庭谓："癌病者，非阴阳正气所结肿，乃五脏瘀血浊气痰滞而成。"虽然众说纷纭，但各有其独到见地，兹择其要者，综述如下：

一、气血瘀滞学说

龙江医派认为气血是人体生理作用的主要基础，血和气二者有密切关系，故有"气为血之帅，气行血自行"之说。倘气血有病理性改变时，即气有郁结，血亦有瘀滞，则可导致肿瘤的形成，是为气血瘀滞学说。

气和血在肿瘤发病机制上，古人认为二者是有所区别的。例如气之为病，最突出的表现是癌发病过程与气有关，《内经》曰："百病皆生于气……喜怒不适……邪气胜之，积聚成瘤。"至于血之为病，王清任著《医林改错》提及"肚腹结块，必有形之血"的论点，认为不论血受寒或受热，凝结日久皆成积块。由于气血凝结学说符合了肺癌的发病机制，因此在治疗肺癌时，辨证从气从血成为重要立法原则之一。

二、痰瘀凝结学说

龙江医派认为肺癌的发生和"痰"有着内在的联系。痰在正常人体中是不存在的，只有在不利的条件下方始生痰。可由水谷津液所化，或由外生。如人体感受风寒，侵犯肺脏，肺可生痰。痰瘀凝结学说所指的痰，亦可是由内而生。人体的脾脏是生"痰"之源。脾主湿，脾因湿壅于中，或因脾虚不能运化水谷，脾不能为胃行其津液，则津液凝聚悉化为痰。痰尚可因肾阴虚而生，阴虚则相火烁津而为痰。故古人称："痰即有形之火，火即无形之痰。"指出痰大多数与火有着密切的联系。所以朱丹溪谓："凡人身上、中、下有块者，多是痰。"又谓："痰之为物，随气升降，无处不到。"中医临床中的脱疽、夭疽、痰核、结核、失荣、马刀挟瘿等症，多属现代医学的癌瘤范畴，而古人悉称为"痰"，说明痰瘀凝结学说在肺癌病理学上是有一定依据的。因此，以化痰通络立法治疗肺癌，也是施治原则之一。

三、火毒内蕴学说

《内经》谓："诸痛痒疮，皆属于心。"心主火，火性躁动是发生疮疡的根本。刘完素发展这种观点谓："疮病者，火之属。"关于火的生理，古人称"少火生气，壮火食气"。人体中正常气化作用所产生的热能，即少火。如因某种原因促使火势太盛（古人称之为壮火），火性炎炎就能耗气机，即所谓热伤气，燔灼脏腑。这种火是毒，火毒内蕴，血遇火则凝，气血紊乱，堵塞经络，久而久之，凝结成块，终成肺癌。

火的来源，可由六淫之邪侵犯人体而化火，或五脏六腑亦能生火，且以后者的病理机制最为复杂，其中贯穿着中医理论体系中的五行生克关系。五志能生火：过怒则肝火生；过喜则心火生，过悲伤脾郁而生火；过忧伤阴，阴血亏耗，则火起于肺；过恐肾火妄动，说明从火化的基础，前人重视情志化火的重要性。如《丁甘仁医案》关于夭疽谓："症由情志抑郁，郁而生火，郁火挟血瘀凝结，营卫不从。"因此，基于火毒内蕴学说，在治疗上偏重滋阴、清热、降火、解毒。的确，肺癌患者多现热郁之症，如口渴、大便燥结、小便赤涩、舌质红、舌燥或无苔、脉弦或弦数等。

四、脏腑功能失调学说

龙江医派认为肺癌的发病机制与脏腑功能失调的基本因素有关。《诸病源候论》对癥瘕的形成谓："虚劳之人，脾胃气弱，不能克消水谷，复为寒冷所乘，故结成此病也。"李东垣著《内外伤辨惑论》亦强调内伤之病与脾胃虚损有关，并首创温补脾胃是治疗内伤之病的根本法则，故本法亦适用于肺癌的治疗。如张景岳对脏腑功能失调与肺癌的关系有较深刻的描述，《景岳全书》在"积聚篇"谓："凡脾肾不足及虚弱失调之人，多有积聚之病。"此皆说明脾肾失调与肺癌发病机制有着一定的关系，即脾虚则中焦不运，肾虚则下焦不化，脾肾亏损则正气不足，不能化滞则成肺癌，说明脏腑功能失调是肺癌发病的因素之一。此种学说用于临床施治具有一定的指导意义。

（梁　浩）

第四节　肺癌的诊治

　　龙江医派认为四诊八纲是祖国医学各科诊断学术的基本核心，是进行辨证论治的基本手段。因此，中医对肺癌的性质也是通过四诊八来诊察判断的。即通过望、闻、问、切（四诊）来了解致病的原因，分析和归纳证候的性质，明辨阴阳、表里、寒热、虚实（八纲），从而进行证候分类，作为治疗的依据。

　　从"整体观念"的思想来认识疾病，用"辨证论治"的方法来治疗疾病，这是中医临证的传统特点。《素问·疏五过论》谓："圣人之治病也，必知天地阴阳，四时经纪，五脏六腑，雌雄表里，刺灸砭石，毒药所主；从容人事，以明经道，贵贱贫富，各异品理，问年少长，勇怯之理；审于部分，知病本始，八正九候，诊必副矣。"说明一个有修养的医生诊治疾病，必须知道自然界的变化、四时的影响、五脏六腑间的相互关系，然后决定治法；还要了解人事环境和生活状况的变迁，患者体质的不同、年龄的差异、个性的不同也都关系着病情，关系着用药。结合这许多情况，再结合气、色、脉、息、审察疾病的本末，通过多方面的诊断才能符合实际，得出正确的结论。这充分阐明了人与自然环境、社会因素息息相关的观点。《素问·脉要精微论》又谓："切脉动静，而视精明，察五色，观五脏，有余不足，六腑强弱，形之盛衰，以此参伍，决死生之分。"指出临床诊断既要切脉，又要注意到精、神、气、色及脏腑强弱，形体盛衰，将各方面配合起来参考，才能做出正确的决断。这又说明了要把局部症状和整体情况结合起来进行观察分析。因此说，四诊是中医辨证的基础，八纲是中医论治的依据。对于肺癌的治疗，也是要根据肿瘤的所属性质及肺癌症状特征，综合整体病态，辨别在气在血，孰虚孰实，进行不同处理。总之，对于肺癌的治疗假如舍整体而从症状，专一用攻癌消瘤的方法，或舍症状而只从整体，纯施扶正补元的方法，都不能得到满意的效果。

一、辨证

中医的辨证就是诊断。诊断是决定治疗恰当与否的首要关键。《素问·阴阳应象大论》谓："善诊者，察色按脉，先别阴阳，审清浊而知部分。视喘息、听声音而知所苦，观权衡规矩，而知病所主。按尺寸观浮、沉、滑、涩，而知病所生，以治无过，以诊则不失矣。"说明了望、闻、问、切是辨证的手段。《内经》谓："能合色脉，可以万全。"也是这个道理。

龙江医派对肺癌的辨证诊断包括下述几个方面病机：

（一）辨病机阴阳

祖国医学的理论体系——阴阳五行学说及脏腑经络学说指导中医认识各种疾病的病因病机。在肺癌学领域中也同样运用这些理论来解释其病机属性，了解病在气、在血、在痰、在火、在五脏、在六腑等。肺癌的病机是错综复杂的，是机体内不平衡现象的局部反映。

1.阳证

凡是瘤形高肿，根盘紧束，灼热焮痛，皮色红赤，来势暴急，未成易消，既成易溃，溃后脓水稠黏、容易收敛的属阳证。

2.阴证

凡是瘤形漫肿平塌，根脚散漫，不红不热，有的坚硬，有的软陷，或不痛，或微痛，或酸痛并作，来势缓慢，未成难消，既成难溃，溃后脓水清稀或只流血水、不易收口的属阴证。

一般来说，阳证轻而易愈，多半不是肺癌；阴证重而难痊，肺癌肿瘤多属此类。所以临证之时，必须辨明清楚，才不至误治。

（二）辨善恶人体

龙江医派中医对肺癌总结出"五善七恶"的指标，作为辨证治疗及观察预后的依据。所谓"善"，是佳兆；"恶"，是坏象。"五善七恶"是通过全身症状来预测疾病的好坏。一般"五善"见三则吉，"七恶"有二即凶。

1.善证

（1）精神爽健，舌色鲜明，无口渴烦躁现象，睡眠正常。
（2）身体轻便，情绪安定，无恼怒惊恐现象，指甲红润。
（3）唇口滋润，饮食如常，脓色稠黄无臭味，大便通顺。
（4）语言清楚，无痰喘咳嗽，呼吸正常，皮肤润泽。
（5）午后不发热，口舌不干燥，小便清长，夜能熟寐。

2.恶证

（1）神志昏迷，心烦不安，口舌干燥，言语不清，疮色紫黑。
（2）身体强直，目睛斜视，惊悸不宁，疮口时流血水。
（3）身体消瘦，不思饮食，疮疡坚硬，脓清稀而臭。
（4）皮肤枯槁，痰多，声音嘶哑，气喘鼻煽。
（5）咽喉干燥，烦渴引饮，面容苍白、浮膨或惨黑，阴囊上缩。
（6）身肢浮肿，呕吐呃逆，肠鸣泄泻。
（7）疮形下陷，时流污水，四肢厥冷。

通过上述善恶的观察分析，不但可以预测结局的好坏，同时在发现恶证时，可以早期得到挽救，也有一定的预防意义。

此外，在诊断时还要看患者禀赋、体质强弱及精神面貌如何以定施治。

3.辨病态脉息

龙江医派认为辨病态是临床诊疗实践中最重要因素，就其整体证候的属性，作为辨证论治的依据。证候的属性包括病机之虚寒、实热气郁、血滞、痰结、积滞、气血亏损等。而要得知证候属性，脉诊在肺癌诊断上也是极其重要的。癌瘤患者的脉象多见为弦、滑、细、虚四种，这与机体的病理改变有着相互关系。弦、滑两脉反映了内部气血病瘀滞及痰火壅盛；细脉多属气血两亏，有严重贫血或晚期癌症患者则多见虚脉。对癌瘤病变过程来说，大抵在没溃疡以前，脉宜有余；已经溃疡之后，脉宜不足。如果未溃而见有余之脉，为毒气正盛，当用攻毒的方法；已溃而见不足之脉，是正气已虚，宜用补正的方法。假使未溃而见到不足之脉，此乃正气虚而毒气陷，必须补正以托毒；已溃而见到有余之脉，这是正气滞而毒气盛，必须清火以化毒。可见脉诊不但可以推测病情的变化，同时又可明确治疗方向。

（三）论治

龙江医派的治疗方法因肺癌疾病的变化较多，因此方法也是多种多样的。为了应付万变的疾病，龙江医派掌握前人总结出的治疗规律，运用多种多样的治疗方法，用法则来作指导。《素问·阴阳应象大论》曰："治病必求于本。"就是要求把万般纷然的疾病，首先用辨证方法，加以归纳、分析、研究，求得病因的所在，才能确定治疗的方针。《素问·至真要大论》又谓："谨守病机，各司其属。有者求之，无者求之，盛者责之，虚者责之，必先五胜，疏其血气，令其调达，而至和平。"指明治病应该谨慎地掌握病机、推求它是属于哪一类，有明显症状的固然要探求出它的原因，无明显症状的也要寻求它的迹象。盛者何以盛，要找出根源；虚者何以虚，也要查明来历。必须要了解五气中何气偏盛、五胜中何脏偏胜，然后疏通其血气，使之调畅，从而恢复机体的平衡。在找出病因之后，如何决定施治方针呢？在《素问·至真要大论》中有一些明确的治疗原则，如"寒者热之，热者寒之"，但不是死板的，而是"微者逆之，甚者从之"，"逆者正治，从者反治"。此外还有"坚者削之，客者除之，劳者温之，结者散之，留者攻之，燥者濡之，急者缓之，散者收之，损者温之，逸者行之，惊者平之，上之下之，摩之浴之，薄之劫之，开之发之，适事为故。"《素问·阴阳应象大论》中还提示"形不足者，温之以气；精不足者，补之以味"之类的原则。这些都是中医在长期实践中总结出来治疗原则，我们在探求肺癌原因，得出正确诊断之后，必须掌握这些原则，才能很好地用药，解除患者的疾苦。从肺癌来说，约有六个治疗大法：

1.清疏利气

肺癌初起，多由外因侵袭，内在气血瘀滞，以致脏腑秘涩，当急疏利。宜用：
（1）黄连内疏汤（《外科正宗》方）：木香、黄连、山栀、当归、黄芩、白芍、薄荷、槟榔、连翘、甘草、大黄。
（2）流气饮（证治准绳方）：紫苏叶、青皮、当归、芍药、乌药、茯苓、桔梗、半夏、川芎、黄芪、枳实、防风、陈皮、甘草、木香、大腹皮、槟榔、枳壳。
（3）十宣散（证治准绳方）：人参、黄芪、当归、川芎、厚朴、防风、桔梗、白芷、肉桂、甘草。
（4）仙方活命饮（证治准绳方）：穿山甲、皂刺、归尾、甘草、金银花、赤芍、乳香、花粉、防风、贝母、白芷、陈皮。
（5）归脾汤（济生方）：当归身、人参、茯神、黄芪、白术、龙眼肉、酸枣仁、青木香、甘草、远志肉、鲜姜、大枣。
（6）海藻散坚丸（证治准绳方）：海藻、昆布、小麦、龙胆草加白芥子。

2.化瘀活血

龙江医派认为肺癌的形成，多由于气滞血瘀，痰湿流注，积成有形之积聚。

治疗上应针对肺癌生长部位及其致病因素，随证施用下述各方。

（1）大黄盛虫丸（仲景方）：大黄、黄芩、甘草、桃仁、杏仁、芍药、干地黄、干漆、水蛭、蛴螬、虻虫、蜇虫。

（2）抵当汤（仲景方）：水蛭、虻虫、桃仁、大黄。

（3）化症回生丹（吴瑭方，方从金匮鳖甲煎丸，与宋代验方回生丹化裁而成）：灵脂、安南桂、两头尖、麝香、姜黄、公丁香、川椒炭、虻虫、京三棱、蒲黄炭、藏红花、苏木、桃仁、苏子霜、降真香、干漆、当归尾、没药、白芍、杏仁、香附米、吴茱萸、延胡索、水蛭、阿魏、小茴香炭、川芎、乳香、良姜、艾炭、益母膏、熟地、鳖甲胶等。

3.益气养血

龙江医派认为肺癌多是正虚邪盛，内有积毒。邪之所凑，其气必虚，法宜益气养血，扶正祛邪，以达到抗癌的目的。特别是癌瘤晚期溃后，或大量出血，或分泌恶臭脓血，以致阴虚血脱，使患者气血两亏，尤宜补气养血。方如：

（1）十全大补汤（局方）：人参、熟地、黄芪、白术、当归、白芍、肉桂、川芎、茯苓、炙甘草。

（2）补中益气汤（东垣方）：黄芪、人参、甘草、白术、陈皮、当归、升麻、柴胡、生姜、大枣。

（3）八珍汤（《六科准绳》方）：当归、川芎、白芍、熟地、人参、白术、茯苓、甘草。

（4）归脾汤（正体类要方）：白术、人参、黄芪、当归、甘草、茯苓、远志、酸枣仁、木香、龙眼肉、生姜、大枣。

（5）补益消癌汤（天津医大附院方）：黄芪、人参、当归、园肉、银花、陈皮、生地、地榆、贯众、公英、大蓟、小蓟、三七、杜仲。

（6）香贝养营汤（《医宗金鉴》方）：白术、人参、陈皮、茯苓、生地、川芎、当归、川贝、香附、白芍、桔梗、甘草、生姜、大枣等。

4.和胃镇逆

龙江医派认为肺癌晚期多见呕吐，泄泻中，少思饮食，肚腹作胀，乃郁毒内攻、脾胃虚弱之症，法当托里温中，以固胃气。多用：

（1）橘半胃苓汤（证治准绳方）：橘红、姜半夏、苍术、白术、厚朴、炙甘草、茯苓、人参、泽泻、茅根、姜汁。

（2）托里建中汤（证治准绳方）：人参、白术、茯苓、半夏、炮姜、炙甘草、黄芪、肉桂、生姜、大枣。

（3）托里越鞠汤（证治准绳方）：人参、白术、陈皮、半夏、栀子、川芎、香附、苍术、炙甘草、生姜、大枣。

（4）人参理中汤（证治准绳方）：人参、炙甘草、焦白术、干姜等。

若呕吐、呃逆、嗳气等症状严重时，多用：

（1）旋覆代赭汤（《伤寒论》方）：旋覆花、代赭石、人参、半夏、生姜、炙甘草、大枣。

（2）参赭培气汤（张锡纯方）：人参、生赭石、清半夏、当归身、肉苁蓉、天冬、柿霜、知母。

（3）六君子汤（局方）：人参、白术、甘草、半夏、陈皮。

（4）大半夏汤（《千金》方）：半夏、白蜜、白术、人参、生姜。

（5）启膈散（医说方）：沙参、丹参、茯苓、川贝母、杵头糠、郁金、砂仁、荷叶蒂等。

5.润肠通便

龙江医派认为肺癌患者每有便秘症状，此系阴虚血燥，津液干涸，而失润肠作用。以致燥屎停聚于肠内不得下行。徒泻无益，法当滋阴润肠。多用：

（1）滋阴清膈饮（统旨方）：当归、芍药、黄柏、黄连、黄芩、栀子、生地、甘草。

（2）滋血润肠汤（统旨方）：当归、煨白芍、生地、红花、桃仁、大黄、枳壳。

（3）人参利膈丸（《卫生宝鉴》方）：木香、槟榔、人参、当归、藿香、甘草、枳实、大黄、厚朴。

（4）麻仁丸（《卫生宝鉴》方）：火麻仁、郁李仁、大黄、枳壳、白槟榔、菟丝子、山药、防风、山茱萸、肉桂、车前子、木香、羌活等。

6.止血定痛

龙江医派认为肺癌晚期溃破出血，缘由气虚不能摄血，或阴虚血热妄行。肺癌晚期最为常见，每因大量出血，造成严重贫血甚至死亡，须加以急救止血，用：

（1）黄土汤（金匮方）：甘草、干地黄、白术、附子、阿胶、黄芩、灶中黄土。

（2）十灰散（张氏医通方）：大蓟、小蓟、侧柏叶、荷叶、茅根、茜草根、大黄、栀子、棕榈皮、丹皮，将十种药化灰存性。

（3）犀角地黄汤（千金方）：生地、芍药、丹皮、犀角。

龙江医派认为肺癌晚期，中气必虚，不宜寒凉者，可用参、芪、三七、鹿茸，收效亦效。

龙江医派认为肺癌疼痛，为晚期患者最痛苦也是最难处理的问题。疼痛多由气血瘀滞所致，所谓："不通则痛。"在具体用药方面，还要看何者为重，气滞重于血瘀者，以行气散瘀为主；血瘀多于气滞者，以活血化瘀为主。此外尚有因火毒炽甚而痛者，则应清热疏里以止痛；寒邪凝结致痛者，则应温经通络以止痛。常用的方剂有：

（1）乳香止痛散（证治准绳方）：乳香、没药、粟壳、白芷、陈皮、炙甘草、丁香。

（2）防风通圣散（刘河间方）：防风、川芎、当归、芍药、大黄、薄荷、麻黄、连翘、芒硝、生石膏、黄芩、桔梗、滑石、甘草、荆芥穗、白术、栀子。

（3）人参养荣汤（局方）：人参、陈皮、黄芪、桂心、当归、白术、甘草、白芍、熟地、五味子、茯苓、远志、生姜、大枣。

（4）逐瘀汤（证治准绳方）：川芎、白芷、赤芍、干地黄、枳壳、阿胶、茯苓、五灵脂、蓬莪术、茯神、木通、甘草、桃仁、大黄。

肺癌溃破后，因虚作痛，则须用补剂，龙江医派多用：

内补黄芪汤（外科正宗方）：黄芪、人参、茯苓、川芎、归身、白芍、熟地、肉桂、麦冬、远志、甘草。

若仅气虚作痛，则用四君汤（局方）：人参、白术、茯苓、甘草加当归、黄芪。

血虚作痛，则用四物汤（局方）：熟地、当归、川芎、白芍加人参、黄芪。

肾水不足而作痛，则用六味地黄汤：熟地、山萸肉、淮山药、粉丹皮、白块苓、泽泻。

若已溃脉虚数，患处焮热疼痛，营分有热的，则宜滋阴，如四物汤加地骨皮、银花。

如果脓水清稀或新肉不生，或久不收口，属于气血两亏而疼痛的，就要用气血双补法，如八珍汤（六科准绳方：当归、川芎、白芍、熟地、人参、白术、茯苓、炙甘草）及十全大补方（局方：人参、熟地、黄芪、白术、当归、白芍、肉桂、川芎、茯苓、炙甘草）等都可随证选用。

上述诸项论治只是龙江医派治疗肺癌临证时常见的几个方面和常用的方剂，仅供治疗时参考。在具体使用时，应就患者具体情况辨证论治，灵活化裁，不可固居一格，始能收到预期效果。

总结：纵观中国古代医学文献，无肺癌的病名，但类似肺癌证候的记载有很多，可归属于中医肺积、肺胀、肺岩、息贲、痰饮、咳嗽、胸痛、喘证、咯血、积聚、虚劳等范畴。关于肺癌病因病机，龙江医派医家认为，肺癌发病，正虚为本，邪实为标，本虚多为肺气虚、肺阴虚；标实为痰、毒结聚。肺癌发病除与正气虚损、邪毒侵肺、痰瘀内聚相关外，还有伏气内蕴，这是肺癌发病关键的致病条件，是肺癌产生的特异病因。关于肺癌中医病因病机研究，主要从正气虚损论、邪毒侵肺论、痰瘀内聚论、伏气内蕴4个方面开展，各有侧重，有所不同，尚无统一标准。但总的来说，肺癌发病虽具有复杂性、多样性，均不外乎内因（正气虚损）、外因（六淫邪毒、七情内伤、饮食劳倦）等多种因素共同作用的结果。

辨证论治特点：

（1）扶正为本，注重益气、养阴，兼顾痰瘀；

（2）注意顾护脾胃，重视后天之本；

（3）注重辨证与辨病、辨期相结合。

（王耐晨）

第七章　各医家对肺癌的认识

第一节　从正气虚损理论论治肺癌

肺癌产生的主要原因是正气虚衰，长期的不规律生活、先天禀赋不足、饮食失调及长期的慢性疾病导致正气过度耗损，出现人体内的气、血、津液等物质不足，构成了肺癌发病的先决条件。而气滞、血瘀、津停等病理性产物瘀积日久，积聚成块，化生癌毒，导致肺癌。正气虚损，正气内虚，脏腑阴阳失调是肺癌发病的基础。正气不足，气血阴阳失衡，脏腑功能失调，使机体抗病能力下降，邪气乘虚而入。邪气入内，留滞不去，阻于胸中，肺气贲郁，宣降失常，气机不畅，气滞血瘀，阻塞脉络，津液输布不利，壅而为痰，痰瘀互结，从而形成肿块。如金代张元素《活法机要》云：“壮人无积，虚人则有之。脾胃怯弱，气血两衰，四时有感，皆能成积。”《景岳全书》认为：“脾肾不足及虚弱失调之人，多有积聚之病。”《医宗必读》所言：“积之成也，正气不足，而后邪气聚之。”《外证医案》所云：“正气虚则成岩。”《杂病源流犀烛》云：“邪积胸中，阻塞气道，气不宣通为痰为食为血，皆得与正相搏，邪既胜，正不得制之，遂结成形而有块。”《普济方》：“虚劳之人，阴阳虚损，血气涩滞，不能宣通故成积聚之病也。”《诸病源候论·虚劳积聚候》谓：“积聚者，脏腑之病也。积者，脏病也，阴气所生也；聚者，腑病也，阳气所成也。虚劳之人，阴阳伤损，血虚凝涩，不能通经络，故积聚于内也。”《诸病源候论·积聚病诸候》云：“积聚者，由阴阳不和，脏腑虚弱，受于风邪，搏于脏腑之气所为也。”

正虚是指正气虚弱，正气即真气，是由先天元气得之于后天、谷气与清气结合而成。它是人体生命活动的原动力，能抵御外邪侵犯机体，防止疾病发生。《内经》中很早就指出“正气存内，邪不可干”“邪之所凑，其气必虚”；《医宗必读》言“积之成也，正气不足，而后邪气踞之”，由此可以说明正气虚损是癌瘤形成的内在依据。遵循生命活动的自然规律，老年人的生理特点可以概括为：阴阳俱损，各脏腑功能减退以及气血亏虚。先天之本的肾精和后天之本脾胃所化生的气血皆亏虚。老年人体质趋于衰竭，各脏腑功能减退，尤以肺脾肾三脏为主。肺癌晚期症候尚属“虚劳”范畴，在《诸病源候论·虚劳咳嗽候》中有云：“虚劳而咳嗽者，脏腑气衰，邪伤于肺故也。久不已，令人胸背微痛，或惊悸烦满，或喘息上气，或咳逆唾血，此皆脏腑之咳也，然肺主于气，气之所行，通荣脏腑，故咳嗽俱入肺也。”指出其病机为脏腑虚衰，邪伤于肺。《诸病源候论·久咳嗽脓血候》在描述肺癌咯血的病因病机时指出："肺感于寒，微者则成咳嗽。咳嗽极甚，伤于经络，血液蕴结，故有脓血，气血俱伤，故连滞积久，其血黯瘀，与脓相杂而出。"

《素问·通评虚实论》言："精气夺则虚。"指出了虚证的特点即正气虚损。经过放化疗、手术等治疗方法后，人体耐受力下降，正气受到损害，从而免疫力降低，且易发生其他脏腑病变，故而采用中西医结合的治疗方法，扶正驱邪尤为重要。正气虚损是导致脏腑功能紊乱的根本，气虚而生的痰湿、瘀血等病理产物聚集于脉中，从而使得邪气生毒。有研究指出，正气虚损可影响肿瘤分化程度。西医根据细胞的分化程度将其分为高分化、中分化、低分化以及未分化 4 种。从人体生长发育而言，气虚可致生长发育迟缓，而于细胞来说则表现为分化不成熟。一般，其分化程度越低，恶性程度越高。气虚程度越重，分化程度越低，肿瘤恶性程度越高，预后越差。因此，固护正气、扶正抗癌是治疗癌瘤的基本法则。

目前临床中，中医对于肺癌的治疗法则主要分成两大类，一类医家认为由于病理产物瘀积日久化生癌毒，癌毒可以过度消耗生气，导致体内正气不足，进而主张使用攻邪类的药物来治疗肺癌；另一类医家则认为由于体内正气不足，无以运化血液及水液，导致病理产物的产生，进而瘀积日久化生癌毒，因此主张使用扶正的药物来达到扶正祛邪、治疗肺癌的目的。中医治疗肺癌提倡的是整体观念和辨证论治。中医认为癌瘤是全身性疾病，它的发生发展和生长过程是全身疾病的局部表现，所以在治疗上更加注重整体综合治疗，考虑癌瘤局部治疗，同时在于全身的整体治疗。根据长期的临床经验，其治疗原则是扶正祛邪，这是一种有着长远意义的肺癌治疗方法。祛邪是见效较快的，而扶正则需要长期调理。

二、分型

根据现临床的 TNM 分期来评估病情，Ⅰ、Ⅱ期患者以邪实为主，Ⅲ、Ⅳ期则为虚实夹杂，其中以虚证为主。目前肺癌尚无明确的中医分型标准，但中医认为"不入五脏，难治重病"。先治五脏六腑，使之协调并努力工作，也就是恢复到原先的新陈代谢能力，即修复正气。脾为后天之本，气血化生之源；肾为先天之本，真阴真阳所藏之所。脾肾二脏对于固护人体正气十分重要。若脾肾不固，先后天失调，最易导致癌瘤的发生。晚期患者因虚致病，因病致虚，形成恶性循环。病邪日久，耗精伤血，损及元气，气血双亏，致面瘦形削；肿瘤患者经过放射治疗、化学治疗后，大伤气阴，出现气阴两虚表现，正气不支，可见大肉陷下，面容枯槁。人体正气包括阳、气、精、血、津液等方面，因此，阳虚、阴虚、气虚、血虚、津液亏虚等都属于虚证的范畴，肺癌虚证涉及气、血、阴、阳的各个方面。

本篇主要从三方面进行论述：气虚、阴虚、气阴两虚。气虚以肺、脾多见，兼见痰、湿。阴虚以肺、肾多见，兼见热证。

（一）气虚

袁琳等提出气虚型的主症标准为神疲乏力、气短、语声低微、舌质正常或淡白、脉虚无力，具备3项即可辨为气虚证，并且还在此基础上提出包括肺气虚、心气虚、脾气虚、肾气虚在内的脏腑虚证的诊断标准。临床上还可根据气虚证的临床表现进行量化，从而得出气虚证的分级量化诊断标准，对我们临床研究也有着一定的指导意义。

肺癌的气虚证可见于肺气虚、脾气虚、肾气虚，尤以肺气虚和脾气虚多见。患者经西医放射疗法和化学疗法治疗后，癌细胞得到控制的同时损伤了人体正气。肺气虚主要症状为：气短不足以息，动则益甚，少气懒言，自汗乏力，咳嗽无力，易感受外邪，面色苍白或萎黄。舌淡，脉虚无力。脾气虚主要症状为：纳少腹胀，食后尤甚，大便溏薄，肢体倦怠，面色萎黄。舌淡苔白，脉弱。脾为生痰之源，肺为储痰之器，故而肺气虚、脾气虚易夹痰、夹湿。

（二）阴虚

阴虚是常见病机，且贯穿肺癌疾病发展各个阶段。肺癌发病多因燥热伤肺，汗出伤津，素嗜烟酒、辛辣燥热之品，或疹虫蚀肺，久病咳喘，老年体弱，肺阴耗伤而成。谢雄等认为肺癌阴虚病因病机主要有以下几个方面：第一，肺阴有制约阳热，滋润、濡养的作用，肺阴虚则不能制约阳热，以致虚热内生，煎液成痰；第二，肺阴不足则不能滋润、濡养血脉，以致血行不利，血脉痹阻；第三，还有可能虚火煎熬血液，使血液浓稠黏滞，血脉瘀阻运行不利，而成为瘀血；第四，"血得热则行"，热邪灼伤血络，而致血不循经迫血妄行，亦可形成瘀血。日久痰、瘀、血凝结于肺而成积块，遂至盗汗、肺癌的发生。肺癌的阴虚证可见于肺阴虚、脾胃阴虚、肾阴虚，尤以肺阴虚和肾阴虚多见。肺阴虚主要表现为：干咳或痰少而黏，咽干甚或失音，潮热盗汗，颧红，痰中带血，声音嘶哑。舌红少苔，脉细数。肾阴虚主要表现为：眩晕耳鸣，腰膝酸软，耳聋足痿，失眠梦多，五心潮热，溲黄便干，舌红少津，脉细数。"阳虚则寒，阴虚则热"，故而肺癌后期阴虚患者多有热象。

（三）气阴两虚

国医大师徐经世认为，肺癌的主要病机是正气亏虚，其中尤以气阴两虚最为常见，最为重要。徐老认为肺为娇脏，易受外感病邪侵袭，加之许多肺癌患者有长期吸烟史或二手烟接触史，而烟毒同时亦作为一种外邪进入肺部，长期蕴积则可进一步耗伤肺阴，使病情加重。荣震等认为，肺为娇脏，喜润恶燥、肺主气，故肺脏为病每易耗气伤阴，导致肺气亏虚，肺阴不足。在造成气阴两虚型肺癌的多种致病因素中，湿邪居于主导地位，因此在治疗气阴两虚型肺癌时常添加化湿药以芳香化湿，祛除湿邪。

肺癌气阴两虚的临床表现为：咳嗽，咳声低弱，痰稀而黏，或痰中带血，喘促气短。神疲乏力，面色少华，自汗恶风，或有盗汗，口干，大便秘结。舌质红或淡红，苔薄或少苔，脉细弱。

三、论治

肺癌本身属于周身的虚症，但是局部存在实症。患者出现肺癌病症主要是因为素体肺气不足，正气亏虚，外部的感知与内部的损伤都会因为不同的因素导致出现综合的病症，导致患者出现瘀血、气滞、热毒侵袭肺脏以及痰浊等病症。长期的病毒酝酿于患者体内，就会导致出现癌症肿瘤病症，进而损伤肺脏。这种病症属于本质属虚、标症属实的情况，虚实综合的病症即为肺癌。肺癌属于肺脏和肾脏双虚，并且伴随脾脏虚的问题。从实症的角度进行分析，肺癌属于血瘀、毒聚、气滞以及痰凝的情况；从虚症的角度进行分析，肺癌的致病机理可出现肺脏和脾脏的双重虚弱情况，因此在临床中需要应用培土生金的治疗干预方式。治疗肺癌需要掌握中医学的基本认知，即重视治疗主要症状，不过度进行伴随病症的治疗干预，重视应用温和的药。肺癌患者病症情况体现全身需要补给，癌毒部分则需要祛除毒邪，因此进攻癌症病灶的同时给予一定补给，重视干预主要病症，祛除邪症，以达成有机结合的治疗干预需求。应当采取多种治疗方案调节肺、脾两经，通过应用滋补肺阴、补充脾气的方式达成药物治疗的效果。在中医药处方当中比较多地应用山药、砂仁、薏苡仁、豆蔻以及白术等，通过滋补脾脏实现其功能运作，避免伤害患者身体功能运作，实现补给营养的中医药治疗方案。采取温和用药的方法，重视强调益气的治疗方法，祛除患者体内的痰液，促进饮食配合。

恶性肿瘤患者在临床用药中，应使用适量的抗癌药以抗癌祛邪，使相关的扶正药物能够起到扶正抗癌的效果，而不是滋养瘤体的功效。使用抗癌药进行配伍，不仅能够起到抗癌散结的作用，更能与补气药、化湿药等药物相须使用。

益气固本法治疗肺癌，固本培元，扶正补虚，补肺健脾益肾，则肺气充盈，脾气调达，肾气充沛，和畅宣肃。脏腑之气平和，正气强盛，增强抗病能力则正胜邪退。如元代朱丹溪所云"养正气，积自除""肺为娇脏，喜润恶燥，不耐寒热""治上焦如羽，非轻不举"，运用益气固本法并非单纯运用补益药呆补，而是常用平调和缓之品，酌配理气之药，如陈皮、厚朴、乌药、枳壳等调畅气机，徐徐图之。用药轻灵，强调药量不宜过大，忌过量使用甘温、滋腻、苦寒、峻猛之品，攻伐太过则正气亦虚；慎用辛散、酸敛、重浊之剂，以防肺气不降、邪气恋肺引发其他变证；遇宿疾外感新邪，则及时宣散外邪，不过早应用收敛固涩药物以防闭门留寇；且不单纯扶弱补虚以致外邪留恋，使病情加重。

（一）气虚

《黄帝内经》指出："肺者，气之本，魄之处也。""肺主一身之气。""气虚者肺虚也。"故肺癌患者，首先伤气导致气虚，早期即可出现气短、乏力、自汗等气虚症状。吴良村教授治疗肺癌气虚证，以补虚药为主。《素问》曰："肺者，气之本也。"吴教授认为气虚表现贯穿肺癌各期，可合并阴阳、津血的变化，初期手术治疗易耗气动血，出现气血两虚的表现；中期联合放、化疗及靶向治疗等辅助治疗手段，属于中医之"热毒"，肺为娇脏，不耐寒热燥湿诸邪的侵犯，热毒伤阴，阴液亏损，气不固，出现气阴两虚的表现；晚期患者正气耗竭，阴阳俱损，水液停聚，出现阴阳俱虚的表现。治疗肺癌气虚证以"扶正祛邪"为治疗原则，依药物四气五味辨证施治，用甘平以补虚、苦寒以清热解毒、辛以化痰散结。根据肺癌气虚证"虚、痰、瘀、毒"的四大病机，临床宗"益气养阴、解毒散结"之法，以"补、清、散、消"为用药原则，使邪去正安。同时注重肺、脾、肾三脏关联，善用"培土生金""金水相生"之法，协调脏腑、调理阴阳，从而达到延长患者生存期、改善患者生活质量的目的。

郭炳涛等用补气益肺抗癌方。拟方如下：党参15g，黄芪 20g，当归 10g，麦门冬 10g，五味子 10g，百合 10g，山萸肉 10g，浙贝母 10g，玄参 12g，牡蛎 12g（先煎），山药 12g，茯苓 10g，白术 10g，炙甘草 6g，以补气益肺，化痰散结。方中主药黄芪补气固表、托毒消肿；辅药四君子汤（《太平惠民和剂局方》：党参、茯苓、白术、炙甘草）健脾益气，生脉散（《内外伤辨感论》党参、麦门冬、五味子）益气生津、敛阴止汗；使药山药健脾益胃、益肺止咳，百合润肺止咳，山萸肉补益肝肾。诸药合用，共奏补气益肺、化痰散结之功效。若情绪低落、肝郁气滞明显者，加柴胡、郁金以行气解郁；若血虚明显者，加熟地黄、枸杞子以补血养血；若伴有明显咳嗽、咳痰者，加陈皮、半夏、杏仁以化痰止咳；若气短、喘息较甚者，加桑白皮、苏子以宣肺平喘。

沙参麦冬汤为滋养肺胃之方，取北沙参、麦冬、玉竹、甘草四药甘凉清润之意，益胃生津、滋润肺金、健运脾土、气阴得济、津能载气、肺气得固，佐以浙贝、杏仁止咳化痰散结之功，为治疗肺癌气虚证之基础方。黄芪、太子参、白术、大枣、鸡内金，为补中益气汤加减。太子参、白术、大枣健脾补中，黄芪补气升阳。四药合用甘温补中、益气健脾、培土生金，母子相生，补肺生气。加用鸡内金健胃消食，以防甘温性味过于滋腻，助热伤阴，为治疗肺癌脾肺气虚证之基础方。常用药对如生地、知母甘寒苦润，入气、血两分，两药合用，气血相生、金水并补，滋肾阴而降虚火，养肺津而泻伏热。百合、石斛味甘生津，两者合用，金水相生，入肺经润燥救肺，入肾经纳气补虚。以上2组药对为治疗肺肾气虚证之常用配伍。山药、茯苓归脾、肺、肾三经，山药补三脏之气，并滋三脏之阴；茯苓泻三脏之水湿。两药合用，补泻兼施、扶正固本，邪不可干。瓜蒌皮、丹参性寒清热，瓜蒌皮清气分之热以化痰，丹参清血分之热以化瘀，两药合用，气血同治、清热涤痰、化瘀散结。青蒿、黄芩苦寒辛香，皆能清肝胆之湿热，又能外透湿浊之邪，脾喜燥恶湿，健运得当，气血得以生化。

肺气虚证：该证临床常见神疲乏力，少气懒言，易感冒，咳痰无力，气短自汗，恶风，舌质淡，舌苔白，脉细弱无力。治宜补益肺气，选用补肺汤加减，药用黄芪15g，人参9g，党参15g，太子参12g，绞股蓝12g，阿胶9g，胡桃仁12g，黄精15g等补益肺气。黄芪味甘、性微温，入肺、脾经，补气力强，善补肺气；人参性温燥，而肺喜润恶燥，故气虚轻者，常以党参代替人参，多用药效平和而无燥烈伤阴之弊的太子参。咳嗽痰多、苔白腻者加半夏12g，制胆南星9g，陈皮9g，茯苓15g等燥湿化痰；体虚多汗、卫气不固者重用黄芪加防风6g，白术15g，煅牡蛎15g等益气固表止汗；营卫不合者加桂枝6g，白芍9g调和营卫；兼阴虚者加用麦冬12g，西洋参9g，当归12g，沙参15g，百合12g，石斛15g等。

《薛生白医案》有云："脾为元气之本，赖谷气以生；肺为气化之源，而寄养于脾也。"从五行相生关系来看，脾属土，肺属金，土生金，脾为肺之母，肺癌本虚，子虚必盗母气，子病及母，肺脾俱虚，虚则补其母，培土生金，健脾补肺，选用六君子汤加减：药用党参15g，白术12g，茯苓15g，炙甘草6g，黄芪15g，陈皮9g等益气健脾之品。纳差食少明显者，加焦山楂、焦神曲、焦麦芽各12g，鸡内金12g等助脾胃运化，顾护脾胃，可使气血生化有源；脘腹胀满减黄芪，加枳壳12g，莱菔子12g，焦槟榔15g等理气除胀；便溏因脾阳不足者加干姜12g，淡附片9g等温中健脾。

（二）阴虚

各种邪毒损伤正气，耗伤肺阴；"肺为娇脏，喜润恶燥"，燥伤肺阴；五志过极而化火伤阴，化阴积毒，热毒内蕴，燔灼肺阴，各种病因致阴虚内热，毒邪蕴结。田建辉教授也认为"正虚伏毒"为肺癌发病与转移的核心病机。此外中晚期肺癌的西医标准治疗也易致阴虚更重，并出现热毒之机。对于肺癌患者，临床主要以放疗、化疗、分子靶向治疗及热疗等为主要治疗手段，这些治疗手段在取得积极疗效的同时，难免会伤及阴液，邪毒内生。放射线是一种火热毒邪，治疗中所出现的副反应证候群以热象较重，肿瘤患者素体正气亏虚，加之久病多疲，复受放射线之热毒侵袭，更易耗气伤阴，而致阴津亏损。另有医者也认为，放疗可看作一种大热峻剂，耗伤人体阴液。化疗药物其性多属"火毒"，热毒之气耗伤津液，易致阴液更亏；同时化疗所导致的剧烈呕吐、食欲不振以及大剂量利尿剂的使用，亦可导致阴液丢失，津血不足从而进一步导致阴伤。用于肺癌的分子靶向治疗药物，如吉非替尼、厄洛替尼，不少患者服用后均出现皮疹、瘙痒、皮肤干燥和痤疮等热毒症状。肿瘤局部热疗、腹腔热灌注等是通过热效应来达到控制肿瘤的目的，亦属中医"热毒"范畴。以上方法在治疗的同时，一定程度上亦见热毒蕴结，燔灼肺阴，肺阴亏虚，阴液亏损，形成阴虚热毒病机。临床常见咳嗽少痰或无痰，痰中带血，口咽干燥音哑，形体消瘦，潮热盗汗，心烦，心悸怔忡，精神不佳，失眠，纳差，出现舌红无苔或少苔，脉细数等症状。

综上所述，随着肺癌的发生发展，尤其是中晚期肺癌，以"阴虚热毒"为主要病机，"阴虚"为本，"热毒"为标。临床以咳嗽少痰或无痰，痰中带血，甚咯血不止，胸中有积块伴疼痛，口咽干燥音哑，形体消瘦，潮热盗汗，手足心热、心烦、心悸怔忡，精神不佳，失眠，纳差，舌红无苔或少苔，脉细数等为常见症状。针对"阴虚热毒"病机，后世医家提出了"养阴清热、解毒散结"的治疗原则，使得扶正与祛邪相结合，标本兼顾，从而达到扶正不留邪、祛邪不伤正之目的。

王韩英等对52例无手术指征肺癌阴虚燥热证患者在化疗的基础上加用参冬清肺汤治疗，观察其疗效及对化疗毒副反应、免疫功能的影响，药方如下：玄参、生地、麦冬各20g，白芍15g，牡丹皮、浙贝母、薄荷、甘草各10g。随症加味：午后低热严重者加青蒿、鳖甲各10g，地骨皮15g；痰中带血者加白芨粉（冲服）30g，三七粉（冲服）6g；胸痛痰稠者加金银花20g，瓜蒌15g，薏苡仁10g；胸腔积液者加葶苈子30g，泽泻20g，苏子15g。每日1剂，水煎，每日2次分服。方中生地养阴清热；玄参养阴生津，泻火解毒；麦冬养阴清肺；白芍益阴养血；甘草泻火解毒；薄荷辛凉散结；牡丹皮清热凉血；浙贝母清热化痰。众药合用，起到养阴润肺、清热泻火的作用。通过临床观察参冬清肺汤治疗无手术指征肺癌阴虚燥热证患者可以取得较为满意的疗效，降低化疗药物的毒副反应，提高患者免疫功能及生活质量，具有在临床上大力推广应用的价值。

（三）气阴两虚

"肺司呼吸""肺主宣降""肺为贮痰之器"，因此肺脏发生病变时会影响肺的呼吸功能、宣发和肃降功能，导致患者出现咳嗽、胸闷等症状表现。由于肺主一身之气，因此当患者肺的生理功能受到影响，全身的气机功能与气的生成功能都会受到影响，表现出气虚与气机功能紊乱。气阴两虚型肺癌患者的证候群主要是以全身性的气虚症状与肺阴虚的症状为主。全身性的气虚导致患者出现神疲乏力、胸闷、大便溏、心慌心悸等，而肺阴虚则是以咳嗽咳痰、口干口苦等为主要症状。气虚日久导致阳气的温煦功能无法维持进而演变成全身性的阳虚表现，使患者的正常生理机能和生命活动质量下降；而阴虚日久患者的内热表现日益加重，导致肿瘤进一步生长、复发和转移。

临床和文献研究显示气阴两虚为肺癌的基础证型，也是主要证型，可见于各期肺癌患者。可以说，肺癌是全身性疾病的一个局部表现，常因虚致病，其中气阴两虚贯穿肺癌疾病始终，故益气养阴法是临床治疗肺癌的基本大法。聂兆伟等认为益气养阴法是治疗接受化疗中晚期非小细胞肺癌患者的有效手段，临床可选用黄芪、沙参、麦冬、白术、茯苓等。沈敏鹤等通过对肺癌的基本病机、肺癌气阴两虚证候的临床研究、基于益气养阴法治疗肺癌的临床研究和基于益气养阴法治疗肺癌的实验研究几方面阐述了益气养阴法治疗肺癌的科学性，提倡将肺癌的中医治疗重点移向以益气养阴法为主。徐晓塑分别用益气养阴法和姑息治疗法治疗肺癌患者，结果前者改善中医证候、生活质量及体重等情况均优于后者，体现了中医药治疗肺癌"带瘤生存"的疗效特点，可作为老年中晚期 NSCLC 患者姑息治疗的重要手段。同时，实验研究也证实了益气养阴法治疗肺癌的科学性及实用性，益气养阴类中药在抑制肿瘤生长、诱导肿瘤细胞凋亡、抑制肺癌转移、改善患者免疫功能方面均有显著作用。这些都为益气养阴法用于肺癌的临床治疗提供了依据。

而通过化湿药+化痰止咳平喘药、化湿药+抗癌药、化湿药+补气药等两类中药联用的方法，化湿药+化痰止咳平喘药+抗癌药、化湿药+化痰止咳平喘药+补气药、化湿药+补气药+抗癌药等三类不同功效的中药联合运用的方法，能够更加有效地对气阴两虚型肺癌患者进行治疗，达到标本兼治、正邪同调的目的。

李建生教授指出，肺肾气阴两虚证临床常见气短息促，咳嗽无力，干咳，痰少质黏，自汗盗汗，手足心热，神疲乏力，腰膝酸软，口干或有胸背部隐痛，舌淡红，舌苔少、花剥或边有齿痕，脉细数。治宜益气养阴，补肺滋肾，选用生脉饮合保元汤加减，药用人参 9g，麦冬 12g，五味子 9g，黄精 15g，熟地黄 15g，枸杞子 12g，浙贝母 12g，陈皮 15g，炙甘草 6g 等。痰黏难咯者加玄参 12g，百合 15 g，生地黄 15 g 等；咳甚者加炒杏仁 9g，百部 12g，白前 12 g 等；腰膝酸软者加杜仲 12g，牛膝 15g，菟丝子 12 g 等；自汗盗汗多者加糯稻根 15g，煅龙骨、煅牡蛎（先煎）各 20g，浮小麦 15 g 等；胸痛明显者加延胡索 9g，枳壳 12g，赤芍 12g 等。

四、结语

正气亏虚为肿瘤发病的根本原因。恶性肿瘤的形成主要是由于正气不足，脏腑功能失调，自身抗癌能力下降，从而导致内外邪毒乘虚而发，结聚于经络、脏腑，不能及时外达，终致机体阴阳失调，气血功能障碍，导致气滞、血瘀、痰凝、毒聚相互胶结，日久形成局部瘤块。因此，机体正气亏虚在肿瘤的发病过程中处于主导地位，其内在关键是阴阳失调。无论内外致癌因子，只有通过机体正气亏虚这一内因才能引起肿瘤的发生，说明正气虚损是形成肿瘤的内在依据，邪毒结聚是形成肿瘤的外在条件，对恶性肿瘤的发病在认识上充分体现了"以人为本"的特色。笔者从中西医学的不同角度，研究肺脏的生理病理特点，深入揭示了肺癌"正气亏虚"的特点。肺癌发病的正虚以"气""阴"为多，日久伤阳；病变脏腑以肺脾为主，日久及肾。并且辨证为正虚证候者占绝大多数，支持肺癌以正虚为本的学术观点。继而发现随着病期由早到晚发展，病邪由浅入深，其虚证由气虚向气阴两虚、阴阳两虚发展。从病因病机分析也证明以"正虚"为基础的肺癌分型符合肺癌的病机特点，反映了肺癌"正虚"的演变规律。

扶正法是中医治疗肿瘤的大法。扶正法的主要作用在于调节机体的阴阳、气血和经络、脏腑的生理功能，以充分发挥机体内在的抗病能力。所谓"正胜则邪祛"。因此，扶正不但能增强机体的抵抗力，而且能够抗肿瘤，是肿瘤治疗的根本大法。祛邪，从广义而言，包括西医的手术、放疗、化疗，以及以中医的清热解毒、软坚散结、活血化瘀和以毒攻毒等峻烈中草药攻邪杀瘤的方法。适当的祛邪可促进正气的回复，所谓邪退则正复。

《医宗必读》说："正气与邪气，势不两立，一胜则一负。"对于肿瘤治疗的一个关键问题，就是如何既能消灭癌肿，又要做到不伤正气。扶正与祛邪必须根据疾病的不同阶段、机体不同的病理状态而定，其目的是纠正邪正盛衰，调整阴阳失衡，从而达到"祛邪不伤正""除瘤存人""带瘤生存"的目的。扶正是根本，祛邪是目的，"扶正之中寓于祛邪""祛邪之中寓于扶正"，以增强机体抗病能力，为祛邪创造条件；祛邪既可攻夺邪实，又可进一步顾护正气，而且祛邪的药物最终也要通过人体才能发挥作用。扶正与祛邪相辅相成，相得益彰，不可偏废。

中医学认为抗癌中草药、化学药物疗法、放射治疗、手术都是祛邪的方法，恰当地应用可达到攻癌祛邪的目的，"邪去则正安"，故祛邪也可达到扶正作用。所以在临床治疗时，不仅要时刻注意正气的维护，适度的攻癌祛邪也是长期取效的重要条件。

虽然正气亏虚是肿瘤发生的内因，成为治疗干预的关键节点。但一定要注意辨证，切忌补益类药物的随意堆砌，不分脏腑阴阳、气血盛衰的十全大补。主张补中寓攻，适当结合攻邪药物的应用，防止出现滥用补益，"助纣为虐"，促进肿瘤生长。此外，中医学认为，中药治疗是利用药物之偏性以纠正因病致偏的体内阴阳之气，攻伐药物由于性味峻烈，如若使用不当易矫枉过正，可致阴阳不调，气血不和，病邪不除，反伤正气而变生他证，此时则成"药毒"。如《素问·五常政大论》言："大毒治病，十去其六；常毒治病，十去其七；小毒治病，十去其八；无毒治病，十去其九；谷肉果菜，食养尽之。无使过之，伤其正也。不尽，行复如法。"临床常用攻癌祛邪药物包括行气理气、活血化瘀、化痰散结、清热解毒、以毒攻毒类药物，均属于攻伐之品，有耗气伤血、伤正败胃之弊。尤其是有毒中药虽有较好的攻毒作用，但亦易蓄积中毒，攻伐正气。因此，临床要对药物的性味、功能主治、有效剂量、中毒剂量、剂型、炮制方法、服药时间以及合理配伍等了然于胸，以预防和减轻不良反应的发生。因此，攻癌祛邪应用的要点是掌握攻伐的法度，以免"过则伤正""过者死"的严重后果，尽量做到"祛邪而不伤正"，以达到邪退正复的目的。

恶性肿瘤属于患病机体整体病变的局部表现，在整体观念的指导下对患者失衡的内在环境进行调节，调动机体内在的抗病能力以控制肿瘤的生长。因此，生存期延长应作为首要疗效指标，将生存质量作为观察的重要指标之一，将机体免疫功能指标确立为微观疗效指标，以反映机体正气功能。这些指标均反映了人体自身的功能改善，体现了"以人为本"的特色。如此，临床上医者将主动改善患者的生存期和生存质量作为目标，在进行局部瘤体的治疗时也不会以牺牲患者生存期为目的，从而避免过度治疗。刘嘉湘教授提出"治病留人"，反对"瘤去人亡"的学术观点，主张"带瘤生存"的治疗理念，得到学术界的认可。

（许子健）

第二节　从邪毒侵肺理论论治肺癌

一、癌毒概念

癌毒的概念源自中医的毒邪学说。王冰注《素问·五常政大论》"夫毒者，皆五行标盛暴烈之气所为也"，可见邪气盛，即可化毒；《金匮要略心典》曰："毒者，邪气蕴蓄不解之谓。"意指邪气长期蓄积于体内留而不走，久而不去，同样可以化毒。这些都十分符合肿瘤病势凶猛、变化迅速、死亡率高和病程长、不易根治的两个临床特征，随着中医对肿瘤研究的开展，"癌毒"一词也就随之诞生。

多数医家认为癌毒是机体正气亏损、加之各种内外因素共同作用所致的一种强烈的特异性致病因子，具有隐匿性、凶顽性、易流注、易伤正、难消除等特性。张泽生首先提出了"癌毒"的概念，他在论述宫颈癌、阴道癌的病机时说："病理上由于癌毒内留，湿热内伏，瘀血凝滞，这是实的一面。"张成铭在前人认识的基础上提出"癌毒—正虚"致病之说。凌昌全认为，癌毒是已经形成和不断新生癌细胞或以癌细胞为主体所形成的积块，强调癌毒是恶性肿瘤之根本，且在肿瘤病机转化及转归预后过程中发挥重要作用。周仲瑛根据其多年辨治肿瘤的临床实践，首倡"癌毒学说"，认为癌毒是在脏腑功能失调、气血郁滞的基础上，受内外多种因素诱导而生成，是导致癌病的一类特异性致病因子，并阐明了癌毒的内涵、致病特性、基本病理，以及从癌毒辨治肿瘤的临床治则治法等，已逐渐得到中医界同仁的广泛认同。

二、癌毒渊源

癌毒理论起源于中医毒邪学说，而提到毒邪学说就不得不提及毒的含义。《说文解字》记载："毒，厚也，害人之草，往往而生。"即"毒"本义是指有害的草，同时又有多、大之类的意思。"毒"概念被中医学广泛应用，经过医家的阐述，产生毒邪学说。毒邪学说早在2000多年前的《黄帝内经》中已有论述，《内经》首先提出寒毒、热毒、湿毒、燥毒、大风苛毒等概念。其在《五常政大论》曰："故少阳在泉，寒毒不生……；阳明在泉，湿毒不生……；厥阴在泉，清毒不生……；少阴在泉，寒毒不生……；太阴在泉，燥毒不生……。"《生气通天论》亦谓"故风者，百病之始也，清静则肉腠闭拒，虽有大风苛毒，弗之能害"。这种寒毒、热毒、湿毒、燥毒、大风苛毒是外来之邪，与六淫同一概念，是根据天人相应的观点，结合五运六气司天在泉理论推演而来的。毒邪学说没有局限于外来之邪，内生之毒同样可以导致阴阳失调。《内经·征四失论篇》亦谓："诊病不问其始，忧患饮食之失节，起居之过度，或伤于毒，不先言此，何病能中……"明清时期，温病学的发展促使外毒理论体系完善。温病学理论认为温病的主毒邪是温邪，温邪是引起急性热病的主要致病因素。现代临床和动物实验提示温邪与病原体及其释放的毒素相关。近代学者对温病学进行深层次研究，完善了内毒理论体系。而"毒"在中医药中的含义主要包括以下四个方面：

（1）病因病机：《素问·生气通天论》云："虽有大风苛毒，弗之能害。"《华氏中藏经》有云："五疔者，皆由喜怒忧思，冲寒冒热，恣饮醇酒，多嗜甘肥……蓄其毒邪，浸渍脏腑，久不摅散，始变为疔。"

（2）病理产物：尤在径在《金匮要略心典》中指出："毒者，邪气蕴蓄不解之谓。"《东医宝鉴》也有相关论述："伤寒三阴病深必变为阴毒""伤寒三阳病深必变为阳毒"。

（3）药物或其毒性及偏性：《周礼·天官·医师》云："掌医之政令，聚毒药以供医事"。《类经》有言："药以治病，因毒为能。所谓毒者，以气味之有偏也，盖气味之正者，谷食之属也……欲求其偏，则惟气味之偏者能之，正者不及也。"《素问·六元正记大论》云："妇人重身，毒之何如。"

（4）病证：《金匮要略》中就有阴阳毒病的记载，"阳毒之为病，……面赤斑斑如锦文……阴毒之为病……咽喉痛……"，又如《诸病源候论》中多涉及的"热毒""湿毒""寒毒"等。

二、癌毒的病因

（一）外邪侵袭

"天有四时五行，以生长收藏，以生寒暑燥湿风。"天气生六气司万物生，此为常理，但当六气过极，或至而未至，或未至而至，或至而太过，六气即为邪气；当人逆于四时阴阳，其九州、九窍、五藏、十二节之气不应于天气，则天气为邪气。外感六淫，郁久生毒，毒结不散而成癌毒或内伏经络，影响气化形成痰、瘀、湿等病邪蕴蓄不解，人体脏腑功能失调，气血阴阳失衡，久可酿生癌毒，导致肿瘤的发生。随着恶性肿瘤发病学的发展，人们逐渐认识到自然界中存在着很多物理、化学以及生物致癌物质，如烟毒、燃烧废气、汽车尾气、灰尘、化学毒气、致病菌、电离辐射等进入人体，积聚体内，损伤机体，也会导致癌症的发生，而这些致癌物质亦可归于中医外邪的范畴。

（二）情志失调

《素问·阴阳应象大论》有言："人有五藏化五气，以生喜怒悲忧恐……喜怒不节，寒暑过度，生乃不固。"七情分属五脏，故七情的过度变化，如长期持久或突然强烈的情志刺激必然会影响到五脏功能及气血运行。脏腑功能损伤，气血阴阳失调，久则酿生癌毒，导致肿瘤的产生。现代医学认为，当人体长期处于精神创伤或情绪压抑时，其体内将发生一系列变化导致病理代谢产物的积聚，从而损伤免疫防御系统，给细胞癌变留下发生和发展的机会。

（三）饮食所致

"五味入口，藏于肠胃，味有所藏，以养五气，气和而生，津液相成，神乃自生""阴之所生，本在五味，阴之五官，伤在五味"。饮食是人后天生存所必需的条件，饥饱失常或饮食偏嗜，均可损伤脾胃，影响其运化功能，使水谷不得正化，湿痰凝聚，蕴久衍生癌毒；脾胃虚弱，正气亏虚，无力抗邪，日久亦可酿生癌毒。如饥饱失常导致脾胃功能失调，过食辛辣厚味，或误食不洁腐败饮食，导致湿毒蕴结体内，均可酿生癌毒而发生癌症。化学污染的水和食物，油炸、腌制之品，过期霉变食品等都含有致癌物质，误食或多食后均可发生癌症，即饮食不节、不洁、偏嗜均可能致癌。

（四）正气亏虚

"正气存内，邪不可干""邪之所凑，其气必虚"，久病不愈或长期过度劳累，机体气血阴阳耗伤，脏腑功能失调，正虚无力抗邪，易致外邪入侵，痰瘀湿热等病邪在体内留积，日久可化生癌毒，导致肿瘤生成。现代医学认为免疫系统通过识别并杀灭癌变细胞来抑制癌症的发生发展，当机体免疫功能缺陷或减弱时，免疫监视功能削弱，不能消灭体内发生癌变的细胞而促使癌症的发生发展。

根据临床表现，国医大师段富津认为癌毒既是病因，也是一种病理产物。同时癌细胞可能为癌毒的一种有形反应，但癌毒并不能等同于癌细胞或癌细胞形成的积块。致癌物质长期作用于机体可以诱导癌毒内生，但致癌物质本身并不是癌毒。国医大师段富津认为，癌毒是在外邪侵袭、情志失调、饮食不节、正气亏虚等内外因素的作用下产生的。癌毒的产生，是一个漫长的过程。在癌毒产生之前，就可能存在着脏腑功能的失调、气血阴阳的紊乱，或者有痰、瘀、湿、热等病理因素的蓄积。体内平衡状态被打破或病邪蓄积到一定程度，就有可能酿生癌毒。癌毒产生后，常依附于风、寒、热（火）、痰、瘀、湿等相关非特异性病理因素杂合而为病，即毒必附邪。毒因邪而异性，邪因毒而鸱张，以痰瘀为依附而成形，耗精血自养而增生，随体质、病邪、病位而从化，表现证类多端，终至邪毒损正，因病致虚。癌毒与痰瘀互为搏结而凝聚，在至虚之处留着而滋生，与相关脏腑亲和而增长、复发、转移。总之，癌毒的产生是一个漫长渐变的过程，在癌毒产生之前，往往存在着脏腑功能的失调、气血阴阳的逆乱、气郁痰瘀等病理因素的蓄积，导致体内平衡状态被打破，诱导癌毒产生。

三、癌毒的病理特性

（一）寒热

癌毒本无寒热之分，与寒热之邪皆可兼夹。就临床实践而言，常用清热解毒法治疗肿瘤，可见癌毒兼夹热邪为多，即使初兼寒邪后亦多从热化。

（二）虚实

癌毒为毒邪的一种，正虚诱导癌毒内生。肿瘤形成过程中，癌毒内生是使动因子，痰浊、气滞、血瘀是病理产物，正虚是病理基础。机体正气虚弱，在内外邪共同作用下，肾精变异化生癌毒。癌毒产生后，作用于人体最虚损之处，所谓"邪客极虚之地"，一方面耗伤人体正气，一方面导致脏腑、经络功能失调，诱生痰浊、瘀血、湿浊等多种病理产物。癌毒吸引痰浊、瘀血、水饮等病理产物并胶结在一起，毒力由弱变强，最终因虚致实，产生肿瘤。癌毒侵袭机体耗损气血阴阳，导致正气亏虚，即因实致虚。故癌毒属邪实，癌毒致病属正虚邪实。

（三）阴阳

诸多医家对癌毒的阴阳属性认识不同，大致分三种观点：癌毒为阴毒、癌毒为阳毒与癌毒体阴而用阳，同时具有阴阳两种属性。

认为癌毒属阴毒的原因，我们总结了3点：

（1）来源于古代文献描述，如《灵枢·百病始生》曰："积之始生，得寒乃生。"《难经·五十五难》曰："积者，阴气也。"从历代医家对"积聚""乳岩""肾岩"的相关记载也不难看出，古代医家均认为，肿瘤瘤体为可见可触及之物，如《黄帝内经》曰："阴成形，阳化气。"张景岳注："阳动而散，故化气；阴静而凝，故成形。"

（2）因为癌毒其性潜伏隐匿，黏滞不化，早期不易觉察，且深藏体内，具有阴的属性。

（3）根据"阳化气，阴成形"的理论，局部或整体处于"阳化气"不足的状态，才有可能形成肿瘤。换言之，癌毒的生长环境是处于阳气虚损的状态，许多患者整体或局部表现为阳虚的证候，阴寒之象明显。我们认为，从古代文献记载肿瘤实体属阴就判断癌毒属阴值得商榷，因为癌毒和肿瘤的概念并不等同，癌毒是肿瘤发生发展中一系列病理过程的高度概括，既是病因又是病理产物。其次，癌毒在体内不论隐藏多深，并不是静止、凝固、不发展的，而是时刻处于无控制的生长中，时刻在侵袭、扩散，只是觉察不到而已。最后，阳气虚损的状态确实是癌毒生长的环境，阳气虚损则机体温化推动作用减弱，阳气不足无力行血而成瘀，津液停滞不化而生痰、生湿，瘀血、痰湿均与内生癌毒胶结，癌毒不断发展，致使肿瘤形成。现代研究也表明，体质与肿瘤的发病率存在相关性，四种中医体质偏颇严重的人群肿瘤发病率比较高，包括气郁体质、血瘀体质、阳虚体质、痰湿体质，也佐证了阳气虚损不足更易于肿瘤产生。但是据此认为癌毒为阴毒其实是把癌毒与癌毒生长的环境混为一体，是忽略了癌毒自身的本质特征，那就是猛烈、善行、易侵袭流注、不受控制生长等，这些明显都是阳的属性。这种阴毒的概念其实描述了肿瘤整体与局部、病标与病本的关系。肿瘤所在局部癌毒为炽热阳性，其势煊赫，法当清热解毒或攻毒，同时整体阳气虚损，"阳化气"不及，法当温阳通络或温阳补气。标急，即肿瘤初起、生长迅速时，当以清解为主辅以温通；标缓，即局部肿瘤得以有效抑制，正气严重不足之时，当以温补为主，辅以清解余毒。部分学者认为，癌毒"体阴而用阳"。体阴多指瘤体属阴，阴寒凝滞而成积，且瘤体深伏，其根在里。"用阳"多指瘤体快速增大，发育旺盛，或局部炎症表现出阳热特性。但针对癌毒而言，"体阴而用阳"的说法稍显模糊，雷同感强，未体现癌毒区别于其他病邪的特异性，其实是把肿瘤与促进肿瘤的动力混为一体。

我们认为，在肿瘤发病中起首发作用的"癌毒"的病理性质属阳。因为癌细胞自产生之日起，就表现为过度异常增生、易于扩散的特征，每多耗伤阴津、精血，这均属于阳的躁动、活跃特征。癌毒为阳毒还有如下原因：

（1）近年来实验研究发现，多种清热解毒类中草药有一定抑制肿瘤的作用，如苦参可诱导肿瘤细胞凋亡，通过细胞毒作用抑制细胞增殖，影响肿瘤基因表达，抗肿瘤新生血管生成，影响肿瘤信号转导通路等，白花蛇舌草、半枝莲、猫爪草、土茯苓、菝葜、龙葵、虎杖、蒲公英、野菊花、山豆根等都有抑制肿瘤生长的作用。

（2）"壮火食气"，癌毒最易耗伤阴津精血。恶性肿瘤并非单纯的气滞、血瘀、痰凝，而是在不断地争夺人体的营养，无限地耗伤人体的正气。临床气阴两虚和阴虚患者多见，主要有神疲乏力、口干、舌红、少津、消瘦等症状；伴随肿瘤发展，精、血、津液持续耗竭，最终出现阴精枯竭的恶液质表现。《临床中医肿瘤学》中34种癌症的中医辨证分型显示，几乎所有的癌症都涉及阴虚或火热两者之中的一个方面，即癌毒为阳毒的佐证。有学者通过激光多普勒灌注成像观测到乳腺癌肺转移小鼠血液灌注量下降，且血小板计数增高，也反映了肿瘤进展过程中阴血被耗伤的病理变化。

四、癌毒的致病特征

（一）致癌性

这是癌毒的首要特性。不同的癌毒致癌性不尽相同，如致癌的强度、致癌的脏腑组织部位可能有不同。

（二）猛烈性

其或因毒盛正怯，或正邪激烈抗争，常常导致疾病进展，病势凶猛。到了中晚期，癌毒内盛，致病力进一步增强，以致出现临床症状与体征。癌毒对机体有着强烈的毒害作用，其害人之速度、病势之凶险，皆不同于其他毒邪。癌毒形成，不断增殖，耗伤正气。一方面，癌毒内蕴，耗伤气血津液，致使患者机体消瘦，乏力气短，精神萎靡；另一方面，正气虚弱，难以制止癌毒的流窜，导致肿瘤的侵袭、浸润、转移。对此，古代文献中有比较深刻的认识。《医宗金鉴·外科心法要诀》论舌疳："此证皆由心脾毒火所致，其证最急……舌本属心，舌苔属脾，因心绪烦扰而生火，思虑伤脾则气郁，郁甚而成斯疾。"其将舌疳的病理归为心脾毒火所为。《疡科心得集·辨肾岩翻花绝证论》认为肾岩由"其人肝肾素亏，或又郁虑忧思，相火内灼，水不涵木，肝经血燥……阴精消涸，火邪郁结"，精辟地论述了内生火邪、毒热郁结、形成肿瘤的病理。

（三）顽固性

癌毒蕴于体内，难以祛除，故其为病，缠绵难愈，即使经过治疗后，症状缓解，肿块缩小或消失，但如不加巩固，则很快复萌，再度发展。

（四）流窜性

癌毒流窜走注，善变不居，难以局限，随血脉流窜全身，并在它处附着为患。这是恶性肿瘤转移播散的根本原因，也是其为病顽固难治的原因之一。癌毒为病，进展迅速，可以在患者毫无觉察的情况下，快速广泛转移，等到患者觉察到身体不适，准备诊治时为时已晚。癌毒的转移途径，与脏腑的相互关系、经络走向、五行生克、子午流注、留而传舍等有关。

（五）隐匿性

毒邪顽固，缠绵难愈。癌毒沉伏体内，病变早期，不痛不痒，临床少有症状，难以发觉。癌毒中人，形成肿瘤，或有症状或无症状，发现之后，虽经手术、化疗、放疗等积极治疗，难以尽除，也即"余毒"。"余毒"身居体内，隐匿潜藏，成为"伏毒"（潜伏在体内的肿瘤细胞）。"伏毒"为病，非静止不动，它有一个氤氲、弥漫到鸱张的过程，随着时间的迁延，必然损伤脏腑，暗耗气血津液，以致正虚毒蕴，或被它邪诱发，出现复发转移，屡治屡发，屡发屡重。如《温疫论》说："若无故自复者，以伏邪未尽。"

（六）癌毒的正损性

癌毒作为猛烈伤人的病邪，极易耗损气血津液，伤及五脏六腑，导致机体气血津液亏虚，脏腑功能失调，表现出形体消瘦、疲劳乏力、不思饮食等虚损状态。晚期终致五脏皆衰，气血耗竭，甚至阴竭阳亡。因此癌毒进入人体，或在体内生成，导致癌症发生，则十分难治。癌毒的难治特性，表现在这几个方面：首先，至今为止对癌毒尚无特别有效的药物，特别是对癌毒中的毒根（即癌毒中具有无限自我更新扩张潜能的癌毒，是癌症复发和转移的根源）疗效不佳。其次，癌毒不易被早期发现，临床发现时常为晚期，治疗难度非常大，而且癌毒进展迅速，复发率、转移率、致死率都很高。

五、癌毒的致病机制

（一）癌毒留结——肿瘤发病之根

能正常输布则留结为痰，血液不能正常运行则停留为瘀，癌毒与痰瘀搏结形成肿块，附着某处，推之不移。瘤体一旦形成，则狂夺精微以自养，致使机体迅速衰弱，诸症叠起。正气亏虚，更无力制约癌毒，癌毒愈强，又愈益耗伤正气，如此反复，则癌毒与日俱增，机体愈益虚弱，终致毒猖正损，难以回复之恶境。

（二）癌毒走注——肿瘤转移之因

转移是恶性肿瘤一大特点。中医认为，导致恶性肿瘤转移的根本原因是癌毒的流窜走注。当恶性肿瘤生长到一定阶段，癌毒随血脉流窜走注，并在它处停积，继续阻隔经络气血，酿生痰瘀，形成新的肿块。"最虚之处，便是容邪之所"，故癌毒停留之处，一般为机体虚损之处。

（三）癌毒残留——肿瘤复发之根

恶性肿瘤经治疗后，可能症状缓解，肿块缩小，甚至达到临床治愈的效果。但一段时间后，又常复发，这是影响恶性肿瘤治疗效果的非常棘手的问题。中医认为，恶性肿瘤经治疗后，癌毒之势可能大减，但很难彻底根除，此时仍有少量癌毒伏于体内，若不加巩固，癌毒逐渐萌生，又可致肿瘤复发。

（四）癌毒伤正——肿瘤恶化之本

恶性肿瘤形成之后，作为有形之邪，继续损伤脏腑功能，妨碍气血津液的正常运行，气血津液等精微物质不断地转化成痰瘀等病理产物，使肿瘤不断生长。如此，机体的精微物质不断耗损，机体各组织器官失于濡养，正气亏虚，无力抗邪，则病邪日盛而正气日衰，终至病邪猖獗而脏腑皆败、气血耗竭之恶病质状态。

（五）癌毒自养——肿瘤生长之源

癌毒一旦形成，阻滞体内，则病变乖戾，狂夺精微以自养，逐渐形成有形之肿块，致使瘤体迅速生长，机体急速衰弱，诸症叠起。同时癌毒损伤脏腑功能，妨碍气血津液的正常运行，气血津液等精微物质不断地被转化成痰瘀等病理产物，促使肿瘤不断生长发展。

癌毒只要产生，则迅速生长，不断长大，结聚成块，继生痰浊瘀血，耗损人体正气，损伤脏腑功能，并容易走窜流注他脏。癌毒侵袭能形成癌症的原发灶和转移灶。国医大师段富津将癌毒的病机概括为"结毒"及"流毒"两种病机特点。"结毒"即形成原发灶，"流毒"即形成转移灶。国医大师段富津认为"结毒"为癌毒长久不去，蓄积体内，耗散气血，并致痰浊、瘀血等有形之邪形成，并与之交结，导致癌症的发生（肿瘤的原发灶）。癌毒形成后，易顺气血经络流注至远处脏腑组织，如上至脑髓、内至骨骼、外至皮肤等形成流毒（肿瘤的转移灶）。因此国医大师段富津提出了癌毒"随气血运行走注弥散，在至虚之处留着滋生，与相关脏腑亲和而成"的精辟理论。此理论包含三层意义：癌毒"在至虚之处留着滋生"而形成"结毒"；癌毒"随气血运行走注弥散"而形成"流毒"；不管是"结毒"还是"流毒"，皆为癌毒，都必须与"相关脏腑亲和"而成原发癌灶或转移癌灶。这些理论与西医关于癌症的原发灶与转移灶一致，有利地指导了临床辨病与辨证相结合治疗癌症。

1.癌毒"在至虚之处留着滋生"而形成"结毒"

在相同的环境气候下，有的人因毒致癌，有的人则不患，这决定于机体是否阴阳失调、气血逆乱及有无致癌基因。

《素问·评热病论篇》曰："邪之所凑，其气必虚。"脏腑亏虚是疾病发生的内在因素，外邪侵袭是疾病发生的外因。《灵枢·百病始生篇》云："壮人无积，虚人则有之。"《医宗必读》说："积之成者，正气不足，而后邪气踞之。"古代医家们的这些精辟论述表明正气内虚，酿生癌毒，导致脏腑阴阳气血失调，是罹患肿瘤的主要病理基础。肿瘤的发生发展和正气不足密切相关。年老体衰，或生活失于调摄，劳累过度，或久病，耗损人体正气，导致机体气血失调，阴阳失衡，而生癌毒，最终气滞血瘀，津枯痰结，形成肿瘤。且正虚外邪每易乘虚而入，虚邪留滞不去，气机不畅，终至血行瘀滞，结而成块，酿生癌毒。正虚是肿瘤发病的基础，且贯穿于肿瘤发生发展的全过程。在癌症发生的初期，虽然患者正虚证候并不明显，但虚候已在其中。如胃癌患者初期虽然未见明显乏力症状，但可能已有厌食、舌淡、脉虚等状。而中晚期患者，呈现出气血阴阳俱虚等"恶病"之征象，如胃癌晚期见贫血、消瘦、神疲乏力等。

正气亏虚也是癌症复发、转移的关键。癌症发生后，一方面由于癌毒亢盛，正气亦虚，虚不胜邪，癌毒泛滥，导致癌症复发、播散、转移。另一方面，患癌症后，采用手术、放、化疗治疗措施，虽然对癌毒有明显遏制、杀伤或清除作用，但多次反复的治疗，对正气损伤亦较大。正气虚损造成人体免疫功能下降，内环境失衡，抗病能力减弱或缺失，癌毒渐聚，加速了癌症的播散、转移，形成恶性循环。

"最虚之处，便是容邪之所"，故癌毒停留积聚之处一般为机体虚弱亏损之处。现代医学研究也发现，恶性肿瘤的产生除与细胞突变有关外，还与细胞所处微环境密切相关，这种微环境的异常，可以理解为中医学的虚损。

肿瘤的传统致病因素有痰浊、瘀血、热毒等等，而这些致病因素同时也是导致其他疾病发生发展的常见因素。恶性肿瘤作为一类特殊疾病，之所以具有自身的发生发展特点及规律，其根本原因在于癌毒。前文已论述到，外邪、饮食、情志等因素长期作用于人体，或慢性久病，导致机体脏腑功能失调，气血阴阳紊乱，或痰瘀湿热内生，久之则可酿生癌毒。癌毒产生后，留结停滞于某处，并又反过来阻滞机体气血津液的正常运行，导致痰浊、瘀血、湿热等病理因素的产生，癌毒与这些病理因素相互胶结凝滞，附着于某处，形成肿块。

2.癌毒"随气血运行走注弥散"而形成"流毒"

转移是恶性肿瘤的一大特点。中医学认为，导致恶性肿瘤转移的根本原因是癌毒的走注流窜之性。当恶性肿瘤生长到一定程度时，癌毒可随着气血经络走注弥散到全身，并在他处停留积滞，继续阻滞经络气血，酿痰生瘀，形成新的肿块病灶。此外，恶性肿瘤的转移途径及部位，还与肿瘤的不同属性有关。现代医学证明，恶性肿瘤可通过血管、淋巴管、邻近器官组织等转移，中晚期恶性肿瘤患者常合并淋巴结及其他脏器的转移，这与癌毒的走注流窜性有着极为密切的关系。

中医学认为：人体是一个有机整体，以五脏为中心，配合六腑，联系五体、五官九窍等，并通过经络纵横广泛的分布，贯通内外上下，运行气血津液，以滋养并调节各组织器官的活动。五脏皆有其腑、其窍、其体、其华等，五脏的病变皆可影响其腑、其窍、其体、其华等，故某一脏的癌毒日久可不同程度地影响与之相关的脏腑、四肢百骸、五官九窍等。癌毒产生于局部，随着病情的进展，正气渐亏，不能敌邪，癌毒便流窜经络，侵袭他脏，形成转移癌。以肺癌为例，肺与肝两脏主持人体之气的升降出入，与大肠相表里，在窍为鼻，外合皮毛。肺癌可以转移至肝、肠、皮肤，引起肝癌、肠癌及皮肤癌等，这与西医关于癌症的癌细胞转移一致。癌毒形成后，随气血运行可流注至机体任何部位（流毒），从而导致肿瘤的进一步发展。

3.癌毒"与相关脏腑亲和"致相关脏腑病变，形成不同部位的肿瘤

《内经》中记载："邪气居其间。"邪气居留部位不同，则发为不同的肿瘤，如筋瘤、昔瘤、肠瘤、肉疽、骨疽等。癌毒致病，其性酷烈，易犯内脏，损害脏腑功能，耗伤正气。不同病理性质的毒可选择性地侵犯不同的脏腑、经络，从而产生不同的疾病。至于某毒邪侵入某脏腑、某经络，专发为某病，这是毒邪与机体所"亲"不同有关。癌毒亦是如此。肝、心、脾、肺、肾等不同脏器发生癌变，形成不同的癌症，如肺癌、肝癌等，这些部位癌症的形成，与其生理特点密切相关。

根据阴阳五行学说及脏腑经络理论，风、寒、暑、湿、燥、火皆有其对应的脏腑，饮食偏嗜、七情内伤对人体五脏六腑的影响各有所侧重。因此，六淫邪毒、饮食偏嗜、七情内伤导致人体脏腑功能损伤形成癌毒，其侧重点亦不同。如肺癌的形成与六淫中的"燥"、五味中的"辛"、七情中的"忧"密切相关。肺为娇脏，主呼吸，与大气相通，外合皮毛，喜润而恶燥。燥邪伤人，多从口鼻而入，故最易损伤肺阴。燥伤于肺，失其濡润，则肺气的宣发与肃降功能失调，使肺气壅塞，脉络不畅，气滞血瘀，而生癌毒，久之形成肺癌。其他脏腑亦是如此。不同原因形成的癌毒与脏腑亲和力亦不同，故而有不同的癌毒"与相关脏腑亲和"而形成不同部位的肿瘤；同时癌毒走注扩散，"流毒"导致肿瘤的播散。

癌毒的两种病机特点"结毒""流毒"对临床治疗亦有很高的价值。在治疗早期癌症时，即应本着中医"即病防变"的理论，防其转移。在癌症的治疗上，我们应多法合用、倡导复法大方。国医大师段富津提出"集数法于一方，熔攻补于一炉"的复法大方是针对疑难病证的一种有效的值得深入研究的治疗方法，能充分发挥中药多途径、多靶点、多环节的综合疗效优势。国医大师段富津特别强调，应用"复法大方"不是多种治疗方法简单地相加和多种药物的罗列堆砌，而是针对某些病理机制复杂的特殊疾病而采用的一种变法，其具体治法和方药是根据该病病理变化的各个方面的有机统一。

六、癌毒的转移途径

（一）经络、气街、四海转移途径

经络，是经脉和络脉的总称，是运行全身气血、联络脏腑形体官窍、沟通上下内外、感应传导信息的通路系统，是人体结构的重要组成部分。气街、四海作为经气产生汇集布散所在，为经络通道的必要补充，加强了人体纵向和横向的联系。《素问》中对邪气在体内流转的通道进行了描述，认为"邪气"按照皮毛、孙脉、络脉、经脉、五脏肠胃逐渐深入，"癌毒"属于邪气，亦可按照此通路流转。《灵枢·卫气》阐述了经络系统在人体头、胸、腹、胫的交通枢纽作用，主要说明了经络的横向联系。"四海"由血海、气海、水谷之海、髓海组成，为人体气血营卫汇聚的重要枢纽。"癌毒"经经脉、气街汇聚四海，再由四海输布各处，出现转移。经络、气街、四海相互配合，形成人体信息沟通的网络，正气亏虚，癌毒壅盛，正不抵邪，癌毒沿着此通道转移。

（二）三焦、膜原、腠理转移途径

三焦是人体重要通道，《素问》《难经》将三焦分别称为"决渎之官""原气之别使"。清代医家张志聪认为膜原是连于肠胃的脂膜；薛雪认为膜原外通肌肉，内连肠腑，膜原是三焦的门户。膜原遍布脏腑、肌肉、胃肠之间。腠理亦遍布周身，与膜原相比，腠理位于机体比较表浅之处。唐容川认为"三焦气行腠理"。腠理在外，膜原在内，三焦连接膜原与腠理，三者共同构成通道，阴阳调达之时此通道以便气血运行、精微布散，阴阳失调之时此通道以便癌毒邪气的转移。

（三）五行转移通道

五行学说是中医基础理论的重要部分，五行学说反映了人体主要脏器的生理功能及其相互资生、相互制约的关系，并且也反映了五脏病变的相互影响。相生关系的转变，包括"母病及子"及"子病及母"。如肾属水，肝属木，水能生木，故肾为母脏，肝为子脏。肾病及肝，即属母病及子。肝属木，心属火，木能生火，故肝为母脏，心为子脏。心病及肝，即是子病及母。相克关系的转变，包括"相乘"和"相侮"两个方面，如临床上常见由于肝气郁结或肝气上逆，影响脾胃的运化功能而出现胸胁苦满、脘腹胀痛、泛酸等症状时称为"肝旺乘土"。反之，先有脾胃虚弱，不能耐受肝气的克伐，而出现头晕乏力、纳呆嗳气、胸胁胀满等称"土虚木乘"。再如肺金本能克服肝木，由于暴怒而致肝火亢盛，肺金不仅无力制约肝木，反遭肝火之反向克制，出现急躁易怒、面红目赤，甚则咳逆上气、咯血等肝木反侮肺金的症状，称"木火刑金"。五脏病变的相互影响，可用五行的乘侮和母子相及规律来阐释。对于肿瘤转移，五行学说可能提供一定依据，但此依据尚需进一步研究。

癌肿的转移途径不是单一固定的，以上几种途径可以相互配合。对于癌肿转移途径的中医研究尚需继续进行。

七、从癌毒辨治肿瘤

（一）辨证要点

癌毒是肿瘤发生发展的关键，只要肿瘤形成，体内必然存在癌毒，临床辨证重在辨癌毒的致病特性、病理属性、所在病位、兼夹病邪及邪正消长。基于癌毒病机理论，癌毒为病多起于气机郁滞，以致津凝为痰，血结为瘀，诱生癌毒，癌毒与痰瘀互相搏结形成肿瘤。周教授认为，"痰、瘀、郁、毒"是肿瘤的主要核心病机病证，具有指导肿瘤辨证的普遍意义。另外，为提高防治肿瘤的临床疗效，还应注意辨证与辨病相结合，辨病位与审证定位求机互参。

（二）辨治思路

1.癌毒是恶性肿瘤的病机关键

国医大师段富津强调临床辨证应首重病机，"审证求机"是中医理法方药过程中的关键环节，病机是病变实质的反映，对临床立法组方有着直接指导作用。多数中医学者认为肿瘤病机虽有多端，但概而言之，不外"虚、毒、痰、瘀"四端，四者之间常相互夹杂、相兼为患，国医大师段富津认为癌毒是恶性肿瘤的病机关键，恶性肿瘤的治疗务必以"消癌解毒"为首要。

2.癌毒与其他病邪形成复合病机共同致病

"复合病机"是指两种以上的单一病机兼夹、转化、复合为患，是难治性疾病的病机特征，多为脏腑病机、基本病理因素之间的复合。根据癌毒的病因、特性、致病机制，国医大师段富津认为癌毒是导致恶性肿瘤发生发展的关键病机，但并不是单一病机，多与其他病邪形成复合病机共同致病。癌毒致病为癌毒与痰、瘀、湿等病理因素之间的复合，如恶性肿瘤的患者临证常见痰毒、瘀毒、湿毒、热毒等复合病机。

3.病机证素是癌毒辨证的核心

"病机证素"是指各种复合病机可以构成辨证的要素，交叉组合成为证候的名称，是辨证诊断的基本单元。结合恶性肿瘤的病机特点，国医大师段富津认为"癌毒郁结"证是癌毒致病的基本证型，"癌毒郁结"证衍生四大子证：痰毒互结证、瘀毒互结证、湿毒互结证、热毒互结证。

4.消癌解毒、扶正祛邪为治疗关键

国医大师段富津认为从"癌毒"辨治恶性肿瘤的治疗大法为"消癌解毒、扶正祛邪"，临证根据邪正虚实、标本缓急，或以攻毒祛邪为主，或以补虚扶正为主，或攻补兼施。根据癌毒与痰、瘀、湿、热等病理因素兼夹主次情况，配合化痰、祛瘀、利湿、清热等治法。初期，正虚不显时，以消癌解毒配合化痰软坚、逐瘀散结为主；中期，兼有脏腑功能失调时，可适当配合调理脏腑功能之品；晚期，正虚明显者，则以补益气血阴阳为主，兼顾消癌解毒、化痰软坚、逐瘀散结等法。

5.理气解郁为治疗要点

恶性肿瘤的发生发展一般都经历了从无形到有形的演变过程，学者往往忽视了气郁为无形之邪，情志失调在癌毒的内生以及恶性肿瘤的产生过程中都发挥着重要的作用，故国医大师段富津提出，恶性肿瘤的治疗需重视理气解郁。

6.补虚扶正为治疗根本

脏腑功能的失调、气血阴阳的亏虚是癌毒发生发展的关键，正气亏虚、无力抗邪，则癌毒愈甚，故在坚持消癌解毒的同时必须兼顾补虚扶正。

（三）遣方组药原则

1.多法合用、复法大方原则

癌毒病机理论认为"癌毒"不是单一致病因素，是由多种病理因素复合胶结形成的。"毒必附邪"，癌毒常与痰（饮、水、湿）、瘀、郁、热（火）等邪相兼，因此周仲瑛教授提出治疗肿瘤组方时须以多法合用、复法大方作为基本对策。复法大方包含的治法在2种以上，用药一般在15~30味。具体应用时，需注意组合有序、主次分明，组合好各药物之间相须、相使、相恶、相畏关系；同时针对病机，尽可能一药多用，充分发挥药效的同时又能精减药味。

2.辨证辨病用药相结合原则

临床治疗肿瘤应坚持辨证用药与辨病选药相结合。辨证用药是组方的基础，根据肿瘤主要病理因素的不同选用相应的药物治疗，如针对痰瘀互结的病机，选用海藻、昆布、南星、白芥子、三棱、莪术、土鳖虫等药化痰消瘀。辨病选药，既指辨病位用药，结合不同病位选用一些相应归经药物，如在肺癌的治疗中选用泽漆、山慈菇、羊蹄根、猫爪草等清肺化痰解毒药物；也指结合现代药理研究成果选择一些特异性的抗癌药物，如白花蛇舌草、半枝莲、莪术等。

3.解毒与攻毒用药原则

抗癌祛毒包括解毒与攻毒。解毒当辨清癌毒所兼挟的病理因素，兼痰则化痰解毒，兼瘀则化瘀解毒等。攻毒是在保证用药安全的情况下，采取某些有毒中药治疗肿瘤，即"以毒攻毒"。对于有毒中药的使用必须掌握其剂量大小、炮制服法和配伍禁忌等。此外，在治疗全过程中要时刻注意顾护脾胃，运脾健胃，调畅腑气，才能确保气血生化有源。

4.治疗方法

肿瘤发生发展是个变化过程，每个时期患者疾病的主次矛盾都不尽相同，因此肿瘤的治疗上也应该随之变化。正如《医宗必读·积聚》所谓："初者，病邪初起，正气尚强，邪气尚浅，则任受攻；中者，受病渐久，邪气较深，正气较弱，任受且攻且补；末者，病魔经久，邪气侵凌，正气消残，则任受补。"故早期正盛邪轻，宜速攻祛邪，邪去则正安，以解毒抗癌药为主；中期邪盛正伤，宜攻补兼施，用药以解毒抗癌与扶助正气兼施；晚期正虚邪盛，宜补而不忘攻，以扶助正气为主，兼以解毒抗癌，必要时在正气尚可，间用峻攻之法如放、化疗等，祛邪以扶正。整个治疗过程中，解毒抗癌贯穿始终，同时应遵循《素问·五常政大论》"大毒治病，十去其六，常毒治病，十去其七，小毒治病，十去其八，无毒治病，十去其九，谷肉果菜，食养尽之，无使过之，伤其正也"的原则，并处理好邪气与正气、局部与全身、机能失调与不足的关系，谨记祛毒亦是扶正，扶正亦是祛毒。

（1）以毒攻毒法：以毒攻毒是指用有毒之药以清除癌毒的治法。至今为止从天然药物中开发成功的有效抗癌药物，有毒中药占据很大比例，如蟾蜍类、斑蝥类、喜树类、鬼臼类等抗癌药。肿瘤临床常用的有毒中草药如七叶一枝花、雷公藤、全蝎、蜈蚣、壁虎、乌梢蛇、蜂房等。其中，雷公藤用于肺癌、乳腺癌、胰腺癌、卵巢癌等；蜈蚣用于脑瘤、肝癌等。由于它们毒性较大，用量宜小，且应配伍扶正药；全蝎、天龙较为安全，用量可酌情加大。以毒攻毒法应在扶正的基础上进行，以做到既能清除癌毒，又能防止毒副反应的发生。

（2）解毒攻毒法：解毒攻毒法是指用具有清热解毒功效的中药以祛除癌毒的治法。各种毒邪停留体内，留而不去，有可能转变为癌毒，因此清热解毒中药被广泛运用于肿瘤临床。解毒攻毒法的主要作用，一是改善癌症赖以发生发展的炎性微环境，二是直接抑制或杀灭癌毒。肿瘤临床常用的解毒中药，如白花蛇舌草、肿节风、藤梨根、蛇莓等。清热解毒中药大多性寒，临床运用须注意防止伤胃，用量不宜过大，或寒热并用，适当配伍温性药物，特别是健脾暖胃中药。

（3）化瘀攻毒法：化瘀攻毒法是指用具有化瘀消积功效的中药以消除癌毒的治法。中医认为，癌毒常与瘀胶结，临床可表现为症积、瘀痛的特征。活血化瘀中药，特别是具有消症破积的化瘀中药被广泛运用于肿瘤临床。化瘀攻毒法的主要作用，一是改善癌症发生发展的乏氧微环境，二是改善癌症微环境的高凝状态，三是直接抑制或杀灭癌毒。肿瘤临床常用的化瘀中药多具有消症破积功效，如莪术、三棱、姜黄、血竭等。活血化瘀中药易耗气耗血伤阴，故在临床应用时宜适当配伍益气养血滋阴的药物。由于瘀属阴邪，非温不化，故应注意温性药物配伍应用。

（4）化痰攻毒法：化痰攻毒法是指用具有化痰软坚功效的中药以消除癌毒的治法。癌毒常与痰胶结，临床可表现为痰核、痰块的特征。化痰中药，特别是具有软坚散结的化痰中药被广泛运用于肿瘤临床。化痰攻毒法的主要作用，一是消除机体内的痰湿，逐邪外出，改善体内的生态平衡；二是有直接抑制或杀灭癌毒的作用。肿瘤临床常用的化痰中药多具有软坚散结功效，如山慈菇、昆布、海藻、白僵蚕、黄药子、薜荔果等。脾为生痰之源，故肿瘤临床在运用化痰利湿中药时，宜适当配伍健脾药。有些化痰利湿中药本身就有健脾作用，如薏苡仁、茯苓等。

（5）扶正攻毒法：扶正攻毒法是指用具有扶助正气功效的中药以帮助消除癌毒的治法。中医认为，癌症是在人体正气亏虚的基础上发生和发展的，壮人无积，虚人则有之。癌毒侵入机体，或体内酿生癌毒，癌毒的发展及流窜，都与正气不足有密切关系。因此，扶正攻毒法是肿瘤临床治疗的重要一环。扶正攻毒法的主要作用，一是提高机体的免疫功能，增强机体抗癌能力，养正积自除；二是改善癌症发生发展的免疫微环境；三是间接或直接抑制癌毒。扶正中药用于肿瘤临床多为增强体质，改善机体状况，提高机体免疫功能，但有些扶正中药也有一定的抑制或杀灭癌毒的作用，如补骨脂、灵芝、黄精、石斛、百合等。扶正法是抗癌的基本治疗。其中，补气是扶正之首，是各种扶正的基础治疗，补气生血，补气养阴，补气益阳。补脾是扶正之重点，又是各种扶正疗法的前提。

5.肺癌病证分型

国医大师段富津在临床上一般将肺癌分为六个证型，即热毒蕴结证、脾虚痰阻证、气滞络瘀证、阴虚内热证、气阴两虚证和肺肾两虚证。

（1）热毒蕴结证。主症：身热，气促，咳嗽，咯痰黄稠或血痰，胸痛，口苦，口渴欲饮，便秘，小便短赤，舌质红，苔黄，脉大而数。多见于早、中期肺癌。

主症分析：热毒之邪，内传于里，蕴结于肺，肺失清肃，气逆于上，故见咳嗽气促；肺失治节而生痰浊，热灼津液而成痰，则咯痰黄稠，热伤肺络，络损血溢则痰中带血；若热毒蕴结，阻滞肺络，导致气滞血瘀，络脉气血不得畅通，则出现胸背疼痛；里热蒸腾则身热，伤津则口渴欲饮，肠失濡润则便秘，热毒炽盛，化源不足，则小便短赤；舌、脉为邪热内盛之征。

（2）脾虚痰阻证。主症：咳嗽，痰多稠黏，不易咳出，胸闷，甚至喘息不能平卧，胸痛，食欲不振，倦怠乏力，肢体浮肿，面色萎黄，脘腹胀满，便溏，舌质淡胖边有齿痕，苔白腻或白厚，脉滑或濡细。多见于早、中期肺癌。

主症分析：感受癌毒，使痰湿阻滞于肺，或肺失宣降，聚液成痰，上积于肺。痰浊阻肺，肺失肃降，气逆而咳喘。脾为后天之本，主运化转输，脾运健旺，气血生化有源，精微四布，湿痰不生。脾气亏虚，水湿不行，聚湿为痰，上渍于肺，或肺失宣肃通调，水湿聚肺，阻滞肺系，肺气上逆，故咳嗽痰多稠黏，偏于寒则痰清稀而白；痰浊滞肺，肺气不利则胸闷；痰湿影响脾之健运，水谷精微不能布散，肢体失养，则倦怠乏力；脾失运化，消化吸收迟滞，故食欲不振；脾气虚弱，清气不升，浊气不降，则便溏腹胀；脾气不足，久延不愈，可致营血亏虚，肌肤失去血的濡养和温煦，致面色萎黄；舌、脉为脾气虚弱、痰湿内阻所致。

（3）气滞络瘀证。主症：咳嗽不畅，咳痰，痰血黯红，咯血，气急，胸胁胀满，不能平卧，或咳吐引痛，痛有定处，如锥如刺，大便干结，口干，唇黯，颈部及前胸呈青筋暴露，舌质紫暗或有瘀斑，苔薄黄，脉弦细或细涩。多见于中、晚期肺癌。

主症分析：《素问·举痛论篇》说"百病生于气也"，肺主气，司呼吸，肺的呼吸调匀是气的生成和气机调畅的根本条件；肺朝百脉，为五脏之华盖，故血的运行有赖于肺气的推动。因此，癌毒侵肺，肺气不得宣发肃降而上逆，气机不顺，故发为咳嗽不畅；人体气机以通顺为贵，肺气虚弱，无力运血，则气机郁滞，故见气急、胸胁胀痛；而气滞则引致血行不畅，壅遏于经脉之内或瘀积于脏腑组织器官，而瘀血为有形之邪，阻碍气机运行，不通则痛，故见痛有定处；气滞亦可影响水津的输布而生痰停饮，痰气互阻更加重气滞络瘀饮停，故见咳吐引痛，不能平卧；瘀血阻塞络脉，阻碍气血运行，肌肤失养，则见唇黯、颈部及前胸呈青筋暴露；又肺与大肠相表里，肺主行水，通调水道，而肺气不畅，失于肃降，小便不利，则传导不行，而致大便秘结；舌、脉均为气滞络瘀之象。

（4）阴虚内热证。主症：干咳，无痰或少痰而黏，咯血或痰中带血，午后发热，或低热盗汗，五心烦热，寐差，口干咽燥，声嘶，胸闷，气短，胸痛，大便干结，舌质红或黯红，苔薄黄或花剥，或光而无苔，脉细或细略数。见于中、晚期肺癌。

主症分析：肺为娇脏，主清肃，不耐寒热，喜润恶燥，癌毒攻肺，肺阴不足，虚热内生，肺为热蒸，气机上逆，宣降失常，而为干咳；津为热灼，炼液成痰，故见无痰或少痰而黏；若灼伤肺络则痰中带血；喉失滋润，并为虚火所蒸，以致声音嘶哑；阴虚火旺，灼伤肺阴，见口干便干、咽燥；虚热内炽，则见五心烦热；阴虚阳浮，虚热扰营，迫液外泄，则为盗汗；舌、脉均为阴虚内热所致。

（5）气阴两虚证。主症：咳嗽少痰，咳声低微，气短不足以吸，痰中带血，胸痛，气促，神疲乏力，自汗畏风或盗汗，口干不多饮，消瘦，舌质淡红或红，苔薄，脉细弱。多见于晚期肺癌。

主症分析：癌毒侵袭，日久耗气伤阴，肺气亏虚，宣降失权，气逆于上，且宗气生成不足，呼吸功能减弱，故咳声低微，气短不足以吸；肺气虚，不能宣发卫气于肌表，腠理不密，表卫不固，故见自汗畏风；肺阴不足，虚热内生灼肺，失于清肃，气逆于上，故咳嗽少痰；肺络受损则痰中带血；热扰营阴则盗汗；神疲乏力为气虚机能减退之象；口干不多饮，消瘦乃阴液不足，失于滋养所致；舌、脉为气阴亏虚之征。

（6）肺肾两虚证。主症：咳嗽，喘促，气短，动则更甚，不能平卧，呼多吸少，咳痰无力，胸闷腹胀，面色苍白，形瘦神疲，汗出肢冷，腰膝酸软，自汗便溏，舌质淡或舌体胖大，苔白或白腻，脉沉细无力。多见于晚期肺癌。

主症分析：肺癌晚期，癌毒结肺，耗伤肺脏，病久气血耗亏，阴损及阳致肺肾双亏，正气大虚，但癌毒流连不去，瘀阻气道而痰不易出；"肺为气之主，肾为气之根"，肺虚日久及肾，或久病肾虚，摄纳无力，气不归元，肺不主气，肾不纳气，则气短喘促，动则更甚，吸气不利；肾阳不足，不能温煦肢体，则腰酸身倦，自汗畏寒；肺虚宣肃无权，肾虚气化无力，故咳痰无力；肺肾两虚，常可累及脾阳，运化失职则胸腹胀满；舌、脉为阳虚痰阻之象。

6.肺癌的治疗

根据肺癌的临床症候特点，虽可大致分为以上六个基本证型，但在临床应用时，必须做到知常达变，融会贯通，具体问题具体分析，基本规律与实际相结合。在辨证时应抓住证的特异性、可变性、非典型性、交叉性、挟杂性、隐伏性等特性。抓证的特异性即抓主症特点及特异性体征，作为证的诊断依据，"但见一症便是，不必悉具"。证的可变性是指在疾病过程中，由于病机演变发展和治疗等因素的影响，证的相应动态变化，如热毒蕴结证，热毒壅肺，生痰生瘀，热毒痰瘀阻肺，脾失健运，不能布散精微，气机不畅，血液运行受阻，痰浊瘀滞，而成脾虚痰阻证、气滞血瘀证；癌毒阻肺，郁而化热，灼伤肺阴，阴虚火旺，而成阴虚内热证；癌毒侵袭，日久耗气伤阴，转成气阴两虚证；气阴亏虚严重，气血生化泛源，阴损及阳，而致肺肾两虚证。证的非典型性是说有的证候缺乏特异性，处于临界状态，这时应当通过类证鉴别，比较分析，从否定中求得相对肯定，予以相应的治疗。证的交叉性即指两类证候的复合并见，如气阴两虚、肺肾两虚，此时应辨清主次轻重。证的挟杂性指有数种疾病而致证候的相互挟杂，如肺脾同病、肺肾同病等，治宜抓住主要证候，兼顾次要证候。证的隐伏性即是"潜证"，指临床证据不足的某些征候，此时可按其基本病理，结合辨病及患者体质状况，综合处理。故临证时，既要掌握常规证型，又要根据错杂表现灵活施治。

肺癌非同常病，其性恶劣，癌毒贯穿发病始终。由于癌毒产生的原因不同而分为热毒、痰浊、瘀血等，癌毒阻肺日久，耗伤脏腑气血阴阳，故治各有异。

（1）抗癌解毒法：针对癌毒，运用能祛除消解毒邪药物的治法。由于癌毒是肺癌的主要病理因素，而抗癌解毒法是最基本的治法，其中包括解毒消肿、清热解毒、以毒攻毒等治疗方法，也包括运用现代药理认为有抗癌作用的药物来抑制肿瘤的辨病疗法。常用药如白花蛇舌草、龙葵、白毛夏枯草、漏芦、鱼腥草、金荞麦、败酱草、土茯苓、苦参、川连、黄芩、黄柏、蜈蚣、全蝎、露蜂房、炙蟾皮、红豆杉、藤梨根等。这部分药物从药性上来说，有的性味苦寒，因而兼有清热泻火作用，宜于火热较甚者，如川连、黄芩、黄柏、龙葵；有些兼有化湿作用，常用于下部病变，如败酱草、土茯苓、苦参；有些药性较猛，或药物本身有毒性，宜于毒邪较甚，如肿瘤未能切除或者复发转移而正气尚支者，如蜈蚣、全蝎、露蜂房、炙蟾皮、红豆杉、藤梨根等。现代药理研究表明，这一类药物中大多有抗肿瘤作用，能不同程度地抑制小鼠移植性肿瘤或者体外培养的肿瘤细胞生长，如白花蛇舌草、龙葵、白毛夏枯草、鱼腥草、金荞麦、败酱草、土茯苓、苦参、蜈蚣、全蝎、露蜂房、炙蟾皮、红豆杉、藤梨根等。

（2）化痰散结法：针对肺癌的有形和无形之痰，化痰软坚，散结消肿。如前所述，肺癌患者的痰浊不同于一般内伤杂病之痰，癌毒由痰而生，癌毒又可生痰，二者形成恶性循环，有形之痰浊与癌毒相互胶结，形成肺部的实质性肿块，"结者散之"，化痰散结也就成为肺癌的最基本治法。常用药如制白附子、山慈菇、泽漆、法半夏、茯苓、陈皮、制南星、白芥子、炙僵蚕、大贝母、瓜蒌皮、生牡蛎、瓦楞子、海蛤壳、广郁金等。周仲瑛教授认为，治疗肺癌咯吐之痰浊较易，运用半夏、陈皮、鱼腥草、金荞麦根、杏仁、桔梗、桑白皮、大贝母等宣肺肃肺、化痰祛湿药一般即可达到治疗目的。但若要消除形成实质性肿块之"痰"则须用南星、生半夏、海浮石、牡蛎、蜂房、地龙、皂角刺、山慈菇等既具化痰功效、又具消癌作用的药物。临证时，还须结合病人具体证候，与其他治疗方法相结合，如气滞明显者，可与理气药合用，称为理气化痰法；热象明显者，与清热药合用，或用有清热作用的化痰药，称清热化痰法；寒痰明显者，与温热药合用，或用有温肺作用的化痰药，称温化寒痰法；化痰药与通经活络药合用，称化痰通络法。

（3）理气活血法：包括疏理气机法和活血化瘀法，针对癌肿引起的气机阻滞、血行不畅、气滞血瘀之征。而且疏理气机的药物能缓解肿瘤所致的疼痛闷胀、纳呆食少等不适症状，运用颇广。活血化瘀则是中医治疗癥积的传统方法，它不仅能破瘀消癥，还可通过活血化瘀、疏通经络、祛瘀生新，达到止痛消肿、恢复气血正常运行的目的。常用药如杏仁、桔梗、苏子、苏梗、厚朴、沉香、降香、苏噜子、路路通、炙水蛭、炮山甲、紫丹参、当归、川芎、赤芍、桃仁、红花、三棱、莪术、乳香、没药、牛膝、鸡血藤、益母草、泽兰、马鞭草、鬼箭羽、土鳖虫、苏木、蒲黄、五灵脂等。肺癌患者的瘀血与一般内伤杂病瘀血迥异，癌毒由瘀而生，癌毒阻滞气机又可生瘀，形成恶性循环。瘀血形成，与癌毒搏结，可致肿块迅速生长增大。近几十年来的研究表明，活血化瘀药物在肿瘤治疗中的作用是多方面的，除了部分活血化瘀药物有直接的抗肿瘤作用外，主要是通过活血化瘀的药理作用来改善患者的一般状态，如减弱血小板的凝聚力，使癌细胞不易在血液停留聚集、种植，从而减少转移；改善微循环，增加血管通透性，降低门脉压力，使脾胃吸收好转；与放化疗同时运用时，还能改善实体肿瘤的局部缺氧状态，提高放化疗的敏感性等。周仲瑛教授常用于治疗肺癌的活血化瘀药物有穿山甲、桃仁、地鳖虫、五灵脂、蒲黄、延胡索等。对于有出血倾向或少量咯血者，不使用破血类活血化瘀药，而选用兼有止血作用的化瘀药物，如炒蒲黄、三七、煅花蕊石、茜草根、仙鹤草等。

（4）扶正培本法：正气不足是肺癌的发病基础，所以扶正是其治法的重要组成部分。肺癌患者正气不足最多见者为气阴两伤，因为癌毒耗损正气以自养，首伤气阴，气滞痰瘀等郁结日久，亦每易化热伤阴。另外西医放化疗也是一种以毒攻毒之法，特别是放疗，实系一种热毒，伤阴尤速。化疗伤正，脾胃易败，因而扶正培本法中以益气健脾、养阴润燥法运用最为普遍。常用药如人参、西洋参、党参、太子参、黄芪、白术、怀山药、甘草、生地黄、熟地黄、山萸肉、何首乌、白芍、南北沙参、天麦冬、石斛、玉竹、黄精、百合、枸杞子、女贞子、墨旱莲、炙龟板、炙鳖甲、桑葚子等。若气虚及血，或阴虚及阳者，又当兼以养血补血，或温阳补肾，药如当归、熟地、阿胶、白芍、仙灵脾、巴戟天、肉苁蓉、杜仲、续断、补骨脂、菟丝子、沙苑子、狗脊、骨碎补、胡桃仁、冬虫夏草等。扶正培本法是近几十年来中医药治疗肿瘤的一个研究热点，某些扶正培本方药对实验荷瘤动物能抑制肿瘤的浸润和转移，同时有可能预防肿瘤的发生和发展。国医大师段富津认为扶正培本法应作为治疗肺癌的一个组成部分，同时应当与祛邪法配合运用。

（5）益气健脾法：《医宗必读》曰："积之所成也，正气不足而后邪气踞之。"不但肺癌的发生与肺气不足、正气亏虚有关，而且癌毒一旦形成，又不断消耗肺气，使正气愈虚，癌毒愈张，肿块生长愈快，病情加重，而且西医化疗损伤脾胃之气，因此治疗肺癌，益气健脾法必不可少。根据肺癌病理特点，结合现代研究成果，周仲瑛教授常应用党参、太子参、黄芪、白术、茯苓、炙甘草、陈皮、半夏、薏苡仁、冬虫夏草等益气健脾药物治疗肺癌。

如前所述，不但肺癌的发生与肺阴不足有关，而且癌毒一旦形成，又不断消耗肺阴，肺阴愈虚，癌毒愈张，肿块生长愈快，并走窜流注他脏，导致病情加重。另外，运用某些化疗药期间，也易损伤肺阴。因此治疗肺癌，养阴润燥法必不可少。根据肺癌病理特点，结合现代药理研究成果，周仲瑛教授常选用百合、天麦冬、天花粉、羊乳、南北沙参等治疗肺癌。

7.对症治疗

咳嗽、咯痰、气喘、咯血、胸痛、发热、消瘦、乏力是肺癌常见临床症状，胸腔积液、声音嘶哑是肺癌常见并发症，临证时当细审其因，辨证施治。

（1）宣肃肺气，止咳化痰：癌毒阻肺，肺气郁滞，宣发肃降失职，故肺癌患者每有咳嗽之症。肺为娇脏，不耐寒热，以宣发和肃降为顺，故治疗当以宣肃肺气、止咳化痰为大法。方可取桑白皮汤为基本方加减化裁，药用桑白皮、黄芩、大贝母肃肺化痰；桔梗、生甘草、陈皮、前胡宣发肺气；鱼腥草、泽漆、金荞麦根清热解毒消癌；南北沙参、天麦冬、百合、太子参、生黄芪等益气养阴，扶正消癌；山慈姑、猫爪草软坚散结消癌。

（2）降气化痰，纳肾平喘：《医贯·喘论》中云："真元损耗，喘出于肾气之上奔……乃气不归元也。"《圣济总录·肺气喘急门》谓："肺气喘急者，肺肾气虚，因中寒湿，至阴之气所为也。盖肺为五脏之华盖，肾之脉入肺，故下虚上实，则气逆奔迫，肺叶高举，上焦不通，故喘急不能安卧。"癌毒盘踞日甚，痰瘀久结不解，构成上实。肺肾为母子之脏，肺之气阴耗损，久则肾亦受损，构成下虚。癌毒阻肺，上实下虚，因此气喘气急，治疗当从降气化痰、纳肾平喘之法，方可取苏子降气汤加减化裁。药用炒苏子、白芥子、炒莱菔子、陈皮、半夏、大贝母降气化痰平喘；露蜂房、猫爪草、泽漆、炙鳖甲化痰软坚、散结消癌；胡桃肉、坎脐、紫石英、山萸肉、蛤蚧、五味子补肾纳气平喘。

（3）凉血止血，降气泻火：《济生方·吐衄》云："夫血之妄行也，未有不因热之所发。盖血得热则淖溢，血气俱热，血随气上，乃吐衄也。"《景岳全书·血证·吐血证治》："凡治血证，须知其要。而血动之由，惟火与气耳。"癌毒阻肺，化热生火，灼伤肺络，迫血妄行，血溢脉外，故肺癌患者每见咯血之症。因此，治疗肺癌咯血之症，当以凉血止血、降气泻火为大法。药用白茅根、藕节炭、茜根炭、生槐花、丹皮凉血止血；降香、旋覆花、苏子、竹茹降气；炒黄芩、熟大黄、山栀、桑皮清热泻火；咯血色暗红，量少有块者，加花蕊石、炒蒲黄、三七化瘀止血；出血量多者，加水牛角片、大黄炭凉血止血，逆折其火。

（4）行气散结，活血止痛：肺癌早期，通常可有不定时、较轻微的闷痛或钝痛，但部位固定，以后逐渐加剧。《医学正脉全书·医学发明·本草十剂》中云："通则不痛，痛则不通，痛随利减，当通其经络则疼痛去矣。"癌毒痰浊瘀血胶结阻肺，肺气不利，气滞血瘀，不通则痛，故肺癌患者每发胸痛之症。治疗当从行气散结，疏理气机，活血止痛之法。药用旋覆花、制香附、青皮、郁金、玄胡行气，疏理气机；蒲黄、五灵脂、桃仁、当归、丹参、地鳖虫、炮山甲、三棱、莪术活血化瘀止血；疼痛严重者，加制南星、大蜈蚣、炙全蝎、蜂房、山慈菇、鳖甲化痰软坚、散结止痛。

（5）滋阴清热，解毒生津：癌性发热常在肺癌后期出现。《温病条辨》中云："少阴温病，真阴欲竭，壮火复炽。"癌毒阻肺，痰浊瘀滞，郁而化热，灼伤肺阴，阴虚火旺，故肺癌患者每见发热之症。热者寒之，寒者热之，因此治疗当宗滋阴清热、解毒生津之法，方取青蒿鳖甲汤加减取舍。药用炙鳖甲、功劳叶、大生地滋阴退热，入络搜邪；青蒿芳香通络，引邪外出；丹皮、白薇、葎草内清血中伏热，外透伏阴之邪；胡黄连、知母、地骨皮入阴分退虚火；发热口干多饮、汗多者，加生石膏、鸭跖草退热生津。

（6）益气养阴，扶正消癌：肺癌晚期癌毒阻肺，热毒痰瘀互结仍然存在，但以气阴两虚为主要矛盾，症见痰少、咳声低微、气喘气促、神疲乏力、面色晄白、形体消瘦、恶风、汗多、口干、舌质红、脉细弱。此时不扶正则生命难以为继，不扶正则虚不受攻，治疗当益气养阴，方可取沙参麦冬汤合生脉饮加减化裁。药用生黄芪、太子参、南北沙参、天麦冬、生地、百合、川贝母、石斛、炙鳖甲、生牡蛎等。

（7）行气活血，利水消饮：肺癌发展至中后期，癌细胞侵及胸膜，可使胸膜毛细血管通透性增高，蛋白分子渗入胸膜腔，进而使腔内胶体渗透压增高，最后形成渗出性胸水，约有24%~42%的患者并发胸水。其中以肺腺癌多见。本症之发，类同悬饮，病在癌毒阻肺，气阴两伤，瘀阻水停，故治疗当行气活血、利水消饮。方取葶苈大枣汤、已椒苈黄丸、五苓散化裁，药用生黄芪、太子参益气利水；生白术、猪茯苓、泽泻淡渗利水；桑皮、葶苈子泻肺利水；半边莲、鬼针草、龙葵、泽漆清热解毒利水。

（8）滋养肺肾，濡润咽喉：肺癌晚期，由于纵淋巴结转移或癌瘤直接侵袭喉返神经导致声带麻痹，可出现声音嘶哑或完全不能发音，伴有咳嗽漏气，安静时呼吸正常，剧烈活动后感到气促。声音出于肺而根于肾，肺主气，脾为气之源，肾为气之根。肾精充沛，肺脾气旺，则声音清亮；反之肺脾肾虚损，则声音嘶哑，甚至完全不能发音。肺癌晚期，阴虚火吐，灼伤津液，咽喉失却濡润，是导致声音嘶哑，甚则失音的主要病理所在。病位主要在肺肾，以虚为主，故治疗以滋养肺肾、濡润咽喉为大法，方取百合固金汤化裁，药用百合、生地、熟地滋养肺肾；麦冬、南北沙参、玄参滋阴降火而利咽喉；可加桔梗、甘草、贝母、泽漆利咽化痰；加蝉衣、木蝴蝶以开音。

国医大师段富津治疗肺癌是根据其病因、病机、病理变化而确立祛邪抗癌解毒、调和脏腑、扶正培本的总原则。由于肺癌患者的个体差异，以及治疗过程中的证候演变，决定了肺癌治疗必须坚持以"辨证"为核心。肺癌患者在总体上存在着"正虚""癌毒""痰浊""瘀血"等因素，在治疗过程中应始终注意它们的不断变化情况，全面分析，综合考虑，衡量邪正虚实的主次轻重，确定个体化的治疗思路，进行施治。

八、医案举隅

（一）王某，男，74 岁

2019 年 09 月 06 日初诊：患者咳嗽、痰中带血 3 月，先后于多家医院检查，确诊为左肺癌伴肺内转移、肝转移，在胸科医院化疗。患者右胸痛，咯少量白痰，有时痰中带血，形体消瘦，全身乏力，不欲饮食，大小便尚可，舌质暗红，苔黄腻，脉细滑。全 PET 考虑左肺癌伴肺内转移、肝转移，左下肺大片实变影、慢性支气管炎、肺气肿伴肺大泡。中医辨证为癌毒阻滞，气阴两伤，营血暗耗，痰瘀内生。治宜益气养阴、化痰祛瘀、消癌解毒。药用太子参 12g，明党参 12g，生黄芪 15g，灵芝 6g，天冬 10g，麦冬 10g，南、北沙参各 12g，羊乳 15g，天花粉 15g，炮甲片 6g，炒蒲黄 10g，茜草 10g，鸡血藤 15g，仙鹤草 15g，黄芩 8g，法半夏 10g，陈皮 6g，皂角刺 6g，山慈菇 15g，露蜂房 10g，肿节风 20g，白花蛇舌草 20g，猫爪草 20g，泽漆 15g，神曲 10g，炒麦芽 15g。21 剂，每日 1 剂，分早晚两次煎服，每次煎约 200mL 汁服用。

2019 年 09 月日 26 二诊：咳嗽，痰不多色白，难咯，已无痰中带血，胸痛较前好转，食纳欠香，右胸偶有不舒，口不干，自觉气短乏力。苔黄质暗红，脉细滑。原方加桃仁 10 g，丹参 15g，制南星 10g，苦杏仁 10g，炒苏子 10g，山萸肉 10g。原法继服。

2019 年 10 月 08 日三诊：咳嗽缓解，晨起有痰，色白质黏，难咯，胸微痛，气短乏力明显好转，食纳可。舌质暗红，苔薄黄干，脉细滑。原方去灵芝，加桃仁 10g，苦杏仁 10g，丹参 20g，制南星 10g，炒苏子 10g，山萸肉 10g，海蛤壳 12g，桑白皮 10g。14 剂，每日 1 剂，分早晚两次煎服，每次煎约 200mL 汁服用。患者服药后，自觉症状有所改善，照后方连服 2 月。

2020年1月复查：患者胸腹部CT示左肺癌癌灶稍有缩小，肝内病灶较前缩小。

按：癌症非一般疾病，癌毒致病力强，病情顽固，病期漫长，易伤正气，易于反复，不易治疗，非复法大方难以收功。以上病案国医大师段富津立足于辨证，即以复法大方图之，融益气养阴、化痰祛瘀、消癌解毒等治法于一方，遣药精当，组方有序，原发灶与转移灶并治，局部与全身并重，扶正与攻毒并用，患者病情得以稳定，一般状况良好，取得了良好的治疗效果，启发我们仔细思考，认真学习，验之临床。

（二）王某某，女，60岁

2015年9月2日在北京协和医院行左足部恶性黑色素瘤扩大切除术加全厚皮片移植修复术，术后病理示切片1~4周边已干净，切片5原发性肢端侵袭性黑色素瘤，肿瘤厚度1.6mm，组织学分期：12期。术后未放化疗，未使用其他抗肿瘤的西药。既往有干燥综合征病史5年余。2015年12月23日至我院门诊行中药治疗。患者就诊时，疲劳乏力，前额头痛明显，烘热汗出，急躁易怒，手心热，左足冰冷，口渴喜热饮，目干，耳鸣，小便短黄，夜尿3~5次，便秘，二三日一行，反酸嗳气，食欲不振，寐差，舌质紫黯、边有齿印，脉沉缓略弦。病机为津液大伤，阴损及阳，虚阳浮越，癌毒内蕴。癌毒为寒毒、热毒、湿毒互结。治以消癌解毒、养阴润燥、温阳潜阳。

处方：制附片（先煎）7g，灵磁石（先煎）、龙骨（先煎）、牡蛎（先煎）、酸枣仁、泽泻、浮小麦、白芍各30g，茯神、知母、远志、枳壳各15g，桂枝、甘草、大枣、当归、麦冬各10g，7剂，每日1剂，水煎服。

2015年12月30日二诊：夜寐、头痛、耳鸣好转，夜尿减少，仍便秘，咽喉干燥，急躁易怒，怕热多汗，舌质黯红隐紫、边有小齿印。守方改制附片9g、灵磁石45g，加川牛膝10g、玄参10g、生地黄10g、生大黄3g，继服14剂。

2016年01月13日三诊：患者自述服生大黄后大便稀溏，仍怕热多汗，原方去大黄加石膏30g，改制附片15g，守方调理6个月，巩固疗效，诸症好转，病情稳定。

2016年08月08日复诊：患者诉诸症好转，但复见肢体稍浮肿，小便不利。患者病情好转，左足冰冷、耳鸣、夜尿频多等阳虚表现均不显，考虑患者肾阳已复，故近一月余去制附片，但此次复见肢体稍浮肿，小便不利，考虑肾阳几复，仍有小寒。病机为湿热胶结，溢饮有热。方用越婢加术汤合增液汤加减，处方：生石膏30g，党参20g，生姜3g，大枣10g，生白术30g，麦冬30g，淡竹叶10g，生地30g，酸枣仁30g，藿香10g，佩兰10g，合欢皮15g，夜交藤30g，赤芍20g，白术 10g，茯神 20g，制附子 6g，厚朴 6g，玄胡 10g，柴胡 12g，白薇 20g，甘草 3g。继服 14 剂后好转。

按：恶性黑色素瘤是人类皮肤肿瘤中恶性程度最高的肿瘤之一，每年发病率呈上升趋势。有学者认为，阴寒内盛为本病主要病机，并将其分为脾肾阳虚、肝肾阴虚、气血两虚、湿热下注、瘀血内结等型而制订治疗方案。本案为左足黑色素瘤术后，患者有干燥综合征病史 5 年，阴虚日久，津液大伤，而肾为水火之宅，阴不制阳，而致虚阳上越，故患者见性情急躁，寐差，头痛，烘热汗出，口渴喜热饮，手心热，尿黄便秘；而疲劳乏力、左足冰冷、夜尿频多等阳虚症状，为阴损及阳，肾阳虚衰所致；肾主一身之阳，肾阳虚衰导致脾阳不足，无以运化水液，聚而为湿，故患者见反酸嗳气，食欲不振，舌质紫黯、边有齿印。病机总体为下则肾阳不足，上则虚阳浮越，加之津液大伤，致病癌毒考虑为寒、热、湿毒为主，遂以温补肾阳、潜纳阴火、养阴润燥为法。药用白芍、知母、麦冬养阴润燥；附子一则温补下元，扶助命门之火；二则取"阳中求阴"之意；三则温阳以燥中焦之湿；灵磁石、龙骨、牡蛎潜镇虚阳，同时龙骨、牡蛎同用可交通阴阳，为治不寐之佳配；辅以茯神导阴火下行，知母引肾水上达，酸枣仁、龙牡敛汗；浮小麦、甘草、大枣乃"甘麦大枣汤"意，养心安神；桂枝，合甘草、龙骨、牡蛎，乃"桂枝甘草龙骨牡蛎汤"之意，能镇纳心阳，治疗虚烦，兼桂枝甘温通阳扶卫，为元阳归位宣通通路。正如《注解伤寒论》云：辛甘发散，桂枝、甘草之辛甘也，以发散经中火邪；涩可去脱，龙骨、牡砺之涩，以收敛浮越之正气。诸药合用，共奏温潜浮阳、导龙入海、交通心肾之功。

患者二诊时症状改善，但仍有手心热、烘热汗出、口渴欲饮，考虑患者虽症状改善，但病程日久，故附子加量，再加生大黄、川牛膝引火下行，但患者出现大便稀溏的症状，考虑患者元阳未复，而大黄又为大寒之品，故三诊时附子继续加量，并改用白虎汤加减。石膏虽亦为大寒之品，归肺、胃经，故其清上中虚热。复诊时患者已停制附片一月余，复见肢体稍浮肿，小便不利，肾阳几复，仍有小寒。病机主要为湿热胶结，溢饮有热，遂予越婢加术汤和附子 6g 以运脾化湿，考虑正值暑月，故未予麻黄，而用藿香、佩兰之属，同时以甘寒淡渗之增液汤以滋阴润燥，效果明显。本案辨治的关键在于：①患者病史较长，阴虚较久，阴损及阳，虽呈现一派虚热症状，但其口渴却喜热饮、夜尿频多、疲劳乏力等阳虚症状为辨证之关键，可采用"热因热用"反治之法；寐差、烦躁，乃阳不入阴所致，以附子、磁石、酸枣仁等温补心肾、潜镇安神、调和阴阳，故二诊时夜寐好转，且加大附子、磁石剂量后，夜寐明显改善。②病机原为下则肾阳不足，上则虚阳浮越，加之津液大伤，致病癌毒考虑为寒、热、湿毒为主，渐而病机转变为湿热胶结，溢饮有热，致病癌毒考虑为热、湿毒为主。③无论其虚阳上浮、外越，其本在阴损及阳，肾阳亏虚，且患者湿毒也较甚，癌毒辨证时以寒、热、湿毒为主，病机较为复杂，要从整体上把握患者病机转变规律，温阳不伤阴，滋阴不助湿，多重兼顾。

（三）柳某某，男，51岁

患者2019年上半年开始咳嗽，痰少，未见咯血，迁延至2020年10月检查明确诊断为左上肺癌，同年11月8日在省肿瘤医院手术，术后病理报告为"左上肺中央型鳞状细胞癌Ⅱ级，累及胸膜，支气管残端见癌组织浸润，纵膈淋巴结（3/5）转移"。肿瘤医院建议放疗，因患者原有风湿性心脏病史，心房内血栓形成而未接受。就诊前CT复查示：左上肺癌术后改变，主肺动脉窗内淋巴结肿大，心影增大，心包积液，心房增大，压迫食管近端，食管扩张明显。超声心动图示：风心瓣膜病，重度二尖瓣狭窄，轻度主动脉瓣关闭不全，重度三尖瓣关闭不全。目前咳嗽，有痰不多，色白质黏，气急，心慌，易汗，大便偏烂，形体偏瘦，面色无华，苔薄腻，质偏暗，脉来参伍不调。

治疗经过：根据患者脉症辨证为气阴两伤，热毒痰瘀阻肺。治以益气养阴、化痰活血、解毒散结、清肺止咳。药用炙鳖甲10g先煎、南北沙参各12g、天麦冬各10g、太子参10g、生黄芪12g、杏仁10g、薏苡仁20g、泽漆15g、山慈菇15g、漏芦12g、炙蜈蚣3条、露蜂房10g、蛇舌草25g、仙鹤草20g、猫爪草20g、桃仁10g、土鳖虫5g、诃子6g、炒玉竹10g。另：川贝粉20g，每次1.5g，冲服，每日2次。其后咳甚，加炒苏子10g、罂粟壳5g，食入吐出，进食有梗噎感加旋覆花10g（包煎）、沉香3g（后下）、独角蜣螂2只、炒莱菔子15g、公丁香5g、代赭石20g（先煎）。治疗至4月份时，患者病情明显好转，稍有咳嗽，饮食吞咽无梗塞感，用药在上方基础上稍作调整：南北沙参各12g、天麦冬各12g、太子参15g、生黄芪20g、葶苈子15g、泽漆15g、猫爪草20g、山慈菇15g、杏仁10g、露蜂房10g、漏芦12g、蜈蚣3条、土鳖虫5g、独角蜣螂2只、炒莱菔子10g、法夏10g、旋覆花（包）10g、炒枳实10g、全瓜蒌20g、砂仁3g后下、白花蛇舌草25g、炒六曲10g、炒玉竹10g、桃仁10g、炙桑白皮12g、仙鹤草15g。其后守法守方，随证加减继图。

按：本患者因有心脏病，无法放疗，亦未行动静脉化疗，术后残余之肿瘤全赖中药以治，段师以复法大方图之，融益气养阴、化痰散结、活血化瘀、解毒抗癌、清肺止咳等治法于一方，最多时药用至30味，患者病情得以稳定。一般状况良好，取得了较好的治疗效果。

（四）司某某，男，49岁

患者既往有乙性肝炎病史，2017年6月B超、CT查肝右叶占位，遂于同年

7月在省肿瘤医院手术，术后病理报告为肝细胞癌。术后一月慕名来我院服中药治疗。其后患者一直在段师门诊坚持治疗。从初诊到2021年5月计有80余诊，大致分为4个阶段。

第一阶段：初诊～2018年6月。

患者诉脘腹痞胀，食后显著，肝区不痛，疲劳乏力，大便溏烂，日3～4次，苔淡黄薄腻，脉细弦。B超示肝硬化，脾大，胆囊结石，有时有少量腹水，生化示肝功异常。

从肝郁脾虚、湿热毒癖蕴结、疏泄健运失司治疗，基本方药为：柴胡5g、赤芍12g、制香附10g、炒白术10g、厚朴5g、炒枳壳10g、炒黄芩10g、砂仁5g后下、八月扎12g、莪术10g、炒六曲10g、炙鸡金10g、田基黄20g、潞党参10g、蛇舌草20g、蚤休20g、山慈菇10g。在此基础上，根据患者的情况加减：腹胀甚加木香、莱菔子、槟榔，腹水尿少加猪茯苓、水红花子，胆区疼痛加金钱草，便溏加怀山药等。

第二阶段：2018年6月～2019年4月。

患者腹壁隆起，扪及包块，2018年7月2日在省肿瘤医院再次手术，术后病理示"肝癌腹壁转移"，2018年7月6日术后来诊，家属代诉，患者体质较弱，消瘦乏力，不欲食，食后腹胀，手术切口未愈合，见血肿，血常规示白细胞、血小板均减少。

国医大师段富津认为术后气血两虚、肝脾两伤，同时有湿热毒瘀蕴积，治予攻补兼施，补益气血，健脾和胃，扶正抗癌。潞党参12g、生黄芪15g、炒苍白术10g、仙鹤草15g、枸杞子10g、生薏苡20g、泽泻15g、泽漆12g、生薏苡仁20g、炙鸡金10g、八月扎15g、当归10g、猪茯苓15g、砂仁3g后下、炙蟾皮3g、莪术10g、山慈菇12g、蛇舌草20g、炒六曲10g。以上方药加减治疗，患者血象恢复正常，精神好转。

第三阶段：2019年4月～2020年8月。

CT复查示肝癌复发，左右叶均见占位，大小从1.0×1.0～2.0×1.5厘米，后腹膜见淋巴结影。腹胀，餐后不舒，仍从肝脾两伤，湿热毒瘀互结治疗，从攻补兼施转从以祛邪为主。药用：水红花子15g、土鳖虫6g、九香虫5g、莪术10g、山慈菇15g、八月扎15g、青皮10g、漏芦12g、炙蜈蚣3条、蛇舌草25g、泽漆12g、半枝莲20g、生黄芪15g、枸杞子10g、炙鸡金10g。随症加减运用柴胡、赤芍、制香附、炒白术、厚朴、炒枳实、炒黄芩、砂仁、莪术等。

第四阶段：2020年8月～2021年5月。

此阶段患者出现发热，最高时39℃。2002年1月11日B超示：肝癌，右叶见8.9×7.3厘米不均匀低回声区，腹腔内见有9.5厘米低回声区，巨脾。腹部逐渐膨急隆起，下肢浮肿，左侧明显，尿量减少。

医者认为患者病情进展，湿热毒癖互结日深，肝脾两败，气滞水停。患者之发热是由湿热郁蒸、枢机不和所致，治当先顾其标，予清透湿热，和解枢机，理气利水。药用：柴胡10g、炒黄芩10g、青蒿20g后下、法半夏10g、藿香10g、鸭跖草20g、茵陈15g、蛇舌草25g、水红花子15g、大腹皮15g、厚朴5g、泽泻15g、猪茯苓各25g、砂仁后下5g、炙蟾皮3g、炒苍术15g、青陈皮各6g、鸡苏散包煎15g、车前子包煎10g、茅芦根20g。尿少腹胀甚时加陈葫芦瓢、防己、葶苈子，生黄芪（合己椒苈黄汤意，改大黄为黄芪）。药后发热能退，腹胀能减，但停药后有复发，至2002年5月28日末次就诊，患者尚能自行来诊，因经济因素，且患者自觉根治无望，有放弃治疗之意，其后未再来诊。前后共五年之久。

按：本患者为肝癌术后复发转移，国医大师段富津在治疗中综合运用疏肝健脾、清化湿热、软坚化癖、解毒抗癌等多种治法作为基本治疗方法。其间又根据病情的变化适时调整，如在腹壁转移二次手术后，气血亏虚的情况下，转从益气健脾、扶正抗癌治疗，后期患者出现癌性发热和腹水时，又在基本治疗的基础上配合运用清宣透热和利水消胀的方法。但总的来说，复法图治这一治疗方略始终不变。患者从术后首次开始服中药治疗起，到末次就诊，时间先后将近5年，虽然治疗过程中病情仍然在逐步地发展，从腹壁转移到肝脏内复发转移，再到腹腔内转移，及最后出现发热、腹水、黄疸不治。但其病势的发展已大大地延缓，生活质量明显提高，生存期明显延长，甚至超过患者家属及本人当初的预想，取得了良好的疗效。

（五）杨某某，女，81岁

咳嗽持续两月余，间断痰中带血，血色鲜红，在哈医大三院摄片检查诊为右肺癌。咯痰时多时少，色白质黏，胸部不痛，气急面热，升火潮红，口干，出汗不多，咳时遗尿，纳差，苔薄黄质暗红脉细滑。痰热郁肺，阴络受损。十大功劳叶10g、南北沙参各12g、天麦冬各10g、知母10g、泽漆12g、炙鳖甲10g、先煎、炙桑皮各10g、地骨皮12g、山慈菇10g、猫爪草20g、仙鹤草20g、白茅根15g、杏仁10g、薏苡仁20g、诃子肉9g、罂粟壳6g、炒谷麦芽各10g、夜交藤20g、白薇15g、山萸肉10g、生地12g。

2019年1月31日

病情稳定，且有好转，烘热面赤减轻，咳少痰少质黏无血，胸不痛，口干，苔黄薄，质暗，脉细滑数。1月14方加白薇15g、大生地12g、山萸肉12g，改制鳖甲15g、夜交藤25g。

2019年2月7日

日来感冒，咳嗽较显，无痰，饥饿时烘热较著，无汗，胸闷不痛，口干，心动加快，大便尚调，苔黄薄腻，质暗，脉细滑数。痰热郁肺，阴伤络损。功劳叶10g、白薇15g、地骨皮15g、天冬、麦冬各12g、知母10g、猫爪草20g、山萸肉10g（炙）、鳖甲15g（先煎）、山慈菇15g、仙鹤草20g、大生地12g、杏仁10g、薏苡仁20g、夜交藤25g、泽漆15g、罂粟壳6g。

2019年7月9日

近来咳喘减轻，咳痰不多，色白质黏，口稍干，舌苔中部黄腻，质暗隐紫，脉细滑。2002年2月7日方去夜交藤，加太子参12g、胡桃肉15g、炙桑皮12g、炒玉竹10g、五味子5g、红豆杉20g、炙鸡金10g、炒六曲10g、炒苏子10g。

按：本患者因咳嗽、痰中带血来国医大师段富津门诊治疗，经检查确诊为肺癌。因患者年逾八旬，家属未告知患者本人，亦不愿做手术及放化疗，希望能尽快止血，以释患者之疑惧。段师据其脉症，诊为素体肝肾不足，癌毒痰热郁肺，肺阴受损，络伤血溢。治疗以南北沙参、天麦冬、知母、炙鳖甲、山萸肉、生地滋养肺肾阴津，以功劳叶、炙桑皮、地骨皮、白茅根、白薇、生地清肺宁络，凉血止血；以泽漆、山慈菇、猫爪草、仙鹤草、薏苡仁化痰散结，解毒抗癌；以杏仁、诃子肉、罂粟壳敛肺止咳。用药两周患者痰血即止，其后在上方基础上稍作加减，继续图治，患者病情稳定，获得较长的生存期，且在治疗过程中未再出现咯血或者痰中带血。段师经验，对肿瘤患者的各种出症状，治疗应当参照内科中血证之治，关键是要根据出血的颜色、部位、伴随的症候，辨清其寒热虚实之病性，同时要针对肿瘤本身祛邪治疗，本案即是如此。

（六）吴某某，男，53岁

2019年12月开始咳嗽，痰中夹有血丝，CT（省肿瘤医院CT号37228）查为肺癌，未手术，化疗6次，时有低热，T：37.80，常服消炎痛，胸腹常有灼热感。受凉或者口吸凉风则咳嗽，痰白，口干不显，自汗，纳差，二便尚调，舌苔腻，底白罩黄，舌边尖暗红，脉细滑数。

处方：功劳叶10g、白薇15g、南北沙参各10g、大麦冬10g、太子参10g、杏仁10g、薏苡仁20g、山慈菇15g、泽漆12g、猫爪草20g、葎草20g、知母10g、法半夏10g、橘皮6g、炒六曲10g、仙鹤草15g、露蜂房10g。

2020年1月6日二诊

药后精神食纳均有改善，低热有减，停消炎痛尚可忍受，口干，尿黄，大便正常，舌苔淡黄腻，脉细兼数，守原方加味，原方加炒黄芩10g。

2020年11月8日三诊

低烧退尽，但仍自服消炎痛每日二片，受凉后稍有咳嗽，痰白质黏量不多，口干，夜晚欲饮，盗汗已止，二便正常。苔淡黄稍腻，舌质暗，脉细。守原方巩固。

2021 年 03 月 13 日六诊

精神好转，低烧未发，消炎痛减为每日一片，足趾仍麻，口稍干，食纳平，脉细滑。

处方：功劳叶 10g、青蒿（后下）15g、白薇 15g、藿香佩兰各 10g、炒黄芩 10g、法夏 10g、生薏苡仁 20g、南北沙参各 10g、太子参 10g、山慈菇 12g、猫爪草 20g、泽漆 12g、炒六曲 10g、砂仁（后下）3g、仙鹤草 15g、陈皮 6g、土茯苓 20g、鸡血藤 15g。

2021 年 5 月 24 日七诊

低热未发，停用消炎痛已 10 多天，足趾仍有麻木，食纳欠佳，受凉后咳嗽有痰，色白不黄，口干，未出盗汗，脉小滑数，苔腻罩黄。原方加生黄芪 12g，改泽漆 15g，14 帖。

按：本案为一个肺癌患者，此处所录为其癌性发热的一段治疗经过。根据其病史，结合脉症，辨其证为热毒痰癖蕴肺，气阴两伤。认为其发热与与癌毒肆虐、毒热外蒸、气阴不足、虚热内生等因素有关，方中功劳叶、白薇、葎草、青蒿、知母、炒黄芩清热透邪；沙参、麦冬、太子参、生黄芪补益气阴；山慈菇、泽漆、猫爪草、法半夏、橘皮、仙鹤草、露蜂房、薏苡仁、泽漆等化痰散结，解毒抗癌；退热与治癌兼顾，祛邪与扶正并进。由于治疗得法，药后患者发热渐退，癌热控制。其后针对本病继续治疗。

（七）汤某某，男，55 岁

慢支史多年，陈旧性结核，2019 年 8 月因咳嗽持续难尽，查见左下肺鳞癌，未予手术，而行放疗一次、热疗 4 次，目前自觉体力难以支撑，食纳减退，夜半咳嗽加重，痰黏，排吐尚利，未见出血，胸闷痛不显，苔腻白，质暗紫，脉细滑。既往有脑梗、糖尿病史。常服降糖药、抗栓药。证属肺之气阴两虚，痰浊瘀毒互结。

处方：南北沙参各 12g、天麦冬各 12g、太子参 12g、生黄芪 15g、羊蹄 15g、猫爪草 20g、泽漆 12 g、露蜂房 10g、山慈菇 15g、炙僵蚕 10g、仙鹤草 20g、生薏苡仁 20g、炒苏子 10g、炒莱菔子 10g、法半夏 10g、陈皮 6g、红豆杉 20g、地骨皮 15g、制南星 10g、土鳖虫 5 g、鬼馒头 15g、炙鸡金 10g、炒六曲 10g。

二诊：2019 年 10 月 25 日。服药七剂，咳嗽减轻，痰量咯少，咯吐尚可，色白质黏，胸膈不适，时有泛恶，口干，舌苔浮黄腻，舌质红紫，脉细滑。原方加煅瓦楞子 15g，海蛤粉 15g（包煎），知母 10g，去炒莱菔子，继进。

三诊：2019 年 11 月 1 日。最近住省医院化疗 1 次，化疗反应严重，恶心，咳嗽阵发，痰不多，胸不痛，血糖明显升高，口干，二便可，舌苔浮黄有腐浊，舌质红多裂，脉细滑。10月19日方加竹茹6g，白蔻仁3g（后下），黄连3g，，藿香、苏叶各10g，去莱菔子。

四诊：2019年11月15日。上周又化疗1次，反应稍大，恶心，厌食，咳嗽阵发，痰色白或微黄，汗多，大便偏干，饮水不多，舌苔浮黄腻，舌质红暗紫中裂，脉细滑。10月19日方加藿香、苏叶各10g、黄连6g、竹茹6g、全瓜蒌12g、鸡血藤15g

五诊：2020年1月15日。服药一周，恶心反应已不显著，食纳尚平，间有咳嗽，有痰不多，舌苔浮黄粘腻，舌质暗红有裂并见瘀斑，脉细。

处方：南北沙参各12g，大麦冬10g，太子参12g，法半夏10g，川连3g，藿苏叶各10g，陈皮6g，竹茹6g，仙鹤草15g，薏苡仁15g，红豆杉20g，炒苏子10g，山慈姑12g，猫爪草20g，泽漆12g，炙鸡金10g，砂蔻仁各3g（后下），全瓜蒌15g。此后继服上药，并按计划化疗，化疗期间恶心反应不重，能进食，大便通畅日行。

2020年3月18日家属来告，已顺利按计划完成化疗。

按：化疗药物有明显损伤脾胃反应，患者每出现恶心、呕吐、便秘或腹泻、口干、舌苔厚腻表现，其证候当属湿热中阻，胃失和降，脾失健运，故本案三诊时为配合化疗，而加强调养脾胃。药用黄连苦寒清热燥湿，藿香、苏叶、砂仁、白蔻芳香化湿，苦辛配合，寒温相伍，有利于湿热的清化。半夏、陈皮理气和胃，全瓜蒌化痰浊兼具润肠通便作用，炙鸡金、炒六曲消食助运。诸药合用，共奏清热化湿、健脾和胃助运之功。不少患者因怕化疗反应而拒绝化疗，如何减轻化疗毒副作用一直是困扰临床的难题之一。本案运用调养脾胃药，而使化疗完成顺利，说明中药对化疗药有一定减毒作用。

（八）金某某，男，60岁

2018年4月出现咳嗽、消瘦、纳差，CT查见"左肺肿块，少量胸水，因肺功能差，不宜手术，插管化疗3次，继则放疗，共20次，后遗放射性肺炎，用抗生素治疗无效。目前咳嗽，卧后加重，连声作咳，痰多色白，质较稠，咯出为舒，胸闷。咳引胸痛，气喘，口干欲饮，大便稀薄，日3至4次，舌苔黄腻，舌质红，脉小滑数。证属放疗伤肺，阴虚热郁，痰浊瘀肺。治拟养阴清肺，化痰活血，解毒消癌。

处方：南北沙参各12g，天麦冬各10g，天花粉15g，生黄芪5g，枸杞子12g，山慈菇10g，炙僵蚕10g，露蜂房10g，法半夏10g，炙蜈蚣3条，炒白芥子10g，炒莱菔10g，炒苏子10g，海藻12g，炙桑白皮12g，合欢皮15g。

二诊：2018年10月14日。服上方两周，咳嗽减轻，痰量不多，胸闷减轻，气急，胸痛缓解，苔腻能化，口干多饮。原方去苏子、莱菔子再进。

三诊：2018 年 1 月 6 日。服上方 2 月余，咳嗽不重，咯痰不多，口干不显，食纳知味，腰腿酸软，舌苔黄腻，舌质红，脉细滑。嘱原方继续服用，定期复诊。2002 年 5 月 9 日随访，病情稳定未复发，精神状态良好。

按：X 线性类火毒，其性炎热、升散，易伤人体阴津。患者因放疗而灼伤肺阴，致肺失濡润，宣发肃降失常，故而咳嗽久治不愈。经予养阴清肺、化痰活血、解毒消癌治疗，咳嗽渐缓，咯痰不多，口干不显。随访已历 4 年，病情稳定，精神状态良好。

（九）姜某某，男，63 岁

左肺癌介入化疗至今 3 年。今年 3 月在医大二院行影像学检查示："左侧中央型肺癌，伴 T6 椎体转移，病理诊断为鳞癌。"之后曾行介入化疗 3 次，目前左侧胸膺闷胀不舒，左胸连及肩背部疼痛，舌苔薄黄，舌质暗，脉小滑。证属热毒痰瘀久郁，络气不和，不通则痛。急则治标，先予行气活血，通络止痛，辅以扶正消癌治本。

处方：旋覆花 10g（包煎），广郁金 10g，片姜黄 10g，瓜蒌皮 10g，降香 5g，炒苏子 10g，茜草根 15g，路路通 10g，南北沙参各 10g，太子参 10g，天麦冬各 10g，炙僵蚕 10g，泽漆 10g，猫爪草 20g，山慈菇 15g，川百合 12g，生薏苡仁 20g，露蜂房 10g，炙蜈蚣 3 条，蛇舌草 20g，仙鹤草 10g。

二诊：2020 年 8 月 26 日。服药两月余，左胸连及肩背部疼痛减轻明显，但两肩仍有酸胀感，稍有胸闷，食纳良好，大便正常，口不干，舌苔淡黄，舌质暗红，舌下青筋显露，脉弦滑。

处方：原方加制南星 10g、炒玄胡 10g、土鳖虫 5g，继续治标止痛为主。

三诊：2020 年 11 月 18 日。服药近三月，左胸连及肩背部疼痛不显，时有胸闷，左肩背部常有胀感，舌苔薄黄，舌质暗红，脉细弦滑。守 6 月 10 日方继续治疗。

按：肝经布两胁，故本案取香附旋覆花汤加减化裁，行气散结，活血止痛。气为血帅，气行则血行，气滞则血瘀，故以旋覆花、广郁金、片姜黄、瓜蒌皮、降香、苏子、炒玄胡诸药行气，以茜草根、路路通、地鳖虫活血化瘀，以蜈蚣、露蜂房走窜通络止痛，辅以太子参、天门冬、麦门冬、南北沙参、百合、生薏苡仁益气养阴扶正，炙僵蚕、泽漆、猫爪草、山慈菇、制南星化痰散结，蛇舌草清热解毒，仙鹤草解毒和血，防行气活血而有动血之弊。诸药合用，故胸痛、背痛得以缓解。

（高 飞）

第三节　从痰瘀内聚理论论治肺癌

原发性支气管肺癌（bronchogenic carcinoma），又称肺癌（Lung cancer，LC），为起源于支气管黏膜或腺体的恶性肿瘤，常有区域性淋巴转移和血行播散。肺癌的发病率和病死率在全球恶性肿瘤中居首位，在中医学中肺癌属于"肺积""息贲"等范畴。中医认为肺癌是一种全身性疾病，而肺部肿瘤是全身疾病中的局部表现。肺癌主因正气内虚，邪毒外侵。肺脏功能失调，肺气郁闭，宣降失司，气滞而致血瘀，阻塞络脉，津液输布不利，壅结为痰，痰瘀交阻，日久而成。《素问·玉机真脏论》中所论"大骨枯槁，大肉陷下，胸中气满，喘息不便，内痛引肩项，身热，脱肉破䐃，真脏见，十月之内死"类似肺癌晚期临床表现，并明确指出预后不良。西医常规治疗方案多采用外科手术治疗，对于错失手术时机和手术不耐受者，通常采用放化疗、介入治疗、免疫治疗等方式，但总体疗效欠佳。中医药治疗方法在延长患者寿命、缓解患者症状等方面有明显优势。

从肺癌发生、发展的病机和临床表现及治疗经验中我们发现：痰瘀内聚与肺癌的发生、发展密切相关，从化痰消瘀法论治肺癌临床收效甚佳。

一、肺癌的发病

中医学中本无肺癌一说，中医学将肺癌、肝癌等恶性肿瘤疾病统称为癌病。其临床表现主要为身体肿块逐渐增大，表面高低不平，质地坚硬，时有疼痛，发热，并常伴纳差、乏力、日渐消瘦等全身症状。

早在殷墟甲骨文就有"瘤"的记载。《黄帝内经》从外邪、饮食、情志及人体正气等方面对"瘤"的形成进行了较详细的论述。如《灵枢·九针论》曰："四时八风之客于经络之中，为瘤病者也。"《灵枢·刺节真邪》中指出瘤是"虚邪之入于身也深，寒与热相搏，久留而内着"所致，并将瘤初步分为筋瘤、肠瘤、骨瘤、肉瘤、昔瘤等。汉代张仲景创制的大黄䗪虫丸、鳖甲煎丸、桂枝茯苓丸等，现已成为治疗肿瘤的有效方剂。唐代孙思邈善用虫类药治疗乳腺等肿瘤。"癌"字首见于宋代东轩居士所著之《卫济宝书》，将"癌"作为痈疽五发之一。"癌"通"岩"，《说文》释为"山岩也"。杨士瀛《仁斋直指附遗方论》描述："癌者，上高下深，岩石之状，毒根深藏。"金元时期李东垣强调"人以胃气为本"及"养正积自消"的观点，对于指导肿瘤的治疗具有重大意义。《丹溪心法》认为"凡人身上、中、下有块者，多是痰"，提出"治痰法，实脾土，燥脾湿，是其治本也"。明代张介宾《景岳全书·杂证谟·积聚》记载："凡积聚之治，如经之云者，亦既尽矣。然欲总其要，不过四法，曰攻，曰消，曰散，曰补，四者而已。"对积聚之治法作了高度概括。

历代文献中还有许多病证，虽无"癌"之名，却包含癌病的证候。如《黄帝内经》的"石瘕""肠覃""息贲""噎膈""反胃"等，《难经》之"五积"，隋代巢元方《诸病源候论》之"癥""积聚""食噎"等，均与现今某些恶性肿瘤类似。其中现代中医学研究认为，"息贲"即是现代医学中的肺癌。

癌病的病因主要有外感六淫、内伤七情、饮食失调及久病正虚等，以致脏腑阴阳气血失调，气滞血瘀痰结毒聚，聚而成癌。六淫邪毒即外感六淫之邪，或工业废气、石棉、煤焦烟炱、放射性物质等邪毒之气。因正气不能抗邪，邪毒久留，脏腑气血阴阳失调，病变日久则可形成结块。再有情志不遂，七情怫郁，气机郁结，久则导致气滞气结，气不布津，久则津凝成块。正如《类证治裁·郁证》所言："七情内起之郁，始而伤气，继必及血。"而饮食不节（不洁），则会损伤脾胃，进而产生痰浊、气滞、血瘀、毒聚等病理性改变，导致癌病发生。正如《卫生宝鉴》云："凡人胃虚弱或饮食过常或生冷过度，不能克化，致成积聚结块。"宿有旧疾，即原患咳嗽、胃痛、胁痛、腹痛、黄疸等症，因失治误治，病邪久羁，损伤正气，而使气、痰、血等阻滞体内，壅结成块。久病伤正，或年老体衰，致正气内虚，脏腑阴阳气血失调，气虚血瘀；或生活失于调摄，劳累过度，气阴耗伤，外邪乘虚而入，客邪留滞不去，气机不畅终致血行瘀滞，结而成块。正如《医宗必读·积聚》所说："积之成者，正气不足，而后邪气踞之。"

癌病的基本病机为正气亏虚，脏腑功能失调，气滞血瘀，痰结毒聚，日久积滞而成有形之肿块。主要病理因素为气滞、血瘀、痰结、毒聚。病理性质总属本虚标实。正气亏虚，全身气机不畅，脏腑功能失调为本，气滞血瘀痰结毒聚为标。故本病是一类全身属虚、局部属实的疾病。肺癌亦属本病之范畴，故肺癌之基本病机亦为正虚标识。在历代医家及现代中医学临床研究中发现，除正虚外痰邪与瘀邪对肺癌的影响甚大，故下文便对痰邪、瘀邪的形成及痰瘀内聚的原因稍作探析。

二、痰邪的形成与致病特点

（一）痰邪的形成

痰是人体水液代谢障碍所形成的病理产物，可分为有形之痰和无形之痰。有形之痰，指视之可见、闻之有声的痰液，如咳嗽吐痰、喉中痰鸣等，或指触之有形的痰核。无形之痰，指只见其征象，不见其形质，但以治痰的方法有效，从而推测其病因为痰。如眩晕、癫狂、痴呆等病以祛痰的方法治之有效，则认为该类病的发生是痰在作祟。

肺癌中痰邪的形成主因人体正气虚损，一身气机不畅，责之肺、脾胃、肾、三焦，导致各脏腑水液运化功能受损，故生痰邪。

中医学认为："脾为生痰之源，肺为贮痰之器，肾为生痰之本。"人体正气虚损，则脾气不升。因脾主运化，运化水液，脾失健运，则导致水湿内停，聚而成痰。《医宗必读·痰饮》："按痰之为病，十常六、七，而《内经》叙饮四条，皆因湿土为害，故先哲云：'脾为生痰之源。'……脾复健运之常，而痰自化矣。"脾主运化，为胃行其津液。若脾胃运化失职，土不制水，则导致水津不行，停聚而为痰、为饮。《经脉别论》有云："饮入于胃，游溢精气，上输于脾，脾气散精，上归于肺，通调水道，下属膀胱，水精四布，五经并行。"饮食入胃后，经脾的吸收，将水液中的精气首先向上输送于肺，在肺气的作用下，将其中"清的部分"布散于全身以濡养脏腑组织器官，其中"浊的部分"，一部分经肺的宣发作用输布于皮毛而为汗，另一部分经肺的肃降作用下达于肾和膀胱，成为尿液排出体外，使体内各个组织器官，既得到津液的充分濡养，又不致水液停留，从而维持体液的动态平衡。若脾运不健，气化失调，水液停聚于肺而为痰，故："脾为生痰之源。"

又因肺癌一病是因人一身正气虚损所致，故肺气亦受其累。肺主气，司呼吸，调节气的出入和升降。当邪气侵袭肺时，容易导致肺内的津液凝聚成痰。脾主运化，即消化和运送营养物质至各脏器。如果湿邪侵犯人体，或思虑过度、劳倦及饮食不节，都能伤脾而使其失去运化功能，造成水湿内停凝结成痰。肺主宣发与肃降，宣发可将津液布散于肌肤皮毛，肃降可使水道通调，使上源之水下行。若肺失宣降，上焦水津不能通降与布散，便停聚于肺，而化为痰饮。脾主运化水湿，若脾不健运，水湿不运，便停于体内，或肌肤四肢，或脏腑等部位。若停聚于肺，与寒、热、火、风等邪气相搏，聚而为痰，痰浊阻肺，影响气机，则肺气不宣、不降，可见咳嗽、痰多，甚或上逆作喘。古人云"脾为生痰之源，肺为贮痰之器"，即肺病停痰，痰浊阻肺，不单纯是肺本身病变，而其根源多是因脾气虚不能运化水湿，水湿停聚于肺而发病。

"肾为生痰之本"则指的是，中医认为肾为先天之本，协调全身脏腑阴阳，又称为"五脏阴阳之本"。《素问·逆调论》："肾者水藏，主津液，主卧与喘也。"肾气及肾阴肾阳对水液代谢过程中各脏腑之气的功能，均具有促进和调节作用，且主司和调节着机体水液代谢的各个环节。《素问·水热穴论》说："肾者，胃之关也，关门不利，故聚水而从其类也。"可见，肾在维持体内津液代谢平衡中起着重要作用。肾寓真阴真阳，为水火之根，气化之动力。肾对体内水液所司开合之功，具体是靠肾中阳气温煦蒸化的气化作用，肾的气化作用正常，则升降开合有度。开，则代谢的水液得以排出；合，则机体需要的水液能在体内保留。如此维系着体内水液运化输布代谢的相对平衡。肾的气化作用，无论是脾的运化，还是肺的宣降，悉依赖于此。一旦气化失职，开合不利，水液的输布调节失常，清津不能运化，浊液不得排泄，水湿停积，便酿为痰浊。明代王纶首倡："痰之本，水也，原于肾。"赵献可在《医贯·痰论》中称："节斋论痰，首揭痰之本于肾，可谓发前人所未发。"继之张景岳也承其说，提出："五脏之病，虽俱能生痰，然无不由乎脾肾。盖脾主湿，湿动则为痰，肾主水，水泛亦为痰，故痰之化无不在脾，而痰之本无不在肾。"认为凡是痰证，皆与脾肾相关。且以肾为本，以脾为标。张景岳认为，脾家之痰有虚有实，而肾家之痰则皆为虚证。《景岳全书·卷三十一》指出"肾水亏，则水不归源而脾痰起"。李用粹在《证治汇补》中说："痰之源，出于肾，故劳损之人，肾中火衰，不能收摄，邪水、冷痰上泛。"无不说明肾阳不足，气化失职，开合失司，而致清津不能运化，浊液不得排泄，水湿停积，而为痰浊。对于肾阴虚火灼液成痰，《医贯》中云"肾阴虚，津液不降，败浊成痰"；《血证论·痰饮》阐释为："下焦血虚气热，津液不升，火沸为痰"；《本草经疏》解释得更清楚："由于阴虚火炎，上迫乎肺，肺气热则煎熬津液，凝结为痰，是谓阴虚痰火，痰在乎肺而本乎肾。"肺癌主因正气虚损所致，肾气为人体正气的重要组成部分，故肾气亦有虚损，痰邪乃生。

　　三焦的记载始见于《黄帝内经》，其含义有二。其一为六腑之一，如《素问·灵兰秘典论》曰："三焦者，决渎之官，水道出焉。"其二为部位，即上焦、中焦、下焦的合称，依照部位及特定生理功能划分。《灵枢·营卫生会》言："上焦出于胃上口，并咽以上，贯膈……中焦亦并胃口……下焦者，别回肠，注于膀胱而渗入焉。"汉代医家张仲景有"上焦得通""理中焦""利在下焦"的论述，并将三焦理论灵活运用于外感热病的治疗。清代医家吴鞠通溯源经典，参考诸家观点，提出温病三焦辨证理论，认为三焦辨病变的部位在脏腑，即病在上焦属心肺，病在中焦属脾胃，病在下焦属肝肾。

　　三焦为人体水液运行的主要通道，按部位分为上、中、下。肺居上焦，为水之上源，外合皮毛，通过鼻窍与外界直接相连，湿邪侵袭卫表，卫阳为之所遏，症见恶寒、发热等临床表现；肺气不得宣发，进而影响肺的肃降及通调水道功能，湿邪停留肺中，阻塞气道可出现咳嗽、咳痰、胸闷、气喘等症状。若湿已化热，湿温郁于肌表，则见发热、口干等症状；湿从燥化更伤肺津，则见干咳甚或胸痛等症状。"温邪上受，首先犯肺"，若湿温之邪蒙蔽清窍，可见谵语、神志不清等危急症状。脾胃居于中焦，为后天之本，《素问·经脉别论》载："饮入于胃，游溢精气，上输于脾，脾气散精，上归于肺，通调水道，下输膀胱，水精四布，五经并行。"脾胃是气机升降的枢纽，协调水液代谢。脾土与肺金母子相及，脾之健运有助于脾阳将脾阴输布于肺以发挥其卫外及下调水脏的功能。疫邪逆传心包，邪毒内陷营血，心神受扰，须在清心开窍的同时，注意脾在营血化源及统摄中与心主血脉相互协同的作用。脾主四时而含五脏之气，"内伤脾胃，百病由生"，因此在肺癌的治疗中要注重脾胃。肝肾居于下焦，肝主疏泄，助水湿运行，肾主水，湿性趋下，侵犯下焦易引起下肢水肿、二便失常等症状。湿郁化热，阻滞气机，热毒余邪久羁，则耗伤肝肾阴液。全身正气虚损，三焦亦受损，故水道不通，水液疏散无路，聚而成痰。

由此可见，痰邪的生成总因一身正气虚损，兼以各脏腑功能失调，水液运化输布不利所致。

（二）痰邪的致病特点

痰证临床表现多端，故有"百病多因痰作祟"之说。痰浊阻肺，宣降失常，肺气上逆，则见咳嗽气喘、咯痰；肺气不利，则胸闷不舒；痰浊中阻，胃失和降，可见脘痞、纳呆、泛恶、呕吐痰涎等症；痰蒙清窍，则头晕目眩；痰湿泛于肌肤，则见形体肥胖；痰蒙心神，则神昏、神乱；痰结皮下肌肉，凝聚成块，则身体某些部位可见圆滑柔韧的包块，如在颈部多为瘰疬、瘿瘤，在肢体多为痰核，在乳房多见乳癖；痰阻咽喉，多见梅核气；痰停经络，气血不畅，可见肢体麻木、半身不遂；苔腻、脉滑为痰浊内阻之象。而肺癌即是因机体正气虚损，脏腑功能失调，水液失运，导致痰聚胸中所成。《丹溪心法·下血》中有"为咳为嗽，为吐为利，为眩为晕，为嘈杂惊悸，为寒热痛肿，为痞膈，为壅塞，或胸胁间辘辘有声，或背心一片常为冰冷，或四肢麻痹不仁，皆痰饮所致"等说法，此即为痰邪致病广泛、变化多端之特点。

沈金鳌在《杂病源流犀烛·痰饮源流》中所述"痰之为物，流动不测，故其为害，上至巅顶，下至涌泉，随气升降，周身内外皆到，五脏六腑皆有"便点明了痰邪易于流窜的特点。又如朱丹溪所述"凡人身上中下有块者多是痰""痰之为物，随气升降，无处不到"，皆是此意。而痰邪易于流窜的特点又符合现代医学对癌细胞易于扩散转移的认识。

痰邪致病还体现在其症多怪异，且病势缠绵难愈，中医学中有"怪病多痰"一说；冯照章亦有"老痰难治也，胶结多年，如树之有萝，屋之有尘，石之有苔，托付相安，驱导涌涤，徒伤他脏，此则闭拒不纳耳"的见解。痰湿之邪阴秽黏滞，一旦留贮体内则胶着难祛，所以痰邪为病，病程长久，治疗困难，缠绵难愈，且易反复发作，而肺癌之病亦是因正虚生痰所致，因此治疗很是棘手。

另痰邪多兼挟他邪，因痰不仅是病理因素，亦是病理产物，所以其产生的过程中易挟他邪。如痰与火结则成痰火；若与寒凝则成寒痰；若随风动则成风痰，痰凝脏腑则使脏腑气机失调，导致痰凝气滞，梅核气等病即是此类；痰邪还易阻滞经脉使气血运行受阻，导致痰凝气滞以及痰瘀内聚等症。以上便是痰邪的致病特点。

三、瘀邪的形成与致病特点

（一）瘀邪的含义

汉代许慎《说文》有云："瘀，积血也。"首先提出瘀就是血液停积，不能流通的意思。而中医学中积聚、息贲等病亦是以瘀邪为主，瘀包括血瘀和瘀血。血瘀是指血液运行不畅或血液停滞不通的一种状态。瘀血则是指体内因血行滞缓或血液停积而形成的病理产物，又称"恶血""蓄血""败血""污血"等，包括体内瘀积的离经之血，以及因血液运行不畅停滞于经脉或脏腑组织内的血液。瘀邪的形成因素众多，寒热、外伤、久病、情志等皆可生瘀，然余以为导致肺癌生成的瘀邪主要可归于气虚、气滞、痰浊这三方面。

肺癌与正气的虚损有关，气虚而致瘀，发为肺癌。研究表明，长期吸烟，烟毒伤络，导致肺气虚损，肺气生成减少，气虚血瘀而致肺癌。张艳教授认为，心气虚可导致心阳虚，阳虚不能温煦心阳致周身血脉不畅而成瘀。除肺外，肺癌的病变还与肝、脾、肾有关。《素问·举痛论》认为"百病生于气也"，气为血之帅，气虚则无力推动血行，即"气有一息不运，血有一息不行"，久则致血瘀。《景岳全书·胁痛》云："凡人之气血犹源泉也，盛则流畅，少则壅滞，故气血不虚则不滞，虚则无有不滞者。"王传社等从微观方面证实了虚、瘀的物质存在。实验证明，补肾化瘀复方对老年小鼠免疫功能的促进作用明显优于单纯补肾方或化瘀方药，从治疗上证实了虚、瘀存在较单纯虚与瘀存在的多发性。

中医学认为，血能生气、养气，气亦能生血、行血，气不行而滞，血不运而瘀。肺主气，司呼吸，朝百脉；心属火，主血脉；肝属木，主藏血。若肝郁气滞，母病及子，累及心神，心脉痹阻，心肝二脏受累，木火刑金，故肺气易郁而肺络亦瘀。"气为血之帅，血为气之母"，血的运行靠气来推动，气机不畅或停滞，就会影响血液的运行而致瘀血。《素问·调经论》云："五脏之道，皆出于经隧，以行血气，血气不和，百病乃变化而生。"经隧指脉道，脉道是行气血之路，气血不和便可产生各种疾病。肺主气且朝百脉，气不通则脉亦不通，脉不通而气血不行，故瘀成。巢元方在《诸病源候论·小儿杂病诸候》中说："血之在身，随气而行，常无停积。"即说明气行则血行，气滞则血瘀。

痰饮则可直接产生瘀血。《医学正传》云："津液稠黏，为痰为饮，积久渗入脉中，血为之浊。"痰饮之邪其性黏滞，易阻滞脉道，脉道不通而气血不行，气血不行而瘀血乃生。且痰、瘀二邪可互相转化，既可因瘀致痰，又可因痰致瘀，久则痰瘀内聚，相互胶结而成积块，又因肺为贮痰之器，而肺又朝百脉，主气血之运行，故痰瘀二邪易聚于肺中发为肺癌。

（二）瘀邪的致病特点

凡瘀邪致病者其最主要的特点即是痛，其疼痛特点为痛如针刺、痛处拒按、固定不移、夜间痛甚。《医林改错》有云："凡肚腹疼痛总不移动是血瘀。"所谓通则不痛，不通则痛。《血证论》曰："瘀血在经络脏腑之间，则周身作痛，以其堵塞气之往来，故滞碍而痛。瘀血在上焦……骨膊胸膈顽硬刺痛……瘀血在中焦，则腹痛胁痛，腰脐间刺痛……瘀血在下焦，则季胁少腹胀满刺痛。"由此可见瘀血主要特点即是疼痛，而肺癌一病其胸部疼痛亦是主要症状。

肿块在体表者，色呈青紫，在腹内者触之坚硬，推之不移。《内经》之"积聚""石瘕"皆血瘀引起。肿块包括外在的肿胀及内脏病理性肿大，外在的肿胀包括结节样血管炎、脂肪瘤和乳腺增生等，内脏病理性肿大如肺癌、肝癌、子宫肌瘤等都是由瘀血引起的。

血瘀还可致出血，其特点是出血反复不止，色紫暗或夹有血块。各种出血既是瘀血的原因，也是瘀血的一个症状。如《伤寒论》中述："太阳病，其人发狂者，下血乃愈；血自下，下者愈。"《金匮要略》中述："妇人宿有症病……漏下不止。"而肺癌亦可出现咯血之症。

瘀血色脉征主要有面色黑，或唇甲青紫，或肌肤甲错，或皮肤出现丝状红缕，或皮下紫斑，或腹露青筋，舌质紫暗、紫斑、紫点，或舌下络脉曲张，脉涩或结、代等。此皆为瘀邪致病之特点。

（三）痰瘀内聚与肺癌发生发展的关系

肺癌的形成总因正气亏虚，肺脏功能失调，毒、气、痰、瘀内聚于肺，日久积滞而成。《素问·五脏生成》曰："诸气者，皆属于肺。"《素问·六节藏象论》曰："肺者，气之本。"《素问·灵兰秘典论》曰："肺者，相傅之官，治节出焉。"由此可见肺对人体的气血津液起着重要的调节作用，正气虚损，肺气不调，故全身之气血津液运行不畅。肺气失宣，津液失布，聚而成痰。肺朝百脉，主一身气血之运行，肺气失宣，血液失运，凝而成瘀。肺中痰可阻碍气机，使肺气失宣，血液不行化而成瘀；肺中之瘀亦可闭阻气机，使肺失宣降，津液不畅聚而成痰。正如《杂病源流犀烛》中所说："邪积胸中，阻塞气道，气不得通，为痰、为血，皆邪正相搏，邪既胜，正不得制之，遂结成形而有块。"可见肺虚所致痰浊瘀阻互为因果，二者结聚于肺，为肺癌发生之重要病机。

肺癌之难，在于其扩散与复发难以控制。而痰瘀证之特点则是症候多端，伏结胶固，缠绵反复。这与肺癌的扩散与复发的特点非常符合。肺癌之所以难以控制，主要是癌细胞易于扩散，癌细胞易侵犯全身各处的淋巴以及各个器官，这与痰邪的流注之特性不谋而合。肺癌为肺部肿瘤，中医学中肿瘤亦称为岩，而岩的发生则主因血瘀所致，岩的治疗之难为瘀血难祛，这又与癌细胞难以清除的特点相吻合，故痰瘀内聚为影响肺癌之发生发展的重要因素，而且也是导致肺癌进一步发展的重要因素。

（四）化痰祛瘀法的临床应用

现代医学对肺癌的治疗多采用外科手术治疗，早期手术预后较好，但是本病早期症状并不明显，发现时多已进入晚期，失去了手术治疗的最佳时机。对于错失手术时机和手术不耐受者，临床多采用放化疗、介入治疗、免疫治疗，手段虽多样，但总体疗效欠佳。从临床来看，肺癌的治疗在结合中医中药的辨证论治之后，患者的生存期以及生存质量明显得到提高，由此可见中医中药对肺癌的治疗具有积极的作用，亦可缓解其他疗法所产生的各类副作用。痰瘀内聚作为肺癌的一大病机与病因，在临床观察可见肺癌各期均有痰瘀内聚的症候特点，如咳嗽、咳痰、咯血、胸痛等。

而在肺癌的治疗上国内各医家亦有各自之看法，如朱丹溪治疗肺癌，既强调养阴，又强调病机中痰的因素，认为块乃有形之物也，痰由食积死血而成也，"凡人身上中下有块者多是痰"，力主祛痰以治块。《丹溪心法》创十味大七气汤、尊贵红丸子治疗本病。用药上，汇逐瘀、化痰、健脾药于一炉。王清任认为肺癌宜以活血化瘀法治之，《医林改错》中指出："气无形不能结块，结块者，有形之血也。血受寒则凝结成块，血受热则煎熬成块。"现代中医学界周仲瑛教授关于肺癌的分型论治，认为痰浊阻肺证中的痰性质复杂，痰瘀内聚为其中重要一型。周教授治疗此型病症多用杏仁、桔梗、半夏、陈皮以祛痰，加用鸡血藤、路路通、透骨草、天仙藤以祛瘀，临床效果良好。又如刘嘉湘教授认为对于肺癌的治疗当扶正祛邪，标本兼顾，刘教授虽主张肺癌根本在虚，但扶正与祛邪当相辅相成。刘教授认为肺癌的局部邪实仍以气滞、痰凝、血瘀、毒聚为主，故刘教授常以八月札、瓜蒌皮、陈皮理气，莪术、王不留行、丹参活血化瘀，苦参、白花蛇舌草、石上柏清热解毒，山慈菇、夏枯草、昆布化痰软坚，临床效果甚佳。刘松江教授则认为肺癌是正虚与邪实共同作用的结果，虚实夹杂，互为因果，治则当以扶正与祛邪并举。刘教授认为"痰生百病"，痰浊、血瘀既是肺癌的病理产物同时又是致病因素，在治疗方面除扶正外亦强调化痰利湿、活血化瘀之法。在选方用药方面，化痰药物常使用山慈菇、浙贝母、杏仁、半夏、瓜蒌等，活血药物常用虫类药，如全蝎、地龙、蜈蚣及常规活血化瘀药三七、桃仁、红花等，临床效果理想。

四、医案举隅

王某，男，64 岁，2017 年 6 月 18 日初诊。患者半年前因咳嗽、痰中带血、胸痛至当地某三甲级医院就诊。行肺 CT 示：右肺占位性病变；病理示：右下肺低分化腺癌，癌肿大小 2.7 cm×1.8 cm×1.6 cm，部分淋巴结转移。于该院行肺癌根治手术，术后常规放、化疗治疗。几个疗程的治疗因身体不能耐受故来我院就诊。诊见：咳嗽、少痰，胸闷痛，神疲乏力，少气懒言，消瘦，咽干，纳食不佳，二便尚可，舌红、苔中微黄腻、边紫暗，脉滑数，舌下可见脉络迂曲。辨证为气阴亏耗，痰瘀互结，肺窍失养。治宜益气养阴、化痰活血，佐以清热解毒。处方：黄芪 50 g，太子参 15 g，北沙参 15 g，麦冬 15 g，百合 15 g，生地黄 20 g，山慈菇 15 g，半夏 15 g，桔梗 15 g，浙贝母 20 g，苦杏仁 15 g，全蝎 15 g，地龙 10 g，红花 15 g，半边莲 20 g，白花蛇舌草 20 g，露蜂房 10 g，薏苡仁 20 g，甘草 15 g。14 剂，1 剂/d，水煎服，早晚 2 次温服，300 mL/次。

2 诊：咳嗽、咳痰减轻，胸闷不重，口稍干，体力渐增，患者心情明显好转，但食后偶见腹胀，舌红、苔薄暗紫，脉细数。效不更方，继以上方加厚朴 10 g，木香 10 g，砂仁 15 g。继服 14 剂。

3 诊：咳嗽、胸闷等明显好转，余无明显不适症状。随症加减调理方药，而后数月至半年随诊 2～3 次，嘱其避风寒、勿劳累，饮食注意荤素搭配，少食辛辣、不易消化之品。2018 年 6 月 15 日复查肺 CT 示：病灶稳定，未见明显肿块。而后患者坚持定期复诊，至今已行中医药治疗 1 年余，现病情稳定，一般情况良好。

所以从各大医家治疗肺癌的临床经验来看，尽管各有特色，但是各家均对从痰瘀内聚入手治疗肺癌表示认可，并积累了大量的临床经验。

（宋爱英）

第四节　从伏气内蕴理论论治肺癌

一、名著精选

《三时伏气外感篇》是王孟英将叶天士《临证指南医案》后附的《幼科要略》中有关温病学的内容选辑而成的，收入《温热经纬》之内。由于本篇所论的内容多属春、夏、秋三季的伏气和新感温病，所以篇名《三时伏气外感篇》。王孟英在该篇中还收录了小儿常见的热疖、口吐污霍乱、疟、病证的内容，因与温病学关系较少，故在本书中略去。另外，收入《幼科要略》有关温病的原文，并对原文的顺序作了一些调整。

本篇主要是讨论春温、风温、暑热、秋燥等病证的病因、病机、诊断、治疗方面的内容，特别是对各种温病的治疗所提出的原则和大法，为后世医家所遵循。因本篇内容系从叶天士儿科专著中选辑而成，所以文中所述常针对小儿的体质和病理特点。但有关温病的证治内容，不论是温病学的基本理论，还是具体的诊治内容，对于小儿和成人都具有普遍的指导意义。

原文：夫春温、夏热、秋凉、冬寒，四时之序也。春应温而反大寒，夏应热而反大凉，秋应凉而反大热，冬应寒而反大温，皆不正之乖气也。病自外感，治从阳分。若因口鼻受气，未必恰在足太阳经矣。大凡吸入之邪，首先犯肺，发热咳喘，口鼻均入之邪，先上继中，咳喘必兼呕逆、腹胀，虽因外邪，亦是表中之里。设宗世医发散阳经，虽汗不解，幼儿质薄神怯，日期多延，病变错综。兹以四气常法列左。

本节论述四时外感病的病因、感邪途径、发病部位和发病初起的治疗宜忌。所述的内容主要有以下几方面：

（1）气候与外感病发病的关系：文中提出，气候反常是外感病发病的重要因素，所以叶氏对外感病病因的认识还没有完全脱离"六淫"学说，但文中并没有把外感病的发生全部归结于气候之反常。"春应温而反大寒，夏应热而反大凉，秋应凉而反大热，冬应寒而反大温"来自《伤寒例》，但叶未引其后"此非其时而有其气，是以一岁之中，长幼之病多相似者，此则时行之气也"，表明叶氏不一定同意"非其时而有其气"是发生长幼之病相似的主要病因。叶氏把四时失序的气候反常称为"不正之乖气"，是受到了前人"乖戾之气"和吴又可"戾气"说的影响，实质上已把自然界一类特异性的致病因子作为外感病的主要病因，所以下文有吸受之论。

（2）外感病的感邪途径和发病部位：叶氏把病邪入侵的途径分为两类：一是由口鼻而入，其中吸入之邪由鼻犯肺；二是口鼻吸入之邪，则先上后中，犯于肺胃。这与《温热论》中所说的"温邪上受"之意相似，但包括了犯于肺而引起咳喘和犯于脾胃而引起呕逆、胀两个方面的内容，更为全面一些。文中还提出，外邪引起的疾病，在初起时虽可见表证，但属于"表中之里"，提示这种表证与在里的脏腑是相联的，这对于外感病的脏腑定位和指导立法用药都是有一定意义的。

（3）外感病初起的治疗宜忌：文中着重提出，对表证的治疗不能一概运用"发散阳经"，即辛温发汗之法。这是基于对外感病侵犯部位、病邪性质的认识而提出的，即对寒邪犯于阳经者可用辛温之法，对温邪犯于手太阴经者，则应投用辛凉之法；对于邪客于表者，固然可单用发散；对病属"表中之里"者，则要兼脏腑之治。因而本节虽然论述甚简，有些内容未作展开讨论，但所提示的内容是十分重要的。

二、伏气学说

温病学的发展，历史悠久，源远流长。不同历史时期崛起了"伏邪学说""新感学说""温疫学说""中西汇通说""寒温统一论"等不同学说，呈现出学术争鸣、百花齐放的局面，这不仅丰富充实了温病学的内容，还推动促进了温病学的蓬勃发展。

伏邪学说，是古代医家在长期医疗实践中，通过观察、分析人体感邪之后的整个发病过程而总结出来的理论。伏邪又称伏气。明代以前都依据《伤寒论》之言，称之为"伏气"。《伤寒论·平脉法》"伏气"之病以意候之。直至明朝末年，吴有性（吴又可）著《温疫论》时，才改伏邪。伏邪是指潜藏于体内的致病因素，此"邪"不单指六淫，还包括情志失调、饮食积滞等内生的病理产物，以及内、外伤等。邪气伏藏体内可无任何表现，时而发作。古代医家在医疗实践中，认识到某些温病从感邪到发病有一病邪潜伏于体内的过程，发病初起即表现里热症状，遂把这一类温病称之为伏邪温病，亦称伏气温病。伏邪学说，首应溯源于《内经》。《素问·热论》："凡病伤寒而成温者，先夏至日者为病温，后夏至日者为病暑。"《素问·金匮真言论》："夫精者，身之本也，故藏于精者，春不病温。"早在2000多年前，古人已经认识到温病的病因为感受寒邪。温病从感邪到发病有一段"邪气留连"体内的潜伏过程。精，代表正气，人体防御功能的发挥有赖于精气的充足和固藏。人体感邪发病与否，取决于人体正气的抗病能力。

三、伏气的文献研究

从病因到发病，《内经》为温病"伏邪学说"立论的源流。伏气理论首见于《伤寒论》"伏气之病，以意候之"。冬感寒邪而不即病，邪伏体内至春而发为温病，是伏气学说的理论雏形，进而扩至除燥邪之外，外感诸邪皆可能内伏，感邪及发病不限于冬、春两季。晋王叔和提出"中而即病为伤寒，不即病，寒毒藏于肌肤，至春变为温病"，是机体受邪后未及时发病，邪气伏藏、郁而化热、过时而发的一类温病，这就明确了伏邪致病的代表性特点：正虚邪伏、过时发、郁而化，有病位、病时、病性的转化过程。后经朱肱、郭雍、刘完素、朱丹溪、王安道对伏气温病的发展，明代吴有性《温疫论》多处提到"伏邪"，并专列"行邪伏邪之"一节详述。"凡邪所客，有行邪有伏邪，故治法有难有易，取效有迟有速……先伏而后行者，所谓温疫之邪，伏于膜原，如鸟巢，如兽藏穴……至其发也，邪毒既张，内侵于腑，外淫于经，营卫受伤，诸证渐，然后可得而治之。"说明病邪侵犯人体后，先伏后发的状态。吴有性把引起伤寒的风寒称之为行邪，把引起温疫的疠气称为伏邪，伏邪先伏膜原，然后向表里分传，伏邪未尽，传变不止。

吴有性以"异气"为因，突破了"伤寒"旧说，扩展了伏邪病因。这种病因学上的扩展，使伏邪学说突破了早期阶段病因学上的局限性。清代是温病学发展的鼎盛时期，叶桂（叶天士）在《三时伏气外感篇》中指出："春温一证由冬令收藏不固，昔人以冬寒内伏，藏于少阴，入春发于少阳，以春木内应肝胆也。寒邪深、伏，已经化热，昔贤以黄芩汤为主方，苦寒直清里热，热伏少阴，苦味坚阴，乃正治也。知温邪忌散，不与暴感门同法。若因外邪先受，引动在里伏热，必先辛凉以解新邪，继以苦寒以清里热，况热乃无形之气，时医多用消，攻治有形，胃汁先涸，阴液劫尽者多矣。"叶桂对伏邪春温的病因病机和治疗原则不仅从理论上较前大有发展，并逐渐形成治疗上的特点。他指出：冬寒内伏少阴，郁久化火，到春阳升发，外发少阳，为"伏邪自发"之春温；里有伏热，又感外邪而发病，为"新感引发"之春温。这实际是针对初发时的证候特点进行分析推断而得出的结论。春温"伏邪自发"，初起以里热深重的临床证候为特征。治疗应以直清里热兼以护阴，清热坚阴为伏气温病温自内发的正治之法。与一般暴感之证不同，更有别于伤寒，在治疗上切忌辛温发散。春温"新感引发"，临床表现为里热兼表证。治疗上应遵循先表后里的原则，先辛凉清解以散外邪，继苦寒清泄里热，关于伏气春温的邪伏部位问题，叶桂谓"藏于少阴"。

各家公认的伏气温病有春温、伏暑。吴瑭（吴鞠通）的《温病条辨》上、中、下三焦均载有伏暑的论述。分别阐述了伏暑的病因，证候随时间、季节，有轻重之分，有好发之年；详述了伏暑卫气同病、卫营同病、气血同病等不同证型的证候及治疗。吴鞠通探讨温病伏邪学说的一个显著特点是密切结合临床，这成为后世伏暑温病分型辨治的典范。

柳宝诒《温热逢源》可称为论伏邪的一部专著，详述了伏气温病的病因病机及辨证施治。确认伤寒为感受寒邪，寒邪伤人，从皮毛而入，其传变多由表而里，寒邪有收引凝结的致病特点，故初起治法以祛除寒邪、宣通阳气为主：温病乃冬令感受寒邪而伏藏体内，至春夏阳气内动化热外达而发病，初起即以里热炽盛见证，当以清泄里热为法。他认为伏气温病的病因是"伏寒化温"，冬伤于寒，郁伏体内，至春夏化热外达。伏气温病初起病位在里，里证是其表现的重心。在治疗上，他指出"伏气由内而发，治之者以清泄里热为主；其见证至繁且杂，须兼视六经形证，乃可随机立法"。指明伏气温病乃"邪之初受，盖以肾气先虚，故邪乃凑之而伏于少阴，逮春时阳气内动，则寒邪化热而出"，论述了伏气温病从少阴初发的病机与证治，伏气温病初起即为邪热灼少阴，耗灼阴液，初起治法应以泄热透邪与滋养阴液并举，选用黄芩汤加豆豉、玄参为至当不易之法。对新感引动伏邪外发，柳宝诒提出："须审其伏邪与新感，孰轻孰重。若新感重者，先撤新邪，兼顾伏邪。伏邪重者，则专治伏邪，而新感自解。"这是温病辨治中必须注意和遵循的原则。就"伏温由少阴外达三阳证治"指明，若外邪达于太阳，治宜"豆豉、黄芩合阳旦汤"；外达阳明，治宜"豆豉、合葛根、知母等味"；外达少阳，治宜"黄芩、豆豉合柴胡、山栀等味"。伏气温病既可由少阴外达气分，亦可内燔营血，其机制为"血为热扰……不安其络，因而上溢下决"。血热炽盛，瘀热交结，"凉血泄热，如栀子、银花、连翘、茅根、侧柏之类"；热灼营阴，阴枯血竭，"养血清热，如地芍、阿胶、玄参之类"。此外还对伏温外窜血络、发斑、喉痧等证，伏温化热内陷手足厥阴发痉、昏蒙等证，伏暑夹湿内陷太阴发黄、肿胀、泄利等证的证治作了描述，强调辨证施治，随症化裁，发展丰富了伏邪温病的治疗大法。

清末刘吉人全面发展了《内经》伏气致病理论，在其《伏邪新书》中明确指出："伏气之为病，六淫皆可，岂仅一端。"以《内经》伏气理论为依据，认为在需要调理的慢性疾病中，"内有伏邪为病者，十居六七，其本脏自生之病，不兼内伏之淫，十仅三四""感六淫而不即病，过后方发者，总谓之曰伏邪"，以过时而发、伺机而动者称为伏邪。何廉臣指出："凡伏气温病，皆是伏火，虽其初感受之气，有伤寒伤暑之不同，而潜伏既久，蕴酿蒸变，逾时而发，无一不同归火化。"王秉衡曰："风寒暑湿，悉能化火，血气郁蒸，无不生火，所以人之火症独多焉。"周禹载指出："邪伏于经，内郁既久，已自成热，至行春令，开发腠理，阳气外泄……故为温病。"其认识代表了持伏气学说医家的观点。

《伤寒序例》云："伏邪郁久而后发，发即大热大渴。"而肺癌发病之初多是一派热象，可见为伏邪所致。《内经》曰："夫精者，身之本也，故藏于精者，春不病温""肾者水脏，受五脏六腑之精而藏之"。对于伏气实质的认识，主要有三：一是持伏寒说，此说缘于"冬伤于寒，春必病温"经文，历代从之者甚众。二是持伏火说，如戴麟郊指出："温热为伏火，与风寒之因大异。"又有何廉臣认为："凡伏气温热，皆是伏火。"第三种观点认为，四时皆有伏气，《内经》曰："是以春伤于风，邪气留连，乃为洞泄；夏伤于暑，秋为痎疟；秋伤于湿，上逆而咳，发为痿厥；冬伤于寒，春必病温。"意为伏藏下来的邪气不一定都是温邪或都变为温邪，伏气所致疾病也不一定都是温病。这段话给后世主张伏气说的医家以广阔的发挥想象的空间。

由于温邪的种类多，不同温邪引发的温病也各不相同，对其中那些起病隐秘、较少表证，或反复发作而难以痊愈的均可归于伏气温病的范围。温病是性质属热的外感病，而外来邪气深伏日久大都有化热倾向。蒋问斋在《医略十三篇》中指出："伏邪者……，多为热证，以始得病溲即浑浊，或黄或赤为据。"蒋氏之语指出伏气之病中以热病为多。柳宝诒认为："温病邪伏少阴，随气而动，流于诸经。"章虚谷认为："太阳病发热而渴为温病，是少阴伏邪。"肺癌是恶性肿瘤，温热毒邪伏于肺脏，故肺癌为温热毒邪伏于少阴。何廉臣指出："伏气温病，邪从里发，必先由血分转出气分，表证皆里证浮越于外也。新感轻而易治，伏气重而难疗，此其要也。"王孟英认为伏气温病："自里出来，乃先从血分而后达于气分。"肺癌癌性发热传变顺序多为血分、营分、气分、卫分，与伏气温病相符。肺癌初起除热毒表现外，兼有营阴亏损的症状，症见脉多细数或沉细数，舌质多淡，舌苔多薄白，这与伏气温病的发病情况颇为符合。正如王孟英指出的："起病之初，往往舌润而无苔垢。"舌苔乃胃气蕴蒸而成，因伏气温病自内而发，开始未及阳明气分，故舌苔多薄白，肺癌精血亏虚，故舌质多淡白。

四、伏邪学说的研究探讨

伏邪学说的创立和发展都是建立在临床实践基础上的，如对上述列举的疾病进行辨证治疗可知。兹结合历代医家的论述，从病因、病位、临床表现、治疗原则、处方用药等方面进行研究探讨。

（一）伏邪的成因

温病"伏邪"之邪，经历代医家探讨，主要有以下几种：伏寒化温说：冬时严寒，为杀厉之气，精不固密者，中而不即病，郁而化热至春发为温病；伏暑晚发说：王肯堂《证治准绳》说"暑气久而不解，遂成伏暑"；吴瑭（温病条辨）说"长夏受暑，过夏而发者，名曰伏暑"；异气（杂气）说：吴有性《温疫论》"温疫之邪，伏于膜原"，是谓温疫病，并非风、寒、暑、湿等六淫所感，乃是自然界一种特异性病理物质即异气；感染六淫伏邪说：刘吉人《伏邪新说》"感六淫而不即病，过后方发者，总谓之曰伏邪"，即四时六淫之邪，皆可致伏气温病；阴虚内热说：王季儒《温病刍言》："阴内热，就是温病的伏邪。"主伏邪的诸家认为气先虚，正气不足，不能胜邪，是伏邪发病的内因。"精不藏者，肾必虚，精虚、肾虚，古人谓之阴虚，阴虚生内热，是阴虚内热之体，再受外邪病毒感染，则发生温病。"这与"冬不藏精，病温"是相应的。

（二）邪伏的部位

邪伏肌肤说：王熙《伤寒例》"寒毒藏于肌肤"，晋、唐时期多持此说。邪伏肌骨说：巢元方《诸病源候论》："寒毒于肌骨之中。"邪伏膜原说：吴有性

《温疫论》："邪气盘踞于膜原。"后人俞根初、张锡纯、蒋闻斋等以吴有性膜原说为基础，发展了吴氏学说。邪伏少阴说：自庞安时指出邪伏少阴后，叶桂、周杨俊、张路玉、章虚谷、王孟英、柳宝诒等所说一致。邪伏营卫之间说：张景岳《景岳全书》"寒毒藏于营卫之间"。

（三）伏邪的临床表现

气分热盛证：柳宝诒谓："温邪化热外出，其熏蒸气分者，为烦热、口渴等证。"伏邪温病初起即见发热、口渴、心烦、尿赤、舌红、苔黄、脉数等热郁于里的证候表现。

燔灼营血证：柳宝诒谓："其燔灼于营分者，血为热扰，每每血由肺络溢出为咳血，由吐而出为吐血，上行清道为鼻衄、齿衄，下行浊窍为溲血、便血。凡此皆血为热邪所迫，不安其络，因而上溢下决。"又指出营血热盛，迫血妄行。

闭窍动风证：柳宝诒谓："在手厥阴则神昏谵语，烦躁不寐，甚则狂言无序，或蒙闭不语；在足厥阴则抽搐蒙痉，昏眩直视，甚则循衣摸床。"指出昏迷、厥证。

卫气同病证：雷丰《时病论》谓："春温之病，状于少阴而不即发，皆待来春加感外寒触动伏气乃发焉……其初起之证头身皆痛，寒热无汗，咽干、口渴，舌苔薄白。"揭示伏邪温病凡伴有恶寒无汗，头身痛，脉浮，苔薄白等表证者，称为"新感引动伏邪"之温病。

伏邪性属里热，病势以外出为顺，故清透泄热为治疗温病伏邪的一个基本原则。顾护阴液：柳宝诒谓："故治伏气温病，当步步顾其阴液。"伏邪温病，邪已化热，最易灼伤阴液，阴液一伤，变证蜂起。"留得一分津液，便有一分生机。"顾护阴液，是治疗温病伏邪的基本原则，并行不悖。先表后里：叶桂："若因外邪先受，引动在里伏热，必先辛凉以解新邪，继以苦寒以清里热。"伏邪温病由"新感引发"，外邪引动在里伏热的表里同病，不宜纯投苦寒温热之药，应遵循先表后里原则，先辛凉解表以散外邪，继以苦寒清泄里热，解表清里，酌情而施。

五、肺癌与伏气学说

（一）肺癌的以下发病特点与伏气（邪）致病相吻合

（1）遗伏病邪，反复发作：肺癌患者迭经手术、放疗、化疗、中医药等治疗，缓解后不久，往往诸证又起，有的患者甚至多次因此住院，迁延难愈。分析其中原因，体质差、正气不足固然重要，但遗邪留伏也不容忽视，正如刘吉人所言：

"有已治愈而未能尽除病根，遗邪内伏，后又复发，亦谓之曰伏邪。"遗邪既可是外来的，也可是内在的，肺癌之遗邪主要是痰、瘀、毒，在其积累到一定数量时，或"伏邪自发"，或"新感引发"而为病。患者平素唇红、苔黄、便秘、小便偏黄、颈淋巴结大，或四肢青筋暴露等，都可视为体内遗邪之外在征象，只有遗邪全去，尽除病根才有可能。肺癌患者在未发病时一切正常，各种检查难以发现器质性病变，即使处于手术、放疗、化疗间隙期，一旦条件具备又重新复发。除了要考虑诸如空气污染、吸烟、饮食偏嗜等致病的条件外，事先寻找体内遗邪，"先证而治"，使外在致病条件找不到"内应"而失去引发疾病的能力，这样更有意义。"伏气学说"提供了认识的思路，并在治疗上突破依证而治的限制，具有现实意义。

（2）起病隐秘，发病忽然：肺癌患者往往长期以来无症状，或仅有轻微咳嗽、胸闷、口干或轻度疲乏感，认为不值得就医而不被发现，处于无证可辨的状态。潜伏的邪毒，在机体抵抗力下降的情况下才发病，可以认为是病从里发的伏气致病。而劳逸过度、精神创伤、中毒、手术、意外事件、饮食失宜、使用免疫抑制剂都能削弱机体抵抗力，成为激发因素，导致疾病发生。还有一部分患者初起无卫分证，开始就是里热证，甚至出现上腔静脉综合征等动风、动血之危重证，亦符合伏气温病发于里、起病急、病情重等特点。这种发病形式在临床中较为多见。可见邪气的特性决定了病发于里还是发于表，而病邪特性、正气强弱决定了发病类型。

（3）病邪内陷，难以治愈：《伏邪新书》指出："有初感治不得法，正气内伤，邪气内陷，暂时假愈，后仍复发者，亦谓之曰伏邪。"由于治不得法，使邪气内陷，不但原有的疾病未能治愈，而且还可变生他病。肺癌患者临床多见以肺炎或肺结核初诊者，若治疗不力，邪气内陷，深入肺腑，引发本病。而肺癌初期可出现类似温病卫营同病、气血同病以及温热病的某些证候（膜原证、卫气同病证等），常常难以治愈，甚至病情迅速恶化，也难以按卫气营血和三焦证候传变的一般规律来说明，而以"伏气学说"则可以较圆满地解释病情变化，用以指导临床，常有桴鼓之效。

（二）伏气的治疗原则

"辨证求因""审因论治"。伏邪温病多为里热外发，易化燥伤阴，有"伏邪自发""新感引发"之不同。结合临床表现，形成了治疗上的一些特点。

泄热透邪：叶桂曰："寒邪深伏，已经化热，昔贤以黄芩汤为主方，苦寒直清里热。"柳宝诒认为：伏气温病"虽外有表证，而里热先盛"，故"初起治法，即以清泄里热，导邪外达为主""用黄芩汤加豆豉、玄参，为至当不易之法"。

伏邪性属里热，病势以外出为顺，故清透泄热为治疗温病伏邪的一个基本原则。

顾护阴液：柳宝诒谓："故治伏气温病，当步步顾其阴液。"伏邪温病，邪已化热，最易灼伤阴液，阴液一伤，变证蜂起。"留得一分津液，便有一分生机。"顾护阴液，是又一个治疗温病伏邪的基本原则，并行不悖。

先表后里：叶桂曰："若因外邪先受，引动在里伏热，必先辛凉以解新邪，继以苦寒以清里热。"伏邪温病由"新感引发"，外邪引动在里伏热的表里同病，不宜纯投苦寒温热之药，应遵循先表后里原则，先辛凉解表以散外邪，继以苦寒清泄里热，解表清里，酌情而施。

（三）临床意义

历代医家对伏邪的论述，是建立在不同证候基础上的，对临床辨证施治有实践指导意义。分析病因病机：伏邪是建立在证的基础上，通过分析、归纳而推断出来的。伏邪多为湿热、暑湿、疫毒所致，尤多见于素体阴亏之人。伏邪温病，自里达表，从气分、血分而出。外邪侵犯人体后引起"伏邪"，即在体内开展邪正斗争，若因先天禀赋不足，后天失养，脾、肾虚损，免疫功能低下，这可能是"邪伏少阴""邪伏膜原"的实质所在。强调内因在疾病发生发展过程中起着主要作用，明确了防治疾病的主导思想。树立未病之时要注意正气的保护以防病，既病之后亦要注意正气的保护以祛病的思想。辨别证候类型：伏邪温病，热邪自内而发，初起即见气分、营血分里热证：症见但热不寒，口渴、心烦、尿赤、舌红、脉数等热郁于里的证候，甚至可见斑疹、吐衄、痉厥、神昏等。伏邪温病多呈暴发，来势凶猛。新感初起多表热证，病情多属渐进，热势较轻。如暴发型脑炎、中毒性细菌性痢疾与流行性脑脊髓膜炎的轻型、一般的痢疾，临床证候表现是有区别的。伏邪温病有春温、伏暑、温疟、温毒等病种类型。确定治疗原则：伏邪温病，邪伏于里，热自内发，治疗原则以清里热为主，初起宜清解不宜汗解。对于里热盛而兼表证者，以新感引动伏邪论治，仍以清透伏邪为主。"伏邪"久藏体内，化热伤津，自始至终需重视养阴救津。清热以祛邪，养阴以扶正，透邪以外出是伏气温病的治疗总则。推断传变预后：何廉臣谓："所伏之邪，有微甚，有浅深；人之性质，有阴阳，有强弱，故其中为主又有轻重之分焉。"由于感受邪气有轻重，人体正虚有微甚，邪伏时间有久暂，发病季节有迟早，因此，其里热见证有邪在气分和邪在营分之别。伏邪温病，邪气深伏于里，暴发于外，即存原之势，故病势较重，且非短时间内所能透出，需层层抽剥，故病程较长，缠绵难愈。

（四）肺癌的治疗

肺癌患者癌性发热多由里出表，起病急骤，常不显示或越过卫分阶段，很快出现高热、神昏、出血、惊厥等一系列里热炽盛、热入营血的表现，而"伏气学说"恰恰可以总结其发生、发展规律。邪伏于肺脏，自内达外，发则里热炽盛。此类病证病邪深入，病情危重，变化较多，预后较差。何廉臣指出"灵其气机，清血热"；柳宝诒认为"治伏气温病，当频频顾其阴液"，指出了伏气温病治疗的两大原则。

肺癌患者癌性发热的治疗也应以清热解毒和扶正固本兼顾。若失表清里会使邪气冰伏，外邪入里。肺癌患者癌性发热伏邪兼新感而出现表证者，虽可兼顾新感，但总以清里热为主，佐以透表之法。再如肺癌患者癌性发热，初起便见伤阴。因此，初起即可用甘寒、咸寒养阴与苦寒清热并用。正如柳宝诒所说："伏气由内而发，治之者以清泻里热为主。其见证至繁至杂，须兼视六经形证，乃可随机立法。"肺癌患者癌性发热常是热毒炽盛、耗血动血、瘀血停滞等并存，营血气分，甚至卫分证并见，治疗应清热解毒、凉血止血、活血化瘀等法并用。临床上清热解毒常用白花蛇舌草、半枝莲、山豆根、蒲公英、大青叶、金银花、连翘、土茯苓、青黛等。凉血止血、活血化瘀常用赤芍、丹参、当归、小蓟、茜草、三七、牡丹皮、生地黄等。扶正固本在肺癌患者癌性发热治疗中尤为重要。温热毒邪深伏于肺脏，暗耗人体精血，导致机体精血亏少，一发病即见一派虚损之象。李中梓指出："人之虚，而独与脾肾者。"《病机沙篆》："夫人之虚，非气即血，五脏六腑莫能外焉。而血之源头，则在乎肾，气之源头，则在乎脾。"伏气温病以热毒实火为主，兼见脾肾两虚。若脾肾未败，虽热毒炽盛，治以清泄伏热，健脾补肾，尚能救治；若脾肾衰败，精气耗竭者，终必死亡。故扶正固本当责之脾肾，但健脾益气与滋阴补肾应有所偏重，宜于治其伏火。王孟英明确指出"治温以保阴为第一要义，以生津益胃、滋补肾阴"为其要旨。喻嘉言所谓："人生天真之气，即胃中津液。"认为胃中津液不竭，人必不死。若津液耗尽而阴竭，如旱苗之根，叶虽末枯，亦必死无疑。温病救阳明之液，顾护胃津，忌温散、燥热伤津之品。王士雄濡润胃津，每用沙参、西洋参、麦冬、天冬、石斛等。治疗肺癌患者癌性发热亦多用这些药物来益胃生津。治温保阴，强调滋填真阴。真阴枯涸，根蒂不坚，肺癌患者温邪外发后，很快出现壮热、神昏、舌绛无津等肝风内动的营血险证。临床上滋阴填精多用生地黄、女贞子、旱莲草、当归、鸡血藤、何首乌、山萸肉、阿胶等。健脾益气多用党参、黄芪、白术、云苓、淮山药、白扁豆等。肺癌放化疗缓解期也应服用益气健脾、滋肾养阴方药，以扶助正气，延长缓解期，从而达到长期缓解或治愈的目的。

中医主治病求本，在治疗上，还可以从内因主导"伏邪"的变化这一原则出发，采取各种有效手段，如医疗保健措施，体育锻炼措施，强身健体，充分调动机体的积极性，祛灭"伏邪"，预防疾病于未发之时，阻断疾病于变化之途。伏邪的研究对许多疑难、危重、复杂病证的防治有十分重要的现实意义。

（刘松江）